国家科学技术学术著作出版基金资助出版

胃癌前病变中医药治疗

主　编　陈更新　邓海霞

科学出版社

北　京

内 容 简 介

本书共 7 章 34 节,对胃癌前病变的概念、流行病学、病因、发病机制,以及西医诊断和治疗进行了概要介绍,重点介绍了中医药学对本病病因病机、治则治法等的认识,中医治疗方法,饮食与生活调摄手段,名中医治疗经验,以及近年来胃癌前病变基础研究领域的一些新进展。此外,还对胃癌前病变一些热点研究领域和研究思路进行了探索。

本书可供从事胃癌前病变防治工作的临床医师、研究者参考借鉴,也可以为广大的慢性胃病患者尤其是胃癌前病变患者提供专业指导。

图书在版编目(CIP)数据

胃癌前病变中医药治疗 / 陈更新,邓海霞主编. —北京:科学出版社,2022.9

ISBN 978-7-03-073124-1

Ⅰ. ①胃… Ⅱ. ①陈… ②邓… Ⅲ. ①胃癌–中医治疗法 Ⅳ. ①R273.52

中国版本图书馆 CIP 数据核字(2022)第 168792 号

责任编辑:康丽涛 凌 伟 / 责任校对:张小霞
责任印制:赵 博 / 封面设计:吴朝洪

科学出版社 出版
北京东黄城根北街 16 号
邮政编码:100717
http://www.sciencep.com

北京科信印刷有限公司 印刷
科学出版社发行 各地新华书店经销

*

2022 年 9 月第 一 版 开本:787×1092 1/16
2022 年 9 月第一次印刷 印张:20
字数:470 000
定价:98.00 元
(如有印装质量问题,我社负责调换)

前　言

在我国，胃癌发病率和死亡率分别列各类恶性肿瘤的第二位和第三位，严重威胁人们的生命健康。世界卫生组织把肠上皮化生和异型增生定义为胃癌前病变，是胃癌发生的必经阶段，及早发现、积极预防和治疗胃癌前病变是有效降低胃癌发生率的重要手段。中医药在胃癌前病变的治疗上有着良好的疗效和优势。近年来，国内外学者对胃癌前病变的发病机制及临床治疗进行了广泛的探索，越来越多的研究表明，通过中医药的积极治疗，能够延缓、阻止甚至逆转胃癌前病变向胃癌的转化，为有效防治胃癌发生提供了有益的途径。

为了更好地反映胃癌前病变中医药治疗领域最新研究成果，我们组织了广东省中医院从事胃癌前病变中医药防治研究团队的科研骨干编写了本书。本书就现代医学关于胃癌前病变的概念、流行病学、病因与发病机制，以及西医诊断和治疗等进行了概要介绍，重点介绍了中医药学对胃癌前病变病因病机、治则治法及体质辨识、饮食与生活调摄的认识，常见的中医治疗方药和手段，名中医的治疗经验，以及近年来胃癌前病变基础研究领域的一些新进展和中医药作用机制研究，展现了中医药治疗在阻断胃癌前病变进展方面具有的独特优势。此外，还对一些胃癌前病变热点研究领域和研究思路进行了探讨，期望能为从事胃癌前病变防治的研究者提供一些参考和借鉴，提高胃癌前病变的治疗水平和效果。

囿于编者水平有限、经验不足，书中难免有疏漏和不足之处，恳请各位读者批评指正。

陈更新　邓海霞

2022 年 3 月 18 日

目　　录

第一章　胃癌前病变概述

第一节　概　　念

21 世纪以来，随着肿瘤分子生物学研究的不断深入，人们对肿瘤细胞的发生、发展过程有了更具体的了解。正常组织细胞在外源性或内源性致癌因子的长期影响下，其中的某些基因表达异常，转变为变异的组织细胞。这种基因表达异常一旦发生，便可不断累积，且以进行性加重的趋势发展。这些变异的细胞失去了正常组织细胞所必备的最重要和关键的生物学特征，且完全脱离了机体调控机制，表现出过度增殖的恶性特征，最终导致癌变。经过复杂的生物学过程，正常组织细胞逐渐演变为恶性肿瘤细胞，在这个过程中，这些恶性肿瘤细胞可能会增殖、生长，但还没有能力侵入周围组织，所以被认为是良性生长，也有学者称其为变异细胞。因此，癌前病变是指基因表达异常，但尚未真正癌变的一类病变。

一、癌前病变的概念

癌前病变是一个病理学概念，也是被病理学家用于描述病变形态学的名称，是指一类具有细胞不典型性和分化异常的增生性病变，这种病变以后可能会在不同程度上发展成侵袭性癌。癌前病变是恶性肿瘤发生前的一个阶段，然而并非所有癌前病变都会发展为癌，也并非所有恶性肿瘤在其发生与发展过程中，都必须经过癌前病变这一阶段。虽然在形态学上病理学家对癌前病变的看法暂不完全一致，但多数学者认为上皮的异型增生（dysplasia）是癌前病变。因此，癌前疾病是指某些在统计学上具有明显癌变危险的，不及时治愈，则有可能转变为癌的慢性疾病。

关于癌前病变，人们对它的认识尚处在不断探索、学习和深化的过程中，因此命名也不统一。在英语文献中，和癌前病变有关的较常出现的名称有"dysplasia""atypical hyperplasia""intraepithelial neoplasia""preinvasive cancer""preinvasive lesion""cervical cancer precursor""precancerous lesion""precancerous condition""premalignant lesion""premalignancy""incipient neoplasia"。

癌前病变并非癌症，但是容易进展成癌症。致癌因素所致的"正常上皮→单纯增生→异型增生→原位癌→浸润癌"的演变过程被认为是癌症发生、发展的经典模式。目前，学术界一般认为自异型增生开始即进入癌前阶段。癌前病变和癌前疾病是癌症发展过程中的关键阶段。恶性肿瘤种类繁多，尚不能说癌前病变是所有肿瘤发生的必经阶段，不过多数肿瘤确实存在相关的癌前病变，在癌前病变的基础上进一步发展为癌。有些类型的癌至今不清楚其癌前阶段，也不是所有的癌前阶段均会发展成浸润癌，即真正意义上的癌症状态。

随着对疾病进展及分子病理学的进一步研究，病理学名称也在概念上出现了微小差别。例如，最初的不典型增生及异型增生均包括轻、中、重度异型增生和原位癌，而近几年推荐使用的上皮内瘤变，分为高级别上皮内瘤变和低级别上皮内瘤变，这将癌前阶段的高危、低危状态区分得更加具体和明确。炎症修复性及非肿瘤性的不典型增生在各系统诊断分类中已不再将其纳入癌前病变。而真正有克隆性分子改变的异型增生被进一步划分为高级别上皮内瘤变和低级别上皮内瘤变，并且学者们主张废弃"原位癌"这一名称，以避免与真正浸润癌混淆。

狭义的癌前病变通常作为临床上的病理专业术语，用来描述特定的细胞、组织结构改变。广义的癌前病变内涵目前难以确定，常泛指上皮细胞从非正常状态发展至典型癌之前的演变阶段。世界卫生组织（World Health Organization，WHO）在 1978 年首次明确定义癌前病变（precancerous lesion）为"一种更容易发展为恶性肿瘤的组织学改变"，凡是发展成恶性肿瘤的可能性超过 20% 的各种病变，都称为癌前病变。它的组织学类型繁多，不同器官或不同部位，其癌前病变类型也不同。

二、临床常见的癌前病变

恶性肿瘤种类复杂，大多数上皮性恶性肿瘤均已发现有相关的癌前病变。

（一）胃癌前病变

从广义上来说，正常组织到胃癌之间任何一个阶段的病变都可以称为胃癌前病变。进展为胃腺癌最常见的胃黏膜状态是胃黏膜萎缩和肠上皮化生（intestinal metaplasia，IM），已经出现肿瘤形态学改变的病变即胃黏膜上皮内瘤变或异型增生，属明确的癌前病变，这些都是胃癌发生的独立危险因素，为胃癌的发生提供了基础条件。因此，胃黏膜萎缩、肠化生和异型增生（上皮内瘤变）均有发生胃癌的风险。东亚地区胃癌发病率最高。我国胃癌发病率仅次于肺癌，位居第 2 位，发病率由高到低依次是中、东、西部地区。

（二）口腔癌前病变

口腔癌前病变是口腔鳞癌最重要的来源之一。口腔黏膜癌前病变主要有口腔白斑和口腔红斑，1979 年的 WHO 口腔癌前病变临床分类中还包括与吸烟相关的角化症。与上述癌前病变相关的还有一组所谓的癌前状态，如口腔扁平苔藓、口腔盘状红斑狼疮和黏膜下纤维化等。临床上的口腔白斑、口腔红斑等是否为真正的癌前病变还需要病理学证据。病理学的诊断结果也是治疗癌前病变的先决条件。因此，组织病理学上对癌前病变的认识显得非常重要。目前，病理学认为癌前病变有上皮异常增生者就意味着以后病变进展为癌的可能性较大，即为真正的癌前病变，应采取积极的治疗措施，否则进展为癌的可能性较小一些，治疗可相对保守。

2005 年 WHO 口腔癌前病变组织学分类指出口腔的癌前病变（上皮性前驱病变）主要包括白斑和红斑（癌前状态仍单独列出）。口腔白斑的定义是："可疑有癌变危险性的白色斑块，前提是排除无癌变危险的已知病变"。这是个临床名词，没有任何特别的组织病理学含义，但内容更为具体，对临床实际也有更明确的指导意义。对于口腔红斑，学者们较为认可1978 年 WHO 的定义，即"临床和病理学上都不能定义为任何其他疾病的鲜红色斑块"。

（三）鼻咽癌前病变

国内学者通过大样本的人鼻咽癌（nasopharyngeal carcinoma，NPC）旁上皮病变鼻咽组织活检切片的观察、分析及对 EB 病毒血清学阳性人群进行长达 12 年随访，最终总结出鼻咽癌癌变过程的形态学顺序是：鼻咽黏膜上皮鳞状化生→上皮异型增生→原位癌→微小浸润癌，并将 NPC 的癌前病变定义为鼻咽黏膜上皮异型增生。

（四）头颈部癌前病变

头颈部位包括耳、鼻腔、鼻窦、鼻咽、口咽、下咽、喉、口腔、涎腺、甲状腺、颈段食管和颈段气管。发生于头颈部位的良性和恶性肿瘤在临床上都很常见，其癌前病变和癌前疾病包括鼻腔鼻窦内翻性乳头状瘤、喉白斑、喉乳头状瘤、喉角化症、慢性肥厚性喉炎、腮腺多形性腺瘤、甲状腺炎、甲状腺结节等。

（五）肺癌前病变

肺的癌前病变包括鳞状上皮不典型增生和原位癌、不典型腺瘤样增生及弥漫型特发性肺神经内分泌细胞增生。支气管镜下可见的肺癌前病变主要是肺鳞癌的癌前病变，即鳞状上皮不典型增生及原位癌。肺癌前病变的自然进程及其进展为肺癌的风险目前并不是十分清楚。但有研究表明，单个癌前病变的恶性进展风险相对较小，高级别的癌前病变（重度不典型增生和原位癌）有较高的肺癌风险。

（六）食管癌前病变

食管癌的形成与食管癌前病变及癌前疾病有关。食管癌前病变不是独立疾病，主要是指食管上皮发生的病理学改变，如鳞状上皮不典型增生及原位癌等。与食管癌形成相关的独立的食管疾患称为食管癌前疾病，如巴雷特食管（Barrett esophagus）等。

（七）结直肠癌前病变

结直肠癌可概括为散发性结直肠癌及遗传相关的结直肠癌。其癌前病变包括肠管内新生物性息肉、腺瘤，以及肠道慢性炎症性息肉或溃疡，如慢性溃疡性结肠炎及克罗恩病。散发性结直肠癌常无特征性的临床表现，遗传相关的结直肠癌前病变则可见相关临床症状，可以此作为诊断依据。

（八）肝胆系统癌前病变

由于肝胆系统复杂的解剖组织结构，其癌前病变和癌前疾病的研究相当困难，因为在实质脏器很难观察到从不典型增生发展为原位癌的过程。解剖学上认为肝细胞不典型增生、腺瘤样增生和肝硬化三种形式比较常见，且与肝癌的癌前疾病相关。病理研究证明，在肝硬化假小叶内发现肝细胞不典型增生的频率很高，肝硬化向肝癌转化的过程可能就是由肝细胞不典型增生恶性演化形成的。瘤样增生的病理特征是肝呈弥漫性结节性改变，肝的大小可以正常，也可以增大或缩小。在腺瘤样增生肝组织中，可以发现肝细胞不典型增生。对肝细胞不典型增生的研究发现，其 DNA 含量、染色体核型分析、核面积、核不规则指数等趋同于肝癌细胞。肝细胞不典型增生中某些基因表达产物明显减少或消失，而癌基因产物等较正常肝细胞明显增加。简单来讲，这种类型的细胞已经接近于肝癌细胞。

（九）胰腺癌前病变

依据 WHO 胰腺肿瘤分类，胰腺主要的癌前病变包括胰腺导管上皮内肿瘤 3 级、胰腺导管内乳头状黏液性肿瘤、胰腺导管内管状乳头状肿瘤、胰腺黏液性囊性肿瘤等。

（十）乳腺癌前病变

乳腺癌前病变主要是指乳腺导管上皮增生性病变，其中一部分病例可发展为乳腺癌。乳腺导管上皮增生性病变包括导管内增生性病变和小叶瘤变。2012 年 WHO 乳腺肿瘤分类明确提出前驱病变（precursor lesion）这一概念，该概念将导管原位癌和小叶性肿瘤也包括在内。

（十一）宫颈癌前病变

宫颈上皮内瘤变（cervical intraepithelial neoplasia，CIN）是宫颈鳞状细胞癌的癌前病变。《子宫颈癌筛查异常妇女处理的共识指南（2006 版）》又进一步将 CIN2、CIN3 归属于宫颈癌前病变。

（十二）皮肤癌前病变

常见皮肤病中有一些良性疾病在理化、感染、日光照射、放射线照射、不良情绪等因素的刺激下可发生癌变，如交界痣在反复摩擦的刺激下可发展为黑色素瘤，光化性唇炎在长期紫外线照射下可发展为唇癌等，我们将这类可发生癌变的疾病称为癌前疾病。皮肤癌前疾病进展的常见结局有鳞状细胞癌、基底细胞癌、黑色素瘤、蕈样肉芽肿等。各种癌前疾病的癌变概率有较大差异，如仅有 0.4% 的扁平苔藓进展为鳞状细胞癌，而 1/3 的先天性巨型色素痣可发展为黑色素瘤。

癌前病变具有和肿瘤细胞相似的生物学特征，如基因异常改变、细胞凋亡功能失常、细胞表型异常，因此提示癌前病变和大多数的癌关系紧密。此外，大量临床研究及基础研究发现，癌前病变与其相对应的癌发生率升高有密切关联。我国一项开展于食管癌高危区的长达 13 年的大规模随访研究发现，食管癌前病变进展为食管癌的危险程度远高于正常食管。郑州大学第二附属医院一项纳入 196 人长达 4 年的随访研究发现，胃溃疡、慢性萎缩性胃炎、胃息肉、残胃等伴有肠上皮化生和轻度异型增生等胃癌高危人群有相当高的癌变率，该研究显示癌变率为 5.97%，尤其是有胃黏膜中度以上异型增生的患者更易发生癌变，癌变率高达 31.82%。高一心对 237 例经胃镜检查有胃癌前病变的老年患者进行为期 3 年的随访，其间每半年进行一次胃镜检查，结果发现，237 例中有 17 例（7.2%）发生癌变，其中又有 6 例来源于上皮异型增生。谢荣迪对 159 例肝、胆囊、胆管、胰腺癌前病变患者的临床病理及诊治、预后进行回顾性分析，观察其病变的病理特点，采取合理的治疗方法治疗，并进行 1 年、3 年和 5 年的随访，观察其存活率，结果发现 98 例肝癌前病变患者 1 年、3 年和 5 年存活率分别为 75.5%、45.9%、20.4%；24 例胆囊癌前病变患者 1 年、3 年和 5 年存活率分别为 70.5%、37.5%、12.5%；10 例胆管癌前病变患者 1 年、3 年和 5 年存活率分别为 70%、40%、20%；27 例胰腺癌前病变患者 1 年、3 年和 5 年存活率分别为 66.7%、33.3%、7.4%。综上可见，癌前病变具有发展为癌症的潜在危险。

癌前病变属于良性病变，与恶性肿瘤存在明显区别，并不是所有的癌前病变都会癌变，它也可以停止发展，甚至逆转。大部分癌前病变发展极其缓慢，仅有部分会进一步恶化，发展成癌症。研究证实，对癌前病变的积极治疗可降低相关肿瘤的发病率。自 20 世纪末以来，各国的癌症研究者对癌前病变的研究给予了极大关注。癌前病变不仅是癌症发生、发展过程中的关键阶段，而且是预防癌症的重要靶点，延缓、阻滞或逆转癌前病变对于降低肿瘤的发生有重要的意义。

三、胃癌前病变的概念

胃癌是我国最常见的恶性肿瘤之一，严重危害人类健康，且近年来患病年龄有年轻化趋势，因其早期症状隐匿，许多患者发现时已是中晚期，所以胃癌的早发现、早诊断非常重要。研究表明，胃癌很少直接从正常组织一跃而成，大多数都要经过一个相当长的演变阶段，即胃癌前病变（gastric precancerous lesions，GPL）阶段。

胃癌前病变指较正常组织或其他病理改变更容易发生癌变的胃黏膜病理状态，它是一个病理学概念，也是正常胃黏膜进展为胃癌的重要病理生理环节。从广义上讲，胃癌前病变包括慢性胃炎、胃黏膜的萎缩、胃小凹上皮增生、肠上皮化生、上皮内瘤变等病变，属于浸润前阶段，也代表了肿瘤性生长的起始阶段，若不及时治疗可能发展为浸润性癌。有学者认为，胃黏膜异型增生才是真正意义上的胃癌前病变，因为它与胃癌的发生关系最紧密，且癌变率最高。

一直以来关于胃癌的临床分期和病理诊断标准有很多且争论较多，Lauren 分型是临床中简便且有效的胃癌分类方法之一，也是对胃癌组织临床分类的一种方法，根据胃癌的组织形态和细胞特点分为弥漫型、肠型和混合型。肠型胃癌最多见，其病理表现主要是癌细胞呈膨胀性生长，由化生的肠上皮癌变发展而来，其病理类型主要为中、高分化的腺癌，以老年男性多见。弥漫型胃癌主要来源于胃上皮癌变，由低分化腺癌和印戒细胞癌等组成，癌细胞弥漫、浸润，不呈巢状，年轻人及女性多见，也可见于老年人。

肠型胃癌存在明确的组织学进展过程，目前较为认可的发展模式是 1988 年 Correa 等提出的模型：正常胃黏膜→慢性浅表性胃炎（CSG）→萎缩性胃炎（CAG）→小肠型肠上皮化生→大肠型肠上皮化生→异型增生→胃癌（肠型），在这期间出现的病变称为癌前病变。因此，临床上常把伴肠上皮化生、异型增生称为慢性萎缩性胃炎癌前病变或胃癌前期病变，伴中度以上的异型增生和不完全大肠型化生则称为真正的胃癌前病变。

（一）胃上皮异型增生

胃上皮异型增生是胃癌的一个重要癌前病变，随着胃病检查技术的进步，对其重要性的认识逐步加深。但关于胃黏膜上皮异型增生，特别是其与胃癌发生的关系，仍有许多问题有待研究。

1. 胃上皮异型增生的概念

胃上皮异型增生（gastric epithelial dysplasia，GED）或称非典型增生（dysplasia），是细胞在再生过程中过度增生和丧失正常的分化，在结构和功能上偏离正常轨道，形态学上出现细胞的异型性和腺体结构的紊乱，即黏膜上皮和腺体的一类偏离正常分化，在形态和功能上呈异型性表现的增生性病变。胃上皮异型增生是组织病理学家先前用于描述胃肠道系统癌前病变的术语，被定义为癌瘤形成过程中的非浸润性上皮改变。上皮内瘤变（intraepithelial neoplasia）是指基底膜以上上皮的一种非浸润性肿瘤性改变，属于癌前病变，形态上表现为结构和细胞学的异常病变，为具有基因的克隆性转变，易浸润和转移。

在胃上皮异型增生的相关术语方面，西方和日本病理学家之间存在明显的分歧。2000年，国际癌症研究机构（International Agency for Research on Cancer，IARC）出版的 WHO 肿瘤分类 "*Pathology and Genetics of Tumours of the Digestive System*" 一书，首次将上皮内瘤变的定义引入消化系统肿瘤中。WHO 工作组推荐用 "上皮内瘤变" 代替既往使用的 "异型增生"，并进一步提出胃上皮内瘤变（gastric intraepithelial neoplasia，GIN）两级分级标准，即低级别上皮内瘤变（LGIN）和高级别上皮内瘤变（HGIN），而癌（carcinoma）定义为肿瘤细胞浸润至固有层及更深。低级别上皮内瘤变相当于轻、中度异型增生，高级别上皮内瘤变相当于重度异型增生或原位癌。

2. 对胃异型增生的认识

其实，早在 19 世纪以前，人们就对胃癌前病变进行了观察，但直到内镜技术被广泛应用于临床后，其重要性才日益显现。长期以来，以日本为主的东方学者和欧美国家为主的西方学者对胃上皮异型增生的定义、分类、分级、组织学标准、转归及处理方案缺乏统一的标准，同时命名也比较混乱，因此常导致病理医师在判断胃黏膜上皮增生、异型增生、早期胃癌时应用的诊断标准及诊断术语不一致，也造成流行病学和临床诊断、治疗各方面的问题。日本与欧美国家在异型增生诊断标准上存在明显分歧，如 SchlemDer 的研究显示日本病理学家是基于细胞形态学改变和腺体结构改变作为诊断癌的依据，而产生分歧的关键原因在于各国对异型增生与癌的界定无统一标准。所以规范诊断，统一标准是很重要的。下文中将探讨人类对异型增生的认知过程。

1975 年 Grundmann 首次将 "异型增生"（dysplasia）一词专门用于描述胃癌前病变。

之后不久，WHO 委员会批准使用该词，并详细描述了基于非典型性细胞、变异性细胞与异型增生细胞的区别，以及在组织结构变化上的诊断原则。开始，一些病理学家把异型增生理解成细胞再生所引起的改变。后来，通过组织形态学把异型增生与浸润性癌及细胞再生改变区别开来，提出异型增生是一种良性的肿瘤上皮损伤即癌前病变。

（1）张荫昌教授分类：1979 年我国张荫昌教授将胃黏膜上皮异型增生分为腺瘤型异型增生、隐窝型异型增生和再生型异型增生。

1）腺瘤型异型增生：病灶位于黏膜浅层，腺管增多密集，形状不规则，大小不等，有的腺管上皮增生呈假性乳头状腺瘤甚至乳头状腺瘤的形态。异型的上皮细胞多为高柱状和具有刷状缘，细胞质浓染，一般不含分泌粒。细胞核呈长圆形或杆状，富于染色质。由于异型程度不同，有的病灶核排列尚整齐，位于细胞的基底侧，属于中度异型增生；有的病灶核排列参差不齐，或呈假复层状，而且核分裂象较多见，核的形状较前者不规则，甚至细胞本身的形状也有变形，属于重度腺瘤型异型增生。腺瘤型异型增生的病灶与周围腺管组织之间有明显界限，有时在黏膜活检标本上虽然看不到完整的异型增生病灶，也能容易地辨认出异型增生的腺管。这类异型增生病灶旁的黏膜多为肠上皮化生的腺管，异型上皮细胞中间不见杯状细胞或潘氏细胞，是一种腺瘤的形态特点。

腺瘤型异型增生虽然是由异型的肠型上皮构成，但与后述的隐窝型异型增生的组织不同，前者起始于黏膜的浅层，而后者起始于黏膜的深层。在一些较早期的病灶中，虽然在胃黏膜表面尚未形成明显的隆起型病灶，但在组织学上仍为腺瘤型异型增生的特点。同时也看到这类异型增生腺管是开始出现在肠上皮化生腺管的浅部，而且通常看不到一般肠上皮化生腺管的生长先端，即肠上皮化生的生长部位已不在隐窝部，可能是存在于腺管的所有部位。

另外，通常也会看到在一个腺管内异型增生上皮与胃上皮或肠化上皮相衔接的情况，这说明，此型异型增生是一种肿瘤性质的。多数腺瘤型异型增生占黏膜层的浅 1/3 或 1/2，并常见在其深部形成一些囊状扩张的腺管。囊状扩张腺管的形态有的呈圆形，有的呈不规则形状。

2）隐窝型异型增生：是最常见的一类异型增生，主要发生在肠上皮化生腺管的生长先端，即黏膜深层的腺管隐窝部，特别是慢性萎缩性胃炎或萎缩伴增生性胃炎，腺管腔大小不等，但基本上为类圆形形态。增生的腺管较密集，甚至也呈"腺瘤样"，但一般未见与周围正常黏膜结构间有明显的界限，而通常是逐渐移行的。轻度隐窝型异型增生仅见杯状细胞减少或残存分泌物的痕迹，异型上皮呈高柱状，细胞核呈长圆形或杆状，核分裂象很少见，潘氏细胞或消失或残存。较重度的隐窝型异型增生，除了有腺管大量增生密集成簇外，异型上皮均由高柱状细胞构成，未见杯状细胞或潘氏细胞，杆状核的排列不齐或呈假复层状，可以看到核分裂象。

隐窝型异型增生也发生在肠上皮化生的基础上。在肠上皮化生腺的生长端，虽然也显示上皮细胞的增生，但都属于不成熟的肠化上皮。出现异型增生时，黏膜深层的肠上皮化生腺管形状不规则，而且管腔略呈扩张状。杯状细胞及潘氏细胞减少或消失。异型腺管数目并不一定很多，有时仅见三五个腺管的断面，同时位于黏膜浅部的肠上皮化生腺管多数是分化较成熟的细胞。即便是发展成较重度的隐窝型异型增生，其浅部的腺管仍多由分化的肠上皮化生细胞构成。这表明它和腺瘤型不同，不具有肿瘤的性质。

在胃黏膜表面，较重度的隐窝型异型病变通常呈较明显的颗粒状或结节状，即萎缩伴异型增生性胃炎常见的黏膜大体形态。

3）再生型异型增生：形态多种多样，常由于胃黏膜糜烂、溃疡或炎症，在胃黏膜缺损后再生过程中出现异型增生。根据发生背景的不同，可分为胃上皮型和肠上皮型。

其中比较常见的再生型是在胃溃疡或糜烂灶的周边或底部出现稀疏的再生腺管。再生的腺管及细胞形状很不规则，细胞质浓染，细胞核也增大、浓染；多为单层和不规则排列，有时也呈假复层状。另一种常见的再生型异型增生是在黏膜再生后形成的舌状结构。再生的腺管稀少且粗细不均，有时互相吻合成网状。异型上皮呈矮柱状或立方形，细胞质浓染，几乎无分泌功能。细胞核的形状不定，略富于染色质。以下两类再生型异型增生核分裂象较多见。

固有胃腺上皮的再生均起始于腺颈部的干细胞，因而其细胞多呈不成熟细胞的形态，甚至呈现很明显的异型性。肠上皮化生黏膜再生时一般形成不成熟的肠上皮化生，很少有杯状细胞出现。肠上皮化生腺管的再生也是由生长先端的干细胞起始的，但尚不见形成腺瘤型或隐窝型异型增生的形态。其进一步的变化是完全恢复"正常"肠上皮化生的形态，或发展成腺瘤型异型增生或隐窝型异型增生。

（2）帕多瓦国际分类：因为全球公认的胃癌和癌前病变的组织学分类是流行病学数据一致记录的先决条件，也是制定和评估一级和二级预防措施的先决条件，1998年4月来自西欧、北美及日本的8名胃肠病理学家在意大利的帕多瓦召开讨论会，制订了一个新的胃肠上皮性病变的分类方案，达成国际性的统一。在该会议上确定了胃肠上皮性病变的5个主要诊断类别：无异型增生、不确定异型增生、非浸润性瘤变、可疑浸润癌、浸润性腺癌。可应用5组分类中的不同条目，对所获得的各种标本进行病理诊断。

1）无异型增生：诊断包括活检材料中下列3种不同情况。

A. 正常：黏膜成分，即隐窝、腺颈部、腺体和间质保存完好，并保持其位置和比例完整。炎症浸润少或无。

B. 隐窝反应性增生：当胃黏膜对有丝分裂刺激有反应时这种情况就会发生，有可能是感染性的，如幽门螺杆菌（helicobacter pylori，Hp）；也有可能是化学性的，如胆汁、非甾体抗炎药；或糜烂、溃疡后的变性。黏膜的总体结构保存良好；隐窝可弯曲变长；上皮增生逐渐减少，增生的黏膜也逐渐消失，并过渡到正常黏膜；细胞核增大，时有深染，核分裂象可见；核膜薄而纤细，可见多个小核仁；黏液分泌减少或消失；以及其他变化，如密集的炎症浸润，包括中性粒细胞浸润、水肿、血管扩张等。

C. 肠上皮化生：胃黏膜肠上皮化生是一种对外部损伤的反应。该概念分为两类，第一类是大多数肠上皮化生的类型，与小肠的形态相似，称为"小肠型"、"完全型"或Ⅰ型肠上皮化生。HE染色显示为嗜酸性吸收肠细胞伴有明显刷状缘。特殊染色显示其分泌酸性黏液阳性。第二类是不完全性肠上皮化生，又称为"结肠型"或Ⅱ型、Ⅲ型肠上皮化生。与小肠型肠上皮化生比较，结肠型肠上皮化生的腺体更为不规则，肠上皮化生细胞有不规则黏液空泡，细胞缺乏刷状缘，很难找到典型的吸收细胞。结肠型肠上皮化生分泌硫酸或唾液酸混合性黏液，硫酸黏液在HID/Alcian蓝染色中呈黑褐色。两种肠上皮化生在局部常混合存在。不完全性肠上皮化生常出现在异型增生和早癌癌灶的附近。

2）不确定异型增生：是指在组织学方面无法确定病变是肿瘤性或非肿瘤性。该情况通常因活检材料提供不充分而产生，或是因细胞结构畸变、细胞核非典型性的出现对增生细胞是否有异型增生产生怀疑。因此需再次活检获得新的、更充分的活检组织，或将 *Hp*、非甾体抗炎药等可能引起细胞增生或非典型性的原因去除。"非典型性"是指腺体结构弯曲变长，被覆细胞几乎无黏液分泌，核大，核染色质深并伴有明显核膜和核仁；核分裂象可以很明显。在有肠上皮化生时，尤其是不完全型肠上皮化生深部的肠上皮化生腺体可紧密排列，上皮细胞伴有大而深染的核，核分裂象常见。腺体拉长，核排列呈假复层，这时可称为"增生"或"重度增生"或"深部"肠上皮化生。

而典型的完全型肠上皮化生细胞核位于基底，细胞核小，核染色质淡。此型中的两个亚型（隐窝高度增生和高度增生性肠上皮化生）的腺体结构和细胞的变化，有从黏膜底部到表面逐渐减轻的趋势，这一"成熟梯度"有助于区别不确定的异型增生与非浸润性肿瘤。

3）非浸润性瘤变（扁平或隆起性腺瘤）："异常增生"一词在 1978 年被 WHO 专家委员会采用，并且现已广泛应用，本分类中非浸润性瘤变相当于异型增生的概念，它指的是局限于基底膜内的腺体结构异常。当增生形成一个向腔内突出的宏观肿块时，称为腺瘤。这种情况可分为两类：低度和高度。在胃肠道方面，溃疡性结肠炎和巴雷特食管相关异常增生也遵循了这种两级分类，并且每种分类都有对应的病例管理指南。

一般来说，胃低度异型增生不是手术的绝对指征。低度异型增生多发小而圆的腺体结构，类似于结肠的腺瘤性息肉，腺体内排列着拥挤的伸长的细胞，它们伴有大而深染的细胞核，核排列呈假复层，黏液分泌很少甚而消失，其增生的细胞一直延伸到黏膜表面，这是非肿瘤性病变所没有的特征。高度异型增生腺管结构形状不规则，常表现为分支折叠状，通常有极性丧失的区域。与低度异型增生比较，核呈簇状且更大，形态不规则伴核膜增厚和明显双嗜性核仁，并且不存在任何程度的间质浸润。

4）可疑浸润癌：指肿瘤性上皮的存在是事实，但是否有浸润尚难判断。根据目前的认知，它是不可逆转的，所以越来越多的经验认为这种情况需要做病灶切除。

5）浸润性腺癌：在诊断上没有分歧，确诊后是外科手术切除的指征。

（3）维也纳国际分类：1998 年 9 月，在维也纳举行的国际协商一致会议发布了"新"分类；该会议的参会成员由来自 12 个国家的 31 名病理学家组成，其中包括 7 名 Padova 小组成员。因此，维也纳分类是在帕多瓦分类的基础上讨论形成的，并得到了许多国际专家的认可，但它并不代表最后的意见。至 2002 年病理学家们又对维也纳分类进行调整，即修订的维也纳分类，寻求更适合患者的处理，而真正地有利于患者的治疗。新的维也纳分类分为：①无肿瘤；②不能确定肿瘤；③黏膜内低级别肿瘤；④黏膜内高级别肿瘤；⑤黏膜下浸润的癌。对于分类中各级的临床管理，病理结果提示无肿瘤，治疗上可选择性地随访；提示不能确定肿瘤，应定期随访；提示黏膜内低级别肿瘤，可行内镜切除或随访；提示黏膜内高级别肿瘤，予以内镜或外科局部切除；提示黏膜下浸润的癌，应立即手术切除。

3. 胃黏膜上皮异型增生的组织学特征

胃黏膜上皮异型增生也称不典型增生（atypical hyperplasia），是指胃固有腺或肠上皮化生在不断衰亡和增殖过程中所出现的不正常分化和增殖，多发生于胃窦部，一般病变范围较小，多数直径小于 2cm，异型增生细胞的形态结构及代谢功能与正常细胞相比均有差异。胃黏膜上皮异型增生的组织学特点主要为细胞、腺体结构的异型和分化异常。

（1）上皮细胞异型表现：增生的细胞大小不一，形态多样，细胞核增大且染色深，具有多形性；核浆比例增大，核仁明显，核分裂象增多，细胞质嗜碱性增强。同时腺体结构紊乱、排列紧密，形态不规则，出现腺体扩张、分支、融合等现象，细胞排列不整、极向消失。

（2）上皮细胞分化异常表现：细胞的分泌功能减退或消失，出现肠上皮化生，黏膜细胞、主细胞、壁细胞的区别消失。

（3）黏膜结构紊乱：胃小凹不规则，腺体大小、形态、排列不一，并有"出芽"分枝或乳头形成，有的腺管"背靠背"、共壁等。

根据胃腺上皮细胞的异型程度和累及范围，胃黏膜上皮异型增生可分为轻度、中度、重度三级。轻度上皮异型增生仅累及上皮全层的下部 1/3，最多见于各种类型的胃炎。中度上皮异型增生累及上皮全层的 2/3，若超过 2/3 则为重度上皮异型增生。中度和重度上皮异型增生可同时存在，均为胃癌前病变，中度和重度上皮异型增生消失的可能性较小。重度上皮异型增生细胞形态与原位癌细胞相似，两者有时很难鉴别。在实际诊断中，张荫昌等认为以下六点对判断是否癌变有参考价值：①异型增生呈灶状，对周围有明显挤压现象。②腺管"生芽"，不规则分支，出现共壁、"背靠背"现象。③腺管呈实体条索或团块。④一个腺管内异型上皮细胞与正常细胞突然衔接或相互交错。⑤异型的上皮细胞核密集，深染，并突向细胞顶端。⑥腺上皮细胞核增大并见明显核仁。

4. 胃黏膜上皮异型增生的病理诊断

胃黏膜上皮异型增生的病理诊断一般分为轻度、中度及重度。

（1）轻度异型增生：主要是指胃黏膜炎症（特别是急性炎症和糜烂）及再生时出现的异型增生，程度较轻且明显属良性，形态特点为：①腺管形态轻度不规则，排列稍紊乱或疏密不均。②主要分布于黏膜浅部或仅见于黏膜深层。③胃型时，细胞呈高柱状，胞质内黏液样分泌空泡或轻度减少或仍保存；肠型时，杯状细胞减少。④核变长或呈杆状，体积稍增大，深染，排列密集，位于细胞基底侧。⑤上皮细胞间通常可见中性粒细胞浸润，特别是腺颈部。

（2）中度异型增生：主要是指较重的异型增生，其形态特征为：①腺管结构不规则，形状大小不一。②腺管呈分枝状，排列较致密。③常呈灶状，有较清楚的界限，其深部可见囊状扩张的腺管。④上皮细胞呈柱状，如为胃型，则胞质内分泌物减少或消失；如为肠型，则杯状细胞甚少或仅见残迹，潘氏细胞也几乎不见。⑤核呈长圆形或杆状、增大、浓染。⑥核密集，虽基本上位于细胞基底侧，但排列稍显紊乱。

（3）重度异型增生：程度更加严重，接近癌变，其形态特点为：①腺管结构紊乱，形状及大小不一。②如果是灶状异型增生，其表面腺管常呈锯齿状。③异型增生常达黏膜全层，深部的囊状扩张腺体不一定残存。④上皮细胞呈柱状或立方形，如为胃型，分泌空泡几乎消失；如为肠型，则未发现杯状细胞及潘氏细胞。⑤核比例增大，浓染或疏松呈网状。⑥核呈杆状或类圆形，排列紊乱。

5. 胃黏膜上皮异型增生的内镜下表现

常规白光内镜下异型增生并无特征性表现，可以发生在胃黏膜隆起、平坦和凹陷病变中，以平坦者居多，较难识别，如若扁平隆起，一般色泽偏白。异型增生不只见于慢性胃炎，也见于胃黏膜其他疾病，如胃的糜烂或溃疡灶、胃息肉和胃癌边缘膜上。

（二）胃黏膜肠上皮化生

1. 胃黏膜肠上皮化生的概念

肠上皮化生是临床上的一种常见的化生型疾病，指胃黏膜上皮原有的成熟腺型细胞被成熟肠型上皮细胞所代替，即胃固有黏膜上皮包括幽门、胃底、贲门腺出现类似小肠或大肠黏膜上皮的现象，见于多种慢性胃病。肠上皮化生细胞来自胃固有腺体颈部未分化细胞，这部分细胞是增殖中心，具有向胃及肠上皮细胞分化的潜能。正常情况下，它不断分化成胃型上皮细胞，以补充衰老脱落的表面上皮；病理情况下，它可分化为肠型上皮细胞，形成肠上皮化生。

2. 胃黏膜肠上皮化生的病理组织学分型

通过病理学的研究，目前对肠上皮化生进行了一系列的分类，按化生上皮功能来分，可分为完全性及不完全性肠上皮化生。完全性肠上皮化生与小肠黏膜吸收细胞相似，有刷状缘，不分泌黏液，具有潘氏细胞、杯状细胞和吸收细胞，含蔗糖酶、海藻糖酶、亮氨酸基肽酶及碱性磷酸酶；而不完全性肠上皮化生刷状缘不明显，微绒毛发育不全，细胞质内有黏液分泌颗粒，含蔗糖酶，但氨基肽酶和碱性磷酸酶活性低，无海藻糖酶。

应用过碘酸（periodic acid-schiff，PAS）和高铁二胺氧化酶（high-iron diamine，HID）技术将胃黏膜的肠上皮化生分成 3 种亚型：Ⅰ型、Ⅱ型和Ⅲ型。其中完全性肠上皮化生为Ⅰ型，带有刷状缘的吸收上皮、杯状细胞及潘氏细胞；根据柱状细胞分泌黏液的不同，不完全性肠上皮化生又可分为Ⅱ型和Ⅲ型，不完全性肠上皮化生类似结肠柱状上皮；Ⅱ型分泌唾液黏蛋白；Ⅲ型分泌硫黏蛋白，仅Ⅲ型肠上皮化生发生胃癌的风险较高。根据肠上皮化生的形态及分泌黏液的种类，还可将肠上皮化生分为小肠型和结肠型。小肠型肠上皮化生是一种常见的胃黏膜病变，肠上皮分化程度较高，病变程度较轻，多见于慢性胃炎。结肠型肠上皮化生的分化程度较低，病变程度较重，且在胃癌等恶性病变中检出率较高。

3. 胃黏膜肠上皮化生的病理诊断

胃黏膜肠上皮化生是指在胃黏膜特别是胃幽门黏膜的表层及腺管出现肠上皮。肠上皮化生是慢性萎缩性胃炎中常出现的现象，当炎症进展到一定程度时，不但腺管遭破坏，而且也能被肠上皮所替代。光镜下，肠上皮化生腺管迂曲分支，失去原有胃腺的规则状态，其增殖区位于腺管底部；充分肠上皮化生的胃黏膜与小肠黏膜非常相似，细胞更新周期也和正常小肠上皮相同；肠上皮化生细胞包括杯状细胞、吸收细胞和潘氏细胞，它们的形态特点如下。

（1）成熟的杯状细胞呈杯状，核椭圆形，一般位于细胞的基底部，核上部细胞质中充满大量黏液颗粒，充满黏液的细胞质淡染而发亮。

（2）吸收细胞呈高柱状，细胞质粉染或嗜多色性，核呈椭圆形，多位于细胞中下部或基底部，核仁1～2个，一般不增大。

（3）在肠上皮化生腺管底部可见潘氏细胞，呈矮柱状，胞质内含有很多嗜伊红性有折光特点的颗粒，核三角形位于细胞基底部。

4. 肠上皮化生的程度及分级

无论大肠型化生或小肠型化生，都可将化生程度分为轻度、中度和重度三级。在400倍光镜下转动3～5个视野（或整个视野），若肠上皮化生细胞占腺管1/3以下者为轻度（+），占1/3～2/3者为中度（++），占2/3以上者为重度（+++）。亦有学者根据肠上皮化生的面积分为0～3级：0级黏膜中不包含肠上皮化生病变；1级肠上皮化生占黏膜面积小于30%；2级肠上皮化生占黏膜面积的30%～70%；3级肠上皮化生占黏膜面积大于70%。随着年龄的增长，肠上皮化生程度亦呈递增的趋势。按占胃腺体和表面上皮总面积的多少，把肠上皮化生分为轻、中、重三级。研究表明，肠上皮化生的程度越重，范围越广，癌变的危险性越高。2012年欧洲"胃癌前状态处理共识意见"提出可操作的与胃癌风险联系的肠上皮化生评估方法。具体如下：0期：胃体胃窦（包括胃角）均无肠上皮化生；Ⅰ期：胃体轻度肠上皮化生和（或）胃窦（包括胃角）轻度肠上皮化生；Ⅱ期：胃体中度或重度肠上皮化生，同时胃窦（包括胃角）无肠上皮化生；胃体中度肠上皮化生，同时胃窦（包括胃角）轻度肠上皮化生；胃窦（包括胃角）中度肠上皮化生，同时胃体无或轻度肠上皮化生；Ⅲ期：胃体重度肠上皮化生，同时胃窦（包括胃角）轻度肠上皮化生；胃体中度肠上皮化生，同时胃窦（包括胃角）中度肠上皮化生；胃窦（包括胃角）重度肠上皮化生，同时胃体无或轻度肠上皮化生；Ⅴ期：胃体重度肠上皮化生，同时胃窦（包括胃角）中度或重度肠上皮化生；胃窦（包括胃角）重度肠上皮化生，同时胃体中度肠上皮化生。其中Ⅲ期和Ⅳ期属于胃癌高风险，应定期进行内镜随访。

5. 胃黏膜肠上皮化生的内镜下表现

内镜下观察肠上皮化生形态学特征，主要有4个类型。①淡黄色结节型：单发或多发2～3mm大小的淡黄色结节，略呈扁平状突出于胃黏膜，表面呈绒毛状，或细颗粒状。②瓷白色小结节型：孤立或多发的细小结节，瓷白色半透明状，表面光滑、柔软，镜反光较正常胃黏膜强。③鱼鳞型：胃小区呈条状扩大，排列呈鱼鳞状，一般呈条状或弥漫性分布。④弥漫型：黏膜弥漫不规则，表面呈颗粒状，略呈灰白色。淡黄色结节型和弥漫型在内镜下较为常见；弥漫型主要有两种形态表现，一种为颗粒状弥漫不平，另一种为散在米粒状。瓷白色小结节型具有不稳定性，可消失或向弥漫型转化。胃黏膜肠上皮化生的程度不同，则内镜诊断的准确性也不同，肠上皮化生程度越重，符合率亦越高，即中、重度肠上皮化生肉眼特异性改变较轻型突出，内镜诊断率及内镜与病理诊断符合率亦高。

（三）肠上皮化生与异型增生的关系

异型增生分两型，一型是胃黏膜固有上皮的异型增生，另一型是肠上皮化生黏膜的异型增生，由异型增生发生的胃癌，前者为弥漫型胃癌，后者为肠型胃癌。

不完全型肠上皮化生的细胞常呈现异型增生，有的异型增生灶与不完全型肠上皮化生非常相似，两者难以鉴别。从异型增生的肠型特点看，有理由认为，肠型异型增生即是具有高度增殖活性分化不良的肠上皮化生。分析不同类型肠上皮化生的细胞形态和组织结构时发现，Ⅲ型的特点是既有化生上皮的基本特点，又有细胞的异型性、分化异常和结构紊乱。

Ⅲ型肠上皮化生中无成熟的吸收细胞及潘氏细胞，柱状细胞呈明显的异型性，细胞呈高柱状或低柱状，核排列不整齐，常见假复层结构，细胞排列不规则，小凹较长，腺体有出芽、分枝和扭曲等表现。黏液组化染色，不但杯状细胞显示硫酸黏液，柱状细胞亦见有大量的硫酸黏液。根据以上认为，Ⅲ型肠上皮化生可能是肠型胃癌的癌前病变。

在慢性胃炎与胃癌的关系研究中也发现，在萎缩性胃炎基础上，初始出现灶性肠上皮化生，以后腺体逐渐有异型增生，且肠上皮化生的程度与异型增生的发生频率相平行。通过对胃黏膜癌前期病变的形态定量研究已经观察到，胃黏膜从单纯肠上皮化生到肠型异型增生到肠型胃癌系列演变结构异型度的递增变化。综上可见，肠上皮化生与异型增生之间关系密切。

四、胃癌前病变与癌前疾病

WHO 将癌前期病变称为癌的前兆变化，其又分为癌前病变（precancerous lesion）和癌前疾病（precancerous diseases）。癌前疾病与癌前病变是两个相互有关，却又各自独立的概念。前者为一种独立疾病，这种疾病在某种因素作用下，可以变成癌症，如溃疡病、着色性干皮病等。就胃癌而言，其癌前疾病称为胃癌前疾病，也称为胃癌前期状态，它是一个临床概念，包括慢性萎缩性胃炎、胃溃疡、胃息肉、残胃炎、胃黏膜肥厚症等消化系统疾病。癌前病变是一个组织病理学概念，包括肠上皮化生、不典型增生这些组织学上的具体细胞结构改变，这些病理变化比正常组织或其他病理改变更易发生癌变，具有癌变的潜在可能性，如胃黏膜肠上皮化生、不典型增生或异型增生，在一定条件下易转为胃癌。癌前疾病与癌前病变之间有着密切的联系，如慢性萎缩性胃炎属于一种癌前疾病，而其所伴随的胃黏膜上皮中、重度异型增生则是癌前病变。所以，在癌前疾病中常伴发癌前病变，如胃腺瘤性息肉，其上皮常表现出不同程度的异型增生。癌前疾病与癌前病变既可以单独存在，又可同时存在，即慢性萎缩性胃炎患者的胃黏膜的病理组织活检结果可仅有腺体的萎缩而没有癌前病变，也可以存在萎缩的同时也存在肠上皮化生或异型增生。

从临床表现的角度来讲，癌前疾病为具体的消化系统疾病，多伴随相应的不适症状等临床表现，如胃溃疡多伴有进食后上腹部疼痛加重等消化道相关症状，但也可像大多数胃腺体息肉一样无明显症状；而癌前病变仅为组织学上细胞结构的改变，不一定伴有具体的临床表现，如轻度肠上皮化生患者也可和正常健康人一样没有任何消化道相关症状，而重度异型增生倾向早癌患者也可表现为胃癌般疼痛、呕血、黑便等症状。

从预后的角度来讲，癌前疾病如慢性萎缩性胃炎、胃溃疡、胃息肉均有明确的病因或治疗手段，经祛除病因或治疗后多可痊愈，恢复至正常水平；而癌前病变为作为早癌的征兆，组织细胞结构层面已逐步改变直至发展为胃癌，因其病因尚未明确，西医尚无明确有效的治疗手段，难以恢复至正常细胞组织。简单来说，癌前病变比癌前疾病伴有正常组织细胞结构更易发展为胃癌。

（一）慢性萎缩性胃炎与癌前病变

不同研究资料表明，慢性萎缩性胃炎的胃癌发病率比正常人高。由于胃壁细胞萎缩而导致胃酸分泌量减少，或常有胃酸低下或缺乏，使胃内硝酸盐还原酶阳性菌的检出率较正常人高 2 倍，促进了胃内亚硝胺类化合物的合成。动物实验表明，75%以上的亚硝基化合物具有致癌作用。此外，慢性萎缩性胃炎患者的胃排空时间常有延长，增加了胃黏膜与致癌物质的接触时间。Correa 描述的肠型胃癌发展自然历程中，慢性萎缩性胃炎是一个重要的环节，如任其进一步进展则会发展为癌前病变，两者存在着紧密的联系。研究表明，慢性萎缩性胃炎与肠上皮化生常伴随发生，伴发率为 50.0%～98.2%。发展过程为正常胃黏膜→浅表性胃炎→慢性萎缩性胃炎→肠上皮化生→异型增生→肠型胃癌。

（二）胃溃疡与癌前病变

胃溃疡是否会进一步发展为胃癌一直存在争议。在胃溃疡癌变的患者中，相当一部分患者其实为溃疡型胃癌而非溃疡癌变，然而对于如何在组织学层面对两者进行鉴别，目前尚无统一意见。有学者认为，如果仅仅于胃溃疡边缘部分查到癌细胞，则可为良性胃溃疡癌变的佐证，但是这并不能除外原来小的胃癌在胃液的消化作用下形成溃疡型胃癌的可能。有动物实验证明，溃疡周围的黏膜上皮在反复炎症刺激和修复过程中，再生上皮遭受致癌因素的作用而发生癌变。总的来说，恶性胃溃疡边缘均有明显萎缩、肠上皮化生和不典型增生的癌变，良性胃溃疡通常没有，但存在在胃液反复刺激的情况下进一步出现腺体萎缩、肠上皮化生和不典型增生的癌前病变。

（三）胃息肉与癌前病变

75%以上的胃息肉为增生性的，10%～25%为腺瘤性的。腺瘤性息肉包括管状腺瘤、绒毛状腺瘤及管状绒毛状腺瘤三种。其癌变率由高至低依次为绒毛状腺瘤、管状腺瘤和管状绒毛状腺瘤。腺瘤的固有腺体（幽门腺或胃底腺）萎缩，腺上皮屡见明显的肠组织转化，间质减少。有时腺瘤发生不同异型增生，甚或癌变。结合 Correa 胃癌发展历程，除了大多数良性息肉，不少息肉伴有病理组织活检，提示腺体萎缩、肠上皮化生及异型增生等癌前病变风险。

（四）残胃炎与癌前病变

残胃为胃手术后残余的胃，由于胃的生理结构发生改变，残胃几乎必定存在残胃炎，相较于正常人，残胃发生癌变的概率也明显提高。由于丧失了幽门括约肌的收缩功能，十二指肠内容物反流入胃，从而引起碱性反流性胃炎。反流液中的胆酸、脱脂酸卵磷脂及胰酶溶解了胃黏膜上皮表面的脂蛋白层，从而消弱了胃黏膜的屏障作用。如果同时切除胃窦，胃泌素的分泌量减少，明显削弱了胃黏膜上皮的营养和屏障功能。由于胃窦切除后导致胃酸分泌减少，有利于细菌在胃内生长繁殖，而细菌分泌的毒素也有促癌作用。此外，若为含有亚硝酸盐还原酶的细菌，残胃内的亚硝酸胺类化合物更容易堆积，使得已经受损的胃黏膜屏障更容易受致癌物的影响而出现组织学上的腺体萎缩、肠上皮化生和异性增生等癌前病变，任其进一步发展则为胃癌。

（五）胃黏膜肥厚与癌前病变

胃黏膜肥厚的病因尚未明确，虽无法证实胃黏膜肥厚与胃癌之间是否存在必然联系，但部分研究资料表明，胃黏膜肥厚癌变率约为 10%，而 Ménétrier 病的组织学改变为黏膜层增厚，胃小凹延长伴囊状扩张，血浆蛋白漏入胃腔，造成低蛋白血症和水肿。胃体黏液细胞化生，取代主细胞和壁细胞，导致胃酸分泌降低。胃酸分泌持续降低将会导致胃黏膜腺体萎缩，或伴有肠上皮化生和异型增生等癌前病变的组织学改变，甚至发展成胃癌。

第二节　流　行　病　学

一、恶性肿瘤流行病学

根据国际癌症研究机构（international agency for research on cancer，IARC）发布的 2020 年统计数据显示，对全世界 185 个国家或地区 36 种癌症的发病和死亡情况进行估算，预计 2020 年全球新发恶性肿瘤 1930 万例（不计非黑色素瘤皮肤癌为 1810 万例）。乳腺癌已经超过肺癌，成为全球最常见的恶性肿瘤，约有 230 万例新发病例，占全部新发病例的 11.7%。其后依次是肺癌（11.4%）、结直肠癌（10.0%）、前列腺癌（7.3%）和胃癌（5.6%）。

全球恶性肿瘤死亡病例约为 1000 万例（不计非黑色素瘤皮肤癌为 990 万例）。肺癌仍然是恶性肿瘤死亡的主要原因，据估计 2020 年全球约有 180 万例肺癌死亡病例，占全部恶性肿瘤死亡病例的 18%，其次是结直肠癌（9.4%）、肝癌（8.3%）、胃癌（7.7%）和乳腺癌（6.95%）。

男性最常见的癌症是肺癌，约占新发病例数的 14.3%，也是男性癌症死亡的主要原因，约占新发死亡病例数的 21.5%；发病率仅次于肺癌的是前列腺癌（14.1%）、结直肠癌（10.6%）、胃癌（7.1%）和肝癌（6.3%）；而死亡率紧随其后的是肝癌（10.4%）、结直肠癌（9.3%）和胃癌（9.1%）。

女性最常见的癌症是乳腺癌，约占新发病例数的 24.5%，其次是结直肠癌（9.4%）、肺癌（8.4%）、宫颈癌（6.5%）和甲状腺癌（4.9%）。乳腺癌也是女性癌症死亡的主要原因，约占新发死亡病例数的 15.5%，其次是肺癌（13.7%）和结直肠癌（9.5%）。

发达国家的恶性肿瘤发病率比发展中国家的恶性肿瘤发病率高 2~3 倍。预计到 2040

年，全球癌症将达到 2840 万例，比 2020 年增加 47%。由于人口构成的不同，发展中国家的增幅将比发达国家的增幅更明显，全球化和经济增长等相关危险因素可能会进一步加剧这种情况。

根据经济发展的程度以及相关的社会和生活方式因素，各国和各国内部癌症的最常见诊断和主要死亡原因存在很大差异。

从主要癌种来看，全球 185 个国家中有 157 个国家的女性首位高发癌症是乳腺癌，而宫颈癌在 23 个国家居于发病谱首位。女性死因谱上居首位的癌症也是乳腺癌，在 110 个国家中居于女性首位癌症死因；其次是宫颈癌和肺癌，分别为 36 个和 25 个国家。

与女性相比，不同国家男性发病谱中首位高发癌症更为多样。有 107 个国家的男性发病谱排序第一位的是前列腺癌，肺癌是 36 个国家男性的首位高发癌症，结直肠癌和肝癌各为 11 个国家男性发病的首位癌症。在死因谱上，肺癌在 93 个国家中位列男性首位癌症死因，前列腺癌位列 48 个国家男性首位癌症死因，肝癌和胃癌分列 23 个和 10 个国家男性首位癌症死因。

男女合计来看，肺癌是全球 87 个国家的首位癌症死因，乳腺癌是全球 79 个国家的首位高发癌症，均多于其他癌种。

全球范围内女性癌症的发病率和死亡率均低于男性。2020 年全球男性癌症新发病例数 10 065 305 例，粗发病率 256.1/10 万，世界标准人口标准化发病率（age-standardized incidence rate by world standard population，ASIRW）为 222.0/10 万；女性癌症新发病例数 9 227 484 例，粗发病率 238.8/10 万，ASIRW 为 186.0/10 万。2020 年全球男性癌症新发死亡病例数 5 528 810 例，粗死亡率 140.7/10 万，世界标准人口标准化死亡率（age-standardized mortality rate by world standard population，ASMRW）为 120.8/10 万；女性癌症新发死亡病例数 4 429 323 例，粗死亡率为 114.6/10 万，ASMRW 为 84.2/10 万。

从全球范围来讲，75 岁之前，发生癌症的累积风险为 21.4%，死于癌症的风险为 17.7%。平均每 5 名男性中有 1 名，或平均每 6 名女性中有 1 名，会发生癌症；平均 8 名男性中有 1 名，或者平均每 10 名女性中有 1 名，会死于癌症。

在我国，肺癌居恶性肿瘤发病率和死亡率首位，中国肺癌患者诊断时多为晚期，五年生存率只有 16.1%，肺癌仍是我国居民健康的重要威胁。此外，不同地区恶性肿瘤的发病情况有所不同。胃癌、肝癌、宫颈癌在中西部欠发达地区发病率较高，结直肠癌、乳腺癌、甲状腺癌在东部发达地区多发。在肿瘤的防治工作中，二级预防在肿瘤的防治中起到关键作用。对重点肿瘤开展基于人群的早期筛查工作，提高肿瘤的临床诊治水平，以及相关癌前病变与癌前疾病的早期诊断、早期预防工作变得尤其重要。

二、胃癌流行病学

胃癌是目前世界范围内重要的公众健康问题，也是最常见的恶性肿瘤之一。根据 IARC 的统计数据显示，2018 年世界范围内新发胃癌患者约 1 089 103 万例，占恶性肿瘤诊断的 5.6%，居恶性肿瘤发病率的第 5 位，死亡病例约 768 793 例，占恶性肿瘤死亡总数的 7.7%，已成为全球恶性肿瘤死亡的第 4 大原因。其中约 50% 的胃癌新发病例发生在以中国为主的东亚国家。

据统计，男性胃癌的发病率是女性的 2 倍。在伊朗、土库曼斯坦和吉尔吉斯共和国等国家，胃癌在当地男性中的检出率相当高，同时也是当地人群癌症死亡的主要原因。胃癌在东亚地区，如日本、韩国等的发病率明显高于世界其他地区。北美和欧洲北部则通常较低。

胃癌的发病率存在明显的地域差异，环境因素在解释区域差异方面发挥着重要的作用。第一代移民到夏威夷的日本人其胃癌发病率低于依然在日本生活的日本人，第二代出生于夏威夷的日本人发病率进一步下降，尽管相比于白种人依然偏高。Hp 是胃癌的主要危险因素，将近 90% 的新发非贲门癌均是由这种细菌引起的，尽管国际上 Hp 流行率的变化与胃癌的发病率有合理的相关性，但除了 Hp 以外，还存在其他重要因素，如饮食，食用腌制食品和缺乏维生素都会增加患病风险，以及饮酒与长期吸烟，都是可确定的危险因素。

在过去的半个世纪里，大多数人群的非贲门癌发病率（源于更多的远端区域）一直在稳步下降。这一趋势归因于预防工作的成功，其中包括 Hp 感染发病率的下降和预防工作的进展，以及食品的保存和贮藏等。胃贲门癌（发生在食管胃附近交界的区域）流行病学特点更类似于食管腺癌，重要的风险因素包括肥胖和胃食管反流病，与巴雷特食管进展相关的因素也被认为可增加患病风险。

根据我国癌症中心 2019 年的癌症统计报告，2015 年我国胃癌发病例数约为 40.3 万例，其发病例数仅次于肺癌，占所有癌症的 10.26%。男性发病率明显高于女性，其中男性新发病例数约 28.1 万例，女性新发病例数约 12.2 万例。且胃癌死亡率仅次于肺癌与肝癌，位于第 3 位。

在地域分布方面，我国胃癌发病率、死亡率由高到低依次为中部地区、东部地区和西部地区。不良饮食结构、不健康的生活饮食习惯、慢性幽门螺旋杆菌感染可能是胃癌高发的危险因素。我国辽东半岛、山东半岛、长江三角洲、太行山脉和甘肃等地是胃癌高发区域。中部地区胃癌发病率、死亡率较高，这与胃癌高发区的分布有一定关系。按中国标准化发病率（age-standardized incidence rates by Chinese standard population，ASIRC）计算，城市地区胃癌的 ASIRC（每 10 万人/年）为 17.29；农村地区的 ASIRC（每 10 万人/年）为 22.82，农村地区明显高于城市地区。按世界标准人口计算，35～64 岁人群的年龄标准化发病率为每年 28.80/10 万。

我国胃癌发病率与年龄有非常紧密的联系，无论是城市地区还是农村地区，胃癌的发病率都出现了相同的年龄特异性。据统计，在较为年轻的 0～24 岁年龄组，发病率低于 10 万分之一，在 55～59 岁年龄组则增至每 10 万人中有 50 人发病，胃癌发病率在 80～84 岁年龄组达到高峰，每 10 万人中有约 186 人患有胃癌。且在 40～44 岁年龄组，男性的发病率明显高于女性，其中特别是在 55～59 岁年龄组和 60～64 岁年龄组，男性的发病率约是女性的 2 倍。

在死亡率方面，2015 年中国估计有 29.1 万人死于胃癌，占全部癌症死亡人数的 12.45%，在男性中为癌症死亡的第三大常见原因。胃癌的中国年龄标准化死亡率（ASMRC）和世界年龄标准化死亡率（ASMRW）分别为 19.33/10 万和 19.21/10 万。胃癌在女性中为第二大常见癌症死亡原因，中国 ASMRC 和 ASMRW 分别为 7.80/10 万和 7.63/10 万。农村地区胃癌死亡率明显高于城市地区，男性 ASMRC 为 16.12，女性为 11.51。

由于死亡率高，胃癌的死亡率与年龄之间的关系和发病率与年龄之间的关系相近。45 岁以后，男性的发病率明显高于女性，在特定的年龄组之间有 2~3 倍的差异。特定年龄的最高死亡率，性别差异很小，如男性在 80~84 岁（每 10 万人中有 280.45 人），其年龄比达到高峰，而女性在 85 岁以上（每 10 万人中有 131.99 人）时达到高峰。从区域差异性来看，农村地区 15 岁以后胃癌的年龄特异性死亡率高于城市地区。

近几十年来，世界大部分地区的胃癌发病率一直在下降。2012~2014 年胃癌国家标准化发病率（ASIRC）分别为 21.98/10 万、21.32/10 万和 19.51/10 万。在北京，1982~1984 年及 1995~1997 年，男性和女性的胃癌 ASIRC 比例分别下降了 24.2% 和 49.0%。胃癌的风险在男性中普遍存在，研究表明，男性胃癌的发病率是女性的 2.4 倍。有研究显示，中国农村地区的胃癌发病率（22.82/10 万人）是城市地区的 1.3 倍（17.29/10 万人），农村地区的胃癌死亡率（16.12/10 万人）也高于城市地区（11.51/10 万人），社会经济地位和获得卫生服务方面的差异可能是发病率与死亡率差异的原因。

我国胃癌患者预后较差，2010~2014 年五年生存率为 35.9%。目前，中国开展了针对胃癌高危人群的筛查项目。然而，80% 的患者被检出后发现处于晚期。导致中国胃癌早期检出率持续较低的主要原因有两个，其中一个原因是，人们对内镜检查的益处认识不足，很多人不愿意进行内镜检查，害怕内镜检查带来的身体不适。对癌症的认识不足也会阻碍筛查工作的进展，特别是在社会经济地位较低的人群中。中国低检出率的第二个原因是，在政府资助的筛查项目之外，社会保险计划不包括作为高危人群常规筛查方式一部分的内镜的费用。这两个原因导致中国目标人群胃癌筛查的覆盖率或参与率较低，大部分患者一旦发现情况再行检查时，已经是中晚期。

三、胃癌前病变的流行病学

胃癌的发展是多步骤且受多因素影响，经历了细胞、分子、基因多水平结构和功能的改变，需要数年复杂的、逐渐演变的癌前病变过程。目前，Correa 等提出的胃黏膜癌变模式，即"正常胃黏膜→浅表性胃炎→萎缩性胃炎→肠上皮化生→异型增生→胃癌"得到了临床普遍认可。临床和流行病学研究显示，胃黏膜癌前病变可以在内镜下观察到一些组织学的损伤和变化，故应加强对"癌前"的流行病学研究和重视。据统计，早期胃腺癌五年生存率为 85%~100%，而进展期仅为 5%~20%。荷兰的一项纳入 9 万余例胃癌前病变患者并进行 10 年以上随访的队列研究表明：慢性萎缩性胃炎患者年癌变率为 0.1%，肠上皮化生患者年癌变率为 0.25%，低级别上皮内瘤变患者和高级别上皮内瘤变患者年癌变率分别为 0.6% 和 6.0%。及早识别癌前病变并进行积极干预，阻断其发展，已成为降低胃癌发生率和死亡率较为有效的方法。

（一）胃黏膜肠上皮化生流行病学

胃黏膜肠上皮化生是肠型胃癌的高危因素，但在一般人群的发生率暂时还不清楚。我国一项研究对 1630 例 *Hp* 感染患者进行胃镜检查，肠上皮化生的检出率为 29.3%。研究表明，肠上皮化生的发生还与年龄相关，50 岁以上者检出率为 31.9%，而 50 岁以下的检出率为 10.4%；*Hp* 感染者的检出率为 33.9%，非 *Hp* 感染者为 15.2%。胃窦黏膜的检出率高于胃体黏膜，据此推测胃窦可能是较易发生肠上皮化生的部位。*Hp* 感染者的检出率是非 *Hp* 感染者的 4.5～9 倍，提示 *Hp* 是导致肠上皮化生发生的重要因素。

关于肠上皮化生与癌变的关系，日本一项研究对伴有 *Hp* 感染的肠上皮化生进行 7～8 年的随访，发现这些肠上皮化生患者的癌变率为 6.4%。大量肠上皮化生患者的研究表明，肠上皮化生 10 年累计癌变率为 1.1%。有报道对不同类型肠上皮化生患者进行了 12.8 年的随访，结果显示不完全型肠上皮化生的癌变率为 18.2%，而完全型肠上皮化生的癌变率为 0.96%，不完全型肠上皮化生的癌变率明显高于完全型肠上皮化生。按照化生上皮的组织来源，肠上皮化生可以分为 3 种亚型，Ⅰ 型为完全性化生，其上皮类似于小肠黏膜吸收细胞；Ⅱ 型和Ⅲ型为不完全性化生，其中 Ⅱ 型为杯状细胞化生，Ⅲ 型为不完全性结肠型化生。一项回顾性分析表明，Ⅰ 型肠上皮化生的癌变率为 1.3%，Ⅱ 型为 2.8%，Ⅲ 型为 9.8%。以上研究结果表明，Ⅲ型肠上皮化生（分泌硫黏蛋白的不完全型肠上皮化生）是有较高潜在癌变危险性的肠上皮化生类型。

（二）胃上皮异型增生流行病学

研究显示，西方国家异型增生的检出率为 0.5%～3.75%，而我国的检出率为 9%～20%。在慢性萎缩性胃炎、慢性胃溃疡和手术后残胃的患者中，异型增生检出率为 4%～30%；恶性贫血患者的异型增生检出率可高达 40%。男性异型增生的检出率高于女性，男女之比为 3.1∶1～3.9∶1。发病年龄在 28～86 岁，发生部位以胃窦和胃角多见。

有报道称，轻度异型增生癌变率一般小于 10%。国内研究发现，8.95% 的经内镜活检诊断为轻度异型增生者最终确诊为重度异型增生或早期癌，77.7% 的初始诊断为重度异型增生者最终被证实为胃癌。有研究表明，从初次诊断重度异型增生至发现癌变时间为 4～23 个月，提示部分初始诊断为重度异型增生的病例已同时存在癌变病灶。

（三）慢性萎缩性胃炎流行病学

国内的相关研究表明，慢性萎缩性胃炎（chronic atrophic gastritis，CAG）作为重要的胃癌前疾病，癌变率为 2%～6%，检出率为 4%～33%，且男性检出率高于女性。据流行病学统计，CAG 的发病率与年龄呈正相关。于建勋等报道 60～69 岁组人群相比 20～59 岁组有更高的慢性胃炎发病率，且 60～69 岁组慢性胃炎患者中病理检查出胃黏膜萎缩的比例占 61.4%，60～69 岁组 CAG 的发病率明显高于 20～59 岁组（*P*<0.01）。*Hp* 是当下公认的导致慢性胃炎的一个重要因素，*Hp*（+）的胃炎比 *Hp*（−）的胃炎发生 CAG 的概率明显升高，*Hp* 的检出率可以从侧面反映 CAG 的患病率。我国人群 *Hp* 感染率为 50%～70%，

明显高于发达国家。*Hp* 的检出率随年龄的增长而增长，儿童时期感染 *Hp* 且未进行治疗，随着年龄的增加，胃炎的患病率也会升高，这部分患者与新发 *Hp* 感染而发生胃炎的患者共同叠加，最终导致人群中 CAG 患病比例整体增加。

第三节　病因与发病

在不良饮食习惯、*Hp* 感染等多种因素作用下，环氧合酶-2（COX-2）及生长因子（表皮生长因子、转化生长因子-α）等介导发生慢性持续炎症，按照 Correa 描述的肠型胃癌的发生顺序，而逐渐向胃癌演变。在此过程中，胃黏膜细胞增殖和凋亡之间的正常动态平衡被打破，基因发生突变。

一、饮　　食

（一）高盐饮食

根据中国城乡居民食物消费现状及变化趋势的调查显示，我国人均每日食盐的摄入量为 12g。而在日本、芬兰及一些东欧国家，人均每日食盐的摄入量均超过 15g，这些国家胃癌发病率也高。在胃癌发病率相对较低的美国和新西兰等国家，人均每日食盐的摄入量均不足 10g。也有学者发现，第一代到美国的日本移民胃癌发病率约下降 25%，第二代下降约 50%，第三代胃癌的发病率和美国的当地居民相当。Shikata 等根据食盐摄入量不同将2476 人分为四组，进行连续 14 年的随访调查，结果发现高盐饮食与胃癌前病变的发生显著相关。一份系统综述对 17 篇临床研究报道进行了荟萃分析，结果显示高盐饮食有增加胃黏膜肠上皮化生的风险的可能（OR=1.68，95%CI：0.98～2.90）。有研究发现氯化钠和诱癌剂 MNNG 对于胃黏膜的鸟氨酸脱羧酶活性及 DNA 的合成有相似作用。通过动物实验也发现，盐可以显著增加诱癌剂诱导的胃腺癌的发病率。

高浓度的盐可引发胃黏膜炎症反应而导致保护层破坏和组织损伤。此外，高盐饮食还可以升高胃肠渗透压，使其蠕动减慢，排空延迟，间接促进了胃黏膜对有毒物质的吸收。由于胃内微环境的改变，使细胞 DNA 合成和细胞增殖增加，最终导致胃黏膜上皮的异型增生和癌变的发生。

（二）腌熏食物

人体中的亚硝基化合物分为外源性和内源性。外源性亚硝基化合物来自腌制食物和酒精饮料（如啤酒）等；而内源性亚硝基化合物则由细菌还原硝酸盐产生。长期食用含硝酸盐较高的食物后，硝酸盐在胃内被细菌还原成亚硝酸盐，再与胺结合生成致癌物质亚硝胺。流行病学调查显示，亚硝基化合物与人胃癌的发生相关。此外，慢性胃炎及胃部分切除者胃酸分泌减少有利于胃内细菌的繁殖，老年人因胃底腺萎缩常有胃酸分泌不足，也有利于细菌的生长。胃内增加的细菌可促进亚硝酸盐类致癌物质产生，长期作用于胃黏膜，可导致癌变。且研究发现，胃内亚硝酸盐被转化成亚硝基化合物时可产生大量自由基，不但通过细胞毒作用导致细胞损伤，而且可促发胃黏膜上皮癌变的启动因子。因此，感染产生的自由基，以及亚硝酸盐和亚硝基化合物在胃内集聚，最终导致了胃黏膜上皮细胞的异型增生及癌变。

流行病学研究提示，多食新鲜的蔬菜和水果可以降低胃癌的发病率，与此同时，食用富含维生素 C 和番茄红素的食物，以及增加维生素 E 和微量元素硒的摄入均可降低胃癌前病变发生的风险。

（三）烫热饮食

流行病学调查发现，喜食烫热合并高盐饮食者胃癌的发生率比正常饮食者高很多，其原因可能是烫热食物等进入胃后，可直接损伤胃黏膜，破坏黏膜屏障。当损伤和修复机制不断交替反复进行时，可能发生基因突变。所以在胃癌前病变中，烫热饮食也是一个不可忽视的重要因素。

（四）过度饮酒

突然大量饮酒可以引起急性胃炎，胃黏膜充血、水肿，甚至发生糜烂，但多能自愈。长期饮用高度酒，过量的酒精可增加 H^+ 的反弥散，能使细胞原浆脱水发生沉淀，破坏黏膜内和黏膜下正常的组织结构，亦可破坏正常的能量代谢，从而导致黏膜细胞功能的降低甚至消失，其浓度愈高，这些作用亦越强。如慢性饮酒可影响胃黏膜细胞合成分泌前列腺素 E 和 7-亚油酸，使细胞失去这些物质的保护，更易被有害物质破坏。另外，过量的酒精刺激还能反射性地引起唾液分泌，呼吸、心率加快，同时亦反射性地刺激胃酸的分泌。这种保护性反应若长期如此，也可对胃黏膜造成损伤，久而久之导致胃黏膜腺体萎缩。一项针对中国人群的荟萃分析显示，两个亚组结果均提示饮酒者患胃癌的风险远高于不饮酒者。

二、幽门螺杆菌感染

我国是 Hp 感染率较高的国家（感染率 50%～70%）之一。Hp 感染与胃癌有共同的流行病学特点，胃癌高发区人群的 Hp 感染率高；Hp 抗体阳性人群发生胃癌的危险性高于阴性人群。1994 年，国际癌症研究机构将 Hp 定为人类 I 类致癌原，肯定了 Hp 对胃癌的影响。Hp 感染可能是胃癌一个重要的启动因素。

（一）基因突变

胃癌的发生发展是一个复杂的多基因作用过程。$p53$ 抑癌基因是与 Hp 感染关系紧密且最经典的，也是迄今发现的与人类肿瘤相关性最高的抑癌基因。因 $p53$ 抑癌基因在调控细胞增殖过程中发挥着不可忽视的作用，其缺失、突变可引起细胞恶性增殖，进而导致肿瘤发生。已证实，野生型 p53 蛋白可诱导细胞凋亡，但野生型 *p53* 基因很容易发生突变，突变型 *p53* 基因不仅失去了抑制肿瘤生长作用，而且还具有致癌作用，成为致癌基因。*p53* 基因在胃癌前病变的胃黏膜中的表达呈持续性高水平，并随病变的进展而呈上升趋势。另外，在 *Hp* 感染阳性者中，p53 蛋白胃黏膜的表达水平显著高于感染阴性者，提示该基因与胃黏膜癌变过程的发生和发展密切相关，是胃癌发生的早期基因之一。国内一项研究发现，在胃癌发生的过程中，*Hp* 可明显地促进胃黏膜上皮细胞增殖；*Hp* 在肠上皮化生阶段诱导细胞凋亡，而在异型增生阶段呈现抑制细胞凋亡的倾向；*Hp* 感染可促进突变型 *p53* 基因表达增强，所以 *Hp* 感染，对于 *p53* 抑癌基因有非良性影响。

（二）氧化性 DNA 损伤

在 *Hp* 复杂的致病机制中，其诱导的胃黏膜中氧化性 DNA 损伤的显著增加和累积在各种 *Hp* 相关胃黏膜病变如胃癌的发病机制中可能起重要作用。细胞中氧化性 DNA 在正常情况下损伤的产生和修复处于一种动态平衡。在有氧代谢过程中，氧分子接受电子传递链传递的电子，产生超氧阴离子，O^{2-} 通过链式反应产生活性氧（reactive oxygen species，ROS）。ROS 是导致细胞中氧化 DNA 损伤的主要原因，并且 *Hp* 感染可以通过多种途径诱导胃黏膜中活性氧的显著增加。且 *Hp* 感染会导致胃黏膜呈现持续性炎症反应，而产生的炎症细胞可以通过产生细胞色素 p450 持续刺激细胞增殖，由于增殖细胞的基因组具有不稳定性，因此在细胞被刺激增殖加快的同时，也增加了 *Hp* 感染者 DNA 受外来致突变因素损伤和产生非整倍体的危险性。若损伤的 DNA 得不到及时修复又不能启动凋亡信号系统使该细胞凋亡，就有可能逐渐由异型增生发展形成肿瘤。此外，定居于胃黏膜上皮细胞的 *Hp* 会激活免疫炎症反应，产生一系列细胞因子如肿瘤坏死因子和白介素（如 IL-8）等，Wozniak 研究证实 IL-8 能够诱导中性粒细胞中 ROS 的显著增加。同时，这些细胞因子会吸引大量淋巴细胞、中性粒细胞和单核巨噬细胞聚集，并激活中性粒细胞产生自由基和一氧化氮（NO）。NO 已被证实能引起抑癌基因发生 C-T 突变，而自由基可以攻击核酸和 DNA（所有核酸成分）使其氢链断裂，碱基降解与主链解旋，故导致癌基因显露、DNA 复制和转录出错，以及基因突变，进而导致细胞分裂和增殖的速度加快，促使癌前病变的发生。

（三）毒力因子

为何一个外源的致病菌能长期定居在胃中，却可以不被宿主和获得性免疫反应清除？可见 *Hp* 必然有着某些策略，以躲避宿主对其的杀灭和清理作用，这种称之为"免疫逃逸"。毒力因子是免疫逃逸的重要结构基础，是个"神奇"的存在。

胃上皮细胞及免疫细胞识别 *Hp* 病原体相关分子模式存在一个重要蛋白，称 TLR 受体，该受体可以对 *Hp* 进行识别。不过，*Hp* 可以通过调节菌体表面分子如脂多糖（lipopolysaccharide，LPS）、鞭毛蛋白的结构与表达来逃避 TLR 的识别。LPS 具有较低的生物学活性及免疫原性，不但不能被 TLR4 识别，而且还下调 TLR4 受体表达，造成炎症因子释放减少，从而逃避免疫监视。此外，脂多糖的 O 抗原具有分子模拟机制，能够模拟人体 Lewis 抗原，该抗原与血型抗原相似，易被 TLR4 识别为自身抗原，以此又有效地逃避了免疫识别。

免疫逃逸使 *Hp* 得以长时间存在于胃内，进而对胃黏膜产生持久的直接性或进展性的作用，在此过程中，其产生的毒力因子对胃黏膜的直接作用值得重视。*Hp* 的致病性差异与其基因型的多态性有密切的关系，*Hp* 毒力基因是其中与胃癌的发生关系最为紧密的基因。目前多数研究认为与细胞毒素相关基因 A（cytotoxin associated gene A，CagA）存在于 60%～70% 的 *Hp* 中有关。一项大规模临床研究发现，*Hp* 感染合并 CagA 阳性患者具有明显的胃癌高发倾向。Arici 等进一步的研究表明，对于胃癌伴 *Hp* 感染且 CagA 阳性患者，其毒力因子可通过 MAPK 使周期素 D1 激活而过表达。周期素 D1 是一种重要的细胞周期调控因子，可诱导胃黏膜上皮细胞增殖速度加快，进而增加胃癌发生的风险。*Hp* 毒力因子对 T 细胞介导的获得性免疫反应同样会形成干扰。体外研究证实，Cag A PAI 能够通过 Fas 依赖性途径诱导 T 细胞凋亡，从而限制宿主免疫反应，建立长期感染。另外，CagA 蛋白 C 端的 EPIYA 基序多样性也可能是端粒酶重新激活的一个启动信号。恶性肿瘤细胞端粒酶活性阳性率为 85%～90%，端粒酶活性随着萎缩性胃炎肠上皮化生的进展而表达逐步增加，在胃癌组织中表达最高。

（四）与饮食的协同作用

1. 高盐与 *Hp* 感染

Toyoda 等研究表明，高盐饮食可与 *Hp* 感染产生协同作用，以增强诱生型一氧化氮合酶（iNOS）和 COX-2 在胃黏膜的表达，在 *Hp* 感染引起的炎症反应刺激下，诱导型 NO 合成酶会产生大量 NO。另有研究显示，慢性炎症中 NO 介导的亚硝基反应可形成亚硝胺，造成 DNA 碱基脱氨基和基因点突变，导致癌前病变的发生及肿瘤的形成。COX-2 是一种前列腺素合成限速酶，在正常组织中表达甚少，而在胃癌及癌前病变的黏膜中的表达为正常组织中的 20～80 倍，并且在癌变早期就高度表达。

2. 亚硝酸盐、亚硝基化合物与 *Hp* 感染

Hp 感染阳性者胃液内 NO 和自由基浓度明显增加，而 NO 与氧气作用产生的氮氧化物具有转化亚硝酸盐形成亚硝基化合物的能力。同时，*Hp* 感染后产生的低胃酸环境导致细菌过度生长，产硝酸盐细菌可转化硝酸盐为亚硝酸盐。

3. 维生素与 *Hp* 感染

研究显示，在无 *Hp* 感染正常组织的胃液中维生素 C 的浓度较高，而在 *Hp* 感染阳性的十二指肠溃疡、胃溃疡、癌前病变及胃癌患者中，胃液中维生素 C 浓度很低且依次递减。维生素 C（抗坏血酸）是一种水溶性强抗氧化剂，可通过还原亚硝酸为氧化氮，阻断胺的硝基反应，清除胃癌的强致癌物亚硝胺，达到抑制胃癌发生的目的。*Hp* 阳性患者维生素 C 相对较低，使得亚硝基化合物的清除减少。

三、胆 汁 反 流

有研究发现，碱性肠液，尤其是胆汁的反流与胃癌前病变的发生发展密切相关。胆汁酸在肠道中以胆汁酸盐的形式存在，反流进入胃内后能溶解胃黏膜脂质，破坏胃黏膜上皮细胞，导致其通透性增高、引起细胞凋亡，并促使 H^+ 逆向弥散，刺激肥大细胞释放组胺及胃酸分泌，进一步加重黏膜损伤。而且，胆汁反流还可刺激胃窦 G 细胞分泌胃泌素、促进胃酸分泌并抑制幽门括约肌收缩，进一步促进胆汁反流，形成恶性循环。另外，胆酸还可激活蛋白激酶 C（PKC），PKC 的激活对肿瘤的发生发展有重要作用。此外，还有资料显示，胆汁酸反流的患者若同时伴有 Hp 感染，则其癌前病变的程度比 Hp 阴性者更为严重。2013 年，日本的一项大规模多中心的临床试验共纳入 2283 例接受胃镜检查的患者，研究者根据胃液中是否能检测到胆汁酸将患者分为试验组和对照组，又根据胆汁酸浓度由低到高将试验组分为四组，该研究结果发现，高浓度胆汁酸刺激会显著增加胃黏膜肠上皮化生的发生率。

四、环 境 因 素

胃癌和胃癌前病变的发生与地质形成及土壤构成的分布有一定关系。我国胃癌死亡高发地区分布在大面积露出的第三系地质及第三系地层冲积平原区，故推测与胃癌高发相关的致癌物存在于露出的第三系地层或来源于这一地区的沉积物中。此外火山岩地带、高泥、碳土壤、水土含硝酸盐过多，土壤环境中铜、钼、硒、锌微量缺乏及比例失调可间接或直接通过饮食途径参与胃癌及胃癌前病变的发生。

五、吸 　 烟

香烟本身含有化学物质干烟草，经过化学处理又加了很多添加成分，这些添加成分是不利于身体健康的。且点燃香烟后产生的烟雾中含有亚硝胺、苯并芘等致癌物，其中苯并芘是强致癌物。有研究表明，吸烟会极大增加胃黏膜癌前病变的概率。一份纳入 51 篇文献的 Meta 分析发现，在合计人群中，尤其在男性中，吸烟是胃癌发病的危险因素。

六、遗 传 因 素

胃癌是一个有明显的家族聚集倾向的疾病，其家族发病率高于普通人群 2～3 倍，这也可能与家庭成员共有的环境、饮食因素有关。临床上可见许多胃癌前病变患者家属也有胃癌病史或癌前疾病病史，提示遗传因素与胃癌的发生发展有一定联系，甚至可能是高危因素。

七、心 理 因 素

抑郁、焦虑等不良心理状态会扰乱人体的代谢和脑神经介质正常运转，而且还会引起内分泌失调，对患者的免疫力有着潜移默化的影响。同时抑郁和焦虑的情绪，也不利于治疗的有效进行，是诱导癌前病变进展加重、影响患者恢复的重要因素。

八、药物性损伤

非甾体抗炎药应用十分广泛，但是副作用也涉及多个系统，其中胃黏膜损伤是最主要的副作用，表现为消化不良，消化性溃疡甚至出血、穿孔等更加严重的并发症。有报道称，风湿性疾病患者长期服用阿司匹林，可出现胃黏膜的损伤，但是服用使用肠溶衣包裹的阿司匹林后，胃黏膜损伤的发病率明显降低。

九、其 他

急性胃炎反复发作，以及口腔、鼻窦、鼻旁窦、扁桃体等处的慢性感染灶产生的细菌及毒素长期刺激黏膜，可导致慢性胃炎的发生；慢性右心衰竭、肝硬化、门静脉高压症可引起胃黏膜瘀血缺氧；尿毒症时血尿素氮增高可引起胃黏膜对刺激物耐受性降低，使其易于损伤。这些因素可各自起作用，或与 Hp 协同作用导致多灶性胃黏膜萎缩。此外，某些慢性传染病、黄疸、干燥综合征、甲状腺功能异常或垂体功能异常等内分泌疾病，均可引起或伴发胃黏膜损伤，甚至萎缩。

综上，胃癌前病变的发生是多因素相互作用的过程，与饮食和 Hp 感染密切相关。在其形成阶段，各种致病因素或基因产物单独或协同发挥作用。随着癌前病变分子生物学发生机制研究的不断深入，将对胃癌及癌前病变的治疗产生重要的临床意义，为胃癌前病变期进行干预逆转治疗提供理论依据。

第四节　胃的组织学基础及癌前病变的机制

一、胃的组织结构

胃是位于食管和十二指肠之间的消化管最膨大部分，是一个囊状的器官，上部与食管相连接的部分是胃的入口，称为贲门；下部与十二指肠相连接的部分是胃的出口，称为幽门；中间连接的部分是胃的主体，上缘称为胃小弯，下缘称为胃大弯。大致可分为贲门部、胃底、胃体、胃窦和幽门部。胃呈囊状膨大，空虚时为收缩状态，进食后，肌组织舒张，胃腔明显扩张，可暂时储存食物。胃分泌的大量酸性胃液与食物搅在一起形成流质状的食糜，同时胃液中的胃蛋白酶也可对食物中的蛋白质进行初步消化，所以胃同时具有机械性与化学性消化的功能。胃黏膜内弥散着多种神经内分泌细胞，产生激素样物质，对胃本身及消化系统其他器官的功能均发挥着重要的调节作用。胃壁由四层结构构成，从腔内向外依次为黏膜层、黏膜下层、肌层和外膜。

（一）胃黏膜

成人胃黏膜的表面积约为800cm²，胃的黏膜较厚，呈浅红色，空虚的胃内表面形成许多皱襞，食物充盈时，皱襞减少。黏膜的表面因上皮下陷而形成许多胃小凹，它周围的上皮则呈迂曲起伏的嵴状，而小凹的底是胃腺的开口处，每个胃小凹的基底有3～5条胃腺开口。整个胃黏膜约有350万个胃小凹，小凹的平均口径70μm，深200μm，且幽门部的胃小凹最深。黏膜的厚度不一，为0.3～1.5mm，与黏膜固有层中胃腺长度有关。贲门部的腺最短，所以贲门部黏膜最薄；幽门腺最长，故幽门部黏膜最厚。

黏膜层是胃进行化学消化最重要的部分，由黏膜上皮、固有层和黏膜肌层组成。

1. 黏膜上皮

胃的黏膜上皮为单层柱状上皮。处于表面的单层柱状上皮向深部延伸形成胃小凹，在胃贲门部与食管连接处，食管的复层扁平上皮骤然转变为单层柱状上皮；而在幽门与十二指肠交界处，逐渐转变为小肠上皮。胃柱状上皮细胞又称为表面黏液细胞，因为其顶部胞质内含有大量的黏原颗粒，在HE染色切片上，由于颗粒被溶解，着色淡，故细胞的核上区呈透明或空泡状；PAS反应染色黏原颗粒呈强阳性。上皮细胞的分泌物在上皮表面形成一层不溶性黏液，黏稠度很高，呈凝胶状。黏液覆盖于黏膜表面，形成一层保护膜，既可起润滑作用，又可防止高酸度胃液与胃蛋白酶对黏膜的消化损伤，与上皮细胞的紧密连接共同构成胃黏膜屏障，具有抗酸、抗碱和抗机械摩擦的作用，可防止胃酸和胃蛋白酶对上皮细胞的侵蚀。

黏膜上皮中尚可见到少量刷状细胞，其主要结构特点是游离面具有长而粗的微绒毛，微束丝从微绒毛顶端延伸入细胞上半部胞质，终止于核上区。另一结构特点是在微丝束之间有许多纵行分布的小泡。刷细胞的功能暂无定论，有学者认为这是退化中的细胞，也有学者认为是分化中的细胞，还有的认为是某种感受器。

2. 固有层

固有层位于胃黏膜上皮的下方，有大量管状的胃腺体，腺体部排列非常紧密，其间结缔组织极少，在胃小凹之间与胃腺颈部之间的结缔组织较明显。胃腺为上皮凹陷入固有层而形成的，开口于胃小凹，其分泌物组成胃液。固有层中还有较丰富的毛细血管网，以及少量散在由黏膜肌伸入的平滑肌纤维，在幽门部比较多，平滑肌纤维的收缩有助于胃腺分泌物的排出。固有层内的胃腺根据分布部位和结构的不同，分为胃底腺、贲门腺和幽门腺三种。其中，胃底腺数量最多，功能也最为重要。

（1）胃底腺：通常称胃腺，又称为固有胃腺，因其分泌盐酸，也称为泌酸腺。分布于胃底和胃体，是胃液的主要分泌腺，是胃壁中数量最多、功能最重要的一种腺体。胃底腺为单管状或分支管状腺，主要由壁细胞、主细胞、颈黏液细胞、内分泌细胞及干细胞等组成。

每个胃底腺通常被分为颈部、体部与底部三部分，三者之间并无明显的界限。颈部与胃小凹相连，腺腔狭窄，由干细胞与少量未成熟壁细胞构成；体部直长，主要由壁细胞和主细胞构成；底部弯曲，略膨大，可见分支，主要由主细胞及少量壁细胞构成。内分泌细胞散布于整个胃底腺。

1）主细胞：又称胃酶细胞，是胃底腺上数量最多的一种细胞，多分布于腺管中下部。主细胞呈柱状，核圆形，靠近细胞基底部。细胞顶部胞质中充满酶原颗粒，在 HE 染色切片上，由于颗粒溶失，使细胞顶部呈泡沫状。细胞基部胞质呈强嗜碱性。电镜下，细胞核周围有密集的粗面内质网，高尔基复合体发达，细胞顶部有大量酶原颗粒，具有典型的浆液性腺细胞的超微结构特征。主细胞能合成胃蛋白酶原，并以胞吐方式分泌至腺腔中，被壁细胞分泌的盐酸激活，成为具有活性的胃蛋白酶，可裂解蛋白质的肽键，降解蛋白质为蛋白胨和蛋白胨。

2）壁细胞：又称盐酸细胞或泌酸细胞，多分布于腺管中上部。胃小弯处的胃底腺中，壁细胞的数目最多，胃体部次之，胃底部最少。健康成人壁细胞总数约 10 亿个，十二指肠溃疡患者可增加至 18 亿～20 亿个，胃溃疡患者则减少至 8 亿个左右。光镜下，壁细胞略呈锥体形，尖端朝向腺腔，锥底浑圆。细胞体积大，直径可达 $25\mu m$。细胞核小而圆，位居细胞中央，有的为双核。HE 染色下，细胞质呈强嗜酸性，染成红色。在镀银染色切片上，可见细胞游离面上的细胞膜深陷入胞质而形成许多小管，迂曲环绕细胞核，并达细胞基底部。

电镜观察可见细胞内有大量迂曲小管，小管的膜与细胞游离端的质膜相延续，并开口于腺腔。细胞的游离面上和这些细胞内小管壁的腔面上有许多微绒毛，其数量与细胞的分泌状态密切相关，分泌期增多，静止期减少。这种小管与壁细胞的分泌功能相关，故称为细胞内分泌小管。在壁细胞的侧面有发达的连接复合体，借此与相邻的颈黏液细胞、主细胞等相连接。在细胞的基底面，有大量质膜内褶。壁细胞中有丰富的线粒体，占细胞切面面积的 40% 以上，为细胞活跃的合成和分泌功能提供了充足的能量保证。在分泌小管的周围有若干表面光滑的小管和小泡，称为微管泡系统，其膜的结构与细胞内分泌小管的膜结构相同。微管泡系统是细胞内分泌小管的储备形式。在非分泌期或静止期，分泌小管大多不与腺腔相通，小管壁上的微绒毛短而少，微管泡系统很发达；在分泌期，分泌小管大都开口于腺腔，小管壁上的微绒毛增多变长，微管泡系统却很不发达。分泌小管的膜上有发达的离子泵和离子通道，能将壁细胞内形成的 H^+ 和从血液中摄取的 Cl^- 输入小管内，并在小管内结合而形成盐酸，由小管直接排放入腺腔。可见，盐酸是在分泌小管内合成并直接分泌到腺腔的。胃液中的盐酸通称为胃酸，可激活胃蛋白酶原，使其转化为胃蛋白酶，并维持其活性。胃酸还有很强的杀菌作用。壁细胞分泌盐酸的确切机制尚未完全阐明，至今仍然存在一些分歧。多种物质可调节壁细胞的泌酸功能，如乙酰胆碱、促胃液素、组胺等，壁细胞上存在这些物质的受体，通过受体发挥作用。

壁细胞还可产生一种与维生素 B_{12} 结合的糖蛋白，称为内因子。壁细胞可持续性分泌内因子，一切刺激胃酸分泌的因素均能增强内因子的产生。内因子能与维生素 B_{12} 结合形成复合物,对蛋白分解酶有很强的抵抗力,还能与回肠远段黏膜上皮细胞膜上的受体结合,介导维生素 B_{12} 的吸收,这与某些恶性贫血的发生有关。

3)颈黏液细胞:数目很少,多位于腺管颈部,细胞核扁圆,染色深,位于细胞基底部。细胞质嗜酸性,靠近基底部,嗜碱性强。新鲜标本上,核上方胞质中充满了亮而透明的分泌颗粒;HE 染色切片中,因分泌物被溶失而出现浅染区,PAS 染色呈强阳性着色,这可用来与主细胞相鉴别。电镜下观察,颈黏液细胞游离面上有少量微绒毛,细胞衣明显;细胞侧面有若干侧突,与相邻细胞侧突交错嵌合;细胞质中的分泌颗粒为黏原颗粒。颈黏液细胞能分泌可溶性酸性黏液,具有润滑保护作用。

4)内分泌细胞:胃底腺上主要弥散分布着分泌组胺的 ECL 细胞和分泌生长抑素的 D 细胞。前者主要作用于壁细胞,促进盐酸的分泌;后者能直接作用于壁细胞,抑制其泌酸活性,也可通过抑制 ECL 细胞间接抑制壁细胞泌酸功能。

5)干细胞:胃黏膜上皮干细胞存在于腺管颈部和胃小凹深部腺管开口处。干细胞分裂产生的子细胞中有的分化为表面黏膜上皮细胞,有的分化为胃底腺细胞。黏膜表面上皮细胞 3～5 天更新一次,这些全靠干细胞增殖完成。当胃黏膜受到损害而脱落时,胃小凹深部和腺管颈部的干细胞便迅速增殖并迁移,以修复受损脱落的上皮。

(2)贲门腺:位于贲门周围 5～30mm 的环形狭窄区,贲门腺为单管腺或复管腺,主要由黏液细胞组成,偶尔含有亲银细胞和未分化细胞。贲门的黏液细胞形似颈黏液细胞,分泌的黏液有润滑和保护功能,其分泌活动不受神经的影响,而受内分泌物质的调节。

(3)幽门腺:分布于胃的尾侧部,约占胃黏膜总面积的 1/5。幽门腺区与胃底区的界限并不十分清楚。在两个腺区之间有一个移行带,宽数毫米,有学者称其为中间腺。幽门腺含有黏液细胞,其形态与胃底腺的颈黏液细胞相似,分泌黏液。有研究发现幽门腺的黏液细胞可能还分泌胃蛋白酶原。此外,幽门腺的 G 细胞也会释放胃泌素。

3. 黏膜肌层

黏膜肌层由内环、外纵两层平滑肌构成。平滑肌的收缩促进胃腺分泌物的排出和血液流动。

4. 胃黏膜保护机制

胃液有很强的腐蚀力和一定的消化力,胃液中的氢离子浓度是血液中的 300 万～400 万倍,胃蛋白酶可降解蛋白质,但与胃液接触的胃黏膜却不受损伤,这是由于胃黏膜存在自我保护机制。胃黏膜-碳酸氢盐屏障是胃黏膜保护机制的第一道屏障,它主要是由凝胶状糖蛋白构成,覆盖在胃黏膜表面,在胃液与胃黏膜之间形成一道屏障,厚 0.25～0.5mm,主要由黏膜表面上皮细胞分泌,部分由胃腺黏液细胞分泌。凝胶状糖蛋白中含有大量 HCO_3^-,主要来自黏膜表面上皮细胞,部分来自胃底腺上的壁细胞。HCO_3^- 可与胃液中 H^+ 结合而中和胃酸,凝胶状糖蛋白可阻止胃液中的 H^+ 和蛋白酶向黏膜表面弥散。

5. 黏膜上皮和腺上皮细胞的更新和损伤后修复

胃黏膜表面的上皮细胞不断脱落,由新生细胞加以补充,这种表面上皮细胞的更新周期只有数天。研究认为，胃小凹底部存在大量成体干细胞，有自我更新能力，并能分化为成熟的黏膜表面上皮细胞。新生的上皮细胞由胃小凹底部迁移至黏膜表面，补充衰老脱落的上皮细胞。当胃黏膜受到酒精等有害物质损伤后，胃小凹底部的干细胞加速分裂增殖，新生的细胞向浅表迁移，很快覆盖受损部位的基膜。当胃液的酸度太大且持续时间太长时，不但会损伤表面上皮细胞，而且会延缓受损上皮细胞的修复。

胃腺细胞也不断更新，更新速度比表面上皮细胞慢，啮齿动物研究显示，壁细胞寿命约为 250 天，主细胞寿命约为 290 天。增殖活跃的成体干细胞位于腺体颈部，呈矮柱状或锥体状，核大，核仁明显，线粒体小且嵴少，粗面内质网和高尔基复合体均不发达，游离核糖体丰富，细胞质呈弱嗜碱性，这种细胞与颈黏液细胞很难区别。由干细胞分裂增殖的细胞向腺管远端迁移，并分化为主细胞和壁细胞。

（二）黏膜下层

胃壁黏膜下层由疏松结缔组织构成，含有丰富的胶原纤维及大量淋巴细胞，以及嗜酸性粒细胞和肥大细胞等，黏膜下层中血管和淋巴管十分丰富，小动脉发出毛细血管进入黏膜层，而来自黏膜的小静脉则在此汇聚成网。此层中还有大量的无髓神经纤维和成群的神经细胞，称为黏膜下神经丛。在老年人中可以见到成群的脂肪细胞存在。

（三）肌层

胃的肌层很厚，由内斜行、中环行、外纵行三层平滑肌组成，各层内有少量结缔组织与肌间神经丛。内斜肌位于贲门部，最发达，它们与胃小弯平行，呈宽带状向下延伸，同时斜行向胃大弯分散，与环行肌相混合。在胃大弯处一般没有斜行肌，中环行肌与食管内环行肌相连续，是胃壁中最完整的肌层，肌纤维的走行方向与胃长轴垂直。此层于幽门部显著增厚，形成幽门括约肌，但此部的环行肌层被结缔组织隔成许多小肌束，故从幽门部到十二指肠之间的环行平滑肌并非完全连续。外纵行肌与食管和十二指肠的相应肌层衔接，贲门部的纵行平滑肌纤维呈放射状下行，在胃大弯和小弯部较发达，在前、后壁较薄弱甚至局部缺如，至幽门部则分布均匀。

胃肌的收缩与胃的空虚或充盈状态有关。一般情况下胃肌的收缩轻微而迟缓，但当饥饿时则收缩强烈，由胃底部向胃窦进行。胃充盈时，胃底部及体部舒张。若进食后，食物中含脂肪少则其收缩很快加强；反之，胃收缩缓慢加强。胃窦处的蠕动明显加强而使胃内容物得以充分混合。胃肌兴奋后，收缩即由胃大弯上部的纵行肌传向环行肌而到达幽门。收缩的强度在胃体部因肌层薄而较弱，而胃窦部肌层厚，收缩强度大。

（四）外膜

胃为腹膜内器官，故其外膜为浆膜，即由疏松结缔组织与间皮构成，是脏层腹膜的一部分。

二、细胞转化和癌变的分子生物学基础

肿瘤的发生阶段具有多因素、多步骤、多阶段的特点，不论是机体自然发生的肿瘤，抑或是实验室条件下用致癌物质诱发的肿瘤，均表现为多个肿瘤相关基因的变异，且具有启动、促进和进展等一系列复杂过程。从正常细胞到临床上可检测的肿瘤往往需要经过一个漫长的变异时期，从个别由遗传因素或致癌因素作用而引发的肿瘤相关基因的突变，到多个基因变异进而转化为恶性表型，这一过程必须经历许多变化。

从细胞的角度看，倘若它的生存、增殖、分化等功能失去了正常的调控，那么就有可能导致表型改变，进而发生癌变。肿瘤细胞不正常的调控有 4 个方面：①细胞增殖的正常制约机制松散。②分化紊乱，肿瘤细胞可能在分化的某个阶段被阻滞，或分化成不适当的或异常的细胞类型。③染色体或遗传物质不稳定，导致变异细胞产生。有些变异可使增殖的优势得到加强，有些则产生对化疗药物或放射线的抗性，另一些则增加细胞的移动性或增加蛋白酶的产生使其获得浸润、转移能力。④细胞凋亡过程失调节。在癌变过程中，细胞逐渐获得以下生物学特征：①失去终末分化；②接触抑制消失，生长不受控制；③对细胞毒物产生抗性；④不进行细胞凋亡；⑤具有转移侵略性。然而单纯从细胞的角度无法完全解释癌变的步骤及过程，通过动物实验研究，可以更好地了解到了各种因素如何诱发肿瘤的进展，肿瘤的发生过程大致分为启动、促进、进展、转移等阶段。

（一）启动阶段

启动阶段是指致癌物与组织 DNA 发生不可逆的反应的过程，即由致癌物造成一系列基因突变引起的激发阶段，这种基因突变是永久性不可逆及可遗传的，基因的结构和功能均已发生改变，它赋予转化细胞恶性生长的潜力。这一阶段所导致的 DNA 损伤是致癌过程中必不可少的步骤，虽然引起细胞损伤，但是离成为真正的肿瘤还"相差甚远"，所以往往并不能检测到病理改变。

启动阶段的基因突变主要表现在以下两个方面：①体细胞突变：致癌物与 DNA 相互作用引起的体细胞突变是启动细胞癌变的主要原因。致癌物与 DNA 共价结合形成加合物，加合物持续存在或错误修复可引起突变。致癌物形成加合物的能力，与致癌强度密切相关。其中，不同的化学致癌物可攻击不同的 DNA 位点，甚至一种化学致癌物可形成多种类型的加合物；大多数的化学致癌物不但具有形成加合物的能力，同时具有致突变的性质。②癌基因与抑癌基因的突变和功能变异是致癌物引起 DNA 损伤而导致细胞生长失控的直接原因。实验证明，化学致癌物可以导致癌基因激活，抑癌基因失活。

细胞对于 DNA 损伤的反应较为复杂，其结果可能是修复损伤，或通过凋亡使细胞死亡，或继续进行细胞增殖。如果由致癌物或一些内源性因素造成的 DNA 损伤在细胞复制前未能及时修复，则 DNA 序列改变，这些改变包括碱基置换、转码突变、缺失、重组、染色体置换及基因扩增。

（二）促进阶段

促进阶段是指已被激活的细胞在促癌剂的作用下，促使其基因表达和增殖异常，使克隆不断扩展为可辨别的癌细胞群，即促进已启动细胞的进一步表达并导致癌前病变和良性肿瘤的发生。该阶段十分漫长，是癌变的限速步骤，与肿瘤发生的启动过程相比，肿瘤的促进过程在初期是可逆的。促癌物具有特别强的能力促使细胞增殖和促使调控细胞生长的基因表达发生显著改变，与致癌物协同作用可显著增加肿瘤诱发率，对肿瘤的发生、发展起到加速的作用。

（三）进展和转移阶段

进展阶段是指由良性肿瘤开始向恶性方面转变并进一步向恶性方向发展的过程，从局灶性的原位癌逐渐转变为具有侵袭转移性的肿瘤。研究表明，在肿瘤进展的阶段中有许多癌基因与抑癌基因的改变，这些改变的累积与肿瘤的侵袭性密不可分。所以这一阶段的主要特征是基因组的不稳定性，DNA 损伤基因突变更加严重且广泛，同时伴有一系列与细胞周期调节、细胞信号传导、血管生成相关的基因异常扩增和高表达及基因剪切改变等。由于基因组的不稳定性，经启动和促进的癌细胞可能会自发地进入进展与转移阶段，且这种癌细胞持续暴露于致癌物质可加速这一过程。

（四）癌基因与抑癌基因

原癌基因实际是人或动物细胞中固有的正常基因，它们在生物有机体内不仅没有致癌作用，且发挥着调控细胞正常增殖、分化、凋亡及胚胎发育等重要的生物学功能，是维持细胞正常生命活动所必需的基因。倘若原癌基因结构或表达水平改变使其激活变成癌基因，则会诱导易感细胞表现恶性转化，在人体肿瘤中有三种机制可激活原癌基因：突变、基因扩增、染色体重排。根据癌基因在细胞内相应的正常同源基因-原癌基因蛋白产物的功能和生化特征可将癌基因分为五大类：①生长因子；②生长受体因子；③信号转导因子；④转录因子；⑤其他，如细胞程序性死亡的调节因子等。常见的癌基因有 *RAS* 基因、*Myc* 基因、*Her2/Neu* 基因、*c-Jun* 基因、*c-Fos* 基因、*Wnt/β-catenin* 基因、*Mdm2* 基因等。

抑癌基因的发现是人类认识肿瘤分子机制的又一关键事件，从特征上看，抑癌基因是一类正常的基因，该类基因的编码蛋白可抑制细胞生长和分裂，起到抑制细胞增殖和肿瘤发生的作用，就像一台汽车的"刹车系统"，因此抑癌基因的丢失或突变失活均能导致细胞无限制地生长分裂。常见的抑癌基因有 *p53*、*Rb* 基因、*INK4* 家族、*APC*、*VHL* 基因等。

总体而言，DNA 损伤可发生于整个基因组，细胞受攻击的主要靶点是癌基因和抑癌基因，癌基因改变的结果能够增加细胞的增殖，而抑癌基因则可阻止肿瘤的生长，当抑癌基因处于非活化状态时，便失去对细胞正常生长的调控。

三、癌前病变的机制

癌前病变作为从正常细胞发展到恶性肿瘤过程中的一个重要病变阶段，目前的研究发现，它的发生与染色体改变、基因变异、衰老、免疫表达异常等机制相关。与癌前病变有关的基因主要包括细胞周期调控基因，细胞生长、增殖、分化调控基因，细胞凋亡基因，以及免疫相关基因等。此外，端粒酶、DNA 倍性的异常改变也与多种癌前病变的发生、发展密切相关。改善免疫相关基因如细胞黏附分子来提高机体的抗癌变能力。

（1）细胞周期调控异常在细胞癌变的阶段中很普遍。正常情况下，细胞周期调控基因通过 G_1/S 期和 G_2/M 期检查点机制控制周期速度，使 DNA 受损伤的细胞阻滞于 G_1/S 期，以便有足够的时间进行 DNA 修整，确保了进入分裂程序细胞 DNA 的完整性。当 DNA 损伤无法修复时，细胞则在 G_1/S 期启动凋亡基因，导致细胞凋亡，防止畸变细胞的产生。若细胞周期调控向异常方向发展，癌变也会随之进展。

（2）细胞生长和分化受两类信号调控：①正性信号阻止分化，促进细胞生长；②负性信号的作用则与正性信号相反。两类信号若调控异常，会导致细胞表型的转化及细胞分化的转变。

（3）癌变的发生是由细胞死亡速度平衡失调而造成的。肿瘤动力学研究表明，在癌变的发生过程中，细胞增殖率和凋亡率都呈升高趋势，但是，凋亡率相对较低。因此通过调节凋亡基因的表达来加速细胞凋亡是逆转癌前病变治疗的重要机制之一。

（4）人体正常的体细胞均有较恒定的 DNA 二倍体水平，而在细胞癌变过程中将伴随细胞 DNA 水平的异常改变。新的细胞遗传学与 DNA 异倍体的相关性研究表明，某些遗传学异常改变常伴有 DNA 异倍体，提示 DNA 异倍体可能是细胞染色体组发生某些不稳定性改变的结果，一旦这些不稳定性的改变积累到一定程度，出现优势细胞克隆时，癌症发生的可能性将极大增加。DNA 异倍体细胞群的出现代表了一个从量变到质变的过程，说明已经发生癌变或具有癌变的可能性，若能改变 DNA 的水平则有利于癌前病变的逆转。

（5）端粒酶与多种癌前病变的发生、发展密切相关，端粒酶是一种具有反转录酶活性的核糖核蛋白，能以自身的 RNA 为模板向端粒末端添加端粒 DNA 重复片段，维持端粒长度和染色体的稳定性，允许细胞无限制地增殖，从而延长细胞的寿命甚至使其永生化。多数癌变细胞可以通过表达端粒酶来使细胞获得不死性，这与生殖细胞和干细胞的不死性原因相似，抑制端粒酶的活性可能阻断癌前病变的发展。

对于癌前病变而言，环境因素及细胞本身的修复机制对其转归的影响相当重要，特别是 DNA 损伤修复系统。研究发现，人体的修复机制或者说自稳系统是决定病变发展趋向的关键所在。简单理解，即如果癌前病变组织中细胞损伤修复机制占上风，那病变就可逆转；相反，损伤机制占优势，DNA 难以得到适当的修复，癌变将呈进展状态。

四、胃癌前病变与癌变

随着临床肿瘤学和分子生物学的不断发展，越来越多的证据表明，癌前期或更早时期是一个至关重要的阶段，癌前细胞（甚至形态正常的细胞）在这个时期的分子生物学改变可以使之拥有向全面恶性发展的潜能，进而可能影响肿瘤发生与发展进程。胃癌前病变是正常胃黏膜进展为胃癌的重要病理生理环节。

（一）胃黏膜上皮异型增生与癌变

胃黏膜上皮异型增生是胃癌的一个重要癌前病变，与胃癌的发生有着密切的关系。其本身已经具有一定程度的去分化，在形态和功能代谢上，以及某些与胃癌相关抗原的表达上，都呈现出与胃癌组织及癌细胞一定程度上的相似性，临床及病理也证实胃黏膜上皮异型增生发生了癌变，病理切片可看到异型增生移行到胃癌的图像。

目前，一般认为癌有初发和促进两个阶段，初发阶段指在人体或动物体内已有癌细胞形成，促进阶段指已经癌变的细胞由于某些化学或物理性作用而开始增殖并形成具体的癌肿。癌前病变发生在初发阶段，即体细胞由于致癌作用，在其遗传物质 DNA 不断损伤和修复过程中，细胞发生突变，细胞核染色体必将发生变化，反映到细胞形态上，表现为异型增生的上皮细胞形态，特别是细胞核出现异型。胃黏膜中、重度上皮异型增生中，某些肿瘤相关抗原如癌胚抗原 CEA、MG7-Ag，某些癌基因 c-Myc、$p21$ 及抑癌基因 $p53$ 等指标与正常胃黏膜有显著差别。

胃黏膜上皮异型增生与胃癌组织学类型之间存在一定的联系。腺瘤型及隐窝型异型增生是胃的分化型腺癌的主要发生来源，而再生型（特别是固有腺的再生）异型增生可以发生分化较低的腺癌，甚至未分化癌。印戒细胞癌的组织发生来源中有球状异型增生，但不是印戒细胞癌的唯一来源。腺瘤型异型增生核分裂象在上皮异型增生病灶内分散各处，癌变可发生在上皮异型增生病灶不断损伤和受刺激的部位；隐窝型异型增生多位于肠上皮化生腺管的隐窝部，因而癌变多在黏膜深层；再生型异型增生多源于胃腺颈部细胞，因此癌变多在此水平。有时也有发生在黏膜浅部或腺管深部，多与其遭受损伤的程度及部位有关。

（二）胃黏膜肠上皮化生与癌变

胃黏膜肠上皮化生好发于胃窦部、胃小弯侧，逐渐向胃体部移行，与胃癌的好发部位一致，随着年龄增长有范围逐渐扩大的趋势，常见于慢性萎缩性胃炎、胃溃疡边缘和胃癌的癌旁组织。目前，关于慢性萎缩性胃炎、异型增生、早期胃癌及进展期胃癌病例中各型肠上皮化生研究表明，肠型胃癌与Ⅲ型肠上皮化生关系密切。

肠上皮化生除了化生腺管的结构、排列呈明显紊乱之外，常伴有上皮细胞不同程度的异型性，细胞核增大甚至排列不整齐、极性消失。胃黏膜黏蛋白组织化学研究结果表明，含大量硫酸黏蛋白的不完全型结肠型肠上皮化生与肠型胃癌的发生有着非常密切的关系，被视为重要的癌前病变。此外，肠型胃癌与肠上皮化生具有同样的酶谱反应，两者均含有较高水平的氨基肽酶、碱性磷酸酶、双糖酶、乳酸脱氢酶、γ-谷氨酰转肽酶和腺苷脱氢酶，而正常胃黏膜及胃型胃癌组织中不存在或微量存在这些酶类；肠上皮化生和肠型胃癌的黏膜组织中含有癌胚抗原 CEA 的浓度显著高于正常胃黏膜和胃型胃癌组织；肠上皮化生和肠型胃癌细胞具有同样的刀豆蛋白 A 受体。

研究发现，Ⅲ型肠上皮化生有如下特点：①分化不成熟，肠上皮化生的组织结构和细胞形态均存在不同程度的去分化；②在黏液组化性质方面，表现为柱状黏液细胞有大量硫酸黏液出现；③在抗原性方面，表现为多种肿瘤相关抗原、生物学标志物的检出率增高；④在细胞遗传特性上表现为遗传物质 DNA 含量的异常增加。这些证据均提示改型肠上皮化生与胃癌具有相类似的生物学性状。

参 考 文 献

程进, 2014. 蛋白激酶 C 在肿瘤再增殖中的作用及作用机制研究[D]. 上海: 上海交通大学.

程书钧, 2017. 癌前病变和癌前疾病[M]. 郑州: 河南科学技术出版社: 1-8.

崔晋峰, 张祥宏, 李月红, 等, 2017. 消化道癌前病变及早期癌病理诊断研究进展[J]. 临床荟萃, 32 (11): 939-942.

房殿春, 2013. 胃黏膜癌前病变的研究进展[J]. 现代消化及介入诊疗, 18 (2): 87-90.

高一心, 孙涛, 2001. 237 例老年人胃癌癌前病变随访分析[J]. 肿瘤防治杂志, 8 (2): 118-119.

侯晓华, 蔺蓉, 2005. 胃黏膜保护与胃动力[J]. 中华医学杂志, 85 (39): 2739-2741.

侯晓华, 刘劲松, 钱伟, 2005. 胃运动功能对乙醇所致大鼠胃黏膜损伤的影响[J]. 临床消化病杂志, 17 (2): 60-61.

胡月亮, 吴云林, 李晨, 等, 2012. 胃黏膜低级别上皮内瘤变中胃癌检漏的研究[J]. 胃肠病学和肝病学杂志, 21 (1): 13-16.

黄贵兴, 2013. 电子胃镜在小儿上消化道疾病中的诊断价值[J]. 中华全科医学, 11 (9): 1422-1423.

劳绍贤, 2002. 胃癌癌前病变基础与临床[M]. 广州: 广东人民出版社.

李守英, 徐同磊, 徐红, 2013. 早期胃癌筛查方法应用的新进展[J]. 中国实验诊断学, 17 (1): 187-189.

李仲启, 2015. 胃肠道癌前病变和癌前疾病研究现状[J]. 临床消化病杂志, 27 (3): 183-185.

廖作平, 朱蔓然, 2009. 29256 例上消化道疾病胃镜检查结果分析[J]. 中国实用医药, 4 (24): 101-102.

刘杰英, 韩艳春, 杨东霞, 等, 2011. 胃窦黏膜肠上皮化生类型与程度的关系及其临床意义[J]. 临床与实验病理学杂志, 27 (2): 134-137.

刘京运, 金世禄, 2017. 慢性萎缩性胃炎患病率与年龄的关系及发病的影响因素[J]. 川北医学院学报, 32 (1): 152-154.

茆心怡, 2016. 胃黏膜肠上皮化生的内镜诊断及治疗进展[J]. 医学综述, 22 (7): 1348-1351.

姒健敏, 2005. 关注生长因子对胃黏膜的保护作用[J]. 中华医学杂志, 85 (39): 2744-2745.

孙晓东, 黄育北, 王波, 等, 2009. 中国人群吸烟与胃癌发病关系的 Meta 分析[J]. 中国慢性病预防与控制, 17 (3): 247-251.

汪建英, 王志均, 1987. 适应性细胞保护作用与胃黏液-碳酸氢盐屏障的关系[J]. 生理学报, (2): 161-167.

王健生, 李长锋, 张宝刚, 2011. 112 例慢性萎缩性胃炎胃镜与病理诊断的相关性研究[J]. 中国实验诊断学, 15 (8): 1373-1374.

王启俊, 祝伟星, 邢秀梅, 等, 2001. 北京城区居民 1982~1997 年癌症发病趋势[J]. 中国肿瘤, 10 (9): 507-509.

巫协宁, 2010. 肝脏、胆囊、胆管、胰腺癌前病变的诊断与治疗[J]. 国际消化病杂志, 30 (3): 172-174.

谢川, 吕农华, 2013. 我国 Hp 感染诊疗中存在的问题与对策[J]. 医学新知, 23 (6): 419-420.

谢川, 吕农华, 2018. 中国幽门螺杆菌感染的现状[J]. 疾病监测, 33 (4): 272-275.

徐娟, 黄华, 李霞, 等, 2015. 胃癌前病变逆转的中医药研究进展[J]. 中医临床研究, 7 (32): 144-147.

许平, 陆敏, 高玮, 等, 2010. 以胃黏膜胆汁酸浓度评估胆汁反流对胃黏膜组织的作用[J]. 胃病学, 15 (8): 475-477.

阎玲, 杜艳林, 王泽民, 2009. 中医辨证治疗肠上皮化生[J]. 中国现代医药杂志, 11 (2): 119-120.

于建勋, 杨岚岚, 田毓霞, 等, 2004. 老年人慢性胃炎与幽门螺杆菌感染的临床意义[J]. 中国老年学杂志, 24 (10): 911-912.

遇常红, 韩桂华, 陈刚, 2016. 胃癌癌前病变环境危险因素的研究[J]. 医学信息, 29 (22): 204-205.

翟凤英, 何宇纳, 马冠生, 等, 2005. 中国城乡居民食物消费现状及变化趋势[J]. 中华流行病学杂志, 26 (7): 485-488.

张令巧, 周英发, 陈晓燕, 等, 2013. 196 例胃癌癌前病变患者的随访资料分析[J]. 河南医学研究, 22 (1): 101-103.

张荫昌, 张佩范, 王梅先, 1987. 胃黏膜上皮异型增生分型的组织病理学研究[J]. 中国医科大学学报, 16 (1): 16-22.

张忠, 袁媛, 高华, 等, 2000. 幽门螺杆菌感染对胃粘膜上皮细胞凋亡和增殖及 P53 基因表达的影响[J]. 中国癌症杂志, 10 (6): 485-488.

周蓓, 沈月平, 2018. 1998~2017 年中国居民饮酒与胃癌关系的 Meta 分析[J]. 健康大视野, (7): 4-6.

宗永生, 钟碧玲, 梁英杰, 等, 2002. 鼻咽癌变过程生物学特性研究的进展[J]. 癌症, 21 (6): 686-695.

左婷婷, 郑荣寿, 曾红梅, 等, 2017. 中国胃癌流行病学现状[J]. 中国肿瘤临床, 44 (1): 52-58.

Allemani C, Matsuda T, Carlo VD, et al, 2018. Global surveillance of trends in cancer survival 2000–14 (CONCORD-3): analysis of individual records for 37 513 025 patients diagnosed with one of 18 cancers from 322 population-based registries in 71 countries[J]. Lancet, 391 (10125): 1023-1075.

Arici DS, Tuncer E, Ozer H, et al, 2009. Expression of retinoblastoma and cyclin D1 in gastric carcinoma[J]. Neoplasma, 56 (1): 63-67.

Bechi P，Amorosi A，Mazzanti R，et al，1993. Reflux-related gastric mucosal injury is associated with increased mucosal histamine content in humans[J]. Gastroenterology，104（4）：1057-1063.

Chen WQ，Sun KX，Zheng RS，et al，2018. Cancer incidence and mortality in China，2014 [J]. Chin J Cancer Res，30（1）：1-12.

Chen WQ，Zheng RS，Baade PD，et al，2016. Cancer Statistics in China，2015 [J]. CA：A cancer journal for clinicians，66（2）：115-132.

Correa P，1992. Human gastric carcinogenesis：a multistep and multifactorial process-first american cancer society award lecture on cancer epidemiology and prevention[J]. Cancer Research，52（24）：6735-6740.

Correa P，Piazuelo MB，2012. The gastric precancerous cascade [J]. J Dig Dis，13（1）：2-9.

Correa P，Piazuelo MB，Wilson KT，2010. Pathology of gastric intestinal metaplasia：clinical implications[J]. Am J Gastroenterol，105（3）：493-498.

Dias-Neto M，Pintalhao M，Ferreira M，et al，2010. Salt Intake and Risk of Gastric Intestinal Metaplasia：Systematic Review and Meta-Analysis[J]. Nutr Cancer，62（2）：133-147.

Ding W，Hudson LG，Liu KJ，2005. Inorganic arsenic compounds cause oxidative damage to DNA and protein by inducing ROS and RNS generation in human keratinocytes[J]. Mol Cell Biochem，279（1-2）：105-112.

Dinis-Ribeiro M，Areia M，Vries ACD，et al，2012. Management of precancerous conditions and lesions in the stomach（MAPS）：guideline from the European Society of Gastrointestinal Endoscopy（ESGE），European Helicobacter Study Group（EHSG），European Society of Pathology（ESP），and the Sociedade Portuguesa de Endoscopia Digestiva（SPED）[J]. Virchows Arch，460（1）：19-46.

Dixon MF，2002. Gastrointestinal epithelial neoplasia：Vienna revisited[J]. Gut，51（1）：130-131.

Eid R，Moss SF，2002. Helicobacter pylori infection and the development of gastric cancer [J]. N Engl J Med，346（1）：65-67.

Ember I，Kiss I，Sndor J，et al，2004. Molecular epidemiology of cancers and precancerous conditions[J]. Orv Hetil，145（10）：507-514.

Farinati F，Rugge M，Valiante F，et al，1991. Gastric epithelial dysplasia[J]. Gut，32（4）：457.

Filipe MI，Muñoz N，Matko I，et al，1994. Intestinal metaplasia types and the risk of gastric cancer：a cohort study in Slovenia[J]. Int J Cancer，57（3）：324-329.

Florey HW，1962. The secretion and function of intestinal mucus[J]. Gastroenterology，43（43）：326-329.

Gazdar AF，Brambilla E，2010. Preneoplasia of lung cancer[J]. Cancer Biomark，9（1-6）：385-396.

González CA，Pardo ML，Liso JMR，et al，2010. Gastric cancer occurrence in preneoplastic lesions：a long-term follow-up in a high-risk area in Spain [J]. Int J Cancer，127（11）：2654-2660.

Gutschner T，Diederichs S，2012. The hallmarks of cancer [J]. RNA Biology，9（6）：703-719.

Gwack J，Shin A，Kim CS，et al，2006. CagA-producing Helicobacter pylori and increased risk of gastric cancer：a nested case-control study in Korea[J]. Br J of Cancer，95（5）：639-641.

Harding RK，Morris GP，1977. Cell loss from normal and stressed gastric mucosae of the rat. An ultrastructural analysis[J]. Gastroenterology，72（1）：857-863.

Hills BA，1982. Water repellency induced by pulmonary surfactants[J]. J Physiol，325（1）：175-186.

Hills BA，Butler BD，Lichtenberger LM，1983. Gastric mucosal barrier：hydrophobic lining to the lumen of the stomach[J]. Am J Physiol，244（5）：G561-568.

Izumo T，2011. Oral premalignant lesions：from the pathological viewpoint[J]. International Journal of Clinical Oncology，16（1）：15-26.

Konturek PC，Ernst H，Konturek SJ，et al，1997. Mucosal expression and luminal release of epidermal and transforming growth factors in patients with duodenal ulcer before and after eradication of Helicobacter pylori[J]. Gut，40（4）：463-469.

Konturek PC，Konturek SJ，Brzozowski T，2009. Helicobacter pylori infection in gastric cancerogenesis[J]. J Physiol Pharmacol，60（3）：3-21.

Lauren P，1965. The two histological main types of gastric carcinoma：diffuse and so-called intestinal-type carcinoma. an attempt at a histoclinical classification [J]. Acta Pathol Microbiol Scand，64（1）：31-49.

Leung WK，Wu MS，Kakugawa Y，et al，2008. Screening for gastric cancer in Asia：current evidence and practice[J]. Lancet Oncol，9（3）：279-287.

Lillibridge CB，1964. The fine structure of normal human gastric mucosa[J]. Gastroenterology，47（3）：269-290.

Lina TT，Alzahrani S，Gonzalez J，et al，2014. Immune evasion strategies used by Helicobacter pylori [J]. World J Gastroenterol，20（36）：12753-12766.

Liu C，Russell RM，2008. Nutrition and gastric cancer risk：an update[J]. Nutr Rev，66（5）：237-249.

Luís MS，Miguel A，Luís E，et al，2014. Prevalence of gastric precancerous conditions：a systematic review and meta-analysis [J]. Eur J Gastroenterol Hepatol，26（4）：378-387.

Mai UE，Perez-Perez GI，Allen JB，et al，1992. Surface proteins from Helicobacter pylori exhibit chemotactic activity for human leukocytes and are present in gastric mucosa[J]. J Exp Med，175（2）：517-525.

Marx J，1993. Cell death studies yield cancer clues[J]. Science，259（5096）：760-761.

Matsuhisa T，Arakawa T，Watanabe T，et al，2013. Relation between bile acid reflux into the stomach and the risk of atrophic gastritis and intestinal metaplasia：A multicenter study of 2283 cases[J]. Dig Endosc，25（5）：519-525.

Micev M，Cosić-Micev M，2011. Pathology and pathobiology of the gastric carcinoma[J]. Acta Chir Iugosl，58（1）：39-52.

Neutra MR，Grand RJ，Trier JS，1977. Glycoprotein synthesis，transport，and secretion by epithelial cells of human rectal mucosa：normal and cystic fibrosis[J]. Laboratory Investigation，36（5）：535-546.

Nishida T，Tsutsui S，Kato M，et al，2011. Treatment strategy for gastric non-invasive intraepithelial neoplasia diagnosed by endoscopic biopsy[J]. World J Gastrointest Pathophysiol，2（6）：93-99.

Nylander-Koski O，Mustonen H，Puolakkainen P，et al，2006. Epidermal growth factor enhances intracellular pH regulation via calcium signaling in acid-exposed primary cultured rabbit gastric epithelial cells[J]. Dig Dis Sci，51（8）：1322-1330.

Oka S，Tanaka S，Kaneko I，et al，2006. Endoscopic submucosal dissection for residual/local recurrence of early gastric cancer after endoscopic mucosal resection[J]. Endoscopy，38（10）：996-1000.

Pachathundikandi SK，Lind J，Tegtmeyer N，et al，2015. Interplay of the Gastric Pathogen Helicobacter pylori with Toll-Like Receptors[J]. BioMed Res Int，2015：192420.

Pan LR，Tang Q，Fu Q，et al，2010. Roles of nitric oxide in protective effect of berberine in ethanol-induced gastric ulcer mice[J]. Acta Pharmacol Sin，26（11）：1334-1338.

Poirier MC，Santella RM，Weston A，2000. Carcinogen macromolecular adducts and their measurement [J]. Carcinogenesis，21（3）：353-359.

Rad R. 2008. Gastric cancer in Japan[J]. N Engl J Med，359（22）：2394-2395.

Rouzbahman M，2015. Biopsy Interpretation of the Uterine Cervix and Corpus[J]. Journal of Clinical Pathology，68（8）：7524-7531.

Rowland M，Daly L，Vaughan M，et al，2006. Age-specific incidence of Helicobacter pylori[J]. Gastroenterology，130（1）：65-72.

Rubin EJ，Trent MS，2013. Colonize，evade，flourish：How glyco-conjugates promote virulence of *Helicobacter pylori*[J]. Gut Microbes，4（6）：439-453.

Rugge M，2008. Gastric cancer precursors：Pieces of an intriguing story[J]. Dig Liver Dis，40（7）：488-489.

Rugge M，Correa P，Dixon MF，et al，2000. Gastric dysplasia：the Padova international classification[J]. Am J Surg Pathol，24（2）：167-176.

Shikata K，Kiyohara Y，Kubo M，et al，2006. A prospective study of dietary salt intake and gastric cancer incidence in a defined Japanese population：The Hisayama study[J]. International Journal of Cancer，119（1）：196-201.

Shousha S，Barrison IG，El-Sayeed W，et al，1984. A study of incidence and relationship of intestinal metaplasia of gastric antrum and gastric metaplasia of duodenum in patients with nonulcer dyspepsia[J]. Dig Dis Sci，29（4）：311-316.

Sicinschi LA，Correa P，Peek RM，et al，2010. CagA C-Terminal Variations in Helicobacter pylori Strains from Colombian Patients with Gastric Precancerous Lesions[J]. Clin Microbiol Infect，16（4）：369-378.

Slomiany A，Galicki NI，Kojima K，et al，1981. Glyceroglucolipids of the mucous barrier of dog stomach[J]. Biochim Biophys Acta，665（1）：88-91.

Suzuki H，Gotoda T，Sasako M，et al，2006. Detection of early gastric cancer：misunderstanding the role of mass screening[J]. Gastric Cancer，9（4）：315-319.

Takezono Y，Joh T，Oshima T，et al，2004. Role of prostaglandins in maintaining gastric mucus-cell permeability against acid exposure[J]. J Lab Clin Med，143（1）：52-58.

Toyoda T，Tsukamoto T，Hirano N，et al，2008. Synergistic upregulation of inducible nitric oxide synthase and cyclooxygenase-2 in gastric mucosa of Mongolian gerbils by a high-salt diet and Helicobacter pylori infection[J]. Histol Histopathol，23（5）：593-599.

Tulassay Z，Stolte M，Engstrand L，et al，2010. Twelve-month endoscopic and histological analysis following proton-pump inhibitor-based triple therapy in Helicobacter pylori-positive patients with gastric ulcers[J]. Scandinavian Journal of Gastroenterology，45（9）：1048-1058.

Vries AD，Grieken NC，Looman CW，et al，2008. Gastric cancer risk in patients with premalignant gastric lesions：a nationwide cohort study in the Netherlands[J]. Gastroenterology，134（4）：945-952.

Wang GQ，Abnet CC，Shen Q，et al，2005. Histological precursors of oesophageal squamous cell carcinoma：results from a 13 year prospective follow up study in a high risk population[J]. Gut，54（2）：187-192.

Wassef MK，Lin YN，Horowitz MI，1978. Phospholipid-deacylating enzymes of rat stomach mucosa[J]. Biochim Biophys Acta，528（3）：318-330.

Wong BCY，Lam SK，Wong WM，et al，2004. Helicobacter pylori eradication to prevent gastric cancer in a high-risk region of China：a randomized controlled trial[J]. JAMA，291（2）：187-194.

Wozniak A，Betts WH，Murphy GA，et al，1993. Interleukin-8 primes human neutrophils for enhanced superoxide anion production[J]. Immunology，79（4）：608-615.

Wu W，Wu YL，Zhu YB，et al，2009. Endoscopic features predictive of gastric cancer in superficial lesions with biopsy-proven high grade intraepithelial neoplasia[J]. World J Gastroenterol.，15（4）：489-495.

Yang F，Li JF，2014. WHO classification of tumors of the breast[J]. Zhonghua Wai Ke Za Zhi，52（1）：1-3.

Yang L，2006. Incidence and mortality of gastric cancer in China [J]. World J Gastroenterology，12（1）：17-20.

Yang L，Zheng RS，Wang N，et al，2018. Incidence and mortality of stomach cancer in China，2014 [J]. Chin J Cancer Res，31（3）：291-298.

Yang ZX，Zheng RS，Zheng SW，et al，2017. Comparison of cancer incidence and mortality in three GDP per capita levels in China，2013[J]. Chinese Journal of Cancer Research，29（5）：385-394.

Yuspa SH，2000. Overview of carcinogenesis：past，present and future [J]. Carcinogenesis，21（3）：341-344.

Zhang RG，Duan GC，Fan QT，et al，2016. Role of Helicobacter pylori infection in pathogenesis of gastric carcinoma[J]. World J Gastrointest Pathophysiol，7（1）：97-107.

Zhang SW，Yang ZX，Zheng RS，et al，2017. Incidence and mortality of stomach cancer in China，2013 [J]. Zhonghua Zhong Liu Za Zhi，39（7）：547-552.

Zhang ZW，Abdullahi M，FarthingM J G，2002. Effect of physiological concentrations of vitamin C on gastric cancer cells and Helicobacter pylori[J]. Gut，50（2）：165-169.

Zong L，Abe M，Seto Y，et al，2016. The challenge of screening for early gastric cancer in China[J]. Lancet，388（10060）：2606.

Zullo A，Hassan C，2009. How harmful is the presence of intestinal metaplasia in the stomach?[J]. Gastroenterology，136（4）：1461-1462.

Zullo A，Hassan C，Romiti A，et al，2012. Follow-up of intestinal metaplasia in the stomach：When，how and why[J]. World Journal of Gastrointestinal Oncology，4（3）：30-36.

第二章　胃癌前病变的西医诊治

Correa 于 1988 年总结并提出了正常胃黏膜产生肠型癌变的进展模式，即慢性非萎缩性胃炎→慢性萎缩性胃炎→胃黏膜肠上皮化生→异型增生→黏膜内癌→浸润性癌，这一模式被医学界所普遍认可。在这一模式中肠上皮化生、异型增生与胃癌间关系异常密切，是肠型胃癌发展过程中十分重要的环节，代表着肿瘤发生发展的起始阶段，属于浸润前阶段，如果不及时对其进行治疗极有可能发展为浸润性癌。研究表明，轻度异型增生具有 0～10% 的癌变率，其中经内镜及病理活检诊断为轻度异型增生者最终确诊为重度异型增生或早期胃癌的约有 9%，而重度异型增生的癌变率高达 63%～100%，经内镜及病理活检初始诊断为重度异型增生最终被证实为胃癌的高达 77.7%。

因而针对胃癌前病变的早发现、早诊断、早治疗可以有效预防进一步癌变，降低胃癌发病率。

第一节　诊　　断

胃黏膜癌前病变的诊断主要依赖于内镜及病理活检，内镜检查可以较为直观并且全面了解胃黏膜的情况，但内镜活检的检出率各地仍有较大差异。近年来，内镜技术不断发展，放大色素内镜、激光共聚焦内镜等靶向活检技术的出现和应用，大幅度提高了胃黏膜癌前病变的检出率。

近些年来，随着光学新技术应用于内镜领域，内镜观察的内容逐渐精细到胃小凹和胃黏膜微血管的水平，甚至能够做到黏膜体层扫描和组织学成像，为及时发现 GPL 提供了更加可靠的手段。目前应用于 GPL 诊断的内镜光学技术包括白光内镜、放大内镜检查（ME）、色素内镜检查术、窄带成像技术（MBI）、激光共聚焦显微内镜（CLE）等。

一、内 镜 诊 断

（一）白光内镜

白光内镜（white light endoscope，WLE）可较快速、直观地了解整个胃黏膜情况，是消化道疾病检查的最基本技术。目前临床上筛查、诊断胃癌前病变最常用、最重要的检查手段为常规白光内镜检查加随机活检。由于地区的差异和检查医师的水平不同，导致医师对病灶的观察水平及选择病灶活检部位的标准也存在较大差异。临床诊断过程中经常发生活检病理与手术病理结果不一致的情况，究其原因就是在内镜检查过程中病理活检的位置不恰当或取材过浅等导致，因而胃癌前病变的确诊率仍不高。

1. 早期胃癌

早期胃癌在白光内镜下特征并不十分明显，胃炎等良性病变的黏膜特征与之十分相似，不易区分。检查过程中应特别注意局部与周围正常黏膜有明显差异的黏膜改变并综合判断胃壁厚度和硬度、颜色、皱襞密度、凹陷深度和突出长度等，应注意观察以下几点。

（1）局部黏膜的轻微色泽变化（变红、发白或褪色）。

（2）黏膜局部粗糙不平并呈现细颗粒状、小结节状。

（3）局部黏膜隆起或凹陷。

（4）黏膜浅表位置出现糜烂或溃疡等变化。

（5）黏膜下血管能见度下降甚至血管网消失。

（6）异常的黏膜皱襞，如黏膜褶皱变薄或皱襞中断、消失。

（7）黏膜组织变脆、变薄并易自发性出血。

（8）胃壁局部的硬化、变形等。

2. 慢性萎缩性胃炎

慢性萎缩性胃炎（chronic atrophic gastritis，CAG）在白光内镜下可见胃黏膜主要表现为色泽红白相间，以白色为主，或色泽灰暗，胃黏膜表面皱襞细小、变平甚至消失，黏膜变薄，黏膜下血管显露，或黏膜粗糙不平呈颗粒状、结节状等基本表现。

（1）渗出或浸润性改变

1）病理性黏液增多：一般为淡黄、黏稠、不易流动，附着性较强，透明度差。

2）黏膜显示不平，变粗，可伴发红、充血：局部黏膜水肿性增厚发红，呈非均一性，部分显示清晰胃小区及胃小沟。

3）红斑：大小不一，可分为点状、片状，弥漫分布，其间黏膜较为正常。

4）黏膜内出血：点状、片状，可为新鲜或陈旧性，又可分为局部、散在、多部位或弥漫。

（2）萎缩性改变

1）皱襞变薄：大弯皱襞细小，当中等量正常充气时，大弯皱襞明显变薄，皱襞先端不能达到胃移行部大弯。皱襞消失则是较为严重的胃黏膜萎缩。

2）血管透见：中等量充气后，胃窦及胃体中下部小弯可见细小静脉网（大量充气后，部分浅表性胃炎亦可见到细小血管网）。中等量充气见到较大血管网时，可以肯定存在黏膜萎缩。

（3）增生性或化生性改变

1）黏膜呈现颗粒状，非均匀性不平，可为局部性或弥漫性。

2）大小不等、斑块不平：呈现明显大小不等、斑块状不平或绒毛不平时，大多为化生性或增生性改变。

3）皱襞粗大：胃腔内充气较多时，大弯皱襞仍不能打开。

（4）肠上皮化生的内镜所见

1）孤立结节型：为淡黄色小结节，直径 1～2mm，单发或多发，略呈扁平状突出于胃黏膜，表面绒毛状不平，或呈细颗粒状。

2）结节片状型：为瓷白色扁平状，可呈簇状或弥漫分布，形状不规则。

3）鱼鳞型：胃小区条状扩大，排列呈鱼鳞状，多呈条状或弥漫性分布。

4）斑块状不平型：弥漫性分布大多与萎缩伴行。

5）弥漫型：黏膜呈弥漫、不规则、颗粒状不平，略呈灰白色。

当白光内镜下胃黏膜呈现以上变化时，应当积极对病变部位进行病理组织活检，以病理诊断结果为准。病变部位及范围的确定如下：窦部为主，病变主要集中在胃窦部，其他部位少或无；体部为主，病变主要集中在胃体部，其他部位少或无；全胃性，全胃可见。

（二）放大内镜检查术

放大内镜检查术（magnifying endoscopy，ME）是采取内镜结合显微镜的模式，可以将胃肠黏膜表层结构放大之后进行观察，具有高像素及高分辨率的特点。将胃肠黏膜放大之后其胃小凹、腺管开口、微血管等细微结构的形态学变化显示更为清晰，如同在实体显微镜下观察到的黏膜图像，对胃癌前病变的诊断和鉴别诊断具有一定价值。

研究显示腺管开口类型与组织病理学改变及微血管密度（microvessel density，MVD）均有明显相关性，微血管密度与癌变亦有明显相关，因而判断腺管开口形态及微血管密度，有助于肿瘤的早期诊断。

放大内镜下早期胃癌的微血管常发生颜色改变，集合静脉、真毛细血管网消失，同时出现大小和分布均不规则的新生肿瘤血管。通过放大内镜对胃小凹的形态及微血管进行观察可以鉴别肿瘤的良恶性病变。

放大内镜下可以将胃小凹分为五种类型：Ⅰ型，小圆型（大小和形状一致的小圆孔）；Ⅱ型，裂隙型（狭缝状小孔）；Ⅲ型，脑回型或绒毛型（回状和绒毛状小孔）；Ⅳ型，不规则型（Ⅰ、Ⅱ、Ⅲ型排列和大小不规则）；Ⅴ型，破坏的圆形（Ⅰ、Ⅱ、Ⅲ型的破坏形态）。

有研究显示，周围黏膜以Ⅲ型为主，多数为肠上皮化生。尽管大部分隆起型的腺瘤都显示Ⅱ型或Ⅲ型表面形态，但也有凹陷型的腺瘤显示Ⅳ型。隆起型癌显示Ⅲ型（42.9%）或Ⅳ型（57.1%）表面形态，而凹陷型癌显示Ⅳ型（70%）或Ⅴ型（30%）。分化的管状腺癌表现为Ⅲ型（10.3%）、Ⅳ型（86.2%）或Ⅴ型（3.5%）的表面形态，但印戒细胞癌和低分化管状腺癌均表现为Ⅴ型。增强型放大内镜检查有助于识别早期胃癌和确定水平扩散的程度，特别是在凹陷型肿瘤中。

因此，放大内镜对发现胃癌前病变及早癌有独特的诊断价值。放大内镜还具有无创性活检的功能，可以降低因传统内镜下病理活检带来的出血和粘连等风险。但放大内镜也有明显缺陷，其焦距较短，操作过程中需要对焦、调整放大倍数等，且容易受到患者呼吸运动、胃肠蠕动等影响。

（三）色素内镜检查术

色素内镜检查术（chromoendoscopy）又称为染色内镜，是指在内镜下通过对病变或可疑病变黏膜喷洒或注射特殊染色剂，使病变或可疑病变部位和周围正常黏膜的对比度增强，病变黏膜的范围和轮廓更加明显，然后结合放大电子内镜，进一步观察黏膜的隐窝、腺管开口的形态、黏膜下血管的分布，有助于内镜检查医生对可疑病变的判断及病变部位的定位，指导内镜下活检取材，进一步提高胃癌前病变和早期胃癌的检出率。常用于胃黏膜病变的染色剂主要有卢戈碘、亚甲蓝（美蓝）、靛胭脂和冰醋酸等。

卢戈碘在消化内镜中的应用主要集中在食管染色方面，在观察及诊断食管病变时必不可少，有助于早期食管癌的诊断，其原理是食管鳞状上皮细胞内的糖原遇碘会呈棕色。正常鳞状上皮内含有较多的糖原，而瘤变细胞内代谢快，糖原沉积少，正常黏膜碘染后显示棕色，而病变黏膜碘染之后会出现失染色或褪色较正常黏膜快，因此可以有效地将病变区域显示出来。对于白光内镜下发现病变及高度怀疑存在食管病变的患者，卢戈碘染色是不可或缺的检查方法之一，如果存在炎症、不典型增生等病变，黏膜会呈现失染状态，"粉红征"是存在瘤变的特征性表现。

亚甲蓝（美蓝）在放大色素内镜中有助于确定胃黏膜肠上皮化生和异型增生/不典型增生。亚甲蓝是一种可吸收染料，能将细胞内的 DNA 染成蓝色，且细胞内 DNA 含量越高，其蓝染程度则越深。在胃黏膜从正常转化为异型增生（不典型增生）甚至进一步癌变的过程中，胃黏膜细胞的 DNA 含量是逐渐增加的，亚甲蓝染色程度也逐渐加深，由此可以比普通内镜更早、更准确发现胃癌前病变，从而在一定程度上降低胃癌的死亡率。

靛胭脂本身不与黏膜组织发生作用，而是利用染色剂沉积后颜色的不同来显现微观结构，属于物理作用，无化学反应发生，并非利用对组织染色来观察。在黏膜表面喷洒染色剂后，色素沉积于黏膜皱襞沟纹，与橘红色黏膜形成鲜明对比，显示出黏膜的细微凹凸变化及其立体结构，从而清晰显示隆起、凹陷、平坦型病变的轮廓和范围。着色后，正常胃黏膜有明显青靛色，而可疑胃癌前病变着色并不明显。Li 等比较色素内镜检查术与白光内镜组的诊断性能，结果显示，色素内镜检查术对胃黏膜肠上皮化生、高级别上皮内瘤变、早期胃癌的诊断率要明显高于普通内镜组。研究表明，在色素内镜检查术中使用靛胭脂醋酸进行检查对可疑肿瘤病变的识别率为 89.8%，而传统的白光内镜的识别率为 68.5%；在对未分化型病变的检测中色素内镜检查术的准确率为 70%，白光内镜的准确率为 62.8%。色素内镜检查术的识别率、准确率高于白光内镜。

对于可疑分化型的早期胃癌，冰醋酸染色可以突出显示病灶表面黏膜的细微结构变化。冰醋酸染色后发红的区域可以提示肿瘤性病灶的边界。其原理是 pH 下降促使黏膜细胞内的细胞角蛋白结合，使黏膜表面变白，胃的柱状上皮显示更加清楚，腺管结构更加清晰，由于肿瘤组织血管丰富，会比正常黏膜更早恢复血供而比周围组织发红。

总而言之，色素内镜检查术是染色原理在内镜方面的运用，操作相对简单易行，其提高了内镜医生的肉眼识别能力，有助于提高胃癌前病变的诊断率，具有广阔的临床应用前景。在消化道疾病，尤其在早癌的筛查和诊断方面较传统内镜具有很大优势。但色素内镜检查术也存在明显缺陷，如检查时间长，检查费用高，染色剂对胃肠黏膜有一定的刺激性，色素有时难以黏附在黏膜上对诊断造成一定影响等。

（四）窄带成像技术

窄带成像技术（narrow-band imaging，NBI）又称为内镜窄带成像术，是一种新兴的内镜成像技术，由日本 Olympus 公司研发。普通内镜是将光线中的红、绿、蓝光分离出以后混合白光，而在窄带成像技术中通过特定的滤光器过滤掉内镜光源所发出的红光（605nm）等宽带光谱，只保留绿光（540nm）、蓝光（415nm）等窄带光谱，原理在于血红素是胃壁黏膜的主要色素成分，对绿光、蓝光能特异性吸收。当绿光、蓝光照射到胃黏膜表面，会被血管吸收而显示出黑色。另外光子渗透组织的深浅程度与光的波长密切相关，波长越长，组织渗透越深。选择绿光、蓝光等短波长的光波可以实现内镜下胃黏膜表层结构的成像，而且血液对绿光、蓝光的吸收性较强。

癌症组织和正常组织在血管形态上有较大差异，在 NBI 内镜检查中能够放大组织表浅血管的成像，内镜医师可依据组织血管在窄光谱下的颜色深浅而更好地区别正常和异常胃黏膜，病变的良性和恶性，以及肿瘤浸润的深度和范围。在 NBI 中黏膜的形态与毛细血管的图像清晰，对病理活检具有指导意义，进而提高胃癌前病变及早期胃癌的诊断率。

NBI 与普通内镜及染色内镜相比有明显优势：能够清晰精确地观察胃黏膜上皮的形态，如上皮腺凹状结构，还可以观察胃黏膜上皮血管网的形态。NBI 内镜不像染色内镜一样需要加染色剂才能清楚地显示病变表面形态和范围，只需转动一下内镜操作手柄上的按钮，即可在白光和 NBI 模式进行转换。这种新型技术能帮助内镜医生更好地区分胃肠道上皮，如胃黏膜肠上皮化生，胃肠道炎症中血管形态的改变，以及胃肠道早期肿瘤腺凹不规则改变，从而提高内镜诊断的准确率。多项研究表明，与普通内镜及染色内镜相比，NBI在黏膜微血管形态、黏膜腺管开口形态、病变轮廓方面清晰度较好，对癌前病变诊断的敏感性、特异性、准确率较高。

NBI 常与放大内镜一起使用，即放大内镜窄带成像术（narrow band imaging system with magnifying endoscopy，NBI-ME）以提高胃癌前病变的检查率，报道显示 NBI-ME 下肠上皮化生部位可产生不同程度的淡紫色和深蓝色嵴样结构的特征图像，称为蓝亮嵴（LBC），阳性率为 80%～100%。

Savari-no 等探讨 NBI-ME 对胃肠道化生（GIM）的预测价值，发现 LBC 出现率与肠上皮化生百分比的半定量相关，为 79%（$P < 0.01$），对肠上皮化生诊断的敏感性和特异性分别为 80%、96%。NBI-ME 对胃黏膜肠上皮化生具有良好的敏感性和特异性。在常规临床实践中，该技术能可靠地定位胃黏膜活检。NBI-ME 还可以判断胃黏膜细微病变，同时可根据黏膜表面血管网形态初步判断病变分化程度。

在内镜检查中 NBI 经常与色素内镜结合使用，对于常规内镜疑似病变者，先予以染色剂着色或在 NBI 模式下突显病变组织的大体轮廓，之后再用放大内镜模式观察局部黏膜表面微细结构，可以提高活检的准确率和病变的检出率。

将早期胃癌的白光内镜检查结果、色素联合放大内镜检查结果与组织病理学结果进行对比，发现色素联合放大内镜检查结果与病理诊断完全符合率达 93.02%，基本符合率为96.51%。另有研究表明，通过放大内镜联合窄带成像技术观察食管上皮内乳头状毛细血管襻的形态改变，并进行病理活检，将两者结果进行对比，发现放大内镜联合窄带成像技术明显提高了食管黏膜的炎症和肿瘤的诊断准确率。

NBI 检查主要以窄谱光（蓝、绿光）作为照明光，在窄谱光的照射下，检查医师能清晰地观察胃黏膜微小结构的异常改变，如胃小凹和微血管；在临床上 NBI 常与放大内镜结合在一起，这样可以在 NBI 基础上对病灶局部放大近百倍，使胃黏膜微小结构观察得更为清楚，病理活检更为精确，极大提高病变的检出率。目前，关于 NBI 诊断癌前病变这一类细微病变的研究还较少，并且有些学者对 NBI 可以提高癌前病变的检出率持保留态度。有对照研究显示，NBI-ME、NBI 与白光内镜对胃黏膜局灶性病变的检查，相比普通白光内镜检查，NBI 可以明显提高癌前病变的检出率，而 NBI-ME 有助于鉴别胃黏膜局灶性病变的病理，尤其是对肠上皮化生的诊断。

另有研究认为 NBI-ME 可增强胃癌不规则黏膜结构和微血管的图像，有助于确定癌黏膜和非癌黏膜的边缘，并对此进行了相关研究。利用 NBI-ME 评估测定肿瘤边缘的有效性，并与靛蓝染色内镜（ICC）进行比较，结果表明，NBI-ME 组的准确评分率显著高于 ICC组（分别为 97.4% 和 77.8%）。因此，NBI-ME 能更清晰地识别胃肿瘤边缘。然而，Curvers等系统总结 NBI 多份临床应用并分析后发现，NBI 在癌前病变的检出方面与普通白光内镜并无明显差异。

（五）激光共聚焦显微内镜

激光共聚焦显微内镜（confocal laser endoscope，CLE）是将普通白光内镜与激光共聚焦显微镜结合在一起。其工作原理类似于共聚焦显微镜，以一个共焦针孔阻隔焦距外的光线，并以光栅模式由浅及深地对组织进行逐层扫描，形成光学横切面图像。CLE入射至组织表面的低功率激光束波长为 488nm 或 660nm，扫描深度的动态可调范围在0～250μm，每次扫描的光学切片厚度为 7μm；CLE 还可以把检测区域放大至 1000 倍，这样一来就可以实现胃镜检查的同时在活体内直接进行表层下细胞及亚细胞水平的组织学诊断，从而指导活检及疾病的诊断，因而 CLE 又被称为"光学活检"或"光学切片"。

临床上使用激光共聚焦显微内镜进行检查时为增强图像对比度，需要使用荧光对比剂。检查中以荧光类试剂喷洒组织，经过激光照射后，观察荧光物质在黏膜组织中的分布，荧光的差异分布即代表不同的组织结构。

目前临床上较为常用的荧光对比剂有局部喷洒 0.05% 盐酸吖啶黄和静脉注射 10%荧光素钠，除此之外还有四环素、甲酚紫等。10% 荧光素钠呈水溶性，可以渗透至黏膜全层，使胃黏膜上皮细胞外基质、黏膜下固有层结构都能够清楚地显示，但由于其不具有穿过细胞类脂膜的功能，因而无法显示细胞核。吖啶黄正好与之相反，其不能渗透至黏膜固有层，却能穿过细胞膜与细胞核相结合，在对黏膜表层上皮细胞的标记方面更适用。

使用荧光对比剂对共聚焦显微内镜激光探头下的胃黏膜进行颜色标记之后，能从细胞水平对胃黏膜内的微观结构进行清晰的观察，如胃小凹、上皮细胞、杯状细胞等细微结构变化，对胃癌前病变诊断和组织学变化分级（黏膜萎缩、肠上皮化生、异型增生）具有重要指导意义。

1. 肠上皮化生

在 CLE 中慢性萎缩性胃炎伴肠上皮化生一般有以下表现。①固有腺萎缩：胃小凹稀疏，间质增宽，排列不规则。②肠上皮化生：胃黏膜中可见杯状细胞，柱状吸收上皮、刷状缘和绒毛状上皮。其中，胃黏膜肠上皮化生可分为完全型肠上皮化生和不完全型肠上皮化生。CLE 可根据杯状细胞的形态分布，吸收细胞及刷状缘的存在与否，以及黏膜血管和隐窝的形态结构，对不同分型的肠上皮化生进行诊断。完全型肠上皮化生：杯状细胞一般散在于吸收上皮，可伴有或不伴有刷状缘；隐窝规则；上皮下毛细血管规则。不完全型肠上皮化生：杯状细胞一般少量、散在于胃上皮细胞，不可见吸收细胞和刷状缘；隐窝扭曲和分枝状；上皮下毛细血管不规则。

2. 异型增生（不典型增生/上皮内瘤变）

由于病变较为表浅，范围较小，普通内镜下表现较为隐匿，因此容易漏诊。而 CLE 能清晰地观察到胃黏膜上皮的腺体、细胞、血管等结构，并可据此判断是否有异型增生，对异型增生的实时诊断和分级诊断可靠性较好，尤其对治疗重度异型增生和抑制其进一步癌变具有十分重要的指导意义。

CLE 观察到的异型增生通常具有以下特征。①轻中度异型增生：细胞极性尚存，腺体上皮轻度大小不一，厚薄不均，轻度至中度腺体密度增加，轻度至中度血管不规则，数目增多。②重度异型增生：细胞极性破坏，多数腺体极性差，腺体明显大小不一，形态不规则，腺体拥挤明显，血管管径明显扩张，形态扭曲，数目增多。最新的一项研究显示，通过 CLE 检查胃癌前病变，以病理活检结果验证检查结果，发现 CLE 对胃癌前病变的检查结果与病理活检的诊断结果有 82.6% 的相似度，而普通内镜只有 60.9%。可见，CLE 能够实现内镜光学活检，从而较为准确地诊断癌前病变，这对选择治疗方案具有重要的临床价值。有研究显示 CLE 对胃部的炎症和肿瘤的诊断敏感性可达 84%～90%，特异性可达 95.0%～99.4%。

Li 等研究 CLE 对胃癌前病变的诊断，招募并选择具有以下症状或可疑病变的患者：①胃黏膜病变或疑似上皮性癌性病变；②内镜检查有胃癌前病变（包括萎缩性胃炎、肠上皮化生和上皮内瘤变）；③在 45～80 岁且有消化不良症状的患者。其根据既往研究资料制定了 CLE 对胃癌前病变的判定标准（表 2-1）。

表 2-1 CLE 对胃癌前病变的判定标准

正常黏膜

　　细胞：极性正常的均匀上皮细胞。

　　微血管：蜂巢状（胃体）或螺旋状（胃窦）。

　　结构：有规律排列的腺体，极性良好；大小和上皮高度均匀。

肠上皮化生

　　细胞：大型黑色"杯状细胞"；细长、高、亮的"吸收性"细胞。

　　微血管：正常口径，蜂窝状或线圈状。

　　结构：绒毛状外观。

上皮内瘤变

　　细胞：细胞极性异常；细胞排列不规则；高密度上皮细胞，层数增加。

　　微血管：膨胀变形外观。

　　腺体：极性受损；大小和上皮高度不规则。

肿瘤

　　细胞：细胞极性丧失；大小不规则、变化多端、外观混乱。

　　微血管：口径增大，尺寸和形状不规则。

　　结构：腺体极性丧失；紊乱或破坏。

　　结果表明，CLE 诊断早期胃癌敏感性高（88.1%），特异性高（98.6%）；CLE 诊断胃肿瘤病变（早期胃癌+上皮内瘤变）敏感性为 84.0%，特异性为 92.1%；然而，CLE 识别胃上皮内瘤变敏感性低（66.7%），特异性高（92.3%）。

　　当引入两层 CLE 分类时，CLE 区分胃肿瘤病变与非肿瘤病变的敏感性（90.2%）、特异性（98.5%）和准确度（96.2%）都较高（表 2-2）。

表 2-2 CLE 对非肿瘤病变和肿瘤病变的判定标准

非肿瘤病变

　　结构：排列整齐的腺体，有规则的窝型，或在排列和分布上稍不均匀。

　　细胞：形状和大小规则；上皮层层数轻度增加；细胞极性正常。

　　微血管：正常口径，蜂窝状或线圈状。

肿瘤病变（早期胃癌/高级别上皮内瘤变）

　　结构：腺体大小和形状不规则；组织结构紊乱或破坏的凹陷和腺体。

　　细胞：外观紊乱的不规则细胞；严重分层；细胞极性丧失。

　　微血管：形状和口径不规则。

　　CLE 在临床上应用的时间并不长，但对于消化道癌前病变和消化道肿瘤具有十分重要的诊断价值。近年来不断有临床报道证实 CLE 对诊断消化系统的癌前病变和肿瘤有十分重要的作用，其检查结果与组织病理学具有良好的一致性，如巴雷特食管、食管癌、胃黏膜异型增生和肠上皮化生、胃癌等。

　　此外，非糜烂性胃食管反流病（non-erosive gastroesophageal reflux，disease，NERD）

在普通白光内镜下观察未出现明显的食管黏膜损伤，但食管黏膜的微观结构已经发生改变，目前只能依赖于在透射电镜和光镜下才能观察到的该微观结构的变化，该限制严重阻碍了 NERD 的诊断和病理生理研究。而 CLE 比普通内镜检查具有能直接观察黏膜显微结构的独特优势，因而能够快速准确诊断 NERD。国内有学者进行 CLE 诊断 NERD 的研究，通过 CLE 对 NERD 患者食管黏膜的微观结构（食管下端黏膜上皮细胞和微血管结构）进行观察，发现其食管下端黏膜上皮的鳞状细胞间隙增宽，上皮乳头层内毛细血管襻显著增多和扩张，将该结果与电镜结果进行比较，发现两者无明显差异。

CLE 作为一种新型的内镜技术，其出现对诊断胃癌前病变有着深远的意义。CLE 的优势在于可以实时模拟病变组织的病理学表现。它标志着内镜检查从表层向深层、从宏观向微观、从形态学向组织学的转变。在普通内镜检查中是否活检与内镜检查医生的经验有关，因而不可避免地存在一定的盲目性和假阴性，而在 CLE 检查中通过对组织病理变化的初步观察可以更精确地对病理活检提供指导，因而可以极大提高病变的检出率。CLE 虽对癌前病变及早癌的诊断有较高的特异性，但仍然存在着些许缺陷，目前还不能完全取代传统的病理学诊断：其硬性部件比普通内镜要长，且可弯曲的角度比普通内镜小，操控性比常规胃镜要差。另外 CLE 在操作过程中容易受到患者心跳、呼吸、消化道自身蠕动和表面黏液等的影响，其成像伪影较多，图像质量并不高，且该项检查方法比较费时，费用也较高，也限制了在临床上的应用。

二、肿瘤标志物

肿瘤标志物作为胃癌的辅助诊断手段，检测简便，易于被各类患者接受，得到了广泛的应用。临床常用的有 CEA、CA199、CA724 和 CA50，但缺乏高特异性及高敏感性。近年，血清胃蛋白酶原检测受到关注，用于筛查癌前病变及胃癌。胃蛋白酶原（pepsinogen，PG）是胃蛋白酶的前体，在人体内表达两种同工酶：PG I 和 PG II，文献推荐以 PG I ≤ 70ng/ml 和 PG I /PG II ≤3 定义为阳性，预测萎缩性胃炎的敏感性为 93%，特异性为 88%，检测胃癌的敏感性为 84.6%，特异性为 67.2%。

（一）ABC 方案

将血清 PG 与 Hp 抗体联合检测应用于评估胃癌的发生风险，可以据此筛查出患胃癌风险比较高的人群，该检查结果分为 A、B、C、D 四种类型，并以此命名为 ABC 方案。

Hp 首次发现于 1982 年，研究表明 Hp 感染是多种消化道疾病发病机制的主要获得性因素，如慢性胃炎、消化性溃疡、胃癌等。

近年来胃蛋白酶原是研究较热门的血清肿瘤标志物，包括 PG I 和 PG II，由胃黏膜分泌，并可透过胃黏膜毛细血管进入血液。血清 PG 浓度可以反映胃黏膜的形态和功能，随着基底黏膜减少，PG I 水平降低，而 PG II 水平保持不变，因此，血清 PG I 水平及 PG I /II 比值可以反映胃黏膜萎缩程度。

PG 是门冬氨酸家族的一种，是胃蛋白酶的无活性前体，在酸性条件下可以激活其生物活性，活化为胃蛋白酶，主要由胃黏膜腺体合成分泌。PG 有 7 组不同的胃蛋白酶同工酶原，按照各自不同的生化特性、免疫原性、细胞来源可以将其分成两个亚群，即 PGⅠ和 PGⅡ，其中 PGⅠ包含第 1～5 组同工酶原，主要于胃底腺的主细胞和颈黏液细胞中合成分泌，而 PGⅡ包含第 6、7 组同工酶原，几乎在所有的胃腺体细胞中都能够分泌，如贲门腺、胃底腺、胃窦幽门腺、十二指肠 Bruner 腺细胞等。人体的 PG 几乎全部在胃中合成，而且 PG 合成之后也几乎全部进入胃腔，只有极少一部分（约 1%）的 PG 会通过胃黏膜的毛细血管进入血液循环，因而胃黏膜的病理变化会改变血清中 PG 的含量，由此通过血清中 PGⅠ和 PGⅡ的含量水平就能够反映胃黏膜上不同部位腺体的合成分泌功能，继而可以了解胃黏膜的病变情况。有研究表明，通过检测血清 PG 对胃癌进行早期诊断，诊断率可达 89%。

由于 PG 血清学检测不具有侵袭性并且成本较低，在筛查萎缩性胃炎、肠上皮化生和胃腺癌等疾病方面已有 20 多年的历史。在日本，胃癌的 PG 筛查可以提高被检人群的依从性。然而，由于在某些国家 PG 阳性预测值较低，PG 筛查不被认为是全球范围内萎缩性胃炎、肠上皮化生、胃癌等的通用筛查方法。

日本一项对 5113 名受试者的前瞻性研究中，当出现胃黏膜萎缩时，胃黏膜主细胞被幽门腺所取代，导致 PGⅠ水平下降，而 PGⅡ水平相对不受影响，因此 PGⅠ/Ⅱ比值越低则表示胃黏膜萎缩越严重。将上述结果应用于 100 101 名受试者的前瞻性胃癌筛查研究中，以 PGⅠ<70μg/L 和 PGⅠ/Ⅱ比值≤3.0 为临界点，最后结果显示胃癌筛查的敏感性和特异性分别为 84.6% 和 73.5%；而在萎缩性胃炎方面其检测的敏感性、特异性分别为 93%、88%；PGⅠ<70μg/L 和 PGⅠ/Ⅱ比值≤3.0 已被广泛接受为诊断萎缩性胃炎、胃癌前病变、早期胃癌的标准。不同国家 PGⅠ/Ⅱ比值的临界值不同，针对不同病变也有不同的临界值，如美国、泰国等国家诊断萎缩性胃炎的 PGⅠ/Ⅱ比值为 2.0，诊断胃癌的 PGⅠ/Ⅱ比值为 3.3，虽然不同疾病的 PGⅠ/Ⅱ比值不同，但这些国家都有许多研究证明检测血清 PG 有助于诊断萎缩性胃炎、胃癌前病变、胃癌。

目前，已经将血清 PG 浓度与 Hp 抗体检测作为萎缩性胃炎、胃癌前病变、胃癌筛查的一种方案，即 ABC 方案。在我国胃癌高发地区，通常将 PGⅠ水平≤70μg/L 且 PGⅠ/Ⅱ比值≤7.0 作为检测标准，在 ABC 方案中将血清 PGⅠ≤70μg/L，PGⅠ/Ⅱ比值<7.0 定义为 PG 阳性，将血清中 Hp 抗体效价>10U/ml 定义为 Hp 抗体阳性。根据不同个体中 PG 与 Hp 抗体的不同分为四种情况：①血清 PG 水平正常，Hp 抗体阴性，即为 A 组；②PG 水平正常，Hp 抗体阳性，为 B 组；③PG 水平低，Hp 抗体阳性，为 C 组；④PG 水平低，Hp 抗体阴性，为 D 组。在通过 PG、Hp 抗体及以上分组预测胃癌风险的检验中，A 组与 D 组的 Hp 抗体虽然都表现出阴性，但这两者并不相同。研究表明，在 A 组中是因为没有 Hp 感染，其抗体才表现为阴性，而在 D 组中 Hp 抗体表现为阴性是因为 Hp 不能在萎缩、肠上皮化生的胃黏膜中生存。

有研究表明应该根据 Hp 抗体不同的表现制定不同的 PGⅠ/Ⅱ比值，如 PGⅠ/Ⅱ用于诊断胃癌的截止值在 Hp 抗体阴性或阳性的患者中应该是不同的。Chan 等回顾了 562 例接受上消化道内镜检查的患者，并收集其血清抗 Hp IgG 抗体、胃泌素和胃蛋白酶原 PGⅠ及 PGⅡ的数据，仍将患者按照 Hp 抗体和 PG 水平分为 A、B、C、D 四组。结果显示，胃癌患者的 PGⅠ/Ⅱ 比值低于无癌变患者，而且通过本次研究他们发现在 *Hp* 抗体阴性患者中预测胃肿瘤的 PGⅠ/Ⅱ 最佳临界值为 3.1，在 *Hp* 抗体阳性患者中预测胃肿瘤的最佳 PGⅠ/Ⅱ 临界值为 4.1。较高的组级与胃肿瘤相关性显著较高。

调查显示，2010 年全世界抗生素使用量较 2000 年增长了 36%，因而也有观点认为，抗生素使用的增加，使得 *Hp* 根除的概率极大增加，*Hp* 抗体滴度显著降低。但另有研究表明约 45%的患者在根除 *Hp*18 个月后其血清中 *Hp* 抗体会再次升高，这表明在 *Hp* 根除成功后也不一定能获得 *Hp* 抗体阴性，难免出现假阳性结果。

虽然目前对于通过血清学检查 PG 与 *Hp* 抗体预测萎缩性胃炎、胃癌前病变、早期胃癌的截止值仍有争议，但该方法简便且成本较低，可接受性要远超过胃镜检查，因而也成为预测胃癌发病风险一项重要的方法，目前将 PG 与 *Hp* 抗体的截止值定义在 PGⅠ≤70μg/L，PGⅠ/Ⅱ 比值≤7.0 为 PG 阳性，将血清中 *Hp* 抗体效价＞10U/ml 定义为 *Hp* 抗体阳性。当检查结果显示 PG 与 *Hp* 抗体均为阴性时，胃黏膜萎缩、肠上皮化生、癌变风险较低；当 PG 或 *Hp* 抗体阳性时，有一定的萎缩、肠上皮化生、癌变风险；当 PG 与 *Hp* 抗体均显示阳性时，胃黏膜萎缩、肠上皮化生、癌变的风险较高。

（二）血清胃泌素-17 检测

胃泌素(gastrin)是一种常见的胃肠多肽类激素，最初是在 1905 年由英国科学家 Edkins 从胃窦黏膜的提取物中发现并命名。胃泌素的主要分泌来源是消化道（具体指胃窦和十二指肠）的 G 细胞，90%以上的胃泌素都具有活性，称为 α-酰胺化胃泌素，并且含有多种类型，如胃泌素-6（G-6）、胃泌素-14（G-14）、胃泌素-17（G-17）、胃泌素-34（G-34）、胃泌素-52（G-52）、胃泌素-71（G-71）等，其中 80%为 G-17，因此一般情况下胃泌素即指 G-17。目前研究中对胃泌素的生物学功能大致概括为以下几点：①刺激胃酸的分泌；②参与胃黏膜修复和炎症反应；③促进胃黏膜上皮细胞增殖、分化；④调节胃肠道的功能。

G-17 主要由胃窦部的 G 细胞合成分泌，有 80%～90%能发挥生物学作用，是进食后血液中胃泌素的主要形式；G-34 主要由十二指肠黏膜的腺体合成、分泌，能发挥生物学作用的只有 5%～10%，是两餐之间血清胃泌素的主要存在形式。正常生理状态下消化道主要分泌 G-17、G-34，因而两者在血液循环中的含量可以占 90%以上，在 G-17/34 的合成过程中逐步经历了前胃泌素原、胃泌素原、甘氨酸延伸型 G-17/34 及酰胺化 G-17/34 的过程。

胃泌素发挥生物学作用主要是通过与胃泌素受体的结合进而启动下游一系列的生理信号。胃泌素和胆囊收缩素在结构上具有相同的部分，即羧基末端五肽序列（胃泌素的 C-末端序列为 Tyr-X-Trp-Met-Asp-Phe-NH$_2$，胆囊收缩素的 C 端序列 Tyr-Met-X-Trp-Met-Asp-Phe-NH$_2$），因而两者能与相同的受体结合，胆囊收缩素受体（ cholecystokinin receptor，CCKR ）也是胃泌素受体。胆囊收缩素受体包括 2 种分型，CCKR-A 及 CCKR-B，胃泌素主要通过与 CCKR-B 结合发挥生物学效应，如对胃酸分泌的调节、肠嗜铬样细胞（ELC）的增殖。

胃泌素合成之后通常直接从 G 细胞中释放进入血液中，因此当胃黏膜发生病变时，G-17 的合成与分泌会受到影响，血清中 G-17 浓度也会发生相应的变化，因而 G-17 的血清学检测有助于筛查萎缩性胃炎、胃癌前病变、胃癌等疾病。

慢性萎缩性胃炎（CAG）是胃癌前疾病的一种，胃黏膜主要的病变特征是其固有腺体的数量减少甚至消失，进一步会产生肠上皮化生、不典型增生等癌前病变，研究表明在萎缩性胃炎中，超过 80%会进一步发展为不典型增生。通过对血清 G-17 水平的检测可以反映出萎缩性胃炎的萎缩程度、部位，而且该检测敏感性较高。

Vaananen 等收集 404 名患者进行前瞻性研究，采用 G-17、PGⅠ、Hp 抗体血清学检测的方法对患者进行诊断，并将诊断结果与内镜结果进行对比，结果显示用 G-17、PGⅠ和 Hp 抗体的血清学检测诊断萎缩性胃炎的结果与内镜和活检的结果一致。何均辉等收集 52 例患有萎缩性胃炎的患者，研究胃泌素在不同程度的慢性萎缩性胃炎中的表达水平，根据胃镜及病理活检的结果将所有患者分为轻度、中度、重度三组，比较各组患者胃泌素的水平，结果表明在轻度、中度、重度萎缩性胃炎中，胃泌素水平呈现逐渐下降的趋势。

另有学者研究发现不同部位的萎缩性胃炎胃泌素的合成分泌情况不同，如在萎缩性胃体炎中，胃黏膜壁细胞的数量减少，胃酸分泌也随之降低，对 G 细胞抑制作用得到减弱，但人体负反馈调节作用会增加胃窦 G 细胞对胃泌素的分泌，胃酸分泌也会增加。而在萎缩性胃窦炎中，胃黏膜 G 细胞的数量减少，分泌功能下降，胃酸、胃泌素分泌均明显减少。在多灶性萎缩性胃炎、全胃萎缩性胃炎中，G-17 水平略高于萎缩性胃窦炎，但略低于萎缩性胃体炎。

G-17 能够反映胃黏膜萎缩程度及位置，因而其血清学水平可作为诊断萎缩性胃炎的指标，但具体的血清学检测界值仍旧存在争议。Rollan 等对 31 例萎缩性胃炎患者进行研究并确定了 G-17 的最佳截断水平，发现 G-17>13.3pmol/L 诊断萎缩性胃炎具有较高的特异性（91%～100%），并具有良好的敏感性（56%～78%）。

王雪华等通过分析 133 例慢性浅表性胃炎、萎缩性胃炎、胃癌患者 G-17 的血清学水平，评价 G-17 对萎缩性胃炎、胃癌的诊断价值。结果表明，萎缩性胃炎组的 G-17 水平较浅表性胃炎组水平下降，而胃癌组的 G-17 水平较浅表性胃炎组升高；进一步研究得出 G-17<6pmol/L 为通过血清 G-17 水平筛查萎缩性胃炎的最佳临界值，其该项检测的敏感性为 65.9%，特异性为 63.8%。有学者认为 G-17 水平可能与年龄、地域等因素有关。对于 G-17 界限值没有统一标准，制约其在临床中的应用，有待大量样本进一步明确。研究表明血清中 G-17 的浓度会随着胃黏膜萎缩的位置不同而变化，可以作为胃黏膜病变的诊断指标。

Wang 探讨 OLGA/OLGIM 分期系统与血清胃蛋白酶原检测在评估胃萎缩/肠易激综合征中的关系，该研究回顾性探究 331 例接受内镜下取样活检并根据 OLGA/OLGIM 分期系统进行再评估的患者，并进行血清学检验，检测指标包括 PGⅠ、PGⅡ、PGⅠ/Ⅱ比值，G-17，Hp 抗体。纳入患者中有非萎缩性胃炎 177 例，萎缩性胃炎 154 例（胃窦萎缩 40 例，胃体萎缩 32 例，泛萎缩 82 例）。结果显示，OLGA/OLGIM Ⅲ～Ⅳ期患者血清 PGⅠ和 PGⅠ/Ⅱ水平较低，尤以Ⅳ期为甚。此外，在胃窦萎缩组中 G-17<1pmol/L 与 PG 阴性的患者所占比例明显高于非萎缩组和胃体萎缩组（25%：15.8%：6.3%）。胃体萎缩组中 G-17>15pmol/L 与 PG 阳性的比例明显高于其他两组（25%：11.3%：8.1%）。可见 OLGA/OLGIM 分期与血清胃蛋白酶原检测在胃黏膜萎缩评估中有显著的相关性（P<0.01）。即在萎缩性

胃体炎中血清 G-17 水平增高，而萎缩性胃窦炎中血清 G-17 减少，在多灶性萎缩性胃炎中血清 G-17 的水平仍低于萎缩性胃体炎。

郭建超等探讨胃癌及癌前疾病中血清 G-17 水平及 Hp 感染情况，结果表明，胃癌及癌前疾病的血清 G-17 水平显著高于非萎缩性胃炎组；胃癌及癌前疾病（胃息肉、胃溃疡等）血清 G-17 表达水平高于萎缩性胃炎；Hp 阳性患者的血清 G-17 水平高于 Hp 阴性患者。这表明随着胃黏膜癌前疾病与癌前病变状态的不断发展，血清 G-17 的表达水平也逐渐增加，并且血清 G-17 的表达水平受到 Hp 感染的影响。因而通过血清 G-17 水平和 Hp 的联合检测对于癌前疾病诊断、早期胃癌筛查有重要指导意义。

Nejadi-Kelarijani 等评估血清 PG 和 G-17 作为非侵入性方法区分萎缩性胃炎（AG）、胃癌（GC）的准确性。经研究 PGⅠ、PGⅠ/Ⅱ比值、G-17 和 Hp 抗体的最佳临界值分别为 80μg/L、10、6pmol/L 和 20EIU。PGI 可高准确度鉴别 AG/GC（AUC=0.83）。PGⅠ和 PGⅠ/Ⅱ比值联合检测 AG/GC 的准确性也相对较高（AUC=0.78）。使用 G-17 联合 PGⅠ、PGⅠ/Ⅱ、Hp 抗体的组合是区分 GA/GC 的有效标记。

Sun 等综合评价空腹血清胃泌素-17（FSG17）对不同胃部疾病的诊断作用，建立不同胃病患者 FSG17 水平的范围和临界点，确定其影响因素，并探讨 FSG17 对胃病诊断的准确性。该研究收集 2008～2013 年来自我国北方的 4064 名患者，采用酶联免疫吸附法测定血清中 FSG17 和 Hp IgG 抗体水平，并对检测结果综合评价。结果显示健康者、非萎缩性胃炎患者、萎缩性胃炎患者和胃癌患者的 FSG17 中位水平分别为 1.8pmol/L、4.0pmol/L、3.8pmol/L 和 6.1pmol/L。年龄、吸烟状况、饮酒量、Hp 感染和主要病变部位是影响 FSG17 水平的因素。FSG17 区分胃健康和患病的最佳临界值为 3.0pmol/l（敏感性 59.3%，特异性 67.3%），鉴别患胃癌和无胃癌的临界值为 10.7pmol/l（敏感性 37%，特异性 83.7%），对胃体部癌的筛查准确度较高（敏感性 50.0%，特异性 83.0%）。随着胃黏膜由健康向恶性肿瘤的不断发展，FSG17 水平显著升高，并受到其他因素的影响。FSG17 结合年龄、性别和 Hp 感染有助于胃癌前病变及早期胃癌的诊断。Wang 等对 G-17 在慢性萎缩性胃炎（CAG）早期检测中的诊断价值进行了 Meta 分析，纳入 13 项符合标准的研究，包括 894 名患者和 1950 名对照组患者。这些研究的综合敏感性和特异性分别为 0.48 和 0.79。诊断优势比（DOR）为 5.93，AUC 为 0.82。G-17 对 CAG 诊断的特异性好，是反映萎缩性胃炎、癌前病变、早期胃癌的潜在指标。

（三）MG7-Ag 检测

MG7 抗原（MG7-Ag）是一种中性糖脂类的肿瘤相关抗原，针对 MG7-Ag 的抗原抗体结合反应是检测胃癌的一种有效方法，MG7 抗体最初是在 20 世纪 80 年代由樊代明等采用低分化胃癌细胞株 MKN-46-9 对小鼠进行直接免疫制得的一种单克隆抗体，该抗体能够直接用于普通石蜡切片。经过相关检测发现 MG 对多种肿瘤均有识别作用，其中 MG7 对胃黏膜癌变组织的染色程度显著高于其余癌变组织（如食管癌、肺癌、结肠癌等）。研究显示 MG7-Ag 在人体正常的组织器官中呈现低表达甚至不表达，但是在胃癌组织中呈现显著高表达。基于此特性，MG7 具有成为胃癌标志物的潜在可能性。

MG7-Ag 是一种糖蛋白抗原，在细胞内合成，之后分泌至细胞外组织中。按照 MG7-Ag 在机体细胞中的分布可以大致将其分为四类，分别为胞膜型、胞质型、胞外型及混合型。胞膜型 MG7-Ag 主要表达于细胞膜上，胞质型 MG7-Ag 主要存在于细胞质中，这两种均存在于细胞之内，而胞外型 MG7-Ag 则正好相反，其主要存在于细胞周围的组织中；混合型则是以上几种情况同时存在，并且混合型是 MG7-Ag 最为常见的存在形式。

MG7-Ag 虽然在恶性肿瘤中有所表达，但恶性肿瘤的起源和分化不同，MG7-Ag 的分布也不同。例如，在未分化的癌细胞中，只在胞质中能发现 MG7-Ag，且表达量较少，表明 MG7-Ag 在未分化癌组织中的分泌活性较差；在低分化的腺癌组织中，MG7-Ag 的分布形式主要是胞质型和胞膜型两种同时存在，同时在细胞核上也极有可能分布表达；在高分化的腺癌组织中，MG7-Ag 的分布形式主要是胞膜型、混合型。而在黏液腺癌组织中，MG7-Ag 的分泌活性会明显增加，在黏液较多的部位广泛分布，另外在细胞膜上也有一些分布，但是分布的均匀性不如黏液较多的部位。因此，对胃黏膜组织中的 MG7-Ag 进行检测，我们可以了解 MG7-Ag 在不同类型胃黏膜细胞中的分布特征，根据 MG7-Ag 的分布特征，我们可以进一步了解胃黏膜上皮细胞的各种生物学行为和特点，进而推测出胃黏膜发生的变化。对 MG7-Ag 表达及分布的检测，有利于临床上胃癌的诊断分型、治疗和预后等，这表明 MG7-Ag 可以作为一种潜在的胃癌标志物。

MG7-Ag 在检测胃黏膜相关病变中灵敏性及特异性方面也有研究。Zhang 等在山东省临朐县进行了一项基于人群的胃癌筛查，并评价胃癌相关抗原 MG7-Ag 在检测胃癌高危人群中的作用，纳入 2710 名 35～65 岁患者进行胃镜检查，并收集血清样品检测 MG7-Ag。结果显示 MG7-Ag 在浅表性胃炎、慢性萎缩性胃炎、肠上皮化生、不典型增生患者中的阳性比例为 3.00%～5.61%，MG7-Ag 检测胃癌的敏感性为 77.5%（31/40），特异性为 95.62%（2553/2670），准确率为 73.12%。这表明，MG7-Ag 是一种敏感和特异的血清生物标志物，在高危人群中可能具有胃癌筛查的潜力。

李琪毅等探究双重染色内镜及血清 MG7-Ag 检测对癌前病变、早期胃癌诊断的意义，该研究将 190 例癌前病变、早期胃癌可疑病变患者分为三组，分别进行靛胭脂-亚甲蓝双重染色内镜检查，血清 MG7-Ag 抗原含量检测，以及两种检测方式联合检查。结果显示三组的早期胃癌检出率分别为 69.23%、71.42%、93.33%，癌前病变检出率分别为 65.38%、60.00%、83.33%，MG7-Ag 检测对胃癌前病变、早期胃癌的诊断有重要作用。

吴瑾等对不同类型胃黏膜病理活检组织中 MG7-Ag 的表达和血清 MG7-Ag 含量进行检测，探究两者对胃癌前病变诊断的临床意义，该研究收集 125 例患者的胃黏膜病理活检组织标本及血清标本，检测胃黏膜病理组织标本中 MG7-Ag 的表达及血清标本中 MG7-Ag 的含量。结果显示，正常胃黏膜组织中 MG7-Ag 并没有表达，在胃癌组织中的表达率为 93.55%，并且在胃黏膜病变的各个阶段表达均不同，浅表性胃炎为 14.29%，糜烂性溃疡为 33.33%，萎缩性胃炎为 86.67%，异型增生为 81.82%，胃癌为 93.55%。随着病变程度的不断加深，胃黏膜组织中 MG7-Ag 的表达也逐渐上升，血清中 MG7-Ag 含量呈现逐渐增加的趋势，浅表性胃炎为（3.0±0.6）U/ml，糜烂性溃疡为（2.8±2.0）U/ml，萎缩性胃炎为（3.8±1.2）U/ml，异型增生为（3.9±1.7）U/ml，胃癌为（7.0±4.6）U/ml。表明 MG7-Ag 与胃黏膜细胞恶性程度呈正相关，并且血清中 MG7-Ag 含量与胃黏膜组织中 MG7-Ag 的表达有较好的相关性。

陈建婷等对不同类型胃黏膜活检组织血清 MG7-Ag 含量进行检测，结果显示：随着病变程度不断加深（胃黏膜浅表性胃炎→糜烂性溃疡→萎缩性胃炎伴肠上皮化生→胃癌），血清 MG7-Ag 含量也逐渐增加，血清 MG7-Ag 含量与胃癌分化程度呈负相关。表明 MG7-Ag 可以作为胃癌前病变及早期胃癌的血清学检测指标，有助于胃癌高危个体的筛查和诊断，提高胃癌早期诊断水平。

刘华一等采用血清 PG 与胃癌单克隆抗体（MG7-Ag）联合检测的方法对 102 例患者进行检测，结果表明：胃癌前病变组血清 MG7-Ag 水平明显比正常对照组和胃良性病变组要高。PG、MG7-Ag 联合检测胃癌前病变的敏感性为 92.3%，特异性为 90.0%。

上述研究表明：随着胃黏膜病变程度的不断加深，MG7-Ag 表达量会逐渐增加，早期胃癌＞不典型增生＞肠上皮化生＞胃黏膜萎缩，MG7-Ag 的以上特点表明其已经具备了潜在的肿瘤生物学行为，对血清 MG7-Ag 含量较高的患者跟踪随访，有助于提高胃癌前病变及早期胃癌的确诊率。

此外，血清 MG7 蛋白是一种中性的碳水化合蛋白，由肿瘤细胞本身所分泌，其表达具有明显的独立性，不受 Hp 感染的影响。虽然许多现代研究表明，Hp 感染在很大程度上能够促进胃黏膜进一步的癌变，但在已经产生癌变的胃黏膜组织中 MG7 的合成与分泌不会受 Hp 感染的影响，血清 MG7 蛋白的含量不会受到 Hp 感染的影响。此外，将血清 MG7-Ag 与现代研究中的肿瘤标志物（如 AFP、CA-199、CEA 及 AFU 等）进行对比，发现 MG7-Ag 和目前应用的肿瘤标志物不会产生交叉的情况，所以 MG7-Ag 与其他肿瘤标志物之间不会相互影响。MG7-Ag 表达的独立性表明其在胃癌前病变及早期胃癌中具有相对稳定性及特异性，是一种潜在的胃癌前病变的标志物。

三、病 理 诊 断

内镜下活检病理诊断是胃癌前病变诊断的金标准。慢性胃炎的病理活检结果显示黏膜固有腺体萎缩或肠上皮化生，即可诊断为慢性萎缩性胃炎（CAG），在确定黏膜萎缩的基础上还需要对胃黏膜多处活检进一步评估黏膜萎缩的范围和程度。临床医师可根据内镜下黏膜表现同时结合病理组织活检的检查结果确认胃黏膜萎缩的范围和程度，还能够判别肠上皮化生及不典型增生的程度。

（一）病理活检要点

病理组织活检对胃癌前病变的诊断十分重要，活检的数量、位置应根据病变的程度决定。一般情况下建议取 2～3 块黏膜组织进行病理诊断，一般是在胃体、胃角、胃窦分别取材，除此之外可疑病灶处也要单独取材活检。另外通过色素内镜、放大内镜、共聚焦显微内镜等帮助检查医生更清晰地判别病变位置及范围，对取材活检有较好的辅助作用。

目前对于胃镜下病理活检取材数量仍存在较大争议，取材标准的混乱对我国内镜活检的规范及病理资料库的构建有不利影响，现如今最为公认的病理活检取材方法为新悉尼系统要求的 5 点取材。①胃窦 2 块：距离幽门 2～3cm 处的胃小弯和胃大弯各取 1 块；②胃体 2 块：距离胃角 4cm 处的胃小弯和距离贲门 8cm 处的胃大弯各取 1 块；③胃角取材 1 块。如果胃镜下观察有特殊病变的位置应该单独取材。

活检取材的标本应当足够大，要深入到黏膜肌层，如果取材的标本过浅，就无法判断是否有萎缩。取材于不同部位的标本应该分开存放并标清位置。

此外，临床及实验室检查等资料也十分重要，可以辅助病理诊断医师的诊断，如胃体黏膜有严重的 Hp 感染也可表现出明显的炎性反应、萎缩。因而内镜检查医师应向病理科提供活检标本的内镜所见、取材的部位和患者的简要病史等信息，加强临床科室与病理检查科室之间的联系，有助于病理的诊断。

慢性胃炎病理诊断中组织学变化分为 5 种，每一种变化分 4 级，5 种组织学变化分别为 Hp 感染、炎症、活动性、萎缩、肠化或异型增生，4 级分别为无、轻度、中度、重度（0、+、++、+++）。诊断标准采用 CAG 的病理诊断标准，同时结合新悉尼系统的直观模拟评级法。

胃炎是指由各种病因所导致的胃黏膜产生的炎性病变。按照其发病可分为急性胃炎和慢性胃炎两种。急性胃炎在临床上的发病比较迅速，多以中性粒细胞浸润为主，胃黏膜多充血、糜烂等；慢性胃炎发病较为缓慢，病理上多表现为浆细胞、淋巴细胞浸润等。胃炎的"活动性"定义为当胃黏膜出现淋巴细胞、浆细胞浸润的同时，又产生中性粒细胞浸润，称为慢性"活动性"胃炎或慢性胃炎伴活动。胃黏膜萎缩定义为胃黏膜的固有腺体减少，根据这一特征可以将胃炎分为非萎缩性胃炎、萎缩性胃炎。按照病变部位分为胃窦胃炎、胃体胃炎和全胃炎。

（二）病理诊断标准

1. Hp

观察胃黏膜表面上皮、黏液层、腺管上皮和小凹上皮表面的 Hp。按程度可以分为以下 4 种情况。①无：特殊染色片上未见 Hp 感染；②轻度：偶尔可见或者只在小于标本全长 1/3 内有少量 Hp；③中度：Hp 分布已经超过标本全长的 1/3～2/3 或者连续性、薄而稀疏地存在于上皮表面；④重度：Hp 成堆存在，基本分布于标本全长。但是 Hp 通常无法定植于肠上皮化生的黏膜表面，因而必须在非肠上皮化生的胃黏膜处寻找 Hp。在某些情况下标本的炎症特征明显，但是经苏木精-伊红（HE）染色后切片却未发现 Hp，这时对切片要做特殊染色，仔细寻找 Hp，常用的是 Giemsa 染色，操作比较简便，也可使用病理室惯用的其他类型的染色方法，如果条件允许，可以进行免疫组化检测。胃肠黏膜存在淋巴细胞、树突细胞、组织细胞、浆细胞等生理性免疫细胞，是人体免疫系统的重要组成部分，在切片的常规 HE 染色中单从形态上很难区分这些免疫细胞与慢性炎症细胞，因而病理医师建议如果内镜检查无明显异常，更换高倍镜后如果平均每个腺管有 1 个单核细胞浸润，可以不将其作为"病理性"胃黏膜。

2. 活动性

胃黏膜出现淋巴细胞、浆细胞浸润等慢性炎症改变的同时，又出现中性粒细胞的浸润。按其轻重程度可以分为4类。①无：标本未发现中性粒细胞的浸润。②轻度：在黏膜固有层可以发现少数的中性粒细胞浸润。③中度：黏膜层可发现较多中性粒细胞，另外在小凹上皮细胞、表面上皮细胞或腺管上皮内可发现中性粒细胞的浸润。④重度：中性粒细胞比较密集，或在中度活动度的基础上还可见胃小凹脓肿。

3. 慢性炎症

按照黏膜层慢性炎症细胞的密集程度、浸润深度分为4级，通常以慢性炎症细胞的密集程度为主要评判标准。①正常：每高倍视野中的单个核细胞不超过5个，如果单个核细胞的个数略超过正常但是内镜下观察无明显异常的，病理结果可以诊断为基本正常。②轻度：慢性炎症细胞只局限于黏膜的浅层不超过黏膜层的1/3，并且数量较少。③中度：慢性炎症细胞比较密集，但是不超过黏膜层的2/3。④重度：慢性炎症细胞占据黏膜全层且比较密集。值得注意的是，在计算慢性炎性细胞的密集程度时要避开淋巴滤泡及其周围的小淋巴细胞区。

4. 萎缩

萎缩指的是胃黏膜固有腺体减少，一般分为两类。①化生性萎缩：胃黏膜固有腺体被肠上皮化生或假幽门化生腺体替代。②非化生性萎缩：胃黏膜固有腺体被纤维、纤维肌性组织取代，或是由炎症细胞浸润而引起的胃黏膜固有腺体数量的减少。萎缩程度以胃黏膜固有腺体减少各1/3来计算。①轻度：胃黏膜固有腺体减少数量不超过原有腺体的1/3。②中度：胃黏膜固有腺体的减少数量占原有腺体的1/3~2/3。③重度：胃黏膜固有腺体减少数量超过原有腺体的2/3，腺体保留极少数，甚至完全消失。局限于胃小凹区域的肠上皮化生不能计入黏膜萎缩。黏膜层出现淋巴滤泡的区域不用于评估萎缩程度，应根据淋巴滤泡周围区域的腺体情况来评估。凡是能引起黏膜损伤病理过程的致病因素都可造成黏膜固有腺体数量的减少，如对取自溃疡边缘的标本进行活检，也会发现腺体减少，但这种情况下的腺体减少不一定代表萎缩性胃炎。如果活检的时候取材过浅未达至黏膜肌层，可根据黏膜层腺体的大小、密度、间质反应情况推测胃黏膜是否发生萎缩，同时病理报告中要添加取材过浅的备注，提醒临床医师该病理结果仅供参考。

5. 肠上皮化生

肠上皮化生分为轻度、中度和重度。①轻度：肠上皮化生区占腺体和表面上皮总面积的1/3以下。②中度：肠上皮化生区占腺体和表面上皮总面积的1/3~2/3。③重度：肠上皮化生区占腺体和表面上皮总面积的2/3以上。

肠上皮化生的范围和亚型对预测胃癌发生危险性均有一定的价值，AB-PAS和HID-AB黏液染色可以辅助区分肠上皮化生的亚型，免疫组织化学法检测CD10、MUC2可以辅助诊断不明显的肠上皮化生。研究显示肠上皮化生的范围越广，胃癌发生的危险性就越高，因而应该重视肠上皮化生的范围。Meta分析提示肠上皮化生的分型对预测胃癌的发生有积极的意义，不完全型/大肠型肠上皮化生与胃癌的发生更有显著的相关性。但从病理检测的实际情况来看，慢性胃炎的肠上皮化生以混合型多见，不完全型/大肠型肠上皮化生的检出与活检数量密切相关，即存在取样误差的问题。AB-PAS 染色对不明显肠上皮化生的诊断很有帮助。

6. 其他组织学特征

不需要分级的组织学变化分为非特异性和特异性两类。前者包括淋巴滤泡、小凹上皮增生、胰腺化生和假幽门腺化生等，后者包括肉芽肿、密集的嗜酸性粒细胞浸润、明显上皮内淋巴细胞浸润和特异性病原体等。

假幽门腺化生是胃底腺萎缩的指标，判断时要核实取材部位，胃角部活检见到黏液分泌腺不宜诊断为假幽门腺化生。病理诊断应包括部位分布特征和组织学变化程度，有病因可循的要报告病因。萎缩性胃炎的诊断标准：只要慢性胃炎的病理活检显示固有腺体萎缩即可诊断为慢性萎缩性胃炎，而不需考虑活检标本出现萎缩的标本块数和萎缩程度。临床医师可根据病理结果并结合内镜所见，最后做出萎缩范围和程度的判断。

（三）分类及诊断

1. 名词及含义

（1）异型增生（dysplasia）：胃黏膜上皮出现明显的细胞和（或）结构的异常，该异常呈现肿瘤生长的性质，但不浸润固有膜。

（2）不典型性（atypia）：是指胃黏膜上皮呈现出反应性的增生，该反应性增生多是由炎性病变等所导致，组织学方面胃黏膜表现出细胞和结构的异常，但不会呈现肿瘤的性质。诊断中可以使用"不典型增生"来表达，但容易与肿瘤病变造成混淆，因而并不建议诊断医师在病理报告中使用"不典型增生"一类的词语，而应该使用描述性的词语，如"反应性不典型性""不典型性改变"等。

（3）上皮内肿瘤（intraepithelial neoplasm）：是指胃黏膜在细胞学、组织学方面发生了改变，这些改变能够反映胃黏膜一些潜在的分子学异常，这些异常可以进一步发展为浸润性癌。胃黏膜上皮内肿瘤在细胞、结构方面具有显著的异常，并具有比较明显的肿瘤性增生性的特征，但还没有证据表明其具有侵袭性生长的特点。胃黏膜的上皮内肿瘤具有与"异型增生"相近的含义，因而在病理诊断中推荐诊断医师使用"上皮内肿瘤"的诊断用语。

2. 在胃黏膜活检病理报告中采用 5 级分类系统

在胃黏膜的病理活检报告中推荐病理诊断医师采用 5 级分类系统，在显微镜下描述病理特点之后再进一步分类，以便于临床医师参考及进一步诊治。5 级分类系统是基于维也纳分类/2010 年版 WHO 胃肿瘤组织学分类的一种分类系统，该分类方法简便易行，有较强的可重复性，并且将东西方国家的诊断经验综合在一起，便于临床医师与病理医师的沟通，在胃癌前病变的诊断及处理方面有很大的帮助。

如果出现下列情况则不能用于诊断：一是无法分类，活检标本不能满足活检组织诊断；二是活检标本中没有黏膜上皮成分（即取材时活检没有发现或因脱水等原因导致上皮组织丢失），即使取材时活检发现黏膜上皮组织，但因为热凝固、组织明显挤压等原因导致标本不能进行病理诊断。具体分类如下。

（1）无上皮内肿瘤：即病理组织表现正常或者存在非肿瘤性的病变，包括正常组织、炎性黏膜、增生性黏膜、化生性黏膜等情况。当病理组织表现出溃疡、糜烂、增生性息肉等反应性改变或者再生性改变时，如果能判断该病变为非肿瘤性的改变，也可以将该病变归入该组中。

（2）不确定的上皮内肿瘤：即比较难以判断该病变是肿瘤性病变（腺瘤或癌）还是非肿瘤性的病变。对此种病变进行诊断时要及时告知临床医师不能确定该种病变类型的理由。诊断困难的理由一般有以下 3 种：①病理组织中可发现形态异常的细胞，但组织取材的量较少，单从细胞异型性上很难判断该种病变属于肿瘤性异型性还是仅仅是反应性所导致的形态改变（如果需要进一步确定性的诊断，应该重新对病变部位进行活检）。②病理组织中可发现形态异常的细胞，但黏膜也出现比较明显的糜烂和炎性改变，难以判断该异常是肿瘤性的病变还是非肿瘤性的病变（如需进一步确诊临床上应需消炎治疗后再重新活检，并要及时随访、观察）。③病理组织中可发现形态异常的细胞，但病理组织也出现明显的挤压以及损伤，难以判断该异常是肿瘤性病变还是因挤压损伤所引起（如需进一步确诊，应重新进行活检）。当出现以上不确定病变时，病理医师首先应当对标本进行深切或连续切片，重复检验，必要时可以采取免疫组织化学法检测 Ki-67、P53 等进行辅助诊断，但是免疫组织化学染色的结果仅有参考价值，最终的诊断还是应当依据 HE 切片染色结果。如果对病变组织重复活检后仍旧无法判断该病变的性质，必要时可行病理专科会诊。

（3）低级别上皮内肿瘤：属于肿瘤性病变，但只有较低的概率进一步发展成为癌，临床上可以随诊或者局部切除。该病变的组织形态学特征与周围组织有明显区别。主要表现为胃黏膜腺体拥挤、密集，多数腺体呈现圆形、椭圆形，极少呈现比较复杂的分支、乳头状的结构。细胞核多呈杆状，且排列比较拥挤，有明显的深染，但没有明显的核仁，呈现单层或假复层，位于腺管的近基底部，仍旧保持着细胞核的极向。细胞核的分裂象可以增多，但并不呈现病理性的核分裂象。

（4）高级别上皮内肿瘤：属于肿瘤性的病变，在形态学方面与上皮内的癌极为相似，一般难以将两者区分开来，此种病变具有很高的风险会发生浸润及转移，临床上应当进行局部或手术切除。该病变的形态学变化与周围的组织截然不同。具体表现为胃黏膜腺体的结构比较混乱，除密集、拥挤之外，结构上通常会呈现比较复杂的分支状、乳头状，腺体之间的大小差距比较显著。细胞核具有明显的多形性，一般近圆形且不规则，常呈现深染，细胞核与细胞质之比明显增大，核仁较明显。腺体的排列多呈现单层或多层，且细胞核的极向消失，方向比较混乱。镜下容易见到病理性的核分裂象。如果镜下发现不确定的浸润时，可以将该病变归入"高级别上皮内肿瘤，可疑浸润"。

（5）癌：当镜下出现浸润时，诊断为癌。当浸润发展到黏膜的固有膜及黏膜肌层时，一般诊断为"黏膜内浸润性癌或者黏膜内癌"。关于早期浸润的组织学表现，现在仍存较大的争议。当间质中出现单个或小团状的肿瘤细胞，并且不呈现腺管样的结构时，可判断为浸润。此外，浸润的形态学表现呈现多种多样，如广泛的筛状，广泛复杂且又有许多分支的腺管样结构，腺体互相融合而呈现迷路状等。有时镜下观察会呈现腺腔内坏死的特征，虽不能凭借此特征诊断为浸润，但是这也是提示含有浸润的一项很重要的指标。

当镜下观察明确出现黏膜下层浸润时，可诊断为黏膜下浸润癌。诊断为黏膜下层浸润癌的证据不只是在标本中明确见到癌细胞浸润黏膜下层，如果癌组织周围呈现比较明显的促间质纤维结缔组织增生反应也可以据此判断为黏膜下层浸润癌。在黏膜下层浸润癌的病理诊断报告中应当明确报告其组织学类型，如果存在两种肿瘤的组织学类型，应按照从多到少的顺序在报告中写明该组织类型。同时报告中应当指出是否存在脉管瘤栓。如果病理诊断已经明确为癌，可对该病例的组织标本进行 HER2 免疫组织化学染色或荧光原位杂交检测，这两种检测的结果可以为患者的靶向治疗及预后提供依据。另外还需注意的是"上皮内肿瘤"与"异型增生"这两种体系的诊断标准并不完全相同，因而在诊断中不要将"低、高级别上皮内肿瘤"与"轻、中、重度异型增生"直接对应。"中度异型增生"通常混杂有不同性质的病变，因此"上皮内肿瘤"与"异型增生"两种体系并不能直接对应。推荐病理诊断医师在诊断中按照相应诊断标准，采用低、高级别上皮内肿瘤的分类体系进行诊断。

针对胃黏膜病理活检标本的特点，规范地获取和处理标本，采用悉尼胃炎分类标准及肿瘤性病变的 5 级分类标准，有利于提升不同的病理医师对胃黏膜病理诊断的准确性和可重复性，进而为临床治疗提供规范化、一致性的病理诊断依据。

第二节　治　　疗

一、治　疗　原　则

胃癌前病变的治疗目标是去除病因，改善胃黏膜的组织学特征，延缓或阻滞病变的进一步发展，降低其癌变风险，同时缓解患者的临床症状。在治疗过程中应尽可能地针对病因，并且遵循个体化原则。

二、治　疗　方　法

（一）一般治疗

胃癌前病变时常伴有消化不良的症状，该症状与功能性消化不良大致相同，临床上的处理方法也大体一致。

胃癌前病变常伴有慢性萎缩性胃炎，萎缩性胃炎与非萎缩性胃炎治疗并不一样。在非萎缩性胃炎中如果无明显症状，*Hp* 阴性，一般情况下并不需要特殊的治疗；但在慢性萎缩性胃炎中就应当积极地进行治疗，特别是比较严重的慢性萎缩性胃炎伴有肠上皮化生或不典型增生（异型增生或者上皮内瘤变），应该注意预防其进一步恶变。

消化系统疾病与饮食及生活方式息息相关，因而合理地调整饮食和生活方式有助于改善患者的症状。虽然还没有明确的证据表明某些饮食的摄入与胃癌前病变症状的发生存在显著的因果关系，并且对于饮食能够干预胃癌前病变的治疗效果仍缺乏大型的临床研究，但毫无疑问饮食习惯的改变及生活方式的调整是胃癌前病变治疗十分重要的一部分。临床医师在诊疗过程中也经常建议患者尽量避免长期大量服用损伤胃黏膜药物（如 NSAID），并注意改善日常饮食、生活习惯（如避免过多地饮用咖啡、酗酒、长期大量地吸烟）。

在日本 4 个公共卫生中心地区进行了一项基于人群的前瞻性研究，调查了蔬菜、水果摄入与胃癌风险之间的关系。每周摄入新鲜蔬菜、水果 1 天以上的人群其发生胃癌的相对危险度要低于每周摄入新鲜蔬菜、水果少于 1 天的人群，其中每周摄入黄色蔬菜少于 1 天的人群胃癌相对危险度为 0.64，每周摄入白色蔬菜少于 1 天的人群胃癌相对危险度为 0.48，每周摄入水果少于 1 天的人群胃癌相对危险度为 0.7。这项前瞻性研究表明，蔬菜、水果的摄入，即使是低剂量的，也与胃癌的低风险有关。新鲜蔬菜、水果中含有维生素 C、叶酸、β-胡萝卜素等，这些成分可能会降低胃癌发生的危险度。

另外，维生素 C、微量元素硒和其他一些具有生物活性的维生素等具有能够降低胃癌发生危险度的功能。Lee 等认为维生素 C 的化学预防作用可能与抑制肿瘤的进展及阻止肿瘤的发生有关。Kim 等对 295 例经组织学证实的胃癌患者和年龄、性别相近的对照者进行了一项基于医院的病例对照研究，以评估饮食维生素 C 摄入对 Hp 感染与胃癌之间关系的影响。在低维生素 C 摄入组 Hp 阳性是胃癌的一个重要危险因素，而在高维生素 C 摄入组则不是。可见，维生素 C 的摄入可以改变 Hp 与胃癌的关系。Van 等认为蔬菜、水果的摄入似乎在预防胃肠道癌症方面起到了适度的作用。相比之下，饮酒和超重对胃肠道癌风险的作用变得更加明确。超重和肥胖是食管腺癌、胃贲门癌和结直肠癌的重要危险因素，饮酒是食管鳞癌、胃癌和结直肠癌的危险因素，而微量元素硒的摄入可能与食管癌和胃癌的发生呈负相关。

因此，胃癌前病变的患者应该注意规律饮食，并且多摄入新鲜蔬菜、水果等，注意摄入优质的蛋白质，饮食宜清淡、低盐、少食油炸、腌制、熏烤等食物。医生与患者之间应该注意建立良好的医患关系，医生应当对患者进行科普宣教，引导患者保持乐观积极向上的心态，正确认识胃癌前病变及其癌变的风险，提高患者依从性。

（二）炎症治疗

2017 年我国《第五次全国幽门螺杆菌感染处理共识报告》指出，如果患者呈现 Hp 阳性，根除治疗 Hp 仍然是 CAG、肠上皮化生等胃癌前病变最基本的治疗方法。

胃炎伴有 Hp 阳性不管是否存在明显的症状和（或）并发症，都属于一种感染性的疾病，并且应该进行 Hp 的根除治疗，除非有抗衡的因素存在（抗衡因素有多种，例如患者伴存某些其他疾病、社区的再感染率比较高等）。

慢性胃炎伴有 Hp 阳性的治疗应该采用我国《第五次全国幽门螺杆菌感染处理共识报告》推荐的铋剂四联 Hp 根除方案，即 2 种抗菌药物+铋剂+质子泵抑制剂（PPI），疗程为 10 天或 14 天。

Hp 根除治疗后，所有患者均应该在不少于 4 周后进行 Hp 复检，检测根除治疗的效果；最佳的检测方法仍旧是非侵入性的尿素呼气试验（^{13}C/^{14}C）。

多项 Meta 分析显示，根除 Hp 能够逆转胃黏膜的萎缩，但是却不能逆转肠上皮化生，不过在一定程度上能够延缓肠上皮化生的进展。Devries 等认为患有广泛性胃黏膜肠上皮化生的患者患胃癌的风险明显增加。他们进行了一项前瞻性多中心的研究，用以评估根除 Hp 对胃黏膜萎缩以及肠上皮化生的作用。结果显示经过 Hp 的根除治疗后，部分患者萎缩的胃黏膜在 1～2 年后会逐渐发生逆转，且萎缩程度越轻，逆转的概率就越高；胃体黏膜萎缩的改善要优于胃窦黏膜，但 Hp 的根除治疗对于胃黏膜肠上皮化生并无显著的改善效果。Lu 等探讨根除 Hp 对萎缩性胃炎和肠上皮化生的影响，该研究纳入了 259 例萎缩性胃窦炎的患者，选择其中 154 例患者进行 Hp 根除治疗，其余 105 例患者作为对照组未进行治疗。在为期 3 年的随访研究开始和结束时对患者都进行了胃镜检查和病理组织活检。结果表明根除 Hp 组慢性胃炎、活动性胃炎及萎缩程度都明显降低。根除 Hp 组的肠上皮化生与治疗前相比较没有减轻，但未根除 Hp 组肠上皮化生的进展比例明显高于根除 Hp 组，表明 Hp 根除治疗可以改善胃黏膜的炎症、萎缩，能阻止肠上皮化生的进一步发展。Correa 等对经组织学诊断证实胃黏膜萎缩、肠上皮化生的患者进行一项随机、对照的化学预防试验。受试者被分配接受抗 Hp 三联疗法和/或饮食补充叶酸、β-胡萝卜素或其相应的安慰剂。比较基线时和随访 6 年、12 年时的胃活检标本。采用多因素 logistic 回归模型分析胃黏膜萎缩和肠上皮化生的进展和回归情况，以评估治疗效果。结果显示：治疗 Hp 感染可显著提高胃癌前病变的回归率，随访 6 年，发现部分受试患者的肠上皮化生可以发生逆转；随访 12 年，受试患者的胃黏膜萎缩与肠上皮化生得到进一步好转。可见有效的抗 Hp 治疗和添加抗氧化剂微量营养素的饮食可能会减缓或逆转胃黏膜萎缩的进展，干扰癌前过程，增加癌前病变的消退率，可能是预防胃癌的有效策略。但是根除 Hp 降低胃癌风险的程度取决于根除 Hp 时胃黏膜是否存在萎缩，以及黏膜萎缩的严重程度、范围。

Wong 等探究治疗 Hp 感染是否能降低胃癌的发病率。研究纳入我国福建省 1630 名健康 Hp 感染携带者进行前瞻性、随机、安慰剂对照、基于人群的一级预防研究，随访 7.5 年，共有 988 名参与者在研究开始时没有出现胃癌前病变（胃黏膜萎缩、肠上皮化生或异型增生）。患者被随机分配接受根除 Hp 治疗或安慰剂治疗，观察随访期间根除 Hp 组和安慰剂组的胃癌发病率，以及有或没有癌前病变的患者胃癌的发病率。在已经发生癌前病变的患者中根除 Hp 组与安慰剂组胃癌新发人数分别为 7 例与 11 例，两组之间并没有显著差异；在没有癌前病变的患者中，根除 Hp 治疗后没有患者出现胃癌，而安慰剂组则有 6 例，两组之间有显著差异。这表明根除 Hp 治疗可明显降低没有胃癌前病变的 Hp 感染者胃癌的发生风险，但不能降低已有胃癌前病变的 Hp 感染者发生胃癌的风险。

目前已有研究表明补充叶酸、β-胡萝卜素、维生素 C、非甾体抗炎药物等可在一定程度上预防 CAG 进展为胃癌，但该预防方法仍存有争议。研究证实如果胃癌前病变患者体内叶酸水平较低，那么适量补充叶酸可在一定程度上改善 CAG 的病理组织状态，进而降低胃癌发生的风险，维生素 C 与 β-胡萝卜素都属于抗氧化剂，有研究认为使用抗氧化剂可以降低胃癌发生的风险。但仍有许多项研究对使用抗氧化剂可以预防胃癌持怀疑态度。

Plumme 等对 1980 名受试者进行了一项随机、双盲化学预防试验，以确定饮食中补充维生素 C、维生素 E 和 β-胡萝卜素对胃癌前病变进展和消退的影响。受试者被随机分配接受维生素 C（750mg/d）、维生素 E（600mg/d）和 β-胡萝卜素（18mg/d）或安慰剂联合治疗 3 年。通过组织学诊断来确定胃黏膜的变化并比较每名受试者的第一次和最后一次胃镜检查及病理结果，结果显示安慰剂组总进展率为 74.3%，维生素组的总进展率为 67.8%，两组之间并没有明显差异。表明在胃癌高风险人群中，补充抗氧化微量营养素并不是有效的胃癌控制工具。本试验的结果与以前关于营养补充对胃癌前病变缺乏作用的研究结果一致。

You 等进行了一项随机试验测试 Hp 治疗和长期维生素或大蒜补充剂在降低胃癌前病变发生率方面的作用。收集山东省临朐县 3365 名符合条件的受试者，并将所有受试者随机分配为 4 组，前 3 组分别采用 3 种干预治疗：阿莫西林和奥美拉唑，2 周（Hp 治疗）；维生素 C、维生素 E 和硒，7.3 年（维生素补充剂）；陈年大蒜提取物和蒸汽蒸馏大蒜油，7.3 年（大蒜补充剂）；最后一组采用安慰剂治疗。在随访的第 4 年和第 8 年对患者进行内镜检查并取病理活检，通过活检部位的组织病理学检查来确定胃癌前病变的发生率。结果显示 Hp 治疗导致严重慢性萎缩性胃炎、肠上皮化生、发育不良或胃癌的综合发病率在统计学上显著降低，但不能降低异型增生或胃癌的联合发病率。然而，接受 Hp 治疗的受试者比接受安慰剂治疗的受试者胃癌发病率更低，大蒜或维生素补充剂则没有显著的效果。Hp 治疗可以降低胃癌前病变的发生率，并可能降低胃癌的发病率，但需要进一步的数据来证明后一点。长期补充维生素或大蒜对胃癌前病变的发生率或胃癌发病率没有有益影响。

有研究表明在 CAG 中根除 Hp 后，采用非甾体抗炎药物可以一定程度上预防胃癌的发生，但多项研究的结果并不一致，甚至有的结论相互矛盾，是否有效还需进一步进行临床研究。

Zhang 等评价选择性 COX-2 抑制剂塞来昔布能否降低 Hp 根除后胃癌前病变的严重程度。选择 60 例根除 Hp 的胃癌前病变患者随机接受塞来昔布（n=30）或安慰剂（n=30）治疗 3 个月，通过免疫染色和前列腺素 E_2 测定 COX-2 的表达和活性，Ki-67 免疫染色测定细胞增殖，TUNEL 染色测定细胞凋亡，通过 CD31 染色测定微血管密度（MVD）检测血管生成。与慢性胃炎相比，胃癌前病变（萎缩、肠上皮化生和发育不良）中 COX-2 蛋白表达显著增加，并伴随着细胞增殖和血管生成的增加。与安慰剂组相比，接受塞来昔布治疗的患者癌前病变明显改善（$P<0.001$）。与安慰剂组相比，塞来昔布组患者的胃组织中 COX-2 蛋白表达和 COX-2 活性始终较低。此外，塞来昔布还可以抑制细胞增殖，诱导细胞凋亡，并通过降低 MVD 抑制血管生成。然而，所有这些作用在安慰剂治疗的受试者中均未出现。此外，COX-2 抑制导致 PPARγ 表达上调，PPARγ 是一种具有抗肿瘤作用的保护分子。这表明根除 Hp 后，塞来昔布通过抑制 COX-2 活性、诱导凋亡、抑制细胞增殖和血管生成改善胃癌前病变。

Yang 等探究塞来昔布的慢性使用者是否具有较少的 Hp 相关的肠上皮化生，或者这些使用者的肠上皮化生是否在根除 Hp 后容易消失。他们招募了 150 名塞来昔布慢性使用者和 216 名塞来昔布非使用者，对这些受试者进行内镜检查以检测 Hp 感染及其相关的肠上皮化生，并通过平均肠上皮化生评分进行为期 12 个月的随访，以调查肠上皮化生的回归情况。结果显示塞来昔布慢性使用者与非使用者 Hp 相关肠上皮化生的发生率并无显著差异。在随访的第 12 个月，塞来昔布慢性使用者的平均肠上皮化生的评分较低，肠上皮化生的回归率较高。表明塞来昔布慢性使用者在减少肠上皮化生方面的作用仍然有限，但仍有望帮助根除 *Hp*，以控制肠肠道化生和癌症风险。

Yanaoka 等探讨选择性 COX-2 抑制剂依托度酸对早期胃癌内镜切除术后异时癌症发生的预防作用。在 267 例接受内镜下切除的早期胃癌患者中，根据内镜检查结果、血清 PG 试验阳性和 *Hp* 抗体阴性的条件，选择了 47 例广泛肠上皮化生的胃炎患者。26 例患者接受依托度酸治疗（300mg/d），其余 21 例患者未接受治疗。每 6～12 个月对患者进行一次内镜检查，随访时间长达 5 年。结果显示，未治疗组共发生 5 例胃癌，依托度酸组仅发生 1 例胃癌，两组相比有显著差异，表明长期使用依托度酸治疗可以有效减少异时性胃炎患者异时性癌症的发展。

Leung 等发现胃癌前病变肠上皮化生经常高水平表达 COX-2。为此进行了一项双盲、随机、安慰剂对照试验测试长期使用特定的 COX-2 抑制剂是否能缓解胃内感染。确诊为肠上皮化生并已经清除 *Hp* 的患者随机接受罗非昔布（25mg/d）或安慰剂进行治疗。在基线检查时、随访第一年年底和随访第二年年底进行内镜检查，并分别从胃窦和胃体进行了多次病理活检。结果显示，罗非昔布组与安慰剂组的患者肠上皮化生回归的比例无显著差异，两组肠上皮化生的严重程度也无显著性差异。该项研究并不能证明使用罗非昔布治疗会导致肠上皮化生的逆转。

以上这些研究结果表明，通过非甾体抗炎药物控制 COX-2 的表达，进一步抑制胃癌前病变的发生、发展仍存有比较大的争议。

（三）对症治疗

1. 胃癌前病变伴有胆汁反流

胆汁反流是导致慢性胃炎的一个十分重要的病因。究其原因是幽门括约肌功能不全，导致胆汁由十二指肠反流入胃，胆汁能够对胃黏膜的屏障功能进行削弱或破坏，使胃黏膜直接与消化液接触，受到消化液的腐蚀，产生炎性反应，进一步会出现糜烂、出血、上皮化生等病变。常用的解决办法是使用促动力药或具有结合胆酸作用的胃黏膜保护剂。促动力药可以增强胃肠动力，促进胆汁进入肠道，防止或减少胆汁向胃内的反流，避免胆汁对胃黏膜的作用，如多潘立酮、莫沙必利、盐酸伊托必利等。有结合胆酸作用的胃黏膜保护剂（如铝碳酸镁）可以中和胃酸，增强胃黏膜屏障，吸附、结合胃蛋白酶，结合胆汁酸，减轻或消除胆汁反流所导致的胃黏膜损伤。

Miederer 等研究了水滑石的体外酸中和以及与胆汁酸的结合能力，结果显示铝碳酸镁具有良好的酸中和能力，表现为起效快、作用时间长、缓冲能力强，1000mg 的铝碳酸镁能够将 pH 保持在 3 以上 76.9 分钟。胆汁酸结合能力试验表明，铝碳酸镁对牛磺酸（一种与细胞和黏膜毒性相关的亲脂性胆汁酸）具有较高的结合能力。因而得出结论：铝碳酸镁起效快，缓冲能力强，作用时间长，且能够结合细胞毒性胆汁酸，这些药物化学性质使铝碳酸镁成为最合适的抗酸剂。

Chen 等也从临床方面验证了铝碳酸镁对胆囊切除术后的胆汁反流性胃炎患者的治疗

作用。结果显示铝碳酸镁能够显著减轻患者腹痛、腹胀、胃灼热、口苦及胆汁回流等消化不良症状，反流次数和持续时间超过 5 分钟的反流次数显著降低，总胆红素吸收时间减少，表明铝碳酸镁是治疗胆囊切除术后胆汁反流性胃炎的一种有效的方法。有条件时，可酌情短期应用熊去氧胆酸制剂。熊去氧胆酸是一种内源性的胆汁酸，可以由肝脏合成，口服熊去氧胆酸能有效抑制肝细胞中胆酸的合成，而且熊去氧胆酸具有亲水性并且无细胞毒性，可以降低毒性胆酸（石胆酸、脱氧胆酸等）的水平，降低反流的胆汁对胃黏膜的损伤。熊去氧胆酸还具有保护胃黏膜的作用，可以络合胃黏膜中的黏蛋白，进而形成一种对胃黏膜具有保护作用的膜，减轻胃酸、毒性胆酸等对胃黏膜的不良刺激。

Stefaniwsky 等发现在胃部手术后常发生与恶心和胆汁性呕吐相关的顽固性上腹部疼痛，究其原因是胆汁回流和内源性胆汁酸对残余胃的刺激作用。为了检验反流物质中胆汁酸成分的变化对症状和胃黏膜组织学的影响，他们收集 12 例有症状的反流性胃炎的患者，用安慰剂、熊去氧胆酸分别治疗 1 个月。治疗前，所有患者均有症状，表现为上腹部疼痛、恶心和胆汁性呕吐。胃黏膜呈红斑、易碎、胆汁染色，组织学显示慢性炎症。在服用安慰剂期间，症状没有明显变化。相反，使用熊去氧胆酸治疗后疼痛强度和频率显著降低，几乎可以消除恶心和呕吐。在胆汁酸治疗期间，熊去氧胆酸在胃胆汁中的比例上升到总胆汁酸的 50%，而胆酸和脱氧胆酸下降，鹅去氧胆酸保持不变。然而，熊去氧胆酸治疗 1 个月后，胃黏膜的宏观和微观外观没有改变。这些结果表明，增加反流胃胆汁中熊去氧胆酸的比例可以减少与胆汁反流相关的疼痛和症状频率。

赵振飞等采用 Meta 分析系统评价熊去氧胆酸在治疗胆汁反流性胃炎中的疗效，结果表明：使用熊去氧胆酸治疗后胆汁反流性食管炎患者在综合疗效、临床症状积分改变、临床症状缓解率、治愈率等方面都优于对照组，且两组的差异有统计学意义。在改善胃黏膜组织的炎症方面，熊去氧胆酸组优于对照组，表明熊去氧胆酸在治疗胆汁反流性胃炎上有一定疗效。

2. 服用 NSAID 等引起胃黏膜损伤的药物出现慢性胃炎症状者

NSAID、抗血小板药物等是临床上常见的引起胃黏膜损伤的药物。此类药物引起胃黏膜的损伤时，首先应根据患者使用此类药物的治疗目的评估患者能否停止继续使用该类药物，如果患者必须长期服用上述能引起胃黏膜损伤的药物，应检测 Hp 感染情况，如果 Hp 阳性要进行根除治疗，根据患者的病情、症状的严重程度选用质子泵抑制剂（PPI）、H_2 受体拮抗剂（H_2RA）、胃黏膜保护剂等。

多项病例对照研究以及随机对照试验显示，PPI 是预防和治疗 NSAID 相关消化道损伤的首选药物，优于 H_2 受体拮抗剂和胃黏膜保护剂。

Sugano 等探讨低剂量兰索拉唑（15mg 一日一次）对低剂量阿司匹林相关的胃或十二指肠溃疡的疗效。为此他们进行了一项前瞻性、多中心、双盲、随机、主动对照试验，这项研究收集了日本 461 名有胃或十二指肠溃疡病史并且需要长期的低剂量阿司匹林治疗心脑血管疾病的患者。这些患者随机接受兰索拉唑 15mg/d（$n=226$）或胃黏膜保护剂吉法酯 50mg/d（$n=235$）治疗 12 个月或更长时间，随后进行 6 个月的随访研究。从研究开始第 91、181 和 361 天统计胃或十二指肠溃疡的累积发生率，兰索拉唑组分别为 1.5%、2.1% 和 3.7%，而吉法酯组分别为 15.2%、24.0% 和 31.7%。兰索拉唑组发生溃疡的风险明显低于吉法酯组。可见兰索拉唑在降低有明确胃或十二指肠溃疡病史且需要长期低剂量阿司匹林治疗的患者胃或十二指肠溃疡的复发风险方面优于胃黏膜保护剂吉法酯。

Sugano 等评价艾司奥美拉唑对有消化性溃疡病史并接受低剂量阿司匹林（ASA）保护心血管的成年患者消化性溃疡的复发是否具有预防作用。为此进行了一项前瞻性、随机、双盲、安慰剂对照试验，将接受低剂量 ASA 保护心血管的合格患者随机分为 2 组，一组予以艾司奥美拉唑 20mg/d，另一组予以安慰剂。所有患者同时接受黏膜保护（吉法酯 100mg/d）。艾司奥美拉唑组与安慰剂组的溃疡复发时间有统计学意义的差异，并且使用艾司奥美拉唑治疗通常耐受性良好。每天 20mg 艾司奥美拉唑能有效降低有溃疡病史同时服用低剂量的 ASA 进行心血管保护的患者的消化性溃疡的复发率，且耐受性良好。

Lanas 等发现在停用一些 COX-2 选择性抑制剂后，传统的 NSAID 的使用有所增加，但是针对使用 NSAID 所引起的上消化道并发症并没有额外的预防策略。因此他们探讨了抗菌药物和硝酸盐类药物对非甾体抗炎药（如阿司匹林）、抗血小板药物和抗凝药物引起的上消化道出血性溃疡的影响。为此开展一项病例对照研究，收集 2777 例经内镜检查证实患有连续的上消化道出血性溃疡的患者与 5532 例对照组患者（2 : 1）。分别给予质子泵抑制剂（PPI）、H_2 受体拮抗剂（H2RA）、硝酸盐类药物，并报道上消化道出血性溃疡复发的相对风险。结果表明：PPI、H_2RA 和硝酸盐类药物对上消化道出血性溃疡的复发都具有抑制作用，PPI 的使用对于传统的 NSAIO（如低剂量阿司匹林）、氯吡格雷等所引起的上消化道出血性溃疡的抑制作用最大。

3. 有胃黏膜糜烂和（或）以上腹部疼痛和上腹部烧灼感等症状为主者

如果患者以上腹部饱胀感、恶心或呕吐等为主要症状，则可以选用促进胃肠动力的药物。如果具有腹胀、纳差等明显与进食相关的消化功能低下的症状，可以考虑使用消化酶制剂。

在胃黏膜糜烂（尤其是平坦糜烂）、上腹部疼痛、上腹部烧灼感等症状的发生中起重要作用的是胃酸及胃蛋白酶，因而在临床上采取抗酸或抑酸的治疗方法对胃黏膜糜烂的愈合和消除上腹部疼痛、烧灼感疗效较好。

（1）胃黏膜保护剂：可以改善胃黏膜屏障，促进胃黏膜糜烂愈合，常用的药物如吉法酯、硫糖铝、替普瑞酮、聚普瑞锌、铝碳酸镁制剂、依卡倍特、瑞巴派特等，但目前对于胃黏膜保护剂对上腹部疼痛、烧灼感等症状的改善作用仍存有很大的争议。

Du 等开展了一项多中心、开放、随机试验旨在比较吉法酯和硫糖铝对糜烂性胃炎伴消化不良症状的综合作用探究胃黏膜保护剂在有症状的慢性胃炎中的作用。共收治 253 例糜烂性胃炎伴消化不良的患者，随机分为接受吉法酯治疗组和接受硫糖铝治疗组，持续 6 周。6 周后通过电子内镜检测胃黏膜糜烂的情况。在内镜检测胃黏膜糜烂和消化不良症状缓解方面，吉法酯有效率分别为 72% 和 67%，高于硫糖铝（40.1% 和 39.3%）。在组织学改善方面，与接受硫糖铝治疗组相比，吉法酯对减轻黏膜慢性炎症（57.7% *vs.* 24.8%）和活动性炎症（36.4% *vs.* 23.1%）更有效。

Sakamoto 等认为慢性胃炎伴消化不良症状患者在 *Hp* 无法根除或不能根除其胃部病变时，治疗方案的选择仍存在争议。他们采用一项多中心、随机、双盲试验，比较胃黏膜保护剂替普瑞酮和 H_2 受体拮抗剂西咪替丁治疗具有消化不良症状的 *Hp* 感染患者胃黏膜糜烂和瘀点出血的疗效。128 例 *Hp* 阳性并具有胃炎伴黏膜糜烂和（或）瘀点出血的患者随机接受替普瑞酮或西咪替丁治疗 2 周。比较内镜检查结果、症状消失率和黏膜中性粒细胞浸润变化的改善率和治愈率。替普瑞酮组（*n*=50）的内镜改善率、内镜治愈率明显高于西咪替丁组，但两组的症状消失率差异并不显著。两组间胃黏膜的中性粒细胞浸润也无显著性差异。表明胃黏膜保护药物替普瑞酮治疗慢性胃炎相关糜烂和瘀点出血可能比 H_2 受体拮抗剂西咪替丁更有效。

Talley 等评价胃黏膜保护剂瑞巴派特治疗功能性消化不良的疗效和安全性。研究纳入 272 例功能性消化不良并具有持续中度上腹部疼痛症状的患者（99 例 *Hp* 阳性患者，173 例 *Hp* 阴性患者），在双盲设计中，将所有患者随机分为 3 组，分别接受 100mg 瑞巴派特、200mg 瑞巴派特及安慰剂的治疗，每天 3 次，持续 8 周。结果显示：所有治疗组的个体症状评分均较基线有显著改善。与安慰剂组相比，研究结束时两个瑞巴派特组的个体症状评分均无明显改善，表明在改善个体症状方面，瑞巴派特并不优于安慰剂。

抗酸剂在缓解症状方面虽然起效迅速，但是作用时间相对比较短暂，因而目前临床上比较常用的是抑酸作用强而作用时间又比较持久的 PPI 类药物，如奥美拉唑、艾司奥美拉唑、雷贝拉唑、兰索拉唑、泮托拉唑和艾普拉唑等，可根据病情或症状严重程度选用。

Veldhuyzen 等在安慰剂对照研究中，对奥美拉唑治疗 *Hp* 阴性者消化不良的作用进行探究。收集 *Hp* 阴性且消化不良症状至少为中等严重程度的患者。患者分为 4 组，随机接受奥美拉唑 20mg、每天 1 次，雷尼替丁 150mg、每天 2 次，西沙必利 20mg、每天 2 次或安慰剂治疗 4 周，随后再接受 5 个月的按需治疗，并在治疗 4 周后和 6 个月时进行评估。结果显示：4 周时，成功率分别为奥美拉唑 51%，雷尼替丁 36%，西沙必利 31% 和安慰剂 23%。奥美拉唑明显优于其他治疗。成本效益分析显示奥美拉唑和雷尼替丁之间的优越疗效和成本增加之间存在权衡，表明与雷尼替丁、西沙必利和安慰剂相比，奥美拉唑治疗 *Hp* 阴性消化不良患者的症状缓解效果更好。

Van 等评估艾司奥美拉唑缓解消化不良症状所造成的生活及工作的负担。收集未经检查并具有消化不良症状的患者（*n*=1250，6 个月内无内镜检查，10 年内≤2 次内镜检查），所有受试者在随机分组前接受了 1 周的艾司奥美拉唑酸抑制试验，随后分别进行 7 周的艾司奥美拉唑或安慰剂治疗。结果显示：8 周后，与安慰剂相比，艾司奥美拉唑组所有反流症状、工作效率和生活质量均有显著改善。消化不良对患者生活质量和工作效率有显著的影响。埃索美拉唑可改善患者的症状，并提高生活质量和工作效率。

Iwakiri 等通过一项多中心、双盲、随机、安慰剂对照试验，评估雷贝拉唑治疗功能性消化不良患者的疗效和剂量-反应关系。受试者被随机分为 4 组，分别使用雷贝拉唑 10mg、20mg、40mg 及安慰剂进行为期 8 周的双盲治疗，每天 1 次，评估患者症状改善情况。结果显示：雷贝拉唑 20mg 的症状缓解明显优于安慰剂组。安慰剂组和雷贝拉唑组在完全缓解 4 种主要消化不良症状方面没有显著差异，治疗期间不良事件发生率无统计学差异，表明雷贝拉唑 20mg 每天 1 次能显著缓解消化不良的症状。

　　Suzuki 等通过多中心、双盲、随机、安慰剂对照研究，检验兰索拉唑治疗功能性消化不良的疗效。共 54 名受试者被随机分为 2 组，分别给予兰索拉唑（15mg，每天 1 次）或安慰剂治疗，为期 4 周。评估受试者消化症状的缓解情况。结果显示：第 4 周时，兰索拉唑组的症状缓解率高于安慰剂组。与安慰剂组相比，兰索拉唑组的上腹部疼痛和胃灼热症状有显著改善，而兰索拉唑组与安慰剂组的餐后腹部饱胀感与早饱症状并无明显改善。表明兰索拉唑 15mg 可改善消化不良症状，尤其是与上腹部疼痛综合征相关的消化不良症状。

　　Ho 等通过双盲、平行、随机研究评估并比较了艾普拉唑与奥美拉唑治疗胃和十二指肠溃疡的疗效。收集经内镜确诊的 212 名胃溃疡患者和 306 名十二指肠溃疡患者，随机分为 3 组，分别给予奥美拉唑 20mg/d、艾普拉唑 5mg/d、艾普拉唑 10mg/d 治疗，为期 4 周。评估溃疡的愈合及症状的缓解。结果显示：奥美拉唑 20mg/d、艾普拉唑 5mg/d 和艾普拉唑 10mg/d 对胃溃疡的治愈率分别为 64.29%、67.14% 和 63.89%，对十二指肠溃疡的治愈率分别为 78.85%、83.65% 和 78.57%，3 组之间均无明显差异。大多数患者（＞90%）在治疗后无症状。两种药物的疗效相似，安全性相似。表明在胃/十二指肠溃疡的治疗中，艾普拉唑与奥美拉唑一样具有耐受性、安全性和有效性，而艾普拉唑的使用剂量更低。

　　（2）PPI 是一种苯并咪唑类的衍生物，能够穿透胃壁的细胞膜，进入胃酸分泌的小管，能够和胃酸小管中的氢离子相结合，使 H^+-K^+-ATP 酶失活，从而氢离子不能排出细胞外，出现胃酸聚集，达到抑酸效果。该类药物作用于胃酸分泌的最后一个环节，因此即使存在组胺、胃泌素及乙酰胆碱等多种刺激胃酸分泌的因素，也能有效地抑制胃酸分泌。人体内胃壁细胞质子泵在重新生成（3 天左右）后，胃酸分泌功能才能得到恢复，一般来讲质子泵的半衰期可达 30 小时以上。综上所述，PPI 具有抑酸作用强、特异性高及持续时间长等特点。

　　目前，在国内上市的 PPI 主要有奥美拉唑、兰索拉唑、泮托拉唑、雷贝拉唑及艾司奥美拉唑等。PPI 主要的代谢途径是肝，在肝内部通过肝药酶 CYP 的同工酶 CYP3A4 和 CYP2C19 进行代谢，其中起主要作用的是 CYP2C19，代谢过程中可能会与其他药物发生相互作用。其中奥美拉唑与其他药物相互作用的发生率最高，艾司奥美拉唑是奥美拉唑的一种纯左旋结构，其代谢对 CYP2C19 的依赖有明显的降低，同时又保证了比较强而持久的抑酸作用。对泮托拉唑和艾普拉唑来讲，CYP2C19 对这两者药动学和药效学并没有显著的影响，雷贝拉唑的主要代谢途径并不依赖 CYP2C19，而是经非酶代谢途径，CYP2C19 基因多态性对这三种药物的影响比较小。

　　将 PPI 引入临床实践，彻底改变了酸相关疾病的管理。PPI 使用不当是一个非常值得关注的问题，表明长期使用 PPI 治疗会出现明显副作用的数据也在不断增加，尤其是老年人，他们经常受到多种疾病的影响，并且正在服用多种药物，因此长期使用 PPI 相关的不良后果及药物与药物的相互作用的风险增加。

　　Scarpignato 等回顾当前关于 PPI 使用的文献，并阐述抑酸剂的益处和潜在的危害，他们指出在进入临床实践 25 年后，PPI 仍然是抑酸治疗最主要的措施，PPI 可用于胃食管反流病、嗜酸性食管炎、*Hp* 感染、消化性溃疡和出血等。对于预防服用 NSAID 或抗血小板药物并携带胃肠道危险因素的患者的胃十二指肠黏膜病变（和症状）也是一个适当的适应证。相反，类固醇的使用不需要任何胃保护，除非结合非甾体抗炎药治疗。对于有持续症状的消化不良患者，尽管成功根除了 *Hp*，但可以尝试短期 PPI 治疗。总的来说，PPI 是酸相关疾病治疗中不可替代的药物。然而，PPI 治疗作为一种药物治疗，并非没有不良反应的风险。在大多数患者中，治疗和改善生活质量的总体益处明显大于潜在的危害，但那些没有明确临床指示的患者处于 PPI 不良反应的风险中。不适当的 PPI 使用会导致医疗成本的增加，并导致不必要的潜在不良影响。

坚持循证指南是有效和安全使用 PPI 治疗的唯一合理方法。在使用 PPI 治疗酸相关疾病的过程中，应该遵从个体化的原则，对于需长期服用的患者应掌握其适应证、有效性和患者的依从性，并全面评估获益和风险。

（3）H_2 受体拮抗剂：胃黏膜壁细胞上与胃酸分泌相关的组胺受体是一种 H_2 受体，组胺与之结合后，腺苷酸环化酶得到活化，胃黏膜壁细胞内的 cAMP 浓度升高，而 cAMP 可以活化细胞上质子泵的 H^+-K^+-ATP 酶，H^+ 分泌增加。H_2 受体拮抗剂可以竞争性、选择性地抑制组胺与 H_2 受体的结合，从而抑制细胞内 cAMP 浓度和壁细胞分泌胃酸。

H_2 受体拮抗剂在缓解消化不良症状方面有较好的疗效，Moayyedi 等采用 Meta 分析探究 H_2 受体拮抗剂对于非溃疡性消化不良症状的改善作用，结果显示 H_2 受体拮抗剂在改善症状方面的疗效比安慰剂高出 22%，PPI 比安慰剂要高出 14%，说明 H_2 受体拮抗剂与 PPI 在改善消化不良症状中的疗效大体一致。目前较常用的有雷尼替丁、法莫替丁、西咪替丁等。

Kinoshita 等研究了 H_2 受体拮抗剂法莫替丁对慢性胃炎患者的上腹部症状的缓解作用。在这项多中心前瞻性单臂开放标签研究中，纳入 10311 例临床诊断为慢性胃炎并且有明显症状的患者，每名患者服用法莫替丁 20mg/d，持续 4 周。评估上腹部症状、上腹痛、上腹部饱胀和胃灼热感的强度水平。结果显示法莫替丁显著减轻了慢性胃炎患者的症状，包括上腹部疼痛、上腹部饱胀和胃灼热感。

综上所述，某些患者选择抗酸剂/ H_2 受体拮抗剂适度抑酸治疗可能更经济，且不良反应较少。

（4）促动力药：胃动力异常是消化系统疾病不可忽视的因素，可导致胃排空迟缓，引起上腹部饱胀或恶心、呕吐等症状。促动力药可显著改善上述症状。

胃动力药也称为促动力药，具有促进胃肠道的内容物向前移动的作用。如果胃动力比较低下，胃部内容物的排空就会延迟，进而引起多种胃肠道疾病，主要症状有恶心、呕吐、餐后不适、胃灼热、消化不良等，严重者可有胃食管反流，甚至食管溃疡。目前临床上常用的促动力药有甲氧氯普胺（多巴胺 D_2 受体拮抗剂）、多潘立酮（外周性多巴胺 D_2 受体拮抗剂）、伊托必利（多巴胺 D_2 受体和乙酰胆碱酯酶的双重拮抗剂）和莫沙必利（5-HT_4 受体激动剂）等。

Hiyama 等探究促动力药对上腹部饱胀或恶心、呕吐等消化疾病症状的作用。收集并整理了包括甲氧氯普胺、多潘立酮、曲美布汀、西沙必利、伊托普利和莫沙必利在内的 27 项研究。采用干预药物与安慰剂的反应概率差异作为治疗效果的汇总统计。共有 1844 名受试者被分配到实验组，1591 名受试者被分配到安慰剂组。结果显示使用促动力药对缓解上腹部饱胀或恶心、呕吐等消化疾病症状的概率比安慰剂高 30%，表明促动力药在治疗消化系统疾病方面确实有效。

1）多潘立酮（Domperidone）：是选择性的外周多巴胺 D_2 受体拮抗剂，能增加胃和十二指肠动力，促进胃排空。

Veldhuyzen 等对多潘立酮改善消化系统症状的疗效进行了 Meta 分析。对受试者的整体情况、上腹部疼痛、早期饱腹感、腹胀和恶心等方面进行评估。8 项研究符合纳入标准，在所有的结果中，多潘立酮都有显著的统计学优势：受试者的整体情况、上腹部疼痛、早期饱腹感、腹胀、恶心等都有明显改善。多潘立酮对改善消化系统症状有显著疗效。

需注意的是，有报道发现，多潘立酮可增加心脏猝死率，这可能与该药物能引起心脏复极紊乱有关。Hondeghem 等在离体的雌性家兔心脏中进行了实验验证多潘立酮对心脏的影响，分别用多潘立酮 30nmol/L、60nmol/L 或 100nmol/L 灌注雌性家兔心脏 150 分钟。经过检测多潘立酮显著延长了动作电位持续时间：30nmol/L 时为+9%，60nmol/L 时为+32%，100nmol/L 时为+48%。在 60nmol/L 和 100nmol/L 时，多潘立酮可诱导 83% 的心脏出现明显的复极化紊乱，包括早期后去极化和多形性室性心动过速。多潘立酮的最大治疗性游离药物血浆浓度（19nmol/L）的安全指数仅有 2.5，比公认的最小值低 12 倍。相关文献表明，多潘立酮的规定日剂量（30mg/d）对胃肠道的效用与安慰剂相比无明显差异。相比之下，5 项基于人群的研究显示，口服多潘立酮使心脏猝死概率升高 2.8 倍，并且用量超过 30mg/d 以上该概率会急剧增加。

因此，2016 年 9 月国家食品药品监督管理总局（CFDA）修订了多潘立酮说明书中药物安全性方面的内容，建议心脏病患者、年龄＞60 岁的患者、接受化疗的肿瘤患者等均应慎重使用多潘立酮。

2）莫沙必利（Mosapride）：是一种选择性 5-羟色胺 4（5-HT$_4$）受体激动剂，能够兴奋 5-HT$_4$ 受体（多存在于胃肠道胆碱能中间神经元及肌间神经丛中），促进乙酰胆碱的释放，增强食管动力、促进胃排空及小肠传输，是胃肠动力障碍性疾病的常用药物。

莫沙必利的使用经验主要集中在亚洲国家。Hongo 等研究莫沙必利改善消化道症状的临床疗效。在日本进行了一项多中心、前瞻性的临床研究。1042 名患者被纳入研究，随机分为两组，一组予以莫沙必利（5mg，每天 3 次），另一组予以替普瑞酮（50mg，每天 3 次）。用莫沙必利治疗 2 周后，胃潴留和上腹部疼痛的症状显著改善，而替普瑞酮仅改善胃潴留的症状。莫沙必利也改善了生活质量。在用药依从性方面，接受莫沙必利治疗的患者中有 91% 倾向于使用该药物治疗，而接受替普利酮治疗的患者中只有 52% 倾向于使用该药物治疗。临床观察中并未发现治疗剂量的莫沙必利可引起心律失常，也未发现其对 QT 间期有临床意义的影响。

莫沙必利也会引起一些不良反应，如腹痛、腹泻、头晕、口干、皮疹等。王振华等总结了 998 例使用莫沙必利的患者，其中有 40 例发生不良反应，主要症状表现为腹痛、腹泻、口干、软便、心悸、头晕、头轻足重感等。在化学结构上，莫沙必利与西沙必利相似，但目前并没有报道证实单独服用莫沙必利能够导致尖端扭转型室性心动过速，只是考虑到安全的因素，应当尽量避免将莫沙必利与可延长 QT 间期的药物如氟卡尼等合用。因其安全性尚未完全确定，哺乳期女性、儿童应当慎用或避免使用。

3）伊托必利（Itopride）：既是多巴胺 D_2 受体的拮抗剂又是乙酰胆碱酯酶的抑制剂，可协同刺激乙酰胆碱的释放并抑制其水解，进而增加胃肠道肌间神经丛中乙酰胆碱的浓度，增加十二指肠的快波幅度及频率，促进胃部排空，减少十二指肠向胃部的反流，具有促进胃肠动力的作用。

多项研究显示伊托必利可显著改善上腹不适、餐后饱胀、早饱及食欲缺乏等胃肠动力障碍的症状。Holtmann 等评估了伊托必利对消化系统症状的改善情况。将 554 名患者随机分为伊托必利（50mg、100mg 或 200mg，每天 3 次）或安慰剂组。治疗 8 周后，接受伊托必利（50mg、100mg 或 200mg，每天 3 次）的患者上腹不适、早饱、餐后饱胀、食欲缺乏等消化系统症状有明显改善，并且明显优于安慰剂组，100mg 和 200mg 组的症状改善程度最大。Huang 等对伊托必利的疗效进行 Meta 分析，从数据库中检索到 9 个随机对照试验，共纳入 2620 例患者，其中 1372 例接受伊托必利治疗，1248 例接受安慰剂或其他药物治疗（对照组）。与对照组相比，使用伊托必利的患者在整体评估、餐后饱腹感和早饱感方面有显著改善，不良反应发生率较低。由此 2016 年颁布的 *Gastroduodenal Disorders* 中指出，盐酸伊托必利对腹胀、早饱等消化道症状有显著的疗效，并且不良反应的发生率较低。

此外，改善与进食相关的中上腹饱胀、早饱、食欲缺乏等消化不良症状可以适当使用消化酶制剂，餐中服用的效果优于餐前或餐后服用，此种制剂的使用可以在进食的同时提供充足的消化酶，以帮助食物的消化，缓解消化不良的症状。消化酶制剂的种类比较多，我国常用的消化酶制剂有胰酶肠溶胶囊、复方阿嗪米特肠溶片、米曲菌胰酶片、复方消化酶胶囊等。

4. 有消化不良症状同时伴有精神、心理问题

现代研究发现，精神、心理因素与消化系统疾病的发生有十分密切的关系，特别是焦虑症、抑郁症等。在临床上对伴有明显精神、心理因素及常规治疗无效或疗效比较差的消化疾病患者常使用抗焦虑、抗抑郁的药物进行补救治疗，包括阿米替林等三环类抗抑郁药、西酞普兰等选择性 5-羟色胺再摄取抑制剂等。上述治疗主要针对的是消化不良的症状。

Talley 等进行了一项随机、双盲、安慰剂对照试验，评估抗抑郁药治疗对消化不良患者症状、胃排空和餐后饱腹感的影响。选择 292 例符合罗马 II 功能性消化不良诊断标准并且没有抑郁症或使用抗抑郁药的患者。将所有受试者随机分为安慰剂组、50mg 阿米替林组或 10mg 依他普仑组，持续 10 周。观察症状的缓解情况。给予阿米替林的受试者症状缓解情况明显优于给予安慰剂的受试者。阿米替林和依他普仑均不影响 10 周后胃排空及餐后饱腹感。阿米替林和依他普仑两种抗抑郁药都提高了患者整体的生活质量。

Braak 等评价阿米替林治疗 8 周对饮酒能力、标准化饮酒试验诱发的胃肠疾病的症状的影响。收集符合罗马 III 功能性消化不良诊断标准的患者进行一项双盲、随机、安慰剂对照试验，并在 8 周内接受阿米替林（12.5～50mg）或安慰剂治疗。记录饮酒能力和诱发症状。所有患者在治疗前后均接受营养饮料测试。结果显示：阿米替林和安慰剂均不影响液体膳食的饮用能力。阿米替林与安慰剂的餐后症状无显著差异。在整个治疗过程中，阿米替林组与安慰剂组相比，患者的恶心程度显著降低，表明阿米替林能显著改善功能性消化不良的恶心症状，但仍需要更多的临床试验来进一步证实。

5. 伴有中-重度肠上皮化生或上皮内瘤变的慢性萎缩性胃炎患者

研究显示，中-重度的慢性萎缩性胃炎有一定的概率发生癌变。建议病理组织活检有中-重度萎缩并伴有肠上皮化生或上皮内瘤变的慢性萎缩性胃炎患者应该 1 年左右进行一次随访检查，如果病理活检不伴有肠上皮化生或上皮内瘤变，可酌情进行内镜检查和病理随访，此项建议可以及时监测患者的病情进展，减少胃癌的发生，又符合医药经济学的要求。

如果患者的病理活检结果显示伴有低级别上皮内瘤变（轻-中度异型增生或不典型增生）并且该活检标本并非来源于癌旁，应当根据内镜结果和临床的情况 6 个月左右进行一次电子内镜检查和病理组织活检，而高级别上皮内瘤变（重度异型增生或不典型增生）需立即确认，证实后行内镜下治疗或手术治疗。

为便于监测、随访病灶及提高病理活检的阳性率和监测随访的准确性，有条件的情况下可以进行有目标的光学活检或胃黏膜的定标活检。判断萎缩/肠上皮化生严重程度的重要指标是该病变的范围，而定标检查不能反映此项情况，而且胃黏膜萎缩病灶本身并不是呈定点分布，而是呈"灶状分布"，原定标部位的病理变化不一定等同于未定标部位的病理变化。在进行病理活检时，不能只单纯判断 2 次活检部位的病理诊断一致性而忽略了对新发病灶的活检。

（四）内镜下治疗

目前内镜下治疗技术是治疗胃癌前病变的一项主要的技术，与外科手术相比，内镜下治疗技术具有明显的优点，如创伤比较小、患者恢复较快、住院时间短、并发症发生率较低、住院费用低等，而且在疗效方面，内镜下治疗与外科手术相当。目前临床上常用的内镜下治疗胃癌前病变的方式有以下 2 种：内镜下黏膜切除术（endoscopic mucosal resection，EMR）及内镜黏膜下剥离术（endoscopic submucosal dissection，ESD），通过将内镜及电刀联合进而对病变部位加以治疗，在治疗胃癌前病变及早期胃癌方面有明显的优势，病灶的切除范围较为精确、完整切除率比较高、复发率较低等。

Chiu 等通过回顾性分析比较了 ESD 与胃切除术治疗早期胃癌（EGC）的围术期结局和肿瘤清除率。研究纳入 114 例重度异型增生或早期胃癌的患者，其中 40 例接受了胃切除术，74 例接受了 ESD。通过分析发现与胃切除术的患者相比接受 ESD 治疗的患者出现并发症的概率明显降低，患者的平均住院时间也极大缩短，而且 ESD 的手术时间比胃切除术要短。ESD 组与胃切除术组的 3 年生存率无明显差异。

1973 年 Ottenjann 等专家最早提出 EMR，当时只是将此项技术用于诊断大块的病变组织。1974 年，Deyhle 等使用 EMR 技术对胃内息肉样的病变进行切除，术后组织的病理活检结果提示为腺癌，分化良好，病变组织切除比较完整。1984 年后日本专家多田正弘等于内镜下对早期胃癌行 EMR 治疗，完整切除含有病灶的黏膜组织，并进行组织病理活检，判断病变切缘是否干净及肿瘤的浸润深度。

此后，随着内镜技术的不断提高及内镜设备的更新，EMR 的适应证已经不再局限于诊断，而是扩展到治疗的层面，治疗的范围也逐渐由对黏膜病变的治疗延伸至对黏膜下病变的治疗。经过不断地改进与创新，涌现出了许多 EMR 的治疗方法，如透明帽法、套扎器法、黏膜下注射法、黏膜分片切除术等。在使用过程中，EMR 的一些缺陷也逐渐暴露，如切除病变具有一定的局限性，病变切除不够完整，这就促使人们发明创造一种能更完整地剥离较大组织的新技术。

随着技术的不断发展，1994 年日本专家 Takekoshi 等研制出了一种新型的电刀即 IT 刀，这种电刀的尖端带有一种陶瓷绝缘头，使用这种电刀进行 EMR 术，可一次性较为完整地切除面积较大的胃黏膜病灶。1999 年日本专家 Gotoda 等首先报道了使用 IT 刀完全切除早期胃癌的研究，2003 年正式将这一技术命名为内镜黏膜下剥离术（ESD）。ESD 的出现增大了黏膜病变的切除范围及完整切除率，并且与 ESD 相关的器械也不断更新。作为一种微创型的内镜技术，EMR、ESD 具有创伤性小、并发症较少、疗效显著可靠的特点，近年来在临床上得到广泛应用，并呈现出良好的效果。

1. EMR

EMR 可以在内镜下切除整块或分块的黏膜病灶，经常用于诊断和治疗胃癌前病变及胃黏膜表浅肿瘤。30 多年来 EMR 在国内外得到广泛的推广和应用，并且该技术方法凭借操作简便，创伤较小，并发症少，疗效可靠等优点成为胃癌前病变、早期胃癌的主要内镜治疗方法之一。EMR 方法的主要过程是在病变的局部黏膜下注射 0.9%的氯化钠注射液将黏膜层与固有肌层分离，如表现"抬举征"阳性，可对局部隆起的病变黏膜进行切除。大致可以分成两种类型：①非吸引法，主要包括黏膜下注射-切除法（息肉切除法）、黏膜下注射-抬举-切除法、黏膜下注射-预切-切除法等；②吸引法，比较常用，主要包括透明帽法、套扎器法。

（1）黏膜下注射-切除法：首先应当在内镜下仔细观察病灶并确定边缘及范围，如果病变部位较为可疑难以准确界定其范围，可通过染色剂喷洒染色辅助观察；然后在病灶四周距离边缘 3～5mm 处采用高频电凝刀点灼数个凝固点以界定拟切除的范围；再在病灶基部周围边缘的黏膜下用内镜注射针分数点注射生理盐水或肾上腺素盐水使病变黏膜与黏膜下层分离，使病变部位明显抬举呈山田Ⅱ～Ⅲ型息肉样隆起；而后在病灶的基底部以圈套器套扎，并确保以凝固点所界定的黏膜组织均在圈套钢丝内，而黏膜肌层未被圈套器套扎；最后收紧圈套器，电凝切除病变黏膜，切除的病变组织标本应立即送病理活检。此种方法比较简单方便，但同样有明显的缺陷，如平坦型的病变不易进行套扎、圈套钢丝较容易滑脱导致病变组织不能完全切除、术后会出现局部复发等。此外，Hirao 等报道了一种"注射-预切-圈套法"，即在黏膜下注射后先用电刀将病灶周围黏膜切开使病灶与周围分离，然后再进行圈套切除。

（2）透明帽法：EMR 透明帽法（EMR with a cap，EMRC）即在内镜的前端放置一个透明帽，然后对病变黏膜进行吸引切除。

Kawano 等在食管黏膜切除套管的基础上进行改进，在其侧面上开了一个侧窗，这样改进有利于通过负压将病灶吸入套管内，可以切除直径达 1.5cm 的病变黏膜。此方法在操作简便、可预测性强、能控制切除宽度和深度等方面显示出许多优点。

此后 Inoue 等使用一种透明帽替换内镜外的套管，即在通过该透明塑料帽进行内镜下病变黏膜的吸引、切除，称为"透明帽法"。该种方法的操作步骤为将透明帽安装在内镜的前端，在病变黏膜的基部进行黏膜下注射，当病灶完全抬举之后，将病变吸入透明帽，用圈套器对病变黏膜进行套扎，最后切除病变黏膜。为了方便切除胃壁上不同部位的病灶，通常将透明帽的端面设计成平面或者不同角度的斜面状，同时为了方便对病变黏膜进行套扎切除，在透明帽的前端内侧壁有一个可以预置圈套器的沟槽。目前透明帽已经出现多种不同的规格，可以匹配不同直径的内镜，直径最大的达 18mm，所能切除的病灶大小相当于普通透明帽的 1.4 倍。

EMRC 的出现使得 EMR 的操作变得更加简单便捷，能在比较狭小的操作空间切除较大的病变，而且并发症比较少。但是 EMRC 也有比较明显的缺陷，就是通过该种方法切除的病变大小受透明帽直径的制约，所能切除的病变黏膜大小仍然有限。

（3）套扎器法：EMR 套扎器是一种应用于食管静脉曲张的套扎装置，1994 年 Chaves 等首先报道了在 EMR 操作中使用食管曲张静脉套扎的装置，并称之为"套扎器法"（EMR with ligation，EMRL）。该操作过程与 EMRC 比较相似：首先在胃镜前端安装一个套扎器；插入胃镜后，利用负压吸引将病变黏膜吸至套扎器的透明帽内，释放橡胶圈至病变根部，结扎并套紧病变部位，使之呈息肉样隆起；然后退出内镜，取下内镜前端的套扎器，再次进镜，在所结扎的皮圈下方 1～2mm 处使用圈套器进行圈套切除，也可不对结扎组织进行电切而使其自然腐脱。

该方法的优点在于圈套器很容易将病变套住，切割病变的过程中视野比较清晰、凝固完全，容易掌握切除的深浅度，对黏膜局部的损伤比较轻微，术中、术后出血量少，出现并发症的概率低，较为安全，病变部位对切除的成功率影响不大，故也是近年来应用较广泛的方法之一。

EMR 虽然在胃癌前病变及早期胃癌的治疗中应用比较广泛，疗效也较为显著，但也有明显的局限性，该种方法通常只适用于切除较小的病灶（小于 2cm），如果病灶面积比较大的话，传统的 EMR 不能一次性切除，一般需要分块进行切除，此种方法称为内镜下分片黏膜切除术（endoscopic piecemeal mucosal resection，EPMR）。但是通过 EPMR 切除的组织标本不容易体外重新拼接，影响对根治效果的评估，并且容易导致病变切除不完全，甚至复发。

Horiki 等通过一项横断面回顾性队列研究，以探讨非整段 EMR 的危险因素、局部复发率和死亡率。研究纳入 149 例患者，按照患者的 EMR 操作切除黏膜的完整与否分为完整切除组与分片切除组，术后采用食管胃十二指肠镜（EGD）每年随访复查 1 次，共随访 10 年，观察局部复发情况。经观察，分片切除组患者 5 年和 10 年的局部复发率均为 30%，完整切除组未发现复发。

2. ESD

ESD 是近几年兴起的技术，是在 EMR 的基础上发展而来，在治疗胃癌前病变及早期胃癌方面有较广泛的应用。该技术主要是利用内镜用刀切开病变周围的黏膜，沿黏膜下层进行剥离以切除病变，可以用来切除面积较大的病变。

在操作过程中对不同部位、大小、浸润深度的病变进行切除需要用到一些比较特殊的电切刀，如 IT 刀、可调节式刀、电圈套器刀、叉刀、钩式刀、三角形刀等。这些内镜附件的发明使 ESD 操作变得更简单、方便、安全、有效。

ESD 的操作步骤大致可以分为 5 步。①标记：在病灶周围距离病灶边缘至少 0.5cm 处使用针刀或氩气刀进行电凝标记。②黏膜下注射：在病灶边缘电凝标记点的外侧使用肾上腺素盐水进行多点黏膜下注射，使病灶明显抬起。③环形切开：沿病灶边缘标记点使用电刀将病灶外侧缘的黏膜切开，一般先将病灶远侧的黏膜切开。④黏膜剥离：通过反复多次的黏膜下注射、分离，根据情况采用 IT 刀或钩形电刀将黏膜与其下的固有肌层完全分离，大块、完整的切除病灶。⑤创面处理：包括创面血管处理及边缘检查，通常采用氩气刀、金属夹、热活检钳等技术对巨大溃疡的创面进行处理，预防迟发性出血、穿孔。手术成功的关键是术中能够随时止血，直视下操作，可以有效避免消化道穿孔。

3. 适应证和禁忌证

《中国临床肿瘤学会（CSCO）胃癌诊疗指南（2018 VI）》提出，对于淋巴结转移风险＜1%的病变，内镜切除与外科手术具有相同的疗效，为绝对适应证。另外，对于适合外科胃切除标准治疗的病变，内镜切除有可能治愈的，鉴于难以选择外科手术，这样的病变为相对适应证。

早期胃癌使用 EMR 或 ESD 治疗的绝对适应证为侵犯深度定义为 T1a 期，病灶≤2cm，且无溃疡性病灶的分化型腺癌。针对淋巴结转移率较低的 T1a 期的胃癌，仍可以考虑使用内镜进行切除，但只能使用 ESD，而不能使用 EMR 进行治疗。相对适应证：①无溃疡性的病灶、病灶＞2cm 的分化型黏膜内癌；②合并溃疡存在、病灶≤3cm 的分化型黏膜内癌；③无溃疡性病灶、病灶≤2cm 的未分化型黏膜内癌。

国内进行 EMR 治疗的指征为：直径＜2cm 的肠型隆起型黏膜内癌（Ⅰ型）或者直径＜1cm 的无溃疡平坦凹陷型黏膜内癌（Ⅱa 或Ⅱb 型）。一般情况下，如果在 EMR/ESD 术后局部的黏膜病灶出现复发的话，可完全考虑通过 ESD 再行一次治疗。但目前对于重复性的 ESD 治疗仍旧缺乏有效性的证据，因此暂不推荐将其纳入绝对适应证范围内。另外，对于存在高龄、有手术禁忌、有黏膜下癌并可疑淋巴结转移或拒绝手术的患者可将其纳入内镜治疗的相对适应证范围内。对于存在上皮内瘤变的患者，如果是低级别上皮内瘤变可以观察随访或行内镜下治疗；如果是高级别上皮内瘤变的患者应该行内镜或手术治疗，目前主要考虑内镜切除治疗。由于内镜下进行活检取材仍具有较为明显的局限性，病变的性质还不能完全依据活检的结果来判定。有研究表明，在病理活检结果提示为低级别上皮内瘤变的病变中，有 10%～18%的病变经内镜下切除后，病理结果提示为高级别的上皮内瘤变或早期胃癌。故对于可疑病变可结合 NBI、共聚焦等先进内镜技术综合评判病变性质，以决定最佳治疗方案。

国内学者较为公认的内镜切除禁忌证为：①胃癌侵犯固有肌层；②早期胃癌伴有明确淋巴结转移；③患者的凝血功能存在障碍。另外，ESD 的相对手术禁忌证还包括非抬举征阳性，即指将盐水注射至病灶基底部的黏膜下层后病灶黏膜局部不能形成隆起，提示病灶基底部的黏膜下层与肌层之间已经产生粘连，此时如果行 ESD 治疗，有极大的概率会发生穿孔，但是随着 ESD 操作技术的熟练，即使非抬举征阳性也可以安全进行 ESD。

4. 并发症

EMR 和 ESD 治疗胃癌前病变及早期胃癌，尽管创伤比较小，但由于设备器械、操作者的经验、技术方法、患者的全身情况等存在差异，并发症的发生概率仍然较高。常见并发症主要有出血、穿孔、腹痛、术后狭窄、感染等。

（1）出血：内镜治疗并发出血一般可以分为两种：术中急性出血迟发性出血。术中急性出血又分为两类：①急性少量出血，是指术中出现创面渗血或者持续 1 分钟以上的喷射性出血，该种出血在内镜下就可成功止血；②急性大量出血，是指术中出现活动性的渗血或在内镜下止血困难的喷射性出血，需中断手术和（或）输血治疗。迟发性出血为内镜治疗术后出现出血而且需要再次于内镜下进行止血的情况，按出血出现的时间可以分为 48 小时内出血、超过 48 小时出血。迟发性大量出血指术后次日复查血红蛋白，较术前下降 20g/L 或以上。

据国外相关文献报道，胃 ESD 术术中急性出血的发生率为 22.6%～90.6%；而迟发性出血的发生率为 3.1%～15.6%。Oda 等报道的对 945 例行胃 ESD 术的患者进行统计，其中有 63 例出现大量出血，约占 7%。另有研究报道，胃 ESD 术出血的风险，胃上部 2/3 的病变出血的风险高于胃下部 1/3 的病变，究其原因可能是胃上部 2/3 处黏膜下的血管更粗大。Okada 等认为胃 ESD 术出现迟发性出血的相关危险因素是病变>40mm。目前国内与此相关的研究起步比较晚，各医疗单位 ESD 并发症的发生率并不一致，大概在 10%之内。第二军医大学附属长海医院对 154 例早期胃癌患者 ESD 结果进行统计，术中大量出血的患者占 3.9%，术后出现延迟出血的概率为 0.6%。ESD 术中出血的治疗为不影响下一步的操作，经常使用切开刀直接对出血部位进行电凝止血，而不使用金属夹止血。如果是动脉出血，无法直接电凝止血，可以选用止血钳或者热活检钳对出血部位钳夹止血。预防性止血也非常重要，如果术中发现裸露的血管，应进行预防性的电凝止血等。对于早期迟发性的出血，溃疡面尚松软，可用止血夹或止血钳止血，而对于晚期迟发性出血，由于溃疡面基底已纤维化，推荐使用黏膜下注射药物止血。

（2）穿孔：Kojima 等通过研究发现经过胃 EMR 治疗的患者胃黏膜穿孔的发生率约为 0.5%，而胃 ESD 术胃黏膜穿孔的发生率略高于 EMR，为 1.2%～4.1%，大多属于术中穿孔。Hanaoka 等统计 1329 例胃 ESD 病例的并发症，其中术后穿孔的发生率为 0.5%。研究认为，胃 ESD 术后穿孔的危险因素为病灶>2cm、病变位于胃上部。EMR、ESD 术中发生的穿孔一般比较小，修补的方法一般是使用金属止血夹夹闭裂口。Minami 等对 2460 例通过内镜切除治疗早期胃癌的患者进行研究，其中有 121 例（4.9%）出现穿孔，使用止血夹成功夹闭的有 115 例（98.3%）。如果穿孔较大时，会有大量气体进入腹腔，形成气腹，由于横膈膜上移压迫可导致呼吸功能不全，生命体征如血压、脉搏、呼吸等发生变化，出现腹腔间隙综合征，可行腹部体征检查及 X 线检查辅助诊断。一旦腹腔内大量积气，应用空针穿刺抽气，以缓解腹腔内压力。有报道称操作时采用 CO_2 以代替空气注气，可减少胃 ESD 穿孔导致的气腹症的发生率。对于术中忽视的小穿孔，由于术前患者多处禁食状态，穿孔所致感染相对较轻，经禁食、胃肠减压、抗感染等保守疗法治疗后，小穿孔一般可自行闭合。术后迟发性穿孔可能由于大范围肌肉层剥脱，常难以进行内镜治疗而需要紧急手术。

（3）其他：胃腔狭窄或变形，主要发生于贲门、幽门或胃窦部面积较大的 ESD 术后，发生率比较低。对于 ESD 环切或者次环切引起的胃腔狭窄，可采取内镜球囊扩张进行治疗，但仍旧存在穿孔的风险。Tsunada 等对 532 例胃 ESD 术后的患者进行统计，有 5 例患者出现胃窦部的狭窄，约占 0.94%，均表现幽门梗阻的症状，而在胃体、近端胃部均未出现狭窄。对这 5 例患者进行内镜下球囊扩张治疗，1 例治疗失败转外科手术进一步治疗，2 例治疗成功，另外 2 例发生穿孔。Coda 等统计了 41 例胃体 ESD 治疗的患者，有 7 例出现狭窄，约占 17%；而 115 例行幽门切除后的患者，有 8 例出现狭窄，约占 7%。该研究认为，黏膜环周缺损＞3/4、切除纵向长度＞5cm，均有一定的风险在 ESD 术后发生狭窄。以上 15 例狭窄的患者均经内镜球囊扩张成功治疗。也有研究报道约 5.3%患者行 EMR 治疗后可出现短暂的菌血症，但一般没有感染相关的症状和体征。也有研究报道 ESD 在老年人群中应用是安全有效的，但是也有研究表明，年龄＞75 岁后，ESD 术后气胸的发生风险明显增高。

5. 术后治疗及随访

局部复发指在切除同一瘢痕处发现的癌灶。残留是指术后 6 个月内在原切除部位及周围 1cm 内病理发现肿瘤的生长病灶。尽管国际上目前对于多发性胃癌和胃癌遗漏的区别尚无共识，但诸多学者习惯将多发性胃癌分为两类：同时性和异时性。如果胃癌内镜治疗后 12 个月内发现新的病灶，定义为同时性复发；它指内镜治疗时已存在但被遗漏的、术后 12 个月内经内镜发现的继发性病灶。若治疗后超过 12 个月发现新的病灶，则定义为异时性复发。

国外有研究报道经 EMR 治疗后胃的复发率为 1.9%～18.0%，而胃癌的术后复发多与切除并不完全相关。国内也有研究报道胃癌前病变 EMR 术后的复发率比较高，总复发率可达 22.2%，尤其高级别上皮内瘤变组，甚至达到 32%，并且术后复发经历的时间也较短。Nasu 等对 143 例早期胃癌 EMR 术后患者的复发情况进行统计，发现其中有 20 例（14%）发生异时性的复发病灶，有 16 例（11%）1 年内出现同时性的复发病灶。Kobayashi 等对 234 例因早期胃癌行内镜下治疗的患者进行随访发现，有 30 例（12.8%）出现异时性胃癌。

国外报道有研究显示 ESD 治疗早期胃癌及癌前病变的复发率大致在 0.9%～5.1%，术后 5 年生存率可达 84.6%～97.1%，5 年疾病相关生存率达 100%。国内对 ESD 治疗胃癌前病变及早期胃癌的复发情况进行研究，发现其复发率大致为 2.1%～5.4%。

内镜对胃癌前病变或者早期胃癌进行切除后，病变处容易发生溃疡，为促进溃疡的愈合需连续 8 周服用质子泵抑制剂。Huang 等对 487 例 ESD 术后所致溃疡的患者进行研究，持续随访平均 33 个月，病变溃疡中复发的约占 2.1%的，而溃疡复发的危险因素主要包括 *Hp* 感染、术后病理提示病变合并溃疡等，因而为防止 ESD 术后溃疡复发建议术后应进行根除 *Hp* 治疗。Fukase 等经过研究发现，早期胃癌的患者在经内镜下切除治疗之后对 *Hp* 进行根除治疗，可在一定程度上降低异时性胃癌的发生率。

如果术后病理结果提示非治愈性切除，建议应进一步行外科手术治疗，但如果病变淋巴结转移的风险比较低，也可考虑再次进行内镜下切除或密切观察随访：①水平切缘阳性的整块切除的分化型腺癌，但是满足其他治愈性切除的标准；②分块切除的分化型腺癌，但是满足其他治愈性切除的标准。

关于术后的内镜随访，国内比较公认的是行治愈性切除后第 3、6 和 12 个月各进行 1 次胃镜检查，此后每年进行 1 次胃镜复查。

EMR、ESD 是治疗早期胃癌及癌前病变的重要手段，相比于传统的外科手术，内镜治疗具有明显的优势，如创伤小、费用低、住院时间短、并发症少等。目前 EMR、ESD 在中国、韩国等地取得良好的疗效，然而在西方国家的开展却受到限制，可能是由于病例比较少的原因。2010 年，荷兰会议就 ESD 应用指征、培训和推广等发表欧洲共识，提出 5 点申明：①ESD 用来治疗黏膜性癌症；②治疗目的达到完全切除；③ESD 应满足质控标准；④ESD 应该符合全国性或国际指南流程；⑤ESD 治疗病例应该进行注册。另外，他们也认为内镜中心需具备优质的内镜图像系统、有经验的病理医师、精心的内镜随访、严格培训计划（用猪作为操作对象）等。美国胃肠协会也就 EMR 和 ESD 发表共识，认为"尽管 EMR 和 ESD 能使良性和早期恶性胃肠道病灶患者明显获益，但是这些内镜技术需要技术培训、耗时，而且还未进入医保范围。"因此，他们认为在推广应用该技术前，需要进一步研发新的内镜器械和简化 ESD 操作步骤。

由于内镜治疗技术应用时间尚短，尤其是 ESD，目前仍旧存在一些局限性，如无法使用双手进行操作。另外，在开创和稳定操作视野时，难以进行有效的牵拉或反牵拉。普通内镜下，所有器械均排在内镜的同一轴线上，因此无法进行离轴运动，如三角形反折器械，而后者对外科手术非常重要。为克服内镜在灵巧性方面的缺陷，已经有学者研发出新型内镜手术机器人，内镜器械可末端进行离轴运动，并在模型上应用。这类新型内镜系统在未来很有应用前景，尤其对于复杂的内镜操作。

第三节　疗程和预后

一、疗　　程

胃癌前病变和 CAG 的形成是一个长期、慢性的过程，胃镜下和病理改变也呈灶性和逐渐移行性变化，具有"其来也缓，其去也渐"的病理特征，临床治疗疗程较长，不可急于求功，当在缓图，并且胃癌前病变迁延难愈，常呈进展性。正常胃黏膜腺体的重建需要

3～5 个月，考虑胃黏膜再生、重建以及功能恢复所需时间，因此治疗 CAG 的疗程一般应不少于 3 个月，针对胃癌前病变的干预疗程最好要 6 个月，同时积极配合心理调摄、饮食养护、运动康复等综合措施。选方用药应以性味平和之品为主并酌加清解之品，以利于长服久服，避免在"治病"的过程中"致病"。治疗时不能仅仅拘泥于某一法、某一方，往往需要根据本病的病机特点，采取多环节、多靶点综合治疗，方能取得良好疗效。在本病治疗后即使临床症状已消失，胃镜及病理复查腺体萎缩、肠上皮化生、异型增生已经恢复者，也应坚持每年服药一段时间，以进一步巩固、提高疗效，防止复发。

CAG 或胃癌前病变症状反复发作，胃镜下和病理改变也呈灶性和逐渐移行性变化。考虑胃黏膜再生、重建及功能恢复所需时间，治疗 CAG 的疗程应不少于 3 个月，一般需要 3～6 个月。针对胃癌前病变的干预疗程至少需 6 个月，之后应进行不少于 6 个月的随访。同时，应加强长期跟踪随访，以观察胃癌发生率等终点结局指标以及监测疾病复发。

二、预后及随访

胃癌前病变是一种慢性疾病，经常反复发作。过去认为腺体萎缩、发生肠上皮化生、上皮内瘤变后是不可逆转的，因此有学者认为是一种不治之症。随着研究的深入，越来越多的学者认为，本病经过积极治疗还是有望延缓发展，或阻断发展，甚至病情逆转。

胃癌前病变能否逆转首先取决治疗。如能及时和恰当治疗，预后是乐观的。近年来研究表明，胃癌前病变部分患者是可逆转的，尽管国内尚有学者认为有些资料缺乏严格对比，胃镜取材部位很难定位，更重要的是缺乏基础试验或研究等，从而持有疑虑的态度。但我们认为尽管试验简陋，对大量患者长达 15 年的观察所积累的资料仍可说明其发展规律，只要患病后及时地进行合适的治疗，尤其是中医药治疗，方法得当是会取得显效的。Meta 分析显示中药复方（含中成药）治疗 CAG 伴异型增生患者，在改善临床症状方面优于西药对照组，对组织病理学的改善亦有一定的疗效趋势。有研究发现，中药治疗 1 个疗程（2 个月左右）后有 18.03% 的患者病情发生逆转，即萎缩消失或变为浅表性胃炎，其中以轻度 CAG 转化为多，而中重度 CAG 只占逆转的 30.3%，因此提示 CAG 的转归与治疗是否及时恰当关系密切。对中重度 CAG，如能坚持治疗半年者仍有 50% 的患者可以持续好转。一项基于胃黏膜定标活检技术的多中心 RCT 研究显示，摩罗丹逆转胃黏膜异型增生的效果有优于叶酸的趋势（24.6% vs. 15.2%），改善萎缩、肠上皮化生的有效率亦高于叶酸（34.6% 和 23.0% vs. 24.3% 和 13.6%），但未达统计学意义，改善临床症状有明显优势。

目前认为肠型胃癌的发生包括从 Hp 相关性胃炎、萎缩性胃炎、肠上皮化生至异型增生/上皮内瘤变的多步过程，对处于癌前阶段的胃癌高危人群进行监测随访有助于早期胃癌的诊断与治疗。定期随访监测可以明显提高早期胃癌的检出率，改善胃癌患者生存率。尽管全球各地区 Hp 感染率有较大差异，但胃癌前状态在各地区的普通人群中均较常见。伴有肠上皮化生的慢性萎缩性胃炎患者发生胃癌的风险较正常人高 10 倍以上。荷兰一项对 92250 例胃癌前病变患者随访 10 年的队列研究显示，CAG 患者的胃癌年发生率为 0.1%～0.25%，肠上皮化生患者的胃癌年发生率为 0.25%。瑞典的一项队列研究显示，有 1/85 的慢性胃炎、1/50 的慢性萎缩性胃炎、1/39 的肠上皮化生及 1/19 的胃黏膜异型增生在 20 年内发展为胃癌。一项日本研究认为，广泛黏膜萎缩患者的胃癌 5 年累积发病率更高，达 1.9%～10%，肠上皮化生患者达 5.3%～9.8%。癌前状态的进展程度同胃癌家族史一样，被认为是胃癌的危险因素之一。因此，有必要对胃癌前病变患者进行合理的评估与随访，随访的主要监测手段是胃镜和病理。萎缩或肠上皮化生的范围和严重程度可参考 OLGA 和 OLGIM。对于不伴肠上皮化生和异型增生的慢性萎缩性胃炎的患者可 1～2 年行胃镜和病理随访 1 次，有中、重度萎缩或伴有肠上皮化生的慢性萎缩性胃炎患者应每 1 年左右随访 1 次。对伴有低级别上皮内瘤变，但没有可视性病变的，6～12 个月随访 1 次。有可视性病灶，并且不是在癌旁或局部病灶取材者，根据胃镜及临床情况应缩短至每 6 个月随访 1 次，或直接行内镜下切除。高级别上皮内瘤变需立即复查胃镜和病理检查，必要时可行手术治疗或胃镜下切除。

参 考 文 献

陈建婷，梁树辉，岳晚霞，等，2014. 1A6/DRIM 表达及血清 MG7-Ag 含量在胃癌早期诊断中的价值[J]. 现代肿瘤医学，22（8）：1888-1890.

褚传莲，李长青，李真，等，2014. 共聚焦激光显微内镜对非糜烂性反流病微观变化的诊断价值[J]. 胃肠病学和肝病学杂志，23（2）：131-137.

崔盈盈，卢忠生，令狐恩强，等，2013. 内镜黏膜下剥离术对治疗早期胃癌的临床应用价值[J]. 胃肠病学和肝病学杂志，22（4）：341-343.

邓万银，何利平，梁玮，等，2012. 窄带放大内镜对早期胃癌及癌前病变的观察研究[J]. 中国肿瘤临床，39（19）：1415-1417.

杜娟，王秀琴，2003. 胃泌素的生物活性及其信号传导通路[J]. 解剖科学进展，9（4）：347-352.

范晓飞，薛寒冰，赵韫鑫，等，2013. 共聚焦激光显微内镜与胃黏膜活检诊断早期胃癌及其癌前病变的对比研究[J]. 中华消化内镜杂志，30（7）：365-368.

郭建超，王颖，苏连明，等，2018. 血清胃泌素 17 在胃癌及癌前疾病中表达及临床意义研究[J]. 当代医学，24（4）：52-55.

国家消化系疾病临床医学研究中心（上海），国家消化道早癌防治中心联盟，中华医学会消化病学分会幽门螺杆菌学组，等，2020. 中国胃黏膜前状态和癌前病变的处理策略专家共识（2020 年）[J]. 中华消化杂志，40（11）：731-741.

侯晓佳，李兆申，施新岗，等，2012. 内镜黏膜下剥离术的疗效及出血危险因素分析[J]. 中华消化内镜杂志，29（10）：549-553.

黄文峰，林燕华，钟选芳，等，2019. 窄带成像放大胃镜联合靛胭脂染色在早期胃癌及癌前病变诊断中的应用[J]. 包头医学院学报，35（1）：9-10.

李琪毅，王琴，戴迟兵，等，2016. 双重染色内镜联合 MG7 抗原检测对早期胃癌及癌前病变的诊断意义[J]. 实用癌症杂志，31（10）：1575-1577.

梁寒，2018. 日本第 15 版"胃癌处理规约"及第 5 版"胃癌治疗指南"外科部分更新解读[J]. 临床外科杂志，26（1）：22-24.

刘华一，王秀娟，张莎，等，2015. 胃蛋白酶原与胃癌单克隆抗体联合检测在胃癌前病变诊断中的应用[J]. 世界华人消化杂志，23（34）：5521-5526.

刘素丽，王鼎鑫，王佳，等，2016. 73 例早期胃癌内镜特点分析[J]. 中国内镜杂志，22（4）：49-53.

穆亚娟，冯义朝，2016. 血清胃泌素 17 在胃肠疾病诊断中的意义[J]. 世界华人消化杂志，24（19）：2996-3001.

聂莉华，王新仁，谭细生，2012. 内镜黏膜下剥离术治疗 30 例早期胃癌[J]. 南昌大学学报（医学版），52（8）：67-69.

施新岗，李兆申，徐丹凤，等，2008. 内镜黏膜下剥离术治疗早期胃癌[J]. 中华消化内镜杂志，25（11）：574-577.

王淑芳，杨云生，袁静，等，2012. 窄带成像放大内镜观察食管上皮内乳头状毛细血管襻对食管黏膜病变的诊断价值[J]. 中华内科杂志，51（4）：284-288.

王雪华，曹燕，张剑宏，等，2015. 血清胃蛋白酶原联合胃泌素测定在胃癌及萎缩性胃炎中的诊断价值[J]. 中华临床医师杂志（电子版），9（10）：1824-1827.

吴瑾，吴华星，刘丹，等，2008. 血清与组织中 MG7 抗原表达对胃癌前病变风险预测的临床意义[J]. 中国癌症杂志，18（6）：431-435.

赵振飞，高鸿亮，姚萍，2013. 熊去氧胆酸治疗胆汁反流性胃炎疗效的系统评价[J]. 世界华人消化杂志，21（26）：2708-2716.

中华医学会消化病学分会，2017. 中国慢性胃炎共识意见（2017 年，上海）[J]. 胃肠病学，22（11）：670-687.

中华中医药学会脾胃病分会，中华医学会消化病学分会消化肿瘤协作组，中华医学会消化内镜学分会早癌协作组，等，2021. 中国整合胃癌前病变临床管理指南[J]. 胃肠病学，26（2）：91-111.

Abe N, Gotoda T, Hirasawa T, et al, 2012. Multicenter study of the long-term outcomes of endoscopic submucosal dissection for early gastric cancer in patients 80 years of age or older[J]. Gastric Cancer, 15（1）：70-75.

Ang TL, Fock KM, Teo EK, et al, 2012. The diagnostic utility of narrow band imaging magnifying endoscopy in clinical practice in a population with intermediate gastric cancer risk[J]. Eur J Gastroenterol Hepatol, 24（4）：362-367.

Bansal A, Ulusarac O, Mathur S, et al, 2008. Correlation between narrow band imaging and nonneoplastic gastric pathology: a pilot feasibility trial[J]. Gastrointest Endosc, 67（2）：210-216.

Braak B, Klooker TK, Wouters MM, et al, 2011. Randomised clinical trial: the effects of amitriptyline on drinking capacity and symptoms in patients with functional dyspepsia, a double-blind placebo-controlled study[J]. Aliment Pharmacol Ther, 34（6）：638-648.

Chaves DM, Sakai P, Mester M, et al, 1994. A new endoscopic technique for the resection of flat polypoid lesions[J]. Gastrointest Endosc, 40（2 Pt 1）：224-226.

Chen H, Li X, Ge Z, et al, 2010. Rabeprazole combined with hydrotalcite is effective for patients with bile reflux gastritis after cholecystectomy[J]. Can J Gastroenterol, 24（3）：197-201.

Chiu PW, Teoh AY, To KF, et al, 2012. Endoscopic submucosal dissection（ESD）compared with gastrectomy for treatment of early gastric neoplasia: a retrospective cohort study[J]. Surg Endosc, 26（12）：3584-3591.

Cho H, Choi MK, Cho DY, et al, 2012. Effect of CYP2C19 genetic polymorphism on pharmacokinetics and pharmacodynamics of a new proton pump inhibitor, ilaprazole[J]. J Clin Pharmacol, 52（7）：976-984.

Choi KS, Jung HY, Choi KD, et al, 2011. EMR versus gastrectomy for intramucosal gastric cancer: comparison of long-term outcomes[J]. Gastrointest Endosc, 73（5）：942-948.

Coda S, Oda I, Gotoda T, et al, 2009. Risk factors for cardiac and pyloric stenosis after endoscopic submucosal dissection, and efficacy of endoscopic balloon dilation treatment[J]. Endoscopy, 41（5）：421-426.

De Vries AC, Haringsma J, de Vries RA, et al, 2009. The use of clinical, histologic, and serologic parameters to predict the intragastric extent of intestinal metaplasia: a recommendation for routine practice[J]. Gastrointest Endosc, 70（1）：18-25.

DU YQ, Su T, Hao JY, et al, 2012. Gastro-protecting effect of gefarnate on chronic erosive gastritis with dyspeptic symptoms[J]. Chin Med J（Engl）, 125（16）：2878-2884.

Feinle-Bisset C, Azpiroz F, 2013. Dietary and lifestyle factors in functional dyspepsia[J]. Nat Rev Gastroenterol Hepatol, 10（3）：150-157.

Gail MH, Brown LM, You WC, 2001. Re: Chemoprevention of gastric dysplasia: randomized trial of antioxidant supplements and anti-helicobacter pylori therapy[J]. J Natl Cancer Inst, 93（7）：559-560.

Gonzalez CA, Sanz-Anquela JM, Gisbert JP, et al, 2013. Utility of subtyping intestinal metaplasia as marker of gastric cancer risk. A review of the evidence[J]. Int J Cancer, 133（5）：1023-1032.

Gotoda T, Kondo H, Ono H, et al, 1999. A new endoscopic mucosal resection procedure using an insulation-tipped electrosurgical knife for rectal flat lesions: report of two cases[J]. Gastrointest Endosc, 50（4）：560-563.

Guo YT, Li YQ, Yu T, et al, 2008. Diagnosis of gastric intestinal metaplasia with confocal laser endomicroscopy in vivo: a prospective study[J]. Endoscopy, 40（7）：547-553.

Han YM, Park JM, Park SH, et al, 2013. Gastrin promotes intestinal polyposis through cholecystokinin-B receptor-mediated proliferative signaling and fostering tumor microenvironment[J]. J Physiol Pharmacol, 64（4）：429-437.

Hanaoka N, Uedo N, Ishihara R, et al, 2010. Clinical features and outcomes of delayed perforation after endoscopic submucosal dissection for early gastric cancer[J]. Endoscopy，42（12）：1112-1115.

Hirao M，Masuda K，Asanuma T，et al，1988. Endoscopic resection of early gastric cancer and other tumors with local injection of hypertonic saline-epinephrine[J]. Gastrointest Endosc，34（3）：264-269.

Hiyama T，Yoshihara M，Matsuo K，et al，2007. Meta-analysis of the effects of prokinetic agents in patients with functional dyspepsia[J]. J Gastroenterol Hepatol，22（3）：304-310.

Ho KY，Kuan A，Zano F，et al，2009. Randomized，parallel，double-blind comparison of the ulcer-healing effects of ilaprazole and omeprazole in the treatment of gastric and duodenal ulcers[J]. J Gastroenterol，44（7）：697-707.

Holtmann G，Talley NJ，Liebregts T，et al，2006. A placebo-controlled trial of itopride in functional dyspepsia[J]. N Engl J Med，354（8）：832-840.

Hondeghem LM，2013. Domperidone：limited benefits with significant risk for sudden cardiac death[J]. J Cardiovasc Pharmacol，61（3）：218-225.

Hongo M，Harasawa S，Mine T，et al，2012. Large-scale randomized clinical study on functional dyspepsia treatment with mosapride or teprenone：Japan Mosapride Mega-Study（JMMS）[J]. J Gastroenterol Hepatol，27（1）：62-68.

Horiki N，Omata F，Uemura M，et al，2012. Risk for local recurrence of early gastric cancer treated with piecemeal endoscopic mucosal resection during a 10-year follow-up period[J]. Surg Endosc，26（1）：72-78.

Huang X，Lv B，Zhang S，et al，2012. Itopride therapy for functional dyspepsia：a meta-analysis[J]. World J Gastroenterol，18（48）：7371-7377.

Inoue H，Takeshita K，Hori H，et al，1993. Endoscopic mucosal resection with a cap-fitted panendoscope for esophagus，stomach，and colon mucosal lesions[J]. Gastrointest Endosc，39（1）：58-62.

Iwakiri R，Tominaga K，Furuta K，et al，2013. Randomised clinical trial：rabeprazole improves symptoms in patients with functional dyspepsia in Japan[J]. Aliment Pharmacol Ther，38（7）：729-740.

Jang JS，Choi SR，Graham DY，et al，2009. Risk factors for immediate and delayed bleeding associated with endoscopic submucosal dissection of gastric neoplastic lesions[[J]. Scand J Gastroenterol，44（11）：1370-1376.

Jones MP，Oudenhove LV，Koloski N，et al，2013. Early life factors initiate a 'vicious circle' of affective and gastrointestinal symptoms：A longitudinal study[J]. United European Gastroenterol J，1（5）：394-402.

Kim DS，Lee MS，Kim YS，et al，2005. Effect modification by vitamin C on the relation between gastric cancer and Helicobacter pylori[J]. Eur J Epidemiol，20（1）：67-71.

Kim JH，Park SH，Cho CS，et al，2014. Preventive efficacy and safety of rebamipide in nonsteroidal anti-inflammatory drug-induced mucosal toxicity[J]. Gut Liver，8（4）：371-379.

Kim M，Jeon SW，Cho KB，et al，2013. Predictive risk factors of perforation in gastric endoscopic submucosal dissection for early gastric cancer：a large，multicenter study[J]. Surg Endosc，27（4）：1372-1378.

Kim N，Jung HC，2010. The role of serum pepsinogen in the detection of gastric cancer[J]. Gut Liver，4（3）：307-319.

Kim YJ，Park JC，Kim JH，et al，2010. Histologic diagnosis based on forceps biopsy is not adequate for determining endoscopic treatment of gastric adenomatous lesions[J]. Endoscopy，42（8）：620-626.

Kinoshita Y，Chiba T，2012. Therapeutic effects of famotidine on chronic symptomatic gastritis：subgroup analysis from FUTURE study[J]. J Gastroenterol，47（4）：377-386.

Kiyotoki S，Nishikawa J，Satake M，et al，2010. Usefulness of magnifying endoscopy with narrow-band imaging for determining gastric tumor margin[J]. J Gastroenterol Hepatol，25（10）：1636-1641.

Kobayashi M，Tsubono Y，Sasazuki S，et al，2002. Vegetables，fruit and risk of gastric cancer in Japan：a 10-year follow-up of the JPHC Study Cohort I[J]. Int J Cancer，102（1）：39-44.

Kojima T，Parra-Blanco A，Takahashi H，et al，1998. Outcome of endoscopic mucosal resection for early gastric cancer：review of the Japanese literature[J]. Gastrointest Endosc，48（5）：550-554.

Kong YJ，Yi HG，Dai JC，et al，2014. Histological changes of gastric mucosa after Helicobacter pylori eradication：a systematic review and meta-analysis[J]. World J Gastroenterol，20（19）：5903-5911.

Kuipers EJ，Klinkenberg-Knol EC，Vandenbroucke-Grauls CM，et al，1997. Role of Helicobacter pylori in the pathogenesis of atrophic gastritis[J]. Scand J Gastroenterol Suppl，223：28-34.

Lanas A，Garcia-Rodriguez LA，Arroyo MT，et al，2007. Effect of antisecretory drugs and nitrates on the risk of ulcer bleeding associated with nonsteroidal anti-inflammatory drugs, antiplatelet agents, and anticoagulants[J]. Am J Gastroenterol, 102 (3): 507-515.

Lee KW, Lee HJ, Surh YJ, et al, 2003. Vitamin C and cancer chemoprevention: reappraisal[J]. Am J Clin Nutr, 78 (6): 1074-1078.

Lee TH, Hsueh PR, Yeh WC, et al, 2000. Low frequency of bacteremia after endoscopic mucosal resection[J]. Gastrointest Endosc, 52 (2): 223-225.

Leung WK, Ng EK, Chan FK, et al, 2006. Effects of long-term rofecoxib on gastric intestinal metaplasia: results of a randomized controlled trial[J]. Clin Cancer Res, 12 (15): 4766-4772.

Li WB, Zuo XL, Li CQ, et al, 2011. Diagnostic value of confocal laser endomicroscopy for gastric superficial cancerous lesions[J]. Gut, 60 (3): 299-306.

Lim SM, Park JC, Lee H, et al, 2013. Impact of cumulative time on the clinical outcomes of endoscopic submucosal dissection in gastric neoplasm[J]. Surg Endosc, 27 (4): 1397-1403.

Liu H, Li YQ, Yu T, et al, 2008. Confocal endomicroscopy for in vivo detection of microvascular architecture in normal and malignant lesions of upper gastrointestinal tract[J]. J Gastroenterol Hepatol, 23 (1): 56-61.

Liu WZ, Xie Y, Lu H, et al, 2018. Fifth Chinese National Consensus Report on the management of Helicobacter pylori infection[J]. Helicobacter, 23 (2): e12475.

Loong TH, Soon NC, Naidu J, et al, 2017. Serum pepsinogen and gastrin-17 as potential biomarkers for pre-malignant lesions in the gastric corpus[J]. Biomed Rep, 7 (5): 460-468.

Lu B, Chen MT, Fan YH, et al, 2005. Effects of Helicobacter pylori eradication on atrophic gastritis and intestinal metaplasia: a 3-year follow-up study[J]. World J Gastroenterol, 11 (41): 6518-6520.

Ma JL, Zhang L, Brown LM, et al, 2012. Fifteen-year effects of Helicobacter pylori, garlic, and vitamin treatments on gastric cancer incidence and mortality[J]. J Natl Cancer Inst, 104 (6): 488-492.

Miederer SE, Wirtz M, Fladung B, 2010. Acid neutralization and bile acid binding capacity of hydrotalcite compared with other antacids: An in vitro study[J]. Chinese Journal of Digestive Diseases, 4 (3): 140-146.

Miki K, Fujishiro M, Kodashima S, et al, 2009. Long-term results of gastric cancer screening using the serum pepsinogen test method among an asymptomatic middle-aged Japanese population[J]. Dig Endosc, 21 (2): 78-81.

Minami S, Gotoda T, Ono H, et al, 2006. Complete endoscopic closure of gastric perforation induced by endoscopic resection of early gastric cancer using endoclips can prevent surgery (with video) [J]. Gastrointest Endosc, 63 (4): 596-601.

Mizuno S, Miki I, Ishida T, et al, 2010. Prescreening of a high-risk group for gastric cancer by serologically determined Helicobacter pylori infection and atrophic gastritis[J]. Dig Dis Sci, 55 (11): 3132-3137.

Nejadi-Kelarijani F, Roshandel G, Semnani S, et al, 2014. Diagnostic values of serum levels of pepsinogens and gastrin-17 for screening gastritis and gastric cancer in a high risk area in northern Iran[J]. Asian Pac J Cancer Prev, 15 (17): 7433-7436.

Nonaka S, Saito Y, Takisawa H, et al, 2010. Safety of carbon dioxide insufflation for upper gastrointestinal tract endoscopic treatment of patients under deep sedation[J]. Surg Endosc, 24 (7): 1638-1645.

Oda I, Suzuki H, Yoshinaga S, 2016. Endoscopic Submucosal Dissection for Early Gastric Cancer: Getting It Right![J]. Adv Exp Med Biol, 908: 317-330.

Ohta T, Ishihara R, Uedo N, et al, 2012. Factors predicting perforation during endoscopic submucosal dissection for gastric cancer[J]. Gastrointest Endosc, 75 (6): 1159-1165.

Okada K, Yamamoto Y, Kasuga A, et al, 2011. Risk factors for delayed bleeding after endoscopic submucosal dissection for gastric neoplasm[J]. Surg Endosc, 25 (1): 98-107.

Park CH, Kim EH, Jung DH, et al, 2016. The new modified ABCD method for gastric neoplasm screening[J]. Gastric Cancer, 19 (1): 128-135.

Park CH, Lee SK, 2013. Preventing and controlling bleeding in gastric endoscopic submucosal dissection[J]. Clin Endosc, 46 (5): 456-462.

Park YH, Kim N, 2015. Review of atrophic gastritis and intestinal metaplasia as a premalignant lesion of gastric cancer[J]. J Cancer Prev, 20 (1): 25-40.

Peitz U, Wex T, Vieth M, et al, 2011. Correlation of serum pepsinogens and gastrin-17 with atrophic gastritis in gastroesophageal reflux patients: a matched-pairs study[J]. J Gastroenterol Hepatol, 26 (1): 82-89.

Pimentel-Nunes P，Libanio D，Lage J，et al，2016. A multicenter prospective study of the real-time use of narrow-band imaging in the diagnosis of premalignant gastric conditions and lesions[J]. Endoscopy，48（8）：723-730.

Pinto-Sanchez MI，Yuan Y，Bercik P，et al，2017. Proton pump inhibitors for functional dyspepsia[J]. Cochrane Database Syst Rev，11（11）：CD011194.

Plummer M，Vivas J，Lopez G，et al，2007. Chemoprevention of precancerous gastric lesions with antioxidant vitamin supplementation：a randomized trial in a high-risk population[J]. J Natl Cancer Inst，99（2）：137-146.

Retana A，Silverstein T，Wassef W，2011. An update in endoscopic management of gastric cancer[J]. Curr Opin Gastroenterol，27（6）：576-582.

Rollan A，Ferreccio C，Gederlini A，et al，2006. Non-invasive diagnosis of gastric mucosal atrophy in an asymptomatic population with high prevalence of gastric cancer[J]. World J Gastroenterol，12（44）：7172-7178.

Sakai Y，Eto R，Kasanuki J，et al，2008. Chromoendoscopy with indigo carmine dye added to acetic acid in the diagnosis of gastric neoplasia：a prospective comparative study[J]. Gastrointest Endosc，68（4）：635-641.

Sakamoto C，Ogoshi K，Saigenji K，et al，2007. Comparison of the effectiveness of geranylgeranylacetone with cimetidine in gastritis patients with dyspeptic symptoms and gastric lesions：a randomized，double-blind trial in Japan[J]. Digestion，75（4）：215-224.

Scarpignato C，Gatta L，Zullo A，et al，2016. Effective and safe proton pump inhibitor therapy in acid-related diseases-A position paper addressing benefits and potential harms of acid suppression[J]. BMC Med，14（1）：179.

Schlemper RJ，Riddell RH，Kato Y，et al，2000. The Vienna classification of gastrointestinal epithelial neoplasia[J]. Gut，47（2）：251-255.

Sharma P，2002. Endoscopic mucosal resection of early cancer and high-grade dysplasia in Barrett's esophagus[J]. Gastrointest Endosc，55（1）：137-139.

Shin WG，Kim HU，Song HJ，et al，2012. Surveillance strategy of atrophic gastritis and intestinal metaplasia in a country with a high prevalence of gastric cancer[J]. Dig Dis Sci，57（3）：746-752.

Soetikno R，Kaltenbach T，Yeh R，et al，2005. Endoscopic mucosal resection for early cancers of the upper gastrointestinal tract[J]. J Clin Oncol，23（20）：4490-4498.

Stanghellini V，Chan FK，Hasler WL，et al，2016. Gastroduodenal Disorders[J]. Gastroenterology，150（6）：1380-1392.

Stefaniwsky AB，Tint GS，Speck J，et al，1985. Ursodeoxycholic acid treatment of bile reflux gastritis[J]. Gastroenterology，89（5）：1000-1004.

Sugano K，Choi MG，Lin JT，et al，2014. Multinational，double-blind，randomised，placebo-controlled，prospective study of esomeprazole in the prevention of recurrent peptic ulcer in low-dose acetylsalicylic acid users：the LAVENDER study[J]. Gut，63（7）：1061-1068.

Sugano K，Matsumoto Y，Itabashi T，et al，2011. Lansoprazole for secondary prevention of gastric or duodenal ulcers associated with long-term low-dose aspirin therapy：results of a prospective，multicenter，double-blind，randomized，double-dummy，active-controlled trial[J]. J Gastroenterol，46（6）：724-735.

Sun L，Si J，Chen S，et al，2009. The establishment and clinical appliance of technique of mucosa marking targeting biopsy[J]. Hepatogastroenterology，56（89）：59-62.

Sun L，Tu H，Liu J，et al，2014. A comprehensive evaluation of fasting serum gastrin-17 as a predictor of diseased stomach in Chinese population[J]. Scand J Gastroenterol，49（10）：1164-1172.

Suzuki H，Kusunoki H，Kamiya T，et al，2013. Effect of lansoprazole on the epigastric symptoms of functional dyspepsia（ELF study）：A multicentre，prospective，randomized，double-blind，placebo-controlled clinical trial[J]. United European Gastroenterol J，1（6）：445-452.

Tada M，Shimada M，Murakami F，et al，1984. Development of strip-off biopsy[J]. Gastroenterological Endoscopy，26（6）：833-839.

Takekoshi T，Baba Y，Ota H，et al，1994. Endoscopic resection of early gastric carcinoma：results of a retrospective analysis of 308 cases[J]. Endoscopy，26（4）：352-358.

Talley NJ，Locke GR，Saito YA，et al，2015. Effect of Amitriptyline and Escitalopram on Functional Dyspepsia：A Multicenter，Randomized Controlled Study[J]. Gastroenterology，149（2）：340-349.

Talley NJ，Riff DS，Schwartz H，et al，2001. Double-blind placebo-controlled multicentre studies of rebamipide，a gastroprotective drug，in the treatment of functional dyspepsia with or without Helicobacter pylori infection[J]. Aliment Pharmacol Ther，15（10）：1603-1611.

Tanaka K，Toyoda H，Kadowaki S，et al，2008. Surface pattern classification by enhanced-magnification endoscopy for identifying early gastric cancers[J]. Gastrointest Endosc，67（3）：430-437.

Tsunada S，Ogata S，Mannen K，et al，2008. Case series of endoscopic balloon dilation to treat a stricture caused by circumferential resection of the gastric antrum by endoscopic submucosal dissection[J]. Gastrointest Endosc，67（6）：979-983.

Tytgat GN，1991. The Sydney System：endoscopic division. Endoscopic appearances in gastritis/duodenitis[J]. J Gastroenterol Hepatol，6（3）：223-234.

Uedo N，Ishihara R，Iishi H，et al，2006. A new method of diagnosing gastric intestinal metaplasia：narrow-band imaging with magnifying endoscopy[J]. Endoscopy，38（8）：819-824.

Väänänen H，Vauhkonen M，Helske T，et al，2003. Non-endoscopic diagnosis of atrophic gastritis with a blood test. Correlation between gastric histology and serum levels of gastrin-17 and pepsinogen I：a multicentre study[J]. Eur J Gastroenterol Hepatol，15（8）：885-891.

Van Boeckel TP，Gandra S，Ashok A，et al，2014. Global antibiotic consumption 2000 to 2010：an analysis of national pharmaceutical sales data[J]. Lancet Infect Dis，14（8）：742-750.

van den Brandt PA，Goldbohm RA，2006. Nutrition in the prevention of gastrointestinal cancer[J]. Best Pract Res Clin Gastroenterol，20（3）：589-603.

van den Broek FJ，Reitsma JB，Curvers WL，et al，2009. Systematic review of narrow-band imaging for the detection and differentiation of neoplastic and nonneoplastic lesions in the colon（with videos）[J]. Gastrointest Endosc，69（1）：124-135.

Van Zanten SV，Wahlqvist P，Talley NJ，et al，2011. Randomised clinical trial：the burden of illness of uninvestigated dyspepsia before and after treatment with esomeprazole-results from the STARS II study[J]. Aliment Pharmacol Ther，34（7）：714-723.

Veldhuyzen VZS，Chiba N，Armstrong D，et al，2005. A randomized trial comparing omeprazole，ranitidine，cisapride，or placebo in helicobacter pylori negative，primary care patients with dyspepsia：the CADET-HN Study[J]. Am J Gastroenterol，100（7）：1477-1488.

Veldhuyzen VZS，Jones MJ，Verlinden M，et al，2001. Efficacy of cisapride and domperidone in functional（nonulcer）dyspepsia：a meta-analysis[J]. Am J Gastroenterol，96（3）：689-696.

Wang X，Ling L，Li S，et al，2016. The Diagnostic Value of Gastrin-17 Detection in Atrophic Gastritis：A Meta-Analysis[J]. Medicine（Baltimore），95（18）：e3599.

Wang X，Lu B，Meng L，et al，2017. The correlation between histological gastritis staging- 'OLGA/OLGIM' and serum pepsinogen test in assessment of gastric atrophy/intestinal metaplasia in China[J]. Scand J Gastroenterol，52（8）：822-827.

Wong BC，Lam SK，Wong WM，et al，2004. Helicobacter pylori eradication to prevent gastric cancer in a high-risk region of China：a randomized controlled trial[J]. JAMA，291（2）：187-194.

Xu P，Sun Z，Wang Y，et al，2015. Long-term use of indomethacin leads to poor prognoses through promoting the expression of PD-1 and PD-L2 via TRIF/NF-kappaB pathway and JAK/STAT3 pathway to inhibit TNF-alpha and IFN-gamma in hepatocellular carcinoma[J]. Exp Cell Res，337（1）：53-60.

Yada T，Yokoi C，Uemura N，2013. The Current State of Diagnosis and Treatment for Early Gastric Cancer[J]. Diagn Ther Endosc，2013：1-9.

Yadlapati R，Kahrilas PJ，2017. When is proton pump inhibitor use appropriate?[J]. BMC Med，15（1）：36.

Yamamoto H，Kita H，2005. Endoscopic therapy of early gastric cancer[J]. Best Pract Res Clin Gastroenterol，19（6）：909-926.

Yanaoka K，Oka M，Mukoubayashi C，et al，2008. Cancer high-risk subjects identified by serum pepsinogen tests：outcomes after 10-year follow-up in asymptomatic middle-aged males[J]. Cancer Epidemiol Biomarkers Prev，17（4）：838-845.

Yanaoka K，Oka M，Yoshimura N，et al，2010. Preventive effects of etodolac，a selective cyclooxygenase-2 inhibitor，on cancer development in extensive metaplastic gastritis，a Helicobacter pylori-negative precancerous lesion[J]. Int J Cancer，126（6）：1467-1473.

Yang HB，Cheng HC，Sheu BS，et al，2007. Chronic celecoxib users more often show regression of gastric intestinal metaplasia after Helicobacter pylori eradication[J]. Aliment Pharmacol Ther，25（4）：455-461.

You WC，Brown LM，Zhang L，et al，2006. Randomized double-blind factorial trial of three treatments to reduce the prevalence of precancerous gastric lesions[J]. J Natl Cancer Inst，98（14）：974-983.

Zhang JN，Li YQ，Zhao YA，et al，2008. Classification of gastric pit patterns by confocal endomicroscopy[J]. Gastrointest Endosc，67（6）：843-853.

Zhang L，Ren J，Pan K，et al，2010. Detection of gastric carcinoma-associated MG7-Ag by serum immuno-PCR assay in a high-risk Chinese population，with implication for screening[J]. Int J Cancer，126（2）：469-473.

Zhang LJ，Wang SY，Huo XH，et al，2009. Anti-Helicobacter pylori therapy followed by celecoxib on progression of gastric precancerous lesions[J]. World J Gastroenterol，15（22）：2731-2738.

Zhao J，Guo LY，Yang JM，et al，2015. Sublingual vein parameters，AFP，AFP-L3，and GP73 in patients with hepatocellular carcinoma[J]. Genet Mol Res，14（2）：7062-7067.

第三章　中医对胃癌前病变的认识

第一节　胃癌前病变的中医病名

中医尚无胃癌前病变之说，临床表现无特异性，可无明显症状，有症状者主要表现为上腹部不适、饱胀、疼痛等非特异性消化不良症状，可伴有食欲不振、嘈杂、嗳气、恶心、反酸等消化道症状，可归属"胃痞病""胃脘痛""吐酸"、"胃胀"或"嘈杂"等范畴。1989年全国第五届脾胃病学术交流会上通过了慢性萎缩性胃炎（CAG）属于"胃痞"诊断的意见，有学者将胃癌前病变归为"胃痞恶化"。由于胃癌前病变一般指 CAG 伴肠上皮化生和不典型增生，目前大多学者均认为，胃癌前病变可列入中医"胃痞"的病名范畴研究。

痞者，即闭塞不通之意，是胸腹间气机阻塞不舒的一种自觉症状。考"痞"字，《释名》谓："痞，否也"。《说文》："痞，痛也，从疒，否声"。《广韵》："否，塞也，易卦名。"《直指方》："乾上坤下，其卦曰否，阳隔阴不升。"《增韵》亦谓："（痞）气隔不通气。"从痞之字形、字义可窥见其病机和症状。

"痞"首次出现在《黄帝内经》中，该书中"痞"还有"否""满""否塞""否隔""否痛""痞饮""痞逆""坚否"等描述。如《素问·五常政大论》云："备化之纪……其病否"，"卑监之纪……其病留满否塞"。《素问·六元正纪大论》云："太阴所至，为积饮否隔。"张仲景发展了对《黄帝内经》"否"的认识，提出内伤之痞多由脾胃不充或痰食水饮等造成，痞证之诊断"但满而不痛"，"心下痞，按之濡"，"按之自濡，但气痞耳"。历代医家对痞证有所补充发展。《诸病源候论》指出："否者，塞也，言脏腑否塞不宣通也"，痞之症状为"腹内气结胀满，时时壮热"。李东垣在《脾胃论》中说："浊气在阳，乱于胸中，则生䐜满闭塞"，并以血病言痞，认为脾无积血不痞。《丹溪心法》中朱氏对痞进行了深入剖析，"痞者，与否同，不通泰也，由阴伏阳蓄，气与血不运而成，处心下，位中央，䐜满痞塞者，皆土之病也"，指出痞的病机为气血不通，病位在脾胃，其与胀满的鉴别为"胀满内胀而外亦有形；痞者内觉痞闷，而外无胀急之形"，两者相类似，而痞满轻，胀满重。张景岳论痞更为精湛，"痞满一证大有疑辨，则在虚实二字。凡有邪有滞而痞者，实痞也；无物无滞而痞者，虚痞也"，从虚实辨析痞。李用粹《证治汇补》在论"痞分肥瘦"时说："肥人心下痞，湿痰也……瘦人心下痞，乃郁热也"，说明在治痞时，应结合患者的体质情况。林佩琴《类证治裁》说："痞则闭而不开，满则闷而不舒，病在胸膈气分，而外不胀急，但不知饥，不欲食"，指出脘腹痞闷、不饥不食是痞之又一临床特点。

痞包含痛意。汉代许慎《说文解字》曰："痞，痛也，从疒，否声"。《广韵》曰："腹内结痛"，可见"痞"字原本即病痛也，从字意考究，痞有疼痛之意。最早出现"痞"记载的《黄帝内经》云："心胃生寒，胸膈不利，心痛痞满"。此处将痞与痛并列复指同一症状。《伤寒论》云："心下满而硬痛者，此为结胸也，大陷胸汤主之；但满而不痛者，此为痞，半夏泻心汤主之"，此处根据痛与不痛将结胸与胃痞区别，但是否胃痞不具备痛的症状呢，细细分析，如同《伤寒论》在第 2、3、6 条中鉴别中风、伤寒、温病一样，文字骈偶工整，着意于比较，即结胸和痞证均有"满"，然病机迥别，一虚一实。按痞既然具有痛义，推测不言痞有疼痛，是为了突出结胸证疼痛之甚，痞证疼痛之微。痞证的痛与不痛并非绝对的，不能完全理解为不疼痛。在临床上观察，痞满之甚者多伴有疼痛的发生。清代叶天士《临证指南医案》中记载痞证病案 30 例，其中不痛者 23 例，疼痛者 7 例，案中指出"湿阻气分，胃痹成痛，是不通之象"；"气阻脘痹，饮下作痛"，皆为痞而兼痛的记载。由此可见，不可拘泥于痞证无痛，而应从实际出发，探求胃痞之规律，不痛反映胃痞的一般特性，胃痞也可以伴有轻微疼痛，如此符合痞之脾胃气机升降失常，胃气壅塞，不通则痛的病机特点。

因此，将 CAG 伴胃癌前病变定名为胃痞，不仅指胃脘痞塞膜满，即使伴有疼痛者，也可以归属于"胃痞"范畴。

第二节　胃癌前病变的中医病因病机

一、中医对脾胃的认识

（一）脾胃的生理

脾胃同居人体中焦，在膈之下，是维持人体生理活动的主要脏腑之一，在人体的重要性不言而喻。早在春秋战国时代，我国古代劳动人民就将脾胃归属于五行中的"土"，认为土为万物之母，万物皆生于土，土是孕育生命的根本，故有"人得土以养百骸"的说法。《黄帝内经》指出："有胃气则生，无胃气则死"，"安谷者昌，绝谷者亡"。《不居集》说："人之一身，脾胃为主。胃阳主气，脾阴主血。胃司受纳，脾司运化。一纳一运，化生精气；津液上升，糟粕下降，斯无病也"。《金匮要略方论》云："四季脾旺不受邪"。《校注妇人良方》曰："盖胃五脏之根本，胃气一虚，五脏失所，百病出焉"。人体各个部分，必须通过脾胃及其经脉的作用而后能获得气血和营养的补给，故称脾胃为"水谷之海""仓廪之本""后天之本。"可见脾胃在人体营养物质的生成、生命活动的维持、正气的充实、疾病的抵抗方面发挥十分重要的作用。在诊断与治疗方面，人们都十分重视胃气的盛衰，并把保胃气作为重要的治疗原则。

1. 脾的生理功能和特性

（1）脾的生理功能

1）脾主运化：是脾最主要的生理功能，包括运化谷物和运化水液两个方面。运，即转运输送，"脾主运"侧重于脾对水谷精微的消化、吸收和转运；化，即转化、化生，"脾主化"反映脾将吸收的水谷精微，通过气化作用，化生精、气、血、津液以利于营养全身的过程。

运化谷物是指脾对于饮食物具有消化和吸收的功能。饮食入胃，经过胃与脾的共同消化作用，其中的水谷精微，还需通过脾的运输布散而输送到全身，以营养五脏六腑、四肢百骸，以及皮毛、筋肉等组织器官，《黄帝内经》对此过程做了详细地描述："食气入胃，浊气归心，淫精于脉，脉气流经，经气归于肺，肺朝百脉，输精于皮毛……饮入于胃，游溢精气，上输于脾，脾气散精，上归于肺，通调水道，下输膀胱，水精四布，五经并行，合于四时五脏阴阳，揆度以为常也。"因此，脾主运化，最重要的含义就是指脾负责营养物质的消化、吸收与运输功能。只有脾气健运，也就是脾主运化的功能正常，则饮食水谷精微的消化、吸收与运输功能才能旺盛，才能使全身脏腑组织器官得到充分的营养，从而保证身体各种生理功能的正常进行。反之，脾失健运，消化、吸收与运输饮食水谷精微的功能失职，则会引起便溏、腹胀、食欲不振、倦怠消瘦及气血生化不足等病症。

由于人出生后，全赖于脾胃运化的水谷精微以化生的气血来维持生命活动，所以中医有"脾胃为后天之本"、"脾胃为气血生化之源"之说。如《医宗必读》说"一有此身，必资谷气。谷入于胃，洒陈于六腑而气至，和调于五脏而血生，而人资之以为生者，故曰后天之本在脾。"

运化水液亦称"运化水湿"，是指脾对于水湿具有吸收、转输和布散的作用。脾在运化谷物精微的同时，还把水液转输于肺，由肺布散到周身各处，使五脏六腑、四肢百骸均得以充分滋润，并能将水谷精微中的多余水分吸收，及时转输至肺和肾，通过肺肾的气化功能，化为汗和尿液排出体外，以维持人体内水液代谢的相对平衡。如果脾的运化水液功能失调，可导致水液在体内潴留，产生湿、痰、饮等病理产物，发生水肿、泄泻等病证，故《素问·至真要大论》说："诸湿肿满，皆属于脾"，即说明脾虚生湿，脾为生痰之源和脾虚水肿的发病机制。

2）脾主升清："升"，即上升。"清"，是指水谷精微等营养物质。脾主升清，指脾气具有把精微物质上输于心、肺而化生气血和维持人体脏器位置恒定的生理功能。脾的运化功能是通过"升清"为其基本活动形式来实现的，主要体现在以下两个方面。一是将水谷精微等物质吸收和上输心、肺、头目，通过心肺的气化作用，化生气血，以营养全身。只有脾的升清功能正常，元气充沛，才能使"清阳出上窍"，"清阳实四肢"，人体呈现旺盛之机。如果因某种原因导致脾不升清，精微失于上输，气血生成不足，则清窍失于滋养，可见面色无华、头目眩晕；清阳不升，水谷并走大肠，则见腹胀、泄泻等症。二是维持内脏位置的相对恒定。脾气上升，对内脏起着升托的作用，使其恒定在相应的位置。如果脾气不能升举，脾气下陷，其升托作用减弱，则可见久泄脱肛，甚或内脏下垂等病症，此称为"脾气下陷"或"中气下陷"。

3）脾主统血：统，即统摄、控制之意。脾主统血，指脾有统摄血液在经脉中流行，防止溢出脉外的功能。在《难经·四十二难》中有"脾裹血，温五脏"的论述，即指脾的统血功能。脾统血主要依赖脾气的固摄作用，脾气健旺，则气血充盈，气的固摄作用也健全，使血液不会溢出脉外而致出血。如脾气虚衰，失去统摄的功能，血液将失其正轨，而出现种种出血病症，如便血、尿血、崩漏、瘀斑等。

（2）脾的生理特性

1）脾宜升为健：脾气主升指脾的气机运动特点是以上升为主。人体五脏气机各有升降，心肺在上，在上者其气宜降；肝肾在下，在下者其气宜升；脾胃居中，脾气宜升，胃气宜降，为气机升降枢纽。五脏之气升降互为相因，相互制约，维持人体气机升降出入的整体协调。脾能升清，则运化水谷精微的功能正常，气血生化有源。故"脾宜升为健"。

2）脾喜燥恶湿：脾在五行中属土，脾为太阴湿土之脏，喜燥恶湿。脾之所以有喜燥恶湿的特性，是与其运化水液的生理功能分不开的。脾气健旺，运化水液功能发挥正常，水精四布，以调节体内水液代谢平衡，自然无痰饮水湿的停聚。若脾气虚弱，运化水液功能障碍，则痰饮水湿内生，即所谓"脾生湿"。脾虚产生水湿或外在湿邪侵入人体，困遏脾气，致使脾气不升，脾阳不振，即"湿困脾"。《临证指南医案》说："湿喜归于脾，与其同气相感故也。"由于内湿、外湿易困遏脾气，影响脾正常功能的发挥，故称脾"喜燥恶湿"，燥代表着脾主运化水液正常，人体内没有多余水液停积的生理状态；湿则反映脾运化水液功能失常，水液停聚于内的病理状态。

2. 胃的生理功能和特性

（1）主受纳，腐熟水谷。受纳，是接受、容纳的意思。腐熟，是指饮食物经过胃的初步消化，形成食糜。饮食入口，受纳于胃，故称胃为"太仓"，"水谷之海"。容纳于胃的水谷经过胃的腐熟消磨，使之变成食糜，谓之"腐熟水谷"，如《难经》曰："中焦者，在胃中脘，不上不下，主腐熟水谷"，然后下传小肠，其精微经脾之运化而营养全身。若胃气充足，受纳腐熟水谷功能正常，则精神饱满，肌肉丰盛，四肢强劲；若胃气不足，纳腐无权，则见精神疲倦、形体消瘦、四肢倦怠等。《素问·玉机真藏论》说"五藏者，皆禀气于胃。胃者，五藏之本也"，说明胃气的强弱直接影响全身脏腑的健壮。

（2）主通降，以降为和。胃主通降是指胃有通利下降的生理功能和特性。如叶天士认为"纳食主胃……胃宜降则和。"饮食入胃后，经胃的腐熟变为食糜，然后由胃下行至小肠。小肠泌别清浊，凡精微部分，由脾转输诸脏腑组织，发挥营养作用，糟粕部分下传大肠形成粪便，从肛门排出体外。所以说胃主通降，实际上是指胃具有使食糜向下输送到小肠、大肠和促使排便等生理作用。胃的通降以降浊为主，降浊是受纳的前提。因此，任何原因影响了胃的通降，都会形成胃气郁滞，不仅影响食欲，使食物不能及时下行，而且因浊气在上而发生口臭、脘腹胀满、大便秘结等，甚则胃气上逆，可出现嗳气酸腐、恶心呕吐、呃逆等症状。

（3）喜润恶燥：是胃的生理特性。喜润，意为喜水之润。胃腐熟食物，不仅依赖胃阳的推动和蒸化，亦需胃阴的濡润，胃阴为化谷之水。只有胃阴充足，则能保证食物的腐熟和通降下行的正常。《医学求是》说："胃润则降"。恶燥，是因为胃为阳土，其病易成燥热之害，常致胃阴受损。所以，在治疗胃病时，要注意保护胃阴，即使必用苦寒泻下之剂，也应中病即止，以免伤阴化燥。

（二）脾与胃的病理生理关系

脾为脏属阴，胃为腑属阳，脾与胃由足太阴脾经与足阳明胃经相互属络而成表里关系，都属中央戊己土，脾胃斡旋中焦，为五脏六腑气机升降之枢纽，是维持人体功能活动的重要器官，它们的关系密切，相互协作，共同担负着化生水谷精微及濡养五脏六腑、四肢百骸的作用，脾与胃同为气血生化之源，后天之本。脾与胃的关系，主要包括水谷纳运协调，气机升降相因，阴阳燥湿相济等，脾胃功能的这种矛盾统一，是保持其发挥正常生理作用的必要条件，对此加以讨论，对更深刻地理解脾胃生理功能，分析脾胃病理变化，调治脾胃病变，大有裨益。

1. 水谷纳运协调

脾胃同居中焦，一脏一腑，两者是相互对立而又统一的整体，共同发挥对水谷和水液的受纳、腐熟和转运过程，《黄帝内经》之所以经常脾胃并称，其含义就在于此。脾胃为生化之源，胃主受纳腐熟水谷，为脾主运化提供前提；脾主运化输布营养精微，为胃继续受纳提供条件，胃与脾一纳一运，两者相互协作，升清降浊，维持着饮食物的不断受纳、消化，以及精微的不断吸收与转运的过程，是整个饮食物代谢过程的中心环节。故《冯氏锦囊秘录》说："盖脾胃既为气血之化源，而万物之滋补，亦必仗脾胃运行而始得。"《黄帝内经》说："脾胃者，仓廪之官，五味出焉。"《医碥》说："胃主进纳，脾主运化，饮食之气味精华由脾胃以灌输周身，气日盛，而体日充；先天之水火赖此滋养，以生生不息。"《百病问对辨疑》说"人以水食为命，全赖脾胃腐熟滋养以活生，不可须臾离者。有时而病，奈何？对曰：脾者仓廪之官，胃者水谷之海，司纳运化，滋生营卫脉络。肢骸脏腑，皆籍以滋养。四时皆以胃气为本。易之所谓坤厚载物，德合无疆，是万物滋生于坤元也。"可见饮食物的正常受纳、腐熟、消化、吸收、转输离不开脾与胃的纳运结合。

胃纳脾运失司，在病理上证候不同，可以互相影响，胃纳失常可致脾运失司，两者中若有一方失调，则必然影响另一方的功能，进而影响整个运化过程。胃纳失常主要表现为不能食、嗳气、嘈杂或多食善饥等；脾运失司主要表现为食后作胀，或嗜睡、消瘦乏力、腹痛腹泻等。脾运失司，胃虽纳而无以运，则继之不能食；胃不能食，则脾无以运。所以临床上，纳呆厌食、食后腹胀、胃脘不适、便溏泄泻同时并见，即脾不健运与胃不受纳腐熟同时并见。《脾胃论》提到："饮食不节则胃病……胃既病则脾不能禀受……脾亦从而病焉。"鉴于此，在治疗脾胃病时，醒脾与开胃、健脾与和胃多是同时并用的。

2. 气机升降相因

脾胃居于中焦，脾气主升而胃气主降，相反相成，一升一降共为升降之枢纽。脾气左升，则肝肾随之上升；胃气右降，心肺随之下降。即肝之升发，肺之肃降，心之下降，肾水之上升，无不配合脾胃以完成其升降运动，这是人体气机升降的总趋势。正如《四圣心源》说："脾为阴土而升于阳，胃为阳土而降于阴，土位中而火上水下，左木右金，左乎升右乎降……故中气旺则脾升而胃降四象得以轮转"，"中气者，阴阳升降之枢轴，所谓土也。枢轴运动，清气左旋升而化火；浊气右转降而化水"。《素问·六微旨大论》说："非升降，则无以生长化收藏。"升降是气机主要的运动形式之一，人体各脏器的升降，皆以脾胃为升降运动的枢纽。脾主升清，胃主降浊，清者乃气血精液，浊者乃浊气糟粕，脾气上升，将运化吸收的水谷精微向上输布，从而营养周身，上至头目，旁及四肢，内而脏腑，外而肌腠皮毛，有助于胃气之通降；胃气通降，将受纳之水谷、食糜及食物残渣通降下行，维持胃肠虚实交替的生理状态，又维护着内脏位置的相对恒定。升降相宜，营卫协调，五脏安和，是维持人体内环境动态平衡的保证。故《临证指南医案说》说："脾宜升则健，胃宜降则和"。

若胃失和降，则影响脾气升运功能；脾虚气陷，可导致胃失和降而上逆。胃气不降，主要表现为浊阴上逆、呕吐、呃逆；脾气不升、清气在下，精微下流，可见头晕目眩、腹泻、腹部坠胀，甚或脱肛、阴挺、脏器下垂。正如《黄帝内经》云："清气在下，则生飧泄，浊气在上，则生䐜胀。"胃气不降多以实证为主，脾气不升多以虚证为主。两者之间也相互影响，清气不升，每易导致浊阴上逆，使胃气不降；胃气不降，也可阻碍脾之升清。在病理上升降失常，通常同时存在，治疗上宜升脾气、降胃气，恢复气机升降运动。

3. 阴阳燥湿相济

脾为太阴湿土之脏而运化水湿，得阳气温煦则运化健旺，喜燥恶湿；胃为阳明燥土之腑而主受纳腐熟，得阴柔滋润则通降正常，喜润恶燥。故《临证指南医案》说："太阴湿土，得阳始运，阳明燥土，得阴自安。以脾喜刚燥，胃喜柔润故也。"太阴脾脏之湿，可济阳明胃腑燥土之阳，庶无燥热偏盛之弊；阳明胃腑之阳，能济太阴脾土之湿，斯无寒湿困阳之厄，共成燥湿相济之功。故喻昌谓脾胃为"相连脏腑，默相渗灌"。脾胃阴阳燥湿相济，是保证两者纳运、升降协调的必要条件。

若脾胃功能失常，丧失两者的相互协调作用，会出现脾因湿盛而病，胃因燥热而疾。湿困脾脏，则为水害，生痰化饮，症见倦怠乏力、脘闷腹胀、泄泻黄疸等，若痰饮上犯，胃腑受害可出现呕吐痰涎、胃纳不振；燥热伤胃，阴液必伤，症见口干舌燥、渴欲饮水、嘈杂易饥，若下劫脾阴，亦可影响脾运功能。脾湿则其气不升，胃燥则其气不降，可见脘腹胀满、大便异常等症。故治脾宜燥，治胃宜润。

（三）脾胃学说

1. 起源于《黄帝内经》

先秦时期，《黄帝内经》对脾胃的解剖、生理、病理已有详细的描述。

对脾胃的解剖进行阐述时，《灵枢·肠胃》曰"六腑传谷……唇至齿……齿以后至会厌……咽门……至胃长一尺六寸；胃迂曲屈，伸之，长二尺六寸，大一尺五寸，径五寸，大容三斗五升"，指出胃的形状、大小和容量，以及口齿乃至大小肠整个消化系统的部位和形状。

对脾胃生理功能的认识，《素问·玉机真藏论》曰："五藏者，皆禀气于胃。胃者，五藏之本"。胃主受纳，脾主运化，故有"脾胃……仓廪之本，荣之居也，名曰器，能化糟粕转味而入出者也"；胃气主降，糟粕得以下行排泄，脾气主升，水谷精气才能上输敷布，两者协调配合，共同完成饮食物的消化、吸收和糟粕的排泄。还从胃燥脾湿的生理特性上，扼要指出胃为燥土，喜润恶燥，脾为湿土，喜燥恶润："太阴司天，其化与湿……阳明司天，其化与燥"，脾与胃在生理状态下，纳运协调，燥湿相宜，升降平衡，共同起纳化、升清、生血、统血的作用。

在脾胃病的病因方面，《黄帝内经》做了多方面的论述。外感致病，《素问·咳论》曰："人与天地相参，故五脏各以治时，感于寒则受病……乘至阴则脾先受之"；饮食和情志劳逸致病，《素问·痹论》曰："饮食自倍，脾胃乃伤"；《素问·阴阳应象大论》曰："思伤脾"；《素问·调经论》曰："有所劳倦，形气衰少，谷气不盛，上焦不行，下脘不通"等。

对于脾胃的病理及脾胃病的诊断，《素问·太阴阳明论》曰："黄帝问曰：太阴阳明为表里，脾胃脉也，生病而异者何也？……故阳道实，阴道虚。故犯贼风虚邪者，阳受之；食饮不节，起居不时者，阴受之。阳受之则入六腑，阴受之则入五脏。入六腑，则身热，不时卧，上为喘呼；入五脏，则䐜满闭塞，下为飧泄，久为肠澼。"《素问·至真要大论》以"诸湿肿满，皆属于脾"概要脾病的症候特点。

针对脾胃生理病理特点，提出了许多治疗原则，如"脾恶湿，急食苦以燥之"，"脾欲缓，急食甘以缓之，用苦泻之，甘补之"，"土郁夺之"，这些脾胃病补、泻、缓、燥、夺的治则成为后世医家辨证用药的基础，如燥湿和胃的平胃散，甘缓补中的建中汤皆出此法。内经中还记载一些治疗脾胃病具体的方药和方法，如"胃不和则卧不安，半夏秫米汤主之"；脾瘅证口中甘，"治之以兰"，"治痿独取阳明"，用针灸足三里穴调治脾胃病等。

这些广泛而深刻的理论阐述，成为"脾胃为后天之本"的理论基础。

2. 孕育于仲景

东汉张仲景在《黄帝内经》的基础上对脾胃学说的内涵和外延加以延伸，在《伤寒杂病论》诸方证中不离顾护脾胃，创造性地提出脾家虚、胃家实的概念，并进行了有针对性的阐述。脾家虚即太阴虚寒，须用理中汤类温中散寒，实乃胃热津伤，宜用白虎汤来清热生津。以太阴病提纲"太阴之为病，腹满而吐，食不下，自利益甚，时腹自痛"为脾虚临床症候群，创立了一整套治疗脾胃的方剂，如"建中"益胃，治疗虚劳诸不足，腹中痛，方如黄芪建中汤、小建中汤；"理中"温脾，治疗中虚腹满，呕吐清涎，方如理中汤；"承气"降胃，治疗阳明腑病胃家实，方用承气汤类；"泻心"消痞，治疗寒热错杂，胃虚气逆，心下痞满，方如泻心汤类。仲景突出地提出"四季脾旺不受邪"，在治疗各种疾病时，处处顾护脾胃，不使脾胃元气及津液受到损伤，如十枣汤用大枣，桂枝汤用生姜、甘草、大枣，白虎汤粳米、甘草，小柴胡汤用人参等，不胜枚举。重视胃气的调护法则也为历代医家所应用。

3. 形成于东垣

汉后临床医家在实践中获得长足进步，随着脏腑辨证的充实完善，脾胃理论亦渐趋成熟阶段。

隋代巢元方撰集《诸病源候论》，言及不能饮食之证，有"胃为水谷之海，主受盛饮食者也，脾气磨而消之，则能食。今脾胃二气俱虚弱，故不能饮食"与"胃受谷而脾磨之，二气平调，则谷化而能食。若虚实不等，水谷不消，故令腹内虚胀或泄，不能饮食"的区别，并以脾胃虚弱，谷气不消，运化失常，升降失宜为病理枢要，列脾胀、胃反、呕、吐、哕、宿食不消、谷劳等症候，开拓了从病理角度研究脾胃症候的途径。

唐代孙思邈提出"五脏不足，调于胃"，指出调治脾胃可使"气得上下，五脏安定，血脉和利，精神乃居"，认为调理脾胃是治疗五脏不足的关键，还提倡"若要身体安，三里常不干"，这种预防和治疗疾病的方法仍具有重要的现实意义。

宋代钱乙创立调治脾胃的系列方剂，如七味白术散、益黄散、泻黄散、异功散等，从而形成健脾助运、益胃生津、清热化湿等一套比较完整的治疗方药。

金元四大家之一李东垣在《脾胃论》中系统提出脾胃学说，他遵从《黄帝内经》"土者生万物，脾胃为生化之源"的理论，吸收仲景的学说思想，认为脾胃为元气之本，创"内伤脾胃，百病由生"论。脾胃为滋养元气之源，"人之元气充旺与否，全赖脾胃之气无损"，强调"脾胃之气既伤，而元气亦不能充，而诸病之所由生"，进而提出"养生当实元气，欲实元气，当调脾胃"，指出后天脾胃之气对先天真元之气的充养作用，即脾胃为滋养元气之源泉。脾胃之气既伤，而元气亦不能充，而诸病之所由生也。脏腑功能失调，诸病易于发生，指出脾胃健旺，则百病不生。他把气血物质在体内的主要运动形式——升降，与脾胃的功能特性紧密地联系起来，在升清与降浊这对矛盾的运动过程中，李氏认为矛盾的主要方面在升清，许多疾病的发生与脾气不升有关，脾气不升则元气匮乏，生机受损，累及他脏病变；食物不能纳运，水谷之气不能布散，则脏腑经络皆无以受气而俱病，究其原因，"是知升发之气不行者此也"，故李氏临床强调升发脾胃之气的重要性，创制不少升阳益气的方剂，如补中益气汤、升阳益胃汤、升阳除湿汤等。立"火与元气不两立说"，认为脾胃阳气升发，元气才能充沛，阴火才能潜降，制补中升阳、甘温除热之大法，在用药方面，升提阳气与降阴火并进，扶脾阳与养胃阴兼顾，升清阳与降浊阴同施。李东垣是中医"脾胃学说"的创始人，强调脾胃作用，崇脾补土，被后世称为"补土派"。

金元四大家之一张子和善用攻下法，指出"《内经》一书，惟以气血流通为贵。世俗庸医，惟以闭塞为贵，又止知下之为泻，又岂知《内经》之所谓下者，乃所谓补也，陈荃去而肠胃洁，癥瘕尽而荣卫昌，不补之中，有真补者存"，认为"胃肠湿热，寒湿固冷，热客下焦，在下之病，可泻而出之"。在现代应用中，用下法治疗肠梗阻、慢性胰腺炎等外科疾病闯出了非手术治疗的新途径。他还提出"养生当论食补，治病当论药攻"，"胃为水谷之海，不可虚怯"，可见其攻下、论补，皆旨在重胃气。

4. 发展于明清

薛生白首倡脾统血的理论，指出"血藏与脾土，故云脾统血"，为脾气虚弱统血无权的血证运用益气健脾、摄血止血提供了理论支持。

李中梓明确提出了"后天之本"在脾的观点，《医宗必读·脾胃后天本论》说："脾何以为后天之本？盖婴儿既生，一日不食则饥，七日不食则肠胃涸绝而死。经曰：安谷则昌，绝谷乃亡。犹兵家之粮道也，饷道一绝，万众立散；胃气一败，百药难施。一有此身，必资谷气，谷入于胃，洒陈于六腑而气生，和调于五脏而血生，而火资之为生者也。故曰：后天之本在脾。"从而论证脾为后天之本的原因。在治疗上，主张脾肾并重，倡导补肾与理脾兼行，如欲温燥理脾，防暗耗肾水，故扶脾之中，常佐五味之品；如欲甘寒滋腻补肾，恐碍脾滞胃，故在滋肾中，加砂仁、沉香之品行气。

张景岳以五脏互藏的观点看脾胃，提出"脾为土脏，灌溉四傍，是以五脏中皆有脾气，而脾胃中皆有五脏之气，此其互为相使"，认为"善治脾者，能调五脏"和"治五脏以调脾胃"，他把脾胃同其他脏腑的密切依赖关系，应用到治疗上，丰富了脾胃的治法。

叶天士倡导养胃阴，主以甘凉濡润，认为胃阴不足，大多素体阴亏液少，或五志过极，或温热之邪所伤，或失血过多。大凡脾阳不亏，胃有燥火，出现咽燥口干、肌热、不纳不饥、胃中嘈杂、舌质偏红、舌体瘦小、脉细数等症，最宜用养阴法，提出滋胃阴，养胃气，以润通为补的方法，选用麦冬、麻仁、石斛、粳米、甘草等甘凉濡润之品，使胃津来复，胃气自然下行而病愈。

5. 近现代研究

近现代一些医家对脾胃学说也有新的阐述。

施今墨崇尚脾胃学说，重视后天之本，注重脾胃同调，内外兼顾。施氏认为脾胃互为表里，胃受谷而脾磨之，二气平调，则谷化而能食。若虚实不等，水谷不消，故令腹内虚胀或泄，不能饮食。饮食不节与不洁则发胃病，胃病则精神少而生太热，元气虚而阴火乘，胃既病，则脾无所禀受，亦从而病。形体劳役、思虑过度则脾病，脾病则怠惰嗜卧，大便泄泻，脾既病则胃不能独行津液亦从而病。故治胃肠病必脾胃同调。在治法上，施氏有十一法：寒宜温、虚宜补、热宜清、腑实宜泻、积滞宜消、肠滑宜涩、嘈杂宜和、呕逆宜降、津枯宜生、下陷宜升、痛宜通。临证依病情数法合用，遵"胃以下行为顺"、"六腑以通为补"之旨，且满足"脾喜燥恶湿"、"胃喜润恶燥"的生理特点。胃肠既病，仍需日进饮食，不得少息，且周围环境、日常生活、人之情绪、睡眠等，无不影响到胃肠，故施氏在治疗上不全赖药物，而嘱患者辅以适量运动，如太极拳等，使气血流畅。脾胃虽病已久，调养适当亦能痊愈。

蒲辅周强调治病必求其本，治病以胃气为本。抓住这两个本，再抓住两个主要环节：一是季节气候和精神因素的影响；二是临床证候的分析综合，治病便能得心应手。蒲辅周十分强调治病必先察脾胃之强弱。他认为外感病须助胃气，内伤病尤须重视胃气，因为卫气来源于中焦，胃气强者，卫气始固，玉屏风散用白术即本于此。因此，蒲辅周每将调理脾胃作为外感病恢复期的治疗关键。而脾胃为后天之本，五脏六腑皆禀气于胃，胃气受戕则内伤难复，所以治疗内伤时亦必须时刻不忘胃气这一根本的原则。

张泽生专精脾胃学说，临床运用和阐发皆多，主要有以下几点。一是调治脾胃，注意升、降、润、燥。他认为，升与降，润与燥，相反相成，在病机上相互影响。如脾气下陷，可致清阳不升或气滞于中，胃气不降可致浊阴上逆或腑浊内结；胃失润降，燥热太过，脾可成焦土，脾失健运，寒湿凝聚，可伤胃阳。临证须察在脾在胃，或脾胃同病，权衡两者何主何从，正确处以方药，以复其升降润燥之性。二是调补脾胃，以平补运补为主，反对峻补、壅补。脾以运为健，胃以通为补。张老调补脾胃，多以平补、运补取胜，而反对一味壅补。认为脾虚所致诸疾，多由运化无力，脾精不散，湿邪困中所致，治疗重在甘平助运，脾得健运则湿化气行。若一味甘腻壅补，反碍气机，助湿生满。治胃虚一般用甘凉润降法，胃阴不足者，多用清补不宜滋腻呆补。总结其用药特点，补剂之令总不离一个"通"字，所谓"以通为补"。

岳美中治疗脾胃病有其丰富的经验。一是重视脏腑相关，审因论治。岳老认为治脾胃病亦应先弄清脾胃发病原因与主要矛盾，然后才能进行正确治疗，要弄清病机，查明病因，然后施治，方有效验。二是病久阳虚为多，注重温里。脾胃发病有它独特的规律性。脾为多气少血之脏，恶湿喜燥，气多于血则脾之升运正常，若劳倦伤脾，阳为之不足，此时脾之升清与运化失权，久而变为虚寒，故临床以温运法为多。胃为多气多血之腑，阴阳所得独厚，恶燥喜柔润，虽为水谷之海，若饮食自倍，寒温不适，胃亦受损伤。胃中气血既少，摄纳失职，其为病，伤阴者有之，伤阳者亦多。三是区分脾胃特性，选药宜精。脾宜升则健。治疗之法：中气虚者，参芪草甘温，三味以补之，芪之静宜佐陈皮之动以相伍；中焦虚寒者，用干姜或桂、附以温之；湿盛者，二术以燥之，湿除脾健则已，过则伤阴；清阳下陷者，升、柴以升之，量不宜重，不使药过病所；中脘气滞者，陈皮、木香以理之，滞去则止，防其破气伤正。总在升下陷之清阳，潜阴火之上逆。

邓铁涛指出脾胃与人体的消化、吸收、代谢、排泄、内分泌、免疫以至神经系统的调节功能都有密切关系，并对"中医的脾胃实质是什么"进行了探讨。他认为从生理、病理来看，中医的脾胃应包括整个消化系统的功能及有关体液。从治疗角度来看，范围就更大，调理脾胃能治疗各个系统的某些有脾胃见证的广泛疾病。他认为脾胃乃人体气机升降之枢纽，受纳运化水谷精微，达于五脏六腑、四肢百骸，在生理、病理学上占有重要位置，一旦发病，设法恢复脾胃正常功能，使气机调畅、升降得度，是治疗疾病、促进机体康复的关键环节。抓住脾胃这个轴心，不少奇难杂症多可迎刃而解。同时重视调理脾胃"治未病"的实践，倡导调饮食、调情志、防外邪、劳逸适度，主张"强身以动为要"，改良"邓铁涛八段锦"调理脾胃和脏腑经络。

董建华教授提出脾胃病认识上的三要素，即生理上以降为顺，病理上因滞为病，治疗上以通祛疾，从而建立了自己对胃系疾病论治的理论，即胃病治则上的二点论，既"脾胃分治"，又"脾胃合治"，以及胃病治法上的一轴线，抓住调理气血、恢复胃气通降功能的治法。

在中医学几千年的发展历程中，从古至今的医家对脾胃学说有丰富的理论见解和临床经验，建立了完善系统的脾胃生理病理的认识及经实践证明行之有效的理法方药体系，对如今我们治疗疑难的脾胃疾病有积极的指导意义。通过调理脾胃以防治疾病，是祖国医学治疗体系的重要特色，所谓"调和脾胃为医中之王道"。有关脾胃的生理病理、证治用药、各家观点和经验的论述可以为现代胃癌前病变的预防和治疗提供方法和指导。《素问·四气调神大论》云："是故圣人不治已病，治未病"。中医学对胃癌前病变辨证治疗，从而预防胃癌的发生正是"治未病"思想的具体体现。我们应切实地应用好中医基础理论，借助现代医学手段，使中医药治疗胃癌前病变更加规范化、严谨化，更好地发挥中医"治未病-已病防变"的优势。

二、古代医家对胃痞病因病机的论述

（一）《黄帝内经》

《素问·太阴阳明论》谓："饮食不节，起居不时者，阴受之……入五脏则填满闭塞"，指出饮食不节、起居不时与痞满闭塞相关。《素问·至真要大论》云："太阳之复，厥气上逆……心胃生寒，胸膈不利，心痛否满"，《素问·异法方宜论》曰："脏寒生满病"，寒邪犯胃，气机不利，胃脘疼痛痞满。《素问·至真要大论》"诸湿肿满，皆属于脾"，《素问病机气宜保命集》云"脾不能行气于脾胃，结而不散，则为痞"，说明脾胃虚弱，运化无力，生湿黏滞，气机不行，而生痞满。

（二）《伤寒杂病论》

张仲景对痞满的认识进一步深化、具体，如《伤寒论·辨太阳病脉证并治》云："脉浮而紧，而复下之，紧反入里，则作痞，按之自濡，但气痞耳"，"太阳病，医发汗，遂发热恶寒，因复下之，心下痞"。《金匮要略·腹满寒疝宿食证治第十》亦云："夫人绕脐痛必有风冷，谷气不行，而反下之，其气必冲，心下则痞。"这些论述均认为痞满多因外感表证未愈，误下伤中，损伤脾胃，正气虚弱，邪气内陷，结于心下即胃脘，阻碍中焦气机升降运行而发病。《伤寒论·辨太阳病脉证并治》亦云："胃中不和，心下痞硬，干噫食臭"，"谷不化，腹中雷鸣，心下痞硬而满"，指出痞满的发生与食滞中阻有关，是由于暴饮暴食，嗜食肥甘厚味生冷瓜果茶，食谷不化，阻滞胃脘，损害脾胃运化功能，气机失调，而致痞塞不通。

（三）其他医家

《兰室秘藏》曰："脾湿有余，腹满食不化"，"或多食寒凉，及脾胃久虚之人，胃中寒则胀满，或脏寒生满病"，认为痞满的生成是由于多食寒凉损伤脾胃，或病久脾胃虚弱，脾胃运化失健，无以化水湿，酿生痰浊，痰气交阻，中焦气机不利，升降失司所致。《景岳全书·痞满》有："怒气暴伤，肝气未平而痞"，认为痞满的生成是由于肝木犯脾土，脾胃气机郁结不畅，升降失调所致。《诸病源候论·否噎病》曰："夫八否者，荣卫不和，阴阳隔绝，而风邪外入，与卫气相搏，血气壅塞不通，而成否也。否者，塞也，言脏腑否塞不宣通也。由忧恚气积，或隧堕内损所致。其病腹内气结胀满，时时壮热是也。其名有八，故云八否。"提出引起痞满的病因病机与营卫不和，阴阳隔绝，风邪外入，气血壅塞，升降失常有关。金代李东垣倡脾胃内伤之说，其所论脾胃病的致病原因，如饮食不节，劳逸过度，喜怒忧恐皆与本病有关。《丹溪心法·痞》认为："痞者与否同，不通泰也"，"脾气不和，中央痞塞，皆土邪之所为也"，强调本病病位在脾胃，气机壅塞不通。明清医家进一步补充，如李中梓《证治汇补·痞满》认为："有湿热太甚，土来心下为痞者，分消上下，与湿同治"，提出湿热之邪，阻滞中焦而致痞满。林佩琴在《类证治裁·痞满》中说："暴怒伤肝，气逆而痞"，"噎膈痞塞，乃痰与气搏，不得宣通"，认为痞满发病与情志失和、痰气搏结有关。清代张璐认为本病与患者的体质相关，《张氏医通·诸气门》曰："肥人心下痞闷，内有湿痰也"，"瘦人心下痞闷，乃郁热在中焦"，"老人、虚人"则多为脾胃虚弱，运化功能低下等。沈金鳌在《杂病源流犀烛》中直截了当地指出："痞满，脾病也，本由脾气虚，及气郁运化，心下痞塞䐜满。"

由此可见，古代医家所论胃痞的病因病机有：①六淫因素，如寒邪侵袭、湿热所侵、表邪内陷；②饮食生活调摄因素，如饮食不节、起居不时；③情志因素，如七情不和；④其他因素，如痰气搏结，以及脾胃内伤、个人体质等方面。基本病机为脾胃功能失调，升降失职，气机痞塞不利，从标本而言，脾胃失调、升降失常、气机不利为本；热、痰、湿、食气等邪气壅滞为标；主要病位在脾胃，与肝相关。

三、胃癌前病变中医病因与发病

胃癌前病变病因较多，大体可分为外感六淫、饮食不节、情志所伤、劳逸过度、毒邪侵犯。虽然理论上可以划分为以上几类，但事实上，病因常错综复杂，诸多因素相合为患，各种病因长期作用导致胃组织长期缺血、缺氧，胃黏膜失却濡养，以致萎缩、肠上皮化生、异型增生。

（一）外感六淫，湿邪为重

风、寒、暑、湿、燥、火六淫之邪为四时不正之气，或通过经络传至脾胃，或直中脾胃而致病。在《脾胃论》中有"肠胃为市，天物不受、无物不入，若风、寒、暑、湿、燥一气偏胜，亦能伤胃损脾。"在本病中，寒、暑、湿、火更常见。外邪之湿系湿自外受，凡久居潮湿之地，或暑令之季感受暑湿，或涉水淋雨，皆可使湿邪侵袭人体而发病。外湿虽初感于肌肤筋脉，亦终将害于脾。《湿热病篇》曰："湿土之邪，同气相召，故湿热之邪，始虽外受，终归脾胃。"湿邪入侵后，影响脾胃运化功能，常由外湿而兼病内湿，两者相互影响，内外合邪，病情更重。湿邪又常兼寒、暑、热等邪气而伤人，湿邪又可随体质和脾胃功能等因素而可转化——寒化或热化。风寒外邪，亦可常犯胃，"鼻气通于肺，口气通于胃"，如日常所见"寒气客于胃，为噫气"即是其例。叶天士在《临证指南医案》也言及"寒热由四末以扰胃"。

（二）饮食不节

脾胃主受纳和运化水谷，饮食不节、饥饱失宜最宜损伤脾胃。《明医杂著》曰："人惟饮食不节，起居不时，损伤脾胃。胃损则不能纳，脾损则不能化，脾胃俱损，纳化皆难，元气斯弱，百邪易侵而饱闷、痞积、关格、吐逆、腹痛、泄痢等症作矣。"饮食损伤脾胃主要有以下几个方面。一是过饥过饱。过度饥饿，脾胃没有水谷之气的充养而生化无源，气血不足，继而脾胃功能低下，中气虚馁。过饱则水谷稽留于胃而痞塞不通，《素问·痹论》曰"饮食自倍，脾胃乃伤"。二是饮食偏嗜。《素问·至真要大论》曰："五味入胃，各归所喜，故酸先入肝，苦先入心，甘先入脾，辛先入肺，咸先入肾，久而增气，物化之常也，气增而久，夭之由也。"说明五味偏嗜可使脏气偏胜而发病，朱丹溪对此概括说"五味之过，疾病蜂起"。此外，偏嗜生冷，易伤脾阳；偏嗜肥甘，可生痰化热，滞脾伤胃；嗜饮茶酒，可酿湿生热，损伤脾胃。三是饮食不洁。食不洁净之品，或误食有毒、腐烂食物，可蕴毒生湿生热，影响脾胃功能。饮食所伤，除质、量之外，还包括温度、硬度、进食的时间等。可见，饮食因素与脾胃关系密切相关，饮食所伤，可以成为湿浊、食滞等病理因素，湿与滞可化热，食滞还可以成积，使脾胃升降失常，运化无权，变生种种病症。

（三）情志所伤

中医历来重视精神致病因素，由于情志失和而引起或加重脾胃疾病者，甚为常见。喜、怒、忧、思、悲、恐、惊七情，虽各有其所主所伤的脏腑，但均能直接或间接引起脾胃之损害，其中和脾胃关系最密切的是思和忧。脾在志为思，"思则气结"，"忧思伤脾"，脾胃气机郁结不畅，使运化功能呆滞，湿邪积聚，致使脾胃损伤，引起腹胀纳呆、嗳气、消瘦乏力、便溏诸证。

（四）劳逸过度

正常的劳动，有助于气血疏通，增强体质，可预防或减少疾病之发生，反之，劳逸过度，则导致脾气受伤。《张氏医通》云："劳役伤脾"，《素问·调经论》亦云："有所劳倦，形气衰少，谷气而盛，上焦不行，下脘不通"，说明劳役过度也是导致脾胃损伤的因素，劳役过度，耗伤元气，临床常见劳力过度之人，有气少力衰，四肢困倦，神疲懒言。安逸过度亦致体衰。《素问·宣明五气》指出："久卧伤气，久坐伤肉"，此处的"气"和"肉"皆为脾所主。过度安逸，可使气血运行不畅，脾胃功能呆滞，食少乏力，精神萎靡。

（五）毒邪侵犯

《金匮要略心典》中载"毒，邪气蕴结不解之谓"，毒有外毒、内毒之分。外毒是指六淫之邪蕴结体内久而化浊成毒和疫疠之毒，还包括瘴气、疫疠、秽浊之气及虫兽、饮食、药物之毒等。吴鞠通谓："土为杂气，寄旺四时，藏垢纳污，无所不受"，是故毒邪最易由肺卫循胃膜内传入里，壅遏气血。内毒多系脏腑功能和气血运行失常，中焦气机升降不利，血行不畅，机体内不能及时排出，蕴积于体内而化生的病理产物，水湿、痰饮、气滞、血瘀等病理成分积聚所化生之"内毒"。如瘀血日久可出现瘀毒，湿热日久出现湿毒、热毒，情志失调积久出现郁毒、蕴毒等，这些内毒同时又是新的致病的因素。"邪踞胃脘，久酿成毒"，蕴积体内，化生浊毒，使气血运行失常，脏腑功能紊乱，损伤形体。

浊毒是对人体造成严重损害的致病因素，毒邪侵入或起病急骤，变化迅猛；或病情缠绵，与痰、湿、热、瘀之邪相兼，胶结顽固，纠缠难愈。无论外感六淫、饮食失调、情志失宜均可损伤脾胃，在脾胃虚损的基础上，毒邪蕴积于胃内，与湿热痰瘀胶结，蕴而不解，久而入络，耗伤胃气，即"邪之所凑，其气必虚"，而导致胃络失养，出现胃黏膜萎缩、肠上皮化生、异型增生，毒邪日深，正气愈损，最终导致胃黏膜细胞发生癌变。

四、本虚标实是胃癌前病变中医病机关键

现代不同的医家对胃癌前病变的病机有自己的体会和认识。赵欢等通过 CNKI 数据库检索名老中医治疗本病有关文献 241 篇，发现名老中医对其病因病机认识不外脾胃虚寒、脾气虚、脾胃阴虚、脾肾阳虚、血瘀、血虚、气滞、湿热、寒湿、痰湿、食滞、火邪、邪毒 13 种。郑保平认为"脾胃虚弱"为胃癌前病变的发病之本，"邪踞胃脘、久酿成毒"是胃癌前病变发展、演变的病理基础和关键因素，"脾（胃）肝同病"是胃癌前病变必然的病机特征，"脾虚及肾"是胃癌前病变病机演变的转归；"脾虚络阻、虚实夹杂"是贯穿胃癌前病变始终的基本病机。白宇宁等提出本病的发生发展是由气及血入络的渐变复杂过程，认为脾胃虚弱（损）是发病之本，邪壅胃腑、胃络瘀阻是重要病机特征，邪毒久滞、毒损胃络是重要病机转归，故提出"脾虚络阻毒损"为其基本病机。沈舒文教授认为本病的病变过程中具有因邪致虚、因虚致邪的转化特点，其邪实是导致其虚，乃至损伤胃黏膜致肠上皮化生的直接病理因素，邪实的病理特征是毒瘀交阻，毒瘀交阻是发生胃癌前病变的病机关键。而毒与瘀之中，早期疾病，毒重于瘀，中后期瘀重于毒，毒瘀交阻，与气相结，也可兼湿阻，兼食滞。对胃癌前病变来说，外毒最为关键的是 Hp，其本身及其产生的多种致毒因素对胃膜可造成直接或间接的毒性损伤。1994 年被世界卫生组织列为胃癌的 I 类致癌原，Hp 感染患者中 CAG、肠上皮化生的发生率明显高于阴性者。李海文等认为癌毒作为一种致病因素，不仅存在于恶性肿瘤中，也是导致胃癌前病变向胃癌发生发展的重要因素，即癌毒作为一种致病因素也存在于胃癌前病变中。

可见胃癌前病变病机复杂，目前趋向于认为在一些难治性疾病的漫长病程中，本虚标实是最常见的症候特征。胃癌前病变也是如此，其病位在脾胃，与肝密切相关，病机是本虚标实，本虚是脾胃虚弱，标实是血瘀、湿阻、痰浊、浊毒蕴胃为主。本病是在脾胃虚弱情况下，外邪乘虚而入、饮食不节、情志失常、劳逸过度等多种病理因素反复长久刺激下所致，且各种致病因素之间相互影响。这些病理因素作用脾胃，使脾胃升降失常，中焦气机不利，纳运失司，气血化生不足，从而产生气滞、血瘀、痰湿、寒凝、浊毒等各种病理产物，这些病理产物常合并存在，日久损害胃黏膜，导致肠上皮化生、异型增生。

（一）脾胃虚弱

1. 脾胃虚弱，正气不足

疾病是正邪交争的过程，正气充足则能趋邪外出，正气虚弱则邪气内扰，致使疾病进展，即《灵枢·百病始生》云："风雨寒热，不得虚，邪不能独伤人……此必因虚邪之风，与其身形，两虚相得，乃客其形。"正气亏虚是疾病发生的内在因素，湿热、气滞、血瘀等是疾病发生的外在条件，正虚邪盛导致疾病发生。《素问·刺法论》曰："正气存内，邪不可干"。正气相当于机体的免疫功能，有抗病、祛邪的作用，邪气指能够造成人体损伤的各种致病因素。任何疾病的发展过程都是正邪相搏，导致机体内部失调，脏腑组织器官的功能、代谢及形态结构发生变化。有研究认为正气与邪气相当于现代医学中的抵抗力和

病原体，在肿瘤发生过程中，正气与邪气分别对应胃癌发病过程中的抑癌基因和癌基因，癌基因的激活和抑癌基因的失活均可促进胃癌前病变转向胃癌，即正虚邪盛可最终导致疾病发生。

胃癌前病变的发生、发展与正虚有很大的关系，正虚又以"脾胃虚弱"为要，为胃癌前病变发病之本，常贯穿于胃癌前病变发生、发展及演变的整个病理过程。脾主运化，胃主受纳，能生化气血，是人类后天赖以生存之本。盖脾胃健旺、正气存内，则不容易被邪气所侵，即使感受病邪发病也容易驱邪毒出体；正气不足，则容易被外邪所侵，或感邪后无力驱邪外出，使邪伏于胃，再遇饥饱、劳累、忧思恼怒等损伤脾胃，脾虚难以御邪而病作。脾虚无力攻邪，邪伏中焦，邪正攻防，互有进退，病遂迁延日久，变化多端，脾胃虚弱，气血化生无源，胃络失其濡养，终致胃癌前病变发生。"四季脾旺不受邪"，"内伤脾胃，百病由生"等理论也说明脾胃健旺与否与疾病的发生发展息息相关。

临床上部分胃癌前病变患者可伴有不同程度的倦怠、乏力、面色萎黄、舌淡胖边有齿印等表现，此均为"脾虚"所致。现代医学观察到的胃黏膜免疫功能低下、胃黏膜屏障功能障碍、细胞器超微结构改变等与中医脾虚密切相关，在胃镜检查中，胃黏膜常呈现苍白、灰白。

2. 中焦壅滞，升降失职

脏腑气机升降出入，是人体生命活动的重要形式。脾胃居中焦，脾升胃降，纳化协调，则水谷精微输布有常，气血化源充足，身体健壮。诸多因素造成脾胃升降功能失职，中焦壅滞，痞塞不通，日久而生气滞、血瘀、痰浊、邪毒等病理产物，进一步造成脾胃功能失调，脾胃虚弱而生本病。"饮食不节，先伤及胃，胃伤而后脾病"，饮食所致脾胃损伤，气机不畅，中焦壅滞，而发胃痞。《四圣心源》言："木郁横侵，土被其贼，脾不能升清而胃不能降浊"，盖肝主疏泄、调畅气机，脾胃升降之气赖其调达，忧思恼怒等情志因素，致气机逆乱，升降不利。《诸病源候论》指出："营卫不和，阴阳隔绝，而风邪外入，与卫气相搏，气血壅塞不通"，说明胃腑多气多血，若感外邪，可致胃腑失和，日久则气血壅塞中焦，升降失职。《景岳全书·心腹痛》也提出："胃脘痛症……惟气滞者最多"。《素问病机气宜保命集》所述："脾不能行气于肺胃，结而不散，则为痞"。中焦壅滞，气机不畅，可引发血瘀，而血瘀亦可造成气滞，正如"气行则血行，气滞则血瘀"。气滞可引起脾胃失养、功能失调造成脾胃虚弱，脾胃虚弱、运化无力又可引发气机阻滞等病变。因此，气滞常与血瘀、脾胃虚弱等相互作用引起脾胃脏腑功能失调。由此可见脾不升清，胃不降浊，气机不畅，壅塞不行，乃胃癌前病变的重要病机。

3. 气阴两虚，纳运失调

脾胃虚损可进一步发展为气阴两虚。《血证论》谓："胃燥不能食，食少不能化，譬如釜中无水，不能熟物也。"胃喜润恶燥，其腐熟水谷的功能有赖于阴液的濡润。《丹溪心法》云："脾土之阴受伤，传输之官失职，胃虽受谷不能运化。"水谷入胃，将其腐熟蒸化，输布五脏六腑，除脾阳外，还必须依赖脾阴、胃阴资助，阴阳协调才能共同完成运化功能。气阴两虚，脾胃纳运失职，营养物质无法吸收利用，胃黏膜失于滋养，逐渐发生病变。

（二）血瘀阻滞

传统医学认为，血瘀是肿瘤的重要病机，各种病邪作用于机体，最终影响到气血运行，导致瘀血内停、凝结于局部，出现胃癌前病变，久而形成肿瘤。唐容川云："瘀血在脏腑经络之间，结为癥瘕。"胃癌前病变多是由 CAG 长期不愈发展而来，其病程缠绵，迁延反复，为血瘀的形成奠定了基础。叶天士指出："胃痛久而屡发必有凝痰聚瘀"，又云："初病在经，久病入络，以经主气，络主血，可知其治气治血之然也，凡气既久阻，血亦应病"，即久病入络，久病必瘀。《金匮要略》云："腹不满，其人言我满，为有瘀血"，故痞满通常是瘀血征象。《诸病源候论》也认为痞证是"营卫不和，阴阳隔绝，血气壅塞，不得宣通"所致。该病日久无以生化气血，脾胃气虚无力推动血行而致血瘀，而气虚不能统摄血液正常行于脉中，血逸脉外，离经之血也可停积成瘀；或因七情内伤、外邪留滞，气机郁滞不畅而致血瘀；胃为多气多血之腑，本身有易滞易瘀的生理特点，脾胃为气血生化之源，气机升降之枢纽，无论是气滞、湿阻、郁热，还是气虚、阴虚，任何伤及脾胃的因素均可通过引起胃腑气机通降失常或直接影响胃络血液运行，日久形成胃络瘀阻之证候。

临证中部分胃癌前病变患者可有胃痛，胃脘痛多痛有定处，或夜间加重，舌暗或有瘀点瘀斑，舌下脉络迂曲，脉弦涩等表现，此均为"血瘀"之症。临床研究表明 CAG 黏膜呈颗粒状、结节状或呈花斑样改变，黏膜血管壁显露，血管扭曲，黏膜色暗，表面凸凹不平，出现肠上皮化生和不典型增生等变化，符合中医学瘀血阻滞证的微观病理表现。因血瘀导致局部缺血缺氧，从而促使腺体萎缩、化生、增生甚至恶化。现代药理学研究亦证实活血化瘀药能改善微循环，改善组织营养，促进病变恢复与炎症吸收，进而促进 CAG 病理改变逆转。有研究发现 CAG 患者均存在不同程度的血液流变学改变，与萎缩轻重程度呈正相关，中重度萎缩者治疗应加重活血化瘀药用量。

"血瘀"贯穿胃癌前病变之始终。瘀血久留，阻滞气血，耗伤阴液，又进一步加重血瘀，瘀血不去，新血不生，如此恶性循环，导致脾胃逐渐萎弱不用，最终发生胃癌前病变甚至癌病。

（三）毒损胃络

从正常胃黏膜至 CAG 是一个长期的病情逐渐加重的发展过程，杨士瀛在《仁斋直指附遗方论》中说："癌者上高下深……毒根深藏，穿孔透里"，明确指出毒邪是癌症的病机之所在。"浊毒"是由于多种内外致病因素长期作用，血行不畅，脏腑代谢的病理产物滞留，并由微及渐，蕴毒内积，"毒者，邪气蕴结不解之谓也"。毒邪侵袭导致气血阴阳失调是脏腑病变的根本原因，也是脏腑病变的前提条件。暴饮暴食、过食肥甘厚味生冷辛辣之品、嗜饮茶酒等饮食不节致脾胃受损，运化无力，聚湿生痰而成痰湿；或久病体虚，年高体衰，或劳逸过度，脾胃之气虚弱，难以输化水液，更易导致痰饮停蓄积。因此，无论是饮食因素还是体质因素，皆能导致脾胃运化失常，饮食纳入后不能化生精微物质，反而成为病理性痰饮，转化为湿毒，阻滞中焦气机，影响脾胃的升降功能，气机不利，血行不畅，继而成瘀。脾胃为毒邪所累，瘀毒内蕴于里，毒腐成疡，瘀结成积，终使胃热阴伤，气滞络阻。胃络瘀滞，气不布津，血不养经，胃失滋润濡养，胃腑受损，胃液减少，腺体萎缩，黏膜变薄，日久成萎、肠上皮化生及增生。

毒邪的化生是 CAG 病机转变、变生他病的重要因素，其对胃黏膜的损伤性较强，易于化积成形。尤其在 CAG 的后期，正气不足、正不胜邪，胃黏膜更容易被毒邪所伤。《灵枢·百病始生》曰："壮人无积，虚则有之。"毒邪蕴积，日久而渐渐形成有形之积。胃镜下通常可以见到病灶处黏膜颗粒状不平、结节状增生、息肉等改变，病理通常为中重度肠上皮化生或异型增生，提示已发展转变为胃癌前病变的阶段。

邵氏认为临床胃炎的局部病变与中医"痈疡"相似，故承《素问·病能》之"热聚于胃口而不行，故胃脱为痈也"之说，借鉴中医外科治痈的理论，以托毒消痈法治疗 CAG30例，治疗 3 个月后诸症状明显好转，又治疗 6 个月，症状全部消失，胃镜及病理检查为浅表性胃炎，肠上皮化生消失。

（四）痰邪阻滞

痰证理论是中医经典理论之一。痰致病广泛，变化多端，"痰随气行，无处不到"，内而五脏六腑，外而四肢百骸、肌肤腠理，可停滞而致多种疾病，且又易于兼邪致病，症候表现十分复杂，故有"百病多因痰作祟"。外感湿邪，留滞体内；饥饱无常或暴饮暴食，嗜食肥甘厚味、辛辣烟酒，可导致脾胃运化失调，津液内停，化湿生热，凝聚成痰；情志不遂，肝失疏泄，气机郁滞，脾胃失运，气滞津停，聚而为痰；或思虑过度，伤及心脾，脾气亏虚，心阴暗耗，心火灼津，炼液为痰。痰邪阻滞于胃，妨碍气血运行，导致气滞、血瘀、浊毒内生，同时痰郁化火，从而致使痰、气、火、瘀、毒交阻，损伤胃络，致胃黏膜腺损伤。宏观上，痰阻内壅，影响脾胃气机升降，出现嗳气、饱胀、纳差、呕恶、胃痛及舌苔白腻等表现；微观上，痰浊浸淫于胃黏膜细胞，使细胞增殖与死亡动态失衡，分化失调，出现肠上皮化生和异型增生，进而形成胃癌前病变，最终癌变。

有学者提出胃癌痰浊污染学说，认为痰浊是胃癌细胞（痰核）生长的环境，包括维持胃癌细胞形态和功能的细胞外基质，促进细胞生长的各种细胞因子和细胞分泌的代谢产物；痰浊促进了供给胃癌细胞营养的微血管、淋巴管等通路（痰络）的生长，痰浊污染胃部周围或远处器官，为胃癌细胞的转移提供了生长环境。

（五）湿浊困脾

湿有内外之分，外湿与所处的气候、环境、地域等有关。内湿与人的体质因素、饮食习惯、生活作息有内在的关系。湿为阴邪，阴胜则阳病。脾为阴土，运化水湿，性喜燥而恶湿，胃为阳土，性喜润而恶燥，脾胃互为表里，共司升清降浊功能。两者同居中焦，保持着升降、燥润、运纳等运动平衡，维持人体正常的消化吸收功能。由于脾胃在生理病理上与水湿有不可分割的内在联系，故水湿内停最易侵犯脾胃。脾胃强健，则水谷水液得以正常的输布和排泄；脾胃虚弱，则不能正常运化水谷水液，水反为湿，聚而为病。《温病条辨·湿》谓："脾主湿土之质，为受湿之区，故中焦湿症最多"。因此，无论湿邪困阻脾胃，或脾胃功能失调湿邪内生，因湿性缠绵，蕴结脾胃，气机不畅，故作为病理产物的湿邪是 CAG 伴胃癌前病变发病的重要因素。脾胃与湿的关系非常密切，脾胃病则生湿，无论虚实寒热诸证，均可出现湿的见证。如寒证的寒湿困阻脾胃，热证的脾胃湿热，实证的湿邪困阻脾胃，虚证的脾胃虚弱生湿等，故治脾胃病，以祛湿立论。湿邪困阻脾胃与脾胃虚弱生湿，两证虽可相互转化而夹杂存在，但有主次。两者都直接影响脾的运化升清，胃的受纳腐熟功能，从而导致消化吸收障碍，运化转输失职，升清降浊失常等病变，影响饮食的消化和全身的水液代谢。本病临床可表现出脘闷、纳呆、舌苔厚腻及病情缠绵等特点，与湿邪黏滞、重浊的致病特点相似。

本病病机复杂，既有脾胃虚弱之本虚，又有邪毒内蕴及气滞血瘀之标实，三者相互影响终致气血同病。目前认为胃癌前病变基本病机为"脾虚络阻毒损"，其证候相关因素主要涉及气虚、阴虚、气滞、火热、痰湿、血瘀、邪毒等方面。脾虚、络阻与毒损是标本虚实的三个方面，可各有侧重，然三者不能截然分开。脾胃虚弱为重要发病基础，瘀毒内结、损伤胃络是贯穿始终的关键病理特征。

虚、瘀、毒并不是单独出现的，三者相互兼夹，相互影响。胃癌前病变患者脾胃受损，不能生化气血，气虚无力推动血液运行，血液滞留，导致血瘀，血瘀日久，耗气伤阴，又会进一步加重脾虚；脾气亏虚，卫外不固，风、寒、暑、湿等外邪乘虚而入，或因脾虚不能运化水湿、痰饮，诸邪滞留，蕴结成毒，毒邪久蕴，耗伤气血，导致脾胃更虚；瘀血不仅是病理产物，还是致病因素，血瘀日久，蕴结不解，郁而化热，瘀热互结，酿生邪毒，毒邪久留，阻滞气血，气血运行不畅，进一步加重血瘀。

沈舒文认为本病的病机特点是虚实因果相连，因实致虚，因虚致实，虚与实动态起伏，并将这一虚实相关、正邪相兼的证候状态称之为"虚实关联证"。胃癌前病变的过程中，病因病机虚实夹杂，虚主要是脾虚，邪实有气滞、血瘀、痰浊、湿热、毒邪等。脾胃虚弱，无力驱邪外出，或导致气、血、津液不能正常运行，从而产生气滞、血瘀、痰浊、水湿等实邪，即因虚生邪；病情迁延，反复难愈，邪气盛，而人体本身存在之正气与实邪斗争，随着病变进展，正气受到损伤，加重脾虚之象，即因邪致虚。胃癌前病变在疾病正邪盛衰的演变中多处于一种正邪交错、虚实兼夹的病机状态，即内邪滋生与正气亏损始终存在于疾病的全过程，具有因邪致虚、因虚致邪的转化特点。

第三节　胃癌前病变的中医治则治法

胃癌前病变治疗目标是延缓或阻滞病变的进展、降低癌变风险，改善患者的临床症状。本病病机本虚标实，治则应遵循《黄帝内经》"虚则补之，实则泻之"之旨，正如《杂病源流犀烛》所论："虚则补其气，实则消食、豁痰、燥湿、清热、消导，但不可峻剂"。古代医家治疗胃痞的方法很多，主要以宣畅气机、辛开苦降、消补兼施、健脾益气、活血化瘀、养阴益胃为治则。对于胃癌前病变，目前已较一致地认为其病机特点为本虚标实，病位在脾胃，本虚以脾胃气阴两虚为主，标实则有气滞、血瘀、热毒蕴胃等，与古代医家对胃痞的认识基本一致，现代医家在继承前贤的基础上又有所发挥，在宏观与微观辨证相结合的基础上，以扶正祛邪为基本原则，不仅强调脾胃气阴两虚、气滞、血瘀为患，也强调热毒为患，并认为临床多虚实夹杂，故而治疗时除兼顾本虚，配合活血、理气之品外，还每每加入清热解毒抗癌之品，从而确立健脾益气、通畅气机、活血化瘀、化浊解毒的基本治疗方法。

一、中 医 治 则

（一）古代医家的常用治则

1. 宣畅气机

痞满之患，失于升降，治痞以宣畅气机为第一要义。如《南阳活人书》谓："审知是痞，先用桔梗枳壳汤尤妙，缘桔梗枳壳行气下膈，先用之无不验也。"胃痞之治，多求治于中焦，使气化舒畅，气机贯上达下，精液四布，清升浊降，中焦斡旋有序，气机通利则痞满自消。

2. 辛开苦降

《黄帝内经》云："辛以散之"，"苦以泄之"。因本病病位在中焦，胃为阳明，多热多实；脾为太阴，多虚多寒。在病症发生发展的过程中，由于脾胃功能失调，很容易导致亦寒亦热的病理改变。

仲景首倡在辨证论治的基础上以五泻心汤辛开苦降、双调寒热、分理阴阳、调理气机、开痞泄结；其辨证明确，立方精当，临证每多良效，一直为后世医家所袭用。叶天士认为："痞闷为气分之郁，宜苦泻辛散，辛开苦降，开达上下升降之路，以复脾胃纳运之权。"《丹溪心法》曰："古方治痞用黄连、黄芩、枳实之苦以泄之；厚朴、生姜、半夏之辛以散之；人参、白术之甘苦以补之；茯苓、泽泻之淡以渗之。"

3. 消补兼施

虚实夹杂者，则当消补兼施。如《千金方·脾脏方》之槟榔散以人参、白术、茯苓与陈皮、厚朴、槟榔等同用。《本事方》之枳壳散以白术、枳壳、香附、槟榔同用。特别是《太平惠民和剂局方》中既有木香槟榔丸、匀气散、平胃散之以攻邪为主的方剂，又有参苓白术散等"中和不热"治疗虚痞的处方。

4. 健脾益气

由于脾气虚弱易变生痞满，故健脾益气是治疗痞满不可缺少的环节。《证治汇补》言："脾虚正气不行，邪着为病，当调理中州，复健运之职，则浊气降而痞消除，如不补气，气何由行"。中气充足，受纳运化自如，则气血化生充沛，气机升降自如，诸症悉能消除。丹溪基于此，反对一见痞满便滥用利药攻下，不知中气重伤，脾失运化，导致痞满更甚。《景岳全书》明确指出："若食滞既消，脾气受伤，不能运化而虚痞者，当专扶脾气，微者异功散、养中煎，甚者五福饮、圣术煎。"

5. 活血化瘀

李中梓在《医学入门》中云："盖痞皆自血中来，人徒知气之不运而用桔梗槟榔，而不知养阴调血，惜哉！""瘀血结成窠囊下，而心下痞者，用桃仁、红花、香附、大黄等分为末，酒调服利之，或犀角地黄汤。"《类证治裁》也曰："痰挟瘀血成窠囊，作痞，脉沉涩，日久不愈，准悲哀郁抑之人有，宜从血郁治。"

6. 养阴益胃

叶天士独具匠心，认为痞满属脾不升、胃不降者固多，然"肺胃津液枯涩，因燥而痞者"也复有之。告诫后人在治疗痞满时必详审胃阴之盈亏。若胃阴已有亏象而浊阴不降者，"必资酸味以助之"，故常佐乌梅、白芍、石斛等益养胃阴以助和降，待津液来复，胃气和降，不攻而痞自消。

（二）现代医家的常用治则

胃癌前病变过程中具有因虚感邪，因邪致虚，虚实夹杂的转化特点。本虚标实，本虚为病之根本，以脾胃气阴两虚为主，标实则有气滞、血瘀、热毒等，其病位主要在脾胃，与肝相关联。因虚夹邪，由实致虚是其主要病机转化规律。在治疗上，虽然有健脾益气、活血化瘀、养阴增液、理气消胀、清热解毒、化痰软坚等不同的治疗方法，但最常见的仍以健脾益气养阴、活血化瘀、化浊解毒抗癌等为基本治则。对于胃癌前病变，治病求本，首要健脾；邪实是导致胃络损伤，组织增生的直接病理因素，治疗上兼顾祛邪。临床上，要重视辨证，个体化治疗，改善症状的同时，消除胃癌前病变产生的土壤。

1. 健脾益气

胃癌前病变非朝夕可得，其病程一般较长，脾胃虚弱或轻或重必有之，以脾胃虚弱为主，气虚的症状亦较为突出，表现为神疲乏力、脘痞、纳呆、便溏、舌淡边有齿痕、脉缓等症状。

对于本病的治疗首先应健脾。无论是素体脾胃虚弱还是后天感受外邪，病久损伤脾胃，而致脾虚虚弱者，治疗本病必以扶正为本。正如《黄帝内经》云："正气内存，邪不可干"，"邪之所凑，其气必虚"。当邪气已干，疾病已生之时，正气是抵御邪气、抗邪外出，促使机体趋于康复的有生力量。而治疗胃癌前病变，扶正则当固护中焦脾胃之气，因为脾胃为后天之本，气血生化之源，脾主运化，胃主受纳，脾喜燥恶湿，胃喜润恶燥，中焦之气盛，贵在两者阴阳合而健运和畅。

脾气强弱与免疫功能相关，现代研究证实，脾虚患者细胞免疫水平低下，免疫调节功能紊乱。补气通阳，使中焦阳气畅达，恢复络脉出入有序、充盈满溢的正常状态，有利于抗邪外出，防止内生毒邪的进一步损害，脾运则清阳自升，胃气得降而还机体正常升降之枢机，《黄帝内经》云："大气一转，其积自散，此之意也"。在胃癌前病变早期就应顾及正气，在疾病进展中更要注意顾护胃气，后期应滋养胃阴、温运脾阳、保护脏真，使脾气得升，胃气得降，异变逆转，病乃告愈。然而不可一味补脾，因脾胃居于中焦，为气机升降之枢纽，如用大剂量滋腻之品补之，易致碍脾滞胃，内生痰湿，阻遏气机，增加痞满感。

2. 通畅气机

一方面，脾胃以通为顺。如《脾胃论》曰："善治者，唯有调和脾胃"；脾胃功能贵在于运，脾主升清，胃主降浊，应以通为顺，使气机条达，胃自安和；胃癌前病变患者多有胃胀不舒，因脾胃功能受损升降失司所致。故在治疗时要顺从脾胃升降之特性。

另一方面，要注意肝与脾胃的关系。肝属木而主疏泄，脾胃属土而主运化。肝气调达则脾胃气机升降有序如常，反之若肝气郁结，失其条达，或脾胃虚弱，土虚木乘，肝失疏泄，则肝脾（胃）同病。故脾胃之病，多与情志有关。临床发现大多数胃病患者伴有情志不调症状，或抑郁不畅、焦虑明显，或易躁易怒，而引起胃脘部胀痛，嗳气频频，遇烦恼情况加重等，故脾胃之治，亦以治肝为要，在调理脾胃的同时，不可忽视肝气、肝血、肝阴、肝火的情况，注意"肝脾同调"。

3. 活血化瘀

瘀血阻络是胃癌前病变的中心病理环节，活血化瘀应当贯穿治疗的始终。化瘀，可以畅通络中气血，减少毒浊的蕴积，改善各脏腑的温煦濡养。

4. 化浊解毒

在疾病情况下，人体的内环境稳态失去平衡，解毒化浊可以排出或消散体内毒素，促进新陈代谢，保持人体内环境的稳态。很多清热解毒药具有提高机体非特异性免疫力，并且大多具有抗肠上皮化生、抗异型增生、抗肿瘤作用，且对 *Hp* 有明显的抑杀作用。

二、辨 证 论 治

（一）常规辨证分型论治

中医治疗胃癌前病变，参照胃痞的辨证分型论治，大致分为实痞与虚痞两大类。

1. 实痞

（1）饮食内停证

症状：脘腹满闷而胀，进食尤甚，嗳腐吞酸，厌食呕吐，或大便不调，矢气频作，味臭如败卵，舌苔厚腻，脉滑。

证机概要：饮食停滞，胃腑失和，气机壅塞。

治法：消食和胃，行气消痞。

代表方：保和丸加减。本方消食导滞，和胃降逆，用于食谷不化、脘腹胀满者。

常用药：山楂、神曲、莱菔子消食导滞，行气除胀；半夏、陈皮和胃降逆，行气消痞；茯苓健脾渗湿，和中止泻；连翘清热散结。

若食积较重者，可加鸡内金、谷芽、麦芽；胀满明显者，可加枳实、厚朴、大腹皮；若食积化热，大便秘结者，加大黄、槟榔导滞通便，或用枳实导滞丸推荡积滞，清利湿热；

兼脾虚便溏者，加白术、扁豆健脾助运，化湿和中，或枳实消痞丸消痞除满，健脾和胃。

（2）痰湿中阻证

症状：脘腹痞塞不舒，胸膈满闷，身重困倦，头昏纳呆，嗳气呕恶，口淡不渴，舌苔白厚腻，脉沉滑。

证机概要：痰湿阻滞，脾失健运，气机不和。

治法：除湿化痰，理气和中。

代表方：平胃散合二陈汤加减。前方燥湿运脾，行气和胃，后方燥湿化痰，理气和中，两方合用，共奏燥湿健脾、化痰利气之功，用于脘腹胀满，呕恶纳呆之证。

常用药：苍术、厚朴燥湿除满；半夏、陈皮化痰理气；茯苓健脾利湿；甘草健脾和胃。若痰湿盛而满闷者，可加紫苏梗、桔梗、藿香等；若气逆不降，嗳气不止者，加旋覆花、代赭石化痰降逆；如渴不欲饮，水入即吐，可合用五苓散以化饮消痞，痰湿郁久化热而口苦、舌苔黄者，可以改用黄连温胆汤；兼脾胃虚弱者，加用党参、白术、砂仁以健脾和中。

（3）湿热阻胃证

症状：脘腹胀闷不舒，灼热嘈杂，恶心呕吐，口干不欲饮。口苦，纳少，大便干结或黏滞不畅，舌红，苔黄腻，脉滑数。

证机概要：湿热内蕴，困阻脾胃，气机不利。

治法：清热化湿，和胃消痞。

代表方：泻心汤合连朴饮加减。前方泄热破结，后方清热燥湿、理气化浊，两方合用，可增强清热除湿、散结消痞之功，用于脘腹胀闷嘈杂、口干口苦、舌红苔黄腻之痞满者。

常用药：大黄泻热散痞，和胃开结；黄连、黄芩苦降泄热和中；厚朴理气燥湿；石菖蒲芳香化湿，醒脾开胃；半夏和胃燥湿；芦根清热和胃，止呕除烦；栀子、淡豆豉清热除烦。

若灼热嘈杂明显者，可加蒲公英、连翘、瓦楞子；若恶心呕吐明显者，加竹茹、白蔻仁、生姜；若大便黏滞不畅者，可加蚕沙、皂角子、泽泻等以除湿导浊；若津液受伤明显，口干舌燥者，可加天花粉、沙参以清热生津。如寒热错杂，用半夏泻心汤。

（4）肝胃不和证

症状：脘腹痞闷不舒，胸胁胀满，心烦易怒，善太息，呕恶嗳气，或呕吐苦水，大便不爽，舌质淡红，苔薄白，脉弦。

证机概要：肝气犯胃，肝胃不和，气机逆乱。

治法：疏肝解郁，和胃消痞。

代表方：越鞠丸合枳术丸加减。前者长于疏肝解郁，善解气、血、痰、火、湿、食六郁，后者消补兼施，长于健脾消痞，合用能增强行气消痞功效，用于治疗脘腹胀满连及胸胁、郁怒心烦之痞满者。

常用药：香附、川芎疏肝散结，行气活血；苍术、神曲燥湿健脾，消食化滞；栀子泻火解郁；枳实行气消痞；白术健脾益胃；荷叶清香升散，和胃醒脾。若胀满较甚者，酌加柴胡、大腹皮、青皮，或用五磨饮子加减以理气导滞消胀；若心烦不寐者，可加合欢皮、郁金、酸枣仁解郁安神；若郁而化火，嘈杂反酸者，可合用左金丸；若痞满日久不愈，舌暗脉涩，可加丹参、莪术、三棱等活血散结。

2. 虚痞

（1）脾胃虚弱证

症状：脘腹满闷，时轻时重，喜温喜按，纳呆便溏，神疲乏力，少气懒言，语声低微。舌质淡，苔薄白，脉细弱。

证机概要：脾胃虚弱，健运失职，升降失司。

治法：补气健脾，升清降浊。

代表方：补中益气汤加减。本方健脾益气，升举清阳，用于治疗喜温喜按、少气乏力的脘腹胀满者。

常用药：黄芪、党参、白术、炙甘草益气健脾，鼓舞脾胃清阳之气；升麻、柴胡协同升举清阳；当归养血和营以助脾；陈皮理气消痞。

若胀闷较重，可加枳壳、木香、厚朴；若纳呆厌食，加砂仁、神曲等醒脾开胃；若四肢不温、阳虚明显，加制附子、干姜温胃助阳，或合理中丸以温胃健脾；若舌苔厚腻、湿浊内蕴，加半夏、茯苓，或改用香砂六君子汤加减以健脾祛湿，理气除胀。

（2）胃阴不足证

症状：脘腹痞闷，嘈杂不舒，饥不欲食，恶心嗳气，口燥咽干，大便秘结，舌红少苔，脉细数。

证机概要：胃阴亏虚，胃失濡养，胃失和降。

治法：养阴益胃，调中消痞。

代表方：益胃汤加减。本方滋养胃阴，行气除痞，用于口燥咽干、舌红少苔之脘腹不舒者。

常用药：生地黄、麦冬、沙参、玉竹滋阴养胃；冰糖濡养肺胃，调和诸药；香橼疏肝理气，消除脘腹痞满。

若阴虚较重，火旺嘈杂者，可加石斛、花粉、百合；食欲不振者，加山楂、谷芽、麦芽等消食开胃；若腹胀较著者，加佛手、厚朴花理气消胀；便秘者，加火麻仁、玄参润肠通便；如兼神疲乏力，气短懒言者，可加太子参、莲子、黄精等气阴同治。

（二）宏观辨证论治

胃癌前病变病程漫长，病机错综复杂，故辨证施治多以虚实寒热兼顾，既要遵循疾病的规律性，又需注意个体的特殊性。其西医诊断通过胃镜和病理确诊，要充分运用现代诊疗条件，中医辨证与西医辨病相结合，综合判断，指导治疗，做到相得益彰，相须为用，为中西医结合治疗拓宽了临床诊断新思路。随着内镜诊断技术不断发展，中医对胃黏膜病变的微观辨证逐渐完善起来，这对宏观辨证施治是有益的补充及延伸。如临床上部分 CAG 伴胃癌前病变患者缺乏特异性症状，如结合微观局部情况，审度病机、辨证施治，确可提高辨证水平和治疗效果。

在《慢性萎缩性胃炎中西医结合诊疗共识意见（2017）》中，将 CAG 分为六种中医证候，其中以脾胃虚弱、肝胃气滞多见。曾升海根据患者临床症状，把早期、轻症 CAG 伴 IM 患者归纳为脾胃亏虚、肝胃郁热、湿浊中阻、瘀阻胃络四个证型，分别施以自拟方黄芪太子参汤加减、柴胡郁金汤加减、枳实厚朴汤加减、丹参鸡血藤汤加减治疗，中、后期CAG 伴 IM 患者，常产生痰湿、热毒壅塞于中，郁久渐成瘀血阻于胃络，予以"胃宝方"温振脾阳、活血通络治疗，跟踪观察，持续服药半年的患者，大多能够治愈肠上皮化生。王捷虹等选择 CAG 合并异型增生和肠上皮化生的 60 例胃癌前病变患者，辨证为毒瘀交阻兼气阴两虚、毒瘀交阻兼脾胃虚弱（虚寒）两型。对于毒瘀交阻兼气阴两虚型，治法：解毒化瘀，益气养阴。药用：太子参 20g，西洋参 10g，黄精 10g，炙黄芪 30g，炒白术 20g，半枝莲 15g，蒲公英 15g，橘核 10g，莪术 10g，三棱 10g，炮穿山甲 10g，土鳖虫 4g；对于毒瘀交阻兼脾胃虚弱（虚寒）型，治法：解毒化瘀，温补脾胃。药用：炙黄芪 30g，炒白术 20g，桂枝 6g，高良姜 12g，乌药 10g，白蔻仁（后下）6g，木香 10g，三棱 10g，郁金 10g，山慈菇 10g，土贝母 10g，九香虫 6g。治疗 6 个月，治疗组总有效率为 85.0%，明显高于对照组。有学者将本病分为四型：肝胃不和型用柴胡疏肝散加减；脾胃湿热型用藿朴夏苓汤合连朴饮加减；胃阴不足型用沙参麦冬汤合杞芍甘草汤加味；胃络瘀血型用桃红四物汤合丹参饮加减。

　　目前医家对本病分型不完全相同，大致归为虚和实两类，虚以脾胃虚弱（寒）、胃阴不足、气阴两虚、中气不足为主，实以郁滞、湿热、寒凝、痰浊、血瘀、浊毒为主，以扶正、祛邪为治则。在治疗方药的选择上，有的采用辨证分型论治，有的以基本方结合辨证加减，有的以辨证与辨病相结合，但是最多见的是采用固定方进行治疗。采取固定方进行治疗已成为研究胃癌前病变的趋势，如危北海的胃安素胶囊、劳绍贤的胃炎消颗粒、田德录的消痞灵冲剂、单兆伟的胃舒胶囊、李玉奇和周学文的阻癌胃泰冲剂、马贵同的胃祺饮、蔡淦的乐胃煎等，这些固定方法已成为目前胃癌前病变中医药研究中的主流。纵观这些固定方的选择，都是在辨证的基础上，结合胃癌前病变的病理特征，综合制定治疗法则，选择方药。实际上，无论胃癌前病变的中医辨证有多少种证型，从西医病理角度而言，除肠上皮化生和异型增生程度的差异外，其基本病理改变是一致的。实践证明，在中医辨证的基础上，结合胃癌前病变的基本病理特征，选择治疗方药是切实可行的途径，应大力加强这方面的研究。

（三）微观辨证论治

　　微观辨证论治是指以中医经典辨证为向导，运用影像学检查、内镜检查、实验室检查、组织病理检查甚至基因检查等先进技术，旨在从器官水平、细胞水平、亚细胞水平、分子水平、基因水平等较深层次上辨证，从而为临床诊断治疗提供一定客观依据的辨证方法。对于胃癌前病变的诊断主要依赖于胃镜检查和直视下胃黏膜活组织检查。中医根据望闻问切四诊合参，经过用中医理论分析、辨证而得出诊断。传统的望诊，是通过观察全身外在表现与望舌以诊断疾病的。通过电子胃镜观察胃黏膜的情况，是望诊的深化，可将胃黏膜的变化情况与中医望闻问切结合，加强了中医望诊的真实性、客观性、细致性、诊断准确性。

　　《慢性萎缩性胃炎中西医结合诊疗共识意见（2017）》提出肝胃郁热证胃镜下多有胃黏膜充血水肿明显，可见糜烂或散在出血点，则给予清肝泻热、和胃止痛与护膜生肌、消炎止血相结合的治疗；脾胃湿热证胃镜下胃黏膜多有显著充血水肿糜烂和 *Hp* 感染，则给予清热化湿、和中醒脾与抑酸护膜、抗菌消炎相结合的治疗；胃络瘀阻证胃镜下胃黏膜常见萎缩、胃癌前病变和陈旧性出血，则给予理气活血，化瘀止痛与改善微循环、抗癌止血相结合的治疗；脾胃虚弱证胃镜下常表现胃黏膜炎症缓解，胃肠功能低下，体质虚弱，则应给予温中健脾和胃止痛与护膜生肌、增强功能相结合的治疗；胃阴不足证胃镜下胃黏膜常有充血水肿或兼少许糜烂及萎缩性病变，则应给予养阴健脾、益胃止痛与抑酸消炎、逆转萎缩相结合的治疗。

有学者进行试验论证胃镜分类有其合理性。张金丽等观察 CAG 6 种证型胃镜像和病理学表现，将入选的 311 例 CAG 患者辨证分为 6 个证型：浊毒内蕴证（62 例）、肝胃不和证（84 例）、脾胃虚弱证（37 例）、脾胃湿热证（75 例）、胃络瘀阻证（23 例）、胃阴不足证（30 例），浊毒内蕴证与其他 5 种证型胃镜像比较差异均有统计学意义（$P < 0.05$），说明CAG 各证型在胃镜像形态学、病理组织学的变化存在特异性，浊毒内蕴证在内镜下主要表现为隆起结节、糜烂、黏膜粗糙，病理多伴有肠上皮化生和（或）不典型增生。还有学者提出结合镜下直观征象用药。朱曙东认为 CAG 胃黏膜充血、水肿，伴有点片状黏附性渗出物，酌加蒲公英、黄连、苍术、藿香等清热解毒、化湿消肿。胃黏膜色泽变淡，伴陈旧性出血与瘀斑，酌加乳香、没药、仙鹤草等活血止血。胃黏膜变薄，透见红色血管纹，脆性增加，易出血，或糜烂，或见有溃疡，酌加半枝莲、浙贝母、煅瓦楞子、白及、延胡索等清热解毒、敛疮止痛。内镜下见胆汁反流者，酌加郁金、茵陈、浙贝母、海螵蛸等疏肝利胆、中和胆汁。内镜下见食物残留或幽门开放不全者，酌加鸡内金、莱菔子、六神曲、厚朴、枳壳等消食导滞。胃黏膜粗糙，高低不平，皱襞增生，呈颗粒状或结节状，加强白花蛇舌草、半枝莲、半边莲、三叶青等清热解毒。

第四节　胃癌前病变中医体质辨识

体质现象是在先天遗传和后天获得的基础上形成的人类生命活动的一种重要表现形式，具有相对的稳定可调性，它与疾病和健康有着密切的关系，决定着人体对某种致病因素的易感性，以及其病变类型的倾向性及预后，与西医学"基因多态性"理论不谋而合。王琦认为，体质是疾病发生的内在基础，体质与证有着密切联系，体质在许多情况下决定着机体对某些疾病的易罹性和病变过程中的倾向性，证的背后或多或少体现着个体的体质特点。何裕民认为，证的实质是特定的身体素质，接受了某种病因刺激，或受到某种病理过程的影响，从而表现出某种较有特异性的病理反应和类型。体质可以很好地把病因、证候相结合，为临床中医辨体质、辨证提供基础。

针对中医证型变化较大，体质变化相对较小的特点，将中医辨证与中医体质辨识结合起来，有利于将长期体质干预与短期辨证治疗紧密衔接，给临床防治提供一些具体的参考方法。胃癌前病变病机复杂，证型多样，研究患病人群的体质与证型的规律，有助于拓宽临床辨证论治思路。

唐伟等运用关联规则的数据挖掘方法，对胃癌前病变患者的中医体质类型与中医证型的相关性进行分析，所选 212 例年龄为 34～69 岁（占 84.43%）的胃癌前病变患者；偏颇体质依次为阳虚质 59 例、气虚质 30 例、气郁质 23 例、痰湿质 11 例、湿热质 8 例、阴虚质 7 例、血瘀质 5 例、特禀质 2 例，平和质 67 例；中医证型依次为脾胃虚弱证 75 例、肝气犯胃证 56 例、气滞痰阻证 33 例、湿热内蕴证 23 例、痰瘀互结证 17 例、胃阴亏耗证 8 例。湿热内蕴证与湿热质，气滞痰阻型与痰湿质，痰瘀互结证与血瘀质，脾胃虚弱证与阳虚质、气虚质、阴虚质密切相关，说明胃癌前病变患者多为平和质和正虚体质，证型多为脾胃虚弱证和肝气犯胃证，中医体质类型与中医证候演变具有一定的关系。郝浩森在研究 CAG 伴（或不伴）肠上皮化生患者的病理类型与中医体质类型的分布规律时发现气虚质患者最常见；CAG 患者的萎缩程度及肠上皮化生程度与中医体质类型显著相关，中度萎缩多由气虚质、阳虚质患者发展形成，重度萎缩多由气郁质、阴虚质及气虚质患者发展形成；CAG 患者肠上皮化生的发生率和 CAG 伴肠上皮化生患者的肠上皮化生程度与体质类型有明显相关性，平和质患者不易发生肠上皮化生，中度肠上皮化生多由气虚质患者发展形成，重度肠上皮化生多由气郁质、阴虚质患者发展形成。安贺军等研究提示 CAG 中阳虚质和瘀血质占主要组成。林平等研究表明 CAG 的中医体质以阳虚、气虚为主，兼见气郁、血瘀、阴虚、痰湿、湿热等体质。张伟研究提示胃黏膜的萎缩程度及肠上皮化生程度与阴虚体质和瘀血体质有相关性，CAG 以虚性体质居多，胃黏膜的病理改变与中医体质有一定相关性。

以上研究符合胃癌前病变以正虚为本，邪实为标的认识。从体质入手研究 CAG 是"治未病"理念的具体运用。张仲景云："当识因人因证之辨，盖人者，本也，证者，标也。证随人见，成败所由。故当以人为先，因证次之"。此处，张氏所强调"本"是指人的体质。疾病发生、证的转归和疾病的预后均受体质因素的影响，体质和证共同反映着人的生理病理状态。所谓"治未病"，不仅包括未病先防，也包括非显性疾病的治疗，注重于"病"的临床前期、先兆症状，重在改善和纠正体质偏颇，消除疾病发生的内在机制。

增强体质是减少发病、保持健康的最有效方法，通过甄别易感人群，尽可能改善和纠正体质偏颇，改变体质与病邪之间亲和的时间、方式、力度，以消除疾病发生的内在机制，这正是中医体质学说所要达到的"治未病"的更高境界。根据病理性体质与胃癌前病变的相关性，确定高危人群并进行重点预防和早期诊治，通过体质的调整、优化，可防止其进一步的恶化。

CAG 中医体质基础以阳虚、气虚为主，兼见气郁、血瘀、痰湿、阴虚、湿热等体质，故从"治未病"角度出发，提示我们要预防 CAG 的发生、发展，应以益气扶正、温阳行气、祛湿化痰、活血散瘀为调理的基本原则，积极纠正偏颇体质对早期预防 CAG 及胃癌的形成有现实意义。这也是"治未病"理念的具体运用。

探讨中医体质和胃癌前病变的关系，有利于拓宽诊治思路，以求"辨证施治"和"辨体施治"相结合，为预防和临床诊治多提供一条路径，更好地服务于临床。

参 考 文 献

白宇宁，张润顺，朱昱翎，等，2013. 从"脾虚络阻毒损"辨治慢性萎缩性胃炎及癌前病变[J]. 中医杂志，54（1）：26-28.

白长川，李小贤，1993. 李寿山治疗萎缩性胃炎伴肠化的经验[J]. 辽宁中医杂志，6（10）：4-6.

蔡淦，马贵同，1996. 实用中医脾胃病学[M]. 上海：上海中医药大学出版社.

曹志群，2005. 慢性萎缩性胃炎癌前病变之瘀毒说浅析[J]. 中医药学刊，23（1）：66.

曹志群，张维东，姜娜娜，等，2007. 论慢性萎缩性胃炎癌前病变之脾胃虚损说[J]. 光明中医，22（1）：5-7.

陈圣华，陈烨文，齐方洲，等，2014. 黄元御中气理论及其临床应用[J]. 中医杂志，55（8）：715-717.

陈晓东，潘华峰，蔡甜甜，等，2017. 刘友章治疗胃癌前病变临床学术思想探讨[J]. 中华中医药杂志，32（10）：4491-4493.

傅贞亮，1986. 脾胃论纂要[M]. 西安：陕西科学技术出版社.

巩艳春，2015. 论脾胃病的调养[J]. 河南中医，35（8）：1741-1742.

郝俊良，2003. 从湿论治慢性萎缩性胃炎[J]. 河北中医，25（2）：115-116.

何裕民，1996. 体质研究——现时代中西医学的最佳交融点[J]. 医学与哲学，17（6）：288-291.

胡玲，1997. 浅论"痞满"与胃癌癌前病变[J]. 贵阳中医学院学报，19（4）：6-7.

黄穗平，2001. 中医古籍论痞满证治[J]. 新中医，33（10）：5-7.

黄雅慧，郭菊清，刘越洋，等，2014. 慢性萎缩性胃炎胃黏膜癌前病变病理变化与中医证型及 Hp 的相关性研究[J]. 中华中医药学刊，32（6）：1381-1383.

矫健鹏，康宁，魏品康，等，2014. 从痰论治胃癌前病变[J]. 中华中医药杂志，29（5）：1696-1698.

金乃时，1991. 中西医结合防治萎缩性胃炎[M]. 合肥：安徽科学技术出版社.

劳绍贤，陈更新，2002. 胃癌癌前病变的中医研究[J]. 世界华人消化杂志，10（10）：1117-1120.

李海文，潘华峰，王超，等，2014. 从癌毒角度论述胃癌前病变[J]. 中华中医药杂志，29（2）：381-383.

刘赓，丁洋，张声生，2012. 张声生从"虚"、"毒"、"瘀"论治慢性萎缩性胃炎[J]. 中国中医基础医学杂志，18（10）：1098-1099.

刘明，刘震，2012. 健脾益胃、活血化瘀中药治疗慢性萎缩性胃炎的临床研究进展[J]. 中国中药杂志，37（22）：3361-3364.

陆拯，1991. 脾胃明理论[M]. 北京：中医古籍出版社.

马建伟，1996. 慢性萎缩性胃炎中医证治概要[M]. 贵阳：贵州科技出版社.

倪思忆，蔡利军，范一宏，2014. 对中医血瘀证在胃癌前病变中的认识[J]. 中华中医药学刊，32（2）：357-359.

潘华峰，王茵萍，李任先，2003. 健脾法防治胃癌癌前病变与保护胃壁屏障相关性的探讨[J]. 中国中医药信息杂志，19（8）：5-6.

潘迎春，徐力，2017. 徐力教授逆转胃癌前病变经验[J]. 现代中西医结合杂志，26（33）：3745-3747.

齐南，1988. 痞证源流考略[J]. 成都中医学院学报，11（3）：46.

邵寄民，2003. "托毒消痈汤"治疗老年慢性萎缩性胃炎30例[J]. 江苏中医药，24（12）：21.

司东波，2011. 曾升海治疗慢性萎缩性胃炎伴肠化生的经验[J]. 陕西中医，32（10）：1360-1362.

孙露亚，2009. 从《内经》《伤寒论》谈胃痞中医辨治规律[J]. 浙江中医药大学学报，33（4）：465-466.

唐伟，马燕，陈久红，等，2017. 胃癌癌前病变患者中医体质类型与证型相关性研究[J]. 安徽中医药大学学报，36（4）：30-33.

唐旭东，卞立群，2012. 脾胃"通降理论"及其应用——脾胃学说传承与应用专题系列（3）[J]. 中医杂志，53（14）：1171-1173，1181.

唐旭东，马祥雪，2018. 传承董建华"通降论"学术思想，创建脾胃病辨证新八纲[J]. 中国中西医结合消化杂志，26（11）：893-896.

王捷虹，沈舒文，刘力，等，2013. 中医辨证治疗胃癌前期病变的临床观察与体会[J]. 辽宁中医杂志，40（1）：105-107.

王捷虹，宇文亚，惠建萍，2013. 沈舒文教授毒瘀交阻理论辨治胃癌前病变经验[J]. 中华中医药杂志，28（7）：2034-2036.

王琦，2008. 中医体质学说研究现状与展望[J]. 中国中医基础医学杂志，8（2）：6-15.

王如茂，2007. 痞证及辨治浅议[J]. 辽宁中医药大学学报，9（2）：21-22.

王汝新，牛华珍，2008. 慢性萎缩性胃炎的电子胃镜下改变与中医药治疗的体会[J]. 中外医疗，27（36）：97.

王淑兰，1990. 脾胃学说与临床[M]. 北京：人民卫生出版社.

危北海，1993. 中医脾胃学说应用研究[M]. 北京：北京出版社.

徐复霖，1990. 脾胃理论与临床[M]. 长沙：湖南科学技术出版社.

徐洁，沈洪，2016. 从虚瘀毒论治慢性萎缩性胃炎癌前病变[J]. 四川中医，34（10）：23-25.

许博，韩吉，2018. 慢性萎缩性胃炎伴异型增生病因病机研究进展[J]. 亚太传统医药，14（6）：130-131.

薛飞飞，陈家旭，2007. 对"微观辨证"的思考与展望[J]. 中医杂志，（2）：104-106.

燕东，王少丽，白宇宁，等，2015. 基于络病理论探析慢性萎缩性胃炎的中医病机[J]. 中医杂志，56（15）：1282-1285.

杨爱学，2007. 追古溯源谈痞满[J]. 吉林中医药，27（3）：55-56.

宇文亚，杨志宏，2010. 沈舒文教授治疗慢性萎缩性胃炎癌前病变经验[J]. 中华中医药学刊，4（4）：713-714.

袁玉梅，潘华峰，史亚飞，2013. 益气健脾化瘀解毒法防治胃癌前病变机理探讨[J]. 辽宁中医药大学学报，15（9）：95-97.

曾福海，1995. 论瘀证可痛[J]. 中医杂志，36（3）：183.

张金丽，王春浩，周文平，等，2012. 慢性萎缩性胃炎6种证型胃镜像和病理学表现研究[J]. 中医杂志，53（11）：942-944.

张林国，赵瑞荣，马立东，2000. 胃痞和慢性萎缩性胃炎的中医病名研究初探[J]. 中国中医基础医学杂志，6（2）：4.

张伟，2015. 慢性萎缩性胃炎的中医体质特点与病理改变的相关性研究[J]. 光明中医，30（4）：750-752，753.

张璇，徐晶钰，秦志丰，等，2014. 从痰论治胃癌前病变临证思路[J]. 中国中医药信息杂志，21（3）：99-100.

张云松，曹志群，张珊珊，等，2016. 从毒瘀虚论治慢性萎缩性胃炎癌前病变[J]. 中华中医药学刊，34（10）：2390-2392.

赵欢，杨巧芳，2018. 名中医治疗慢性萎缩性胃炎病因病机思路与用药规律[J]. 时珍国医国药，29（6）：1518-1520.

郑保平，2010. 慢性萎缩性胃炎及其癌前病变的病机和证治探讨[J]. 江苏中医药，42（1）：8-9.

中国中西医结合学会消化系统疾病专业委员会，2018. 慢性萎缩性胃炎中西医结合诊疗共识意见（2017年）[J]. 中国中西医结合消化杂志，26（2）：121-131.

朱昌汉，1986. 脾胃病证治论[M]. 武汉：湖北科学技术出版社.

朱西杰，李卫强，赵仁，2014. 脾胃学内涵与外延研究[M]. 银川：阳光出版社.

朱瑜瑜，朱曙东，2011. 朱曙东结合内镜辨证论治慢性萎缩性胃炎之经验[J]. 辽宁中医药大学学报，13（1）：149-150.

Adamu MA，Weck MN，Rothenbacher D，et al，2011. Incidence and risk factors for the development of chronic atrophic gastritis：five year follow-up of a population-based cohort study[J]. Int J Cancer，128（7）：1652-1658.

Garaulet M，Gómez-Abellán P，2014. Timing of food intake and obesity：a novel association[J]. Physiol Behav，134：44-50.

Vidaček NS，Nanić L，Ravlić S，et al，2018. Telomeres，nutrition，and longevity：can we really navigate our aging?[J]. J Gerontol A Biol Sci Med Sci，73（1）：39-47.

第四章 胃癌前病变的中医治疗

Correa 级联学说认为人类胃癌的发生是一个多步骤、多因素进展过程，包括一系列连续的阶段：从慢性非萎缩性胃炎开始，经过萎缩性胃炎、肠上皮化生阶段，最后到上皮内瘤变和胃癌，其中慢性萎缩性胃炎被称为胃癌的癌前疾病，慢性萎缩性胃炎伴有肠上皮化生、上皮内瘤变称为胃癌前病变。研究表明，胃癌发生的风险与癌前病变的严重程度密切相关。因此，通过有效的治疗手段阻断或逆转胃癌前病变的发生、发展，对降低胃癌发病率而言是非常重要的一个途径。

西医学对胃癌前病变治疗主要通过内镜下黏膜剥离术或黏膜切除术、根除 *Hp* 及肿瘤细胞分化诱导剂如维 A 酸、COX-2 抑制剂如尼美舒利等药物治疗。尽管研究已经表明有效的药物治疗可以使部分胃癌前病变逆转，但由于缺乏明确的临床使用依据，西医对于这一病理状态的治疗方法目前是以手术为主，但因为其穿孔、瘢痕狭窄等并发症与操作难度的原因，目前尚无法进行广泛的普及推广，故适应证仍然受限，多用于胃高级别上皮内瘤变及早期胃黏膜浸润癌的治疗。

中医学认为胃癌前病变是一种复杂的症候，通过中医中药治疗不仅可以缓解胃癌前病变的临床症状，而且在一定程度上可以调节相关胃癌基因的表达，甚至逆转病情，这就使得中医对于胃癌前病变的预防与治疗显得尤为重要。

中医学历来注重预防，早在《黄帝内经》就提出了"治未病"的预防思想，即主张未病先防、既病防变，防患于未然，救弊于萌芽。因此通过对中医学与胃癌前病变防治的研究，对于健康人来说，可通过提早的干预与治疗增强体质，预防癌前病变的发生，对于已患有胃癌前病变的患者来说，通过中医思维的辨证论治，结合各家经验，标本兼治，亦能有效防止其进一步进展、恶化。

第一节 中医方剂治疗

一、经典方加减治疗

（一）半夏泻心汤

半夏泻心汤出自张仲景的《伤寒论》，其中第 149 条提出："但满而不痛者，此为痞，柴胡不中与也，宜半夏泻心汤"。《临证指南医案》指出："病初气结在经，病久则血伤入络"。胃病之为病，病程长久，迁延不愈，终致气血阻滞胃腑，使胃络瘀阻，即所谓"久病必瘀"，"久痛入络"，在局部则表现为黏膜循环障碍、缺血、缺氧，日久可致腺体萎缩、肠上皮化生、增生甚至恶变。尤在泾在解读半夏泻心汤时云："中气既痞，升降失常，于是独阳上逆而呕，独阴下走而肠鸣，是虽三焦俱病，而中气为上下之枢，故不必治其上下，而但治其中。黄连、黄芩苦以降阳，半夏、干姜辛以升阴，阴升阳降，痞将自解；人参、甘草、大枣则补养中气，以为交阴阳，通上下之用也。"可见正虚邪陷，升降失调，使中焦涩滞，久之可致脾胃升降失和，寒热错杂发为本病。半夏泻心汤补泻兼施、辛开苦降，是治疗寒热错杂型胃癌前病变的理想方剂。现代药理研究表明，半夏泻心汤可通过降低 NF-κb/STAT3 及其介导的 TNF-α、IL-1β 促炎因子的表达而使炎症微环境得以改善，且可通过降低癌基因表达，提高抑癌基因的表达，从而达到治疗胃癌前病变的目的。

【组方】

方案 1

组成：半夏 15g，黄芩 12g，干姜 9g，人参 12g，炙甘草 6g，黄连 3g，大枣 4 枚。

随症加减：呕吐腹胀者加代赭石、枳实；肠鸣泄泻者，加山药、葛根；腹冷便溏者，加干姜易炮姜、山楂；纳差、完谷不化者，加砂仁、五味子。

该方治疗癌前病变总有效率为 89.19%，有效改善患者临床症状，且在根除 Hp 三联疗法中同服该方，可有效提高 Hp 根除率，并降低 Hp 再感染率，从而抑制癌前病变的进一步发展，遏制胃癌的发生。

方案 2

组成：党参、蒲公英各 20g，法半夏、黄芩、枳实、神曲各 10g，黄连、甘草各 6g，干姜 5g，白花蛇舌草 30g。

随症加减：若患者出现上腹部疼痛，则加川楝子、延胡索各 10g；若出现腹胀，则加用玫瑰花、佛手各 10g，砂仁 5g（后下）；若出现反酸，则加用煅瓦楞子 30g，枇杷叶 10g；疼痛严重可加白芍、延胡索；阴虚患者加入麦冬、玉竹、石斛；脾虚者加入炒白术、茯苓；畏寒者加入吴茱萸。

该方治疗慢性萎缩性胃炎患者总有效率为 96.2%，仅有少数患者出现轻微的恶心、腹胀等胃肠道反应，故辨证使用该方能有效改善患者临床症状，且安全性好。

方案 3

组成：柴胡 20g，枳实 15g，白芍 30g，干姜 6g，半夏 15g，黄连 10g，黄芩 10g，炙甘草 6g，党参 20g，莪术 10g。

该方联合西药治疗胃癌前病变，总有效率为 84.5%，对消化性溃疡、萎缩性胃炎、胃黏膜异常增生等均有效，联合西药甚至可逆转胃癌前病变病理状态。

方案 4

组成：姜半夏 10g，黄连 6g，黄芩 10g，干姜 10g，柴胡 10g，枳实 10g，白芍 10g，吴茱萸 3g，煅瓦楞子 10g，党参 15g，生麦芽 30g，炙甘草 6g。

随症加减：反酸甚者加海螵蛸、浙贝母各 10g；疼痛较剧者加延胡索、炒五灵脂各 10g；胀满甚者加厚朴、白术各 10g；胁肋胀痛者加香附、佛手各 10g。

该方治疗慢性萎缩性胃炎总有效率95%，全方注重调畅脏腑的气机，升脾清阳之气，降胃浊阴之气，疏肝横逆之气，对于缓解患者临床症状收效显著。

方案 5

组成：柴胡 10g，赤芍 10g，香附 10g，青皮 10g，川芎 10g，陈皮 15g，黄连 6g，黄芩 10g，吴茱萸 6g，乌贼骨 30g，白花蛇舌草 30g，党参 15g，法半夏 10g，干姜 3g，延胡索 10g，甘草 6g。

全方标本兼顾，共奏疏肝和胃、解郁清热散毒之功。相关研究表明，半夏泻心汤加减柴胡疏肝散治疗肝胃郁热型癌前病变，病理组学疗效为91.07%，能减轻其临床症状，降低胃镜下积分和胃镜下黏膜病变积分，从而对其向胃癌的发展具有一定预防作用。

【病案举例】

患者，男，63 岁。胃痛 3 年余，饥饿加重，进食后缓解，伴随食欲不振，上腹部胀满，偶尔呕吐、反酸，四肢无力、疲劳，纳差，便溏。舌红，舌苔白腻，脉弦。近日加重来院就诊。

既往诊断：慢性萎缩性胃炎。

处方：半夏曲 15g，黄连 5g，炒黄芩 10g，干姜 9g，党参 15g，炙甘草 6g，大枣 5 枚，海螵蛸 20g。

二诊：患者药后反酸减轻，腹胀缓解，纳差，大便不成形。上述药方加炒白术 15g，茯苓 12g，首诊 Hp（＋），配合三联疗法加蒲公英 20g。

三诊：复查 ^{13}C 呼气试验，Hp（－），反酸消失，拟益气健脾药常服，未见复发。

（二）四逆散

四逆散出自张仲景《伤寒论》，方中取柴胡入肝胆经，升发阳气，疏肝解郁，透邪外出，为君药。白芍敛阴养血柔肝，为臣药，与柴胡合用，以补养肝血、条达肝气，可使柴胡升散而无耗伤阴血之弊。佐以枳实理气解郁，泄热破结，与白芍相配，又能理气和血，使气血调和。使以甘草，调和诸药，益脾和中。全方共奏透邪解郁，疏肝理脾之功。

【组方】

方案 1

组成：柴胡 5g，枳实 10g，白芍 10g，炙甘草 3g，陈皮 10g，法半夏 10g，茯苓 15g，炒薏苡仁 30g，鸡内金 10g，半枝莲 15g，蛇舌草 15g，仙鹤草 15g，紫丹参 15g，蒲黄粉 10g，砂仁 10g，五灵脂 5g。

本方综合诸药，针对本病"痰""瘀"的关键病因病机，起到调气和血、补不留邪、攻不伤正、益气健脾和胃、活血化瘀解毒的功效。相关研究表明，四逆散加减治疗全胃炎（高位为主）伴胃癌前期病变，能有效改善临床症状，修复破损黏膜，改变胃内微环境，在组织病理学上具有逆转腺体萎缩、肠上皮化生、异型增生的功能，治疗总有效率为85.54%，Hp 转阴率为80%，胆汁反流治疗有效率为71.43%。

方案 2

组成：柴胡 10g，白芍 10g，枳实 10g，党参 15g，炒白术 15g，茯苓 15g，甘草 5g，丹参 15g，檀香 10g，砂仁（后下）10g。

随症加减：胃阴不足者可加麦冬、沙参；脾胃虚寒者可加干姜；反酸、胃灼热者可加浙贝、海螵蛸；胃痛明显者可加延胡索、郁金。

本方采用四逆散合四君子汤合丹参饮加减，叶天士《临证指南医案》中"胃脘痛门"中说，所有胃痛者均用肝药，故选用以疏肝为主的代表方，如四逆散；《素问·厥论》：脾主为胃行其津液者也，说明胃要"行其津液"，主要靠"脾主运化"的功能，故选用补气益脾代表方，如四君子汤；慢性萎缩性胃炎病程较长，久病入络，出现"血瘀"之症，故选用活血祛瘀，行气止痛的代表方，如丹参饮。全方共奏疏肝健脾活血之效，治疗总有效率为 81.8%，胃镜病理疗效方面，治疗有效率为 69.7%，该方治疗慢性萎缩性胃炎具有较为确切的疗效，同时未出现明显不良反应，因此值得在临床上推广使用。

方案 3

组成：柴胡 12g，白芍 10g，枳壳 6g，炙甘草 5g，党参 12g，麦冬 10g，五味子 6g，石斛 10g，玉竹 10g，木瓜 10g。

随症加减：胃火盛者，加石膏、知母、竹叶；胃中嘈杂吞酸者，加左金丸；气滞者，加佛手、甘松、绿萼梅；便溏者，加茯苓、白术、炒薏苡仁；泛吐清水者，加半夏、陈皮、生姜；反酸者加煅瓦楞子、海螵蛸；日久伴有瘀血者，加五灵脂、蒲黄、丹参。

四逆散加减益气养阴之品，可从协调脏腑关系、促进脏器功能恢复等多个角度促进疾病康复，明显改善患者临床症状，降低患者中医症候积分，并缓解患者胃黏膜炎症，治疗有效率 81.7%。

【病案举例】

患者，男，32 岁，初诊，主诉：胃脘不适 1 个月。患者自诉工作压力较大，饮食不规律，舌质红，苔淡黄略腻，脉沉弦。

既往慢性胃炎病史。胃镜提示慢性浅表性胃炎，慢性萎缩性胃炎。

处方：柴胡 10g，炒枳壳 10g，白芍 10g，炙甘草 4g，黄连 3g，法夏半 10g，全瓜蒌 10g，陈皮 10g，藿香、苏梗各 10g，党参 12g，延胡索 10g，7 剂，每天 1 剂，水煎服。嘱饮食宜清淡，忌辛辣油腻及难消化之物。

二诊：药后上述症状大减，效不更方，所以在上方的基础上稍做加减，继进 14 剂。

三诊时诸症已基本消失，嘱其坚持摄生调养，以巩固疗效。

（三）六君子汤

六君子汤出自《医学正传》，由人参、白术、茯苓、甘草、陈皮、半夏组成，具有益气健脾、燥湿化痰的功效。《素问·玉机真藏论》云："五脏者，皆禀气于胃；胃者，五脏之本也"。《景岳全书》谓："土为万物之源，胃气为养生之主，胃强则强，胃弱则衰"。《脾胃论·脾胃虚实传变论》有言："元气之充足，皆由脾胃之气无所伤；若胃气之本弱，而诸病由所生也"。方中人参补气健脾为君药；脾喜燥恶湿，故以白术健脾燥湿为臣药，参、术相合，健脾之力更宏；茯苓淡渗，健脾利湿，半夏燥湿化痰，陈皮理气健脾，三药合用，理气燥湿化痰，共为佐药；甘草健脾和中，调和诸药为使。全方共奏益气补中，健脾养胃，行气化滞，燥湿除痰，理气降逆之功。现代药理研究表明，六君子汤能够提高胃黏膜组织中 EGF、TGF-α 含量，从而促进胃黏膜的修复与重建，抑制胃酸分泌、促进上皮细胞增殖、组织修复和细胞保护作用。

【组方】

方案 1

组成：白芍 15g，白花蛇舌草 12g，茯苓 12g，丹参 12g，党参 12g，白术 12g，半枝莲 12g，蒲公英 10g，法半夏 9g，莪术 8g，陈皮 8g，柴胡 6g，甘草 6g。

随症加减：饮食欠佳者加用山楂、麦芽；胃脘痛者加延胡索；腹胀者加莱菔子、大腹皮；反酸者加海螵蛸；口干舌燥者加石斛、淮山药。

《医宗金鉴》中的柴芍六君汤以"四君子汤"坐镇中州，共奏疏肝健脾和胃之功。相关研究表明，该方治疗总有效率为 92.5%，可显著改善患者临床症状，降低患者胃黏膜萎缩、肠上皮化生、异型增生评分，遏制病理变化。动物实验表明使用柴芍六君汤加减可以预防或逆转大鼠胃窦黏膜肠上皮化生、腺体萎缩及不典型增生等病理过程，并降低癌前病变相关基因表达。

方案 2

组成：厚朴 15g，姜半夏 10g，陈皮 20g，木香 10g，党参 15g，茯苓 25g，白术 10g，炙甘草 5g，炙鸡内金 15g，海螵蛸 20g，苏梗 15g，连翘 15g，土茯苓 30g。

随症加减：泛酸、胃灼热严重者加煅瓦楞子 25g，黄连 5g，吴茱萸 5g；久病伴胃脘隐痛持续，舌质淡紫或舌下络脉迂曲者加丹参 15g，五灵脂 10g，炒蒲黄 10g；便溏明显，舌苔白腻者，增加除湿力度，加薏苡仁 30g，炒山药 15g。

本方从虚论治，苦以泻痞满，甘以助脾胃，辛以散滞气。相关研究表明，通过辨证使用该方，症状治疗有效率为 96.67%，病理组织学疗效为 83.33%，是治疗慢性萎缩性胃炎伴肠上皮化生的有效中药组方，值得临床推广与使用。

方案 3

组成：太子参 30g，炒白术 15g，茯苓 15g，黄芪 20g，炒薏苡仁 30g，山药 10g，陈皮 12g，半夏 15g，生地黄 15g，丹参 15g，山楂 30g，蒲公英 20g，半边莲 15g，白花蛇舌草 20g，白芍 15g，甘草 6g。

研究表明，六君子汤化裁治疗慢性萎缩性胃炎伴肠上皮化生或异型增生，可显著改善甚至逆转胃黏膜病理状态，治疗总有效率为 92.0%，*Hp* 转阴率为 90.9%。

【病案举例】

患者，男，40 岁。上腹部胀满不适，反酸，食后加重，伴不思饮食，舌质红、苔薄腻略黄。胃镜示十二指肠球部前后壁各见一大小约 1.5cm×1.0cm、1.0cm×0.8cm 的溃疡，基底有污秽苔，镜检示慢性中度浅表性胃窦炎伴中度肠上皮化生、部分腺上皮非典型增生Ⅰ级，*Hp*（＋）。

处方：陈皮 10g，半夏 10g，党参 30g，茯苓 15g，白术 10g，甘草 5g，黄连 10g，吴茱萸 3g，蒲公英 15g，白花蛇舌草 30g，藿香 15g，佩兰 15g，苍术 15g，乌贼骨 15g，白及 10g，三七 10g，莪术 10g，山慈姑 10g。

治疗 3 个月后胃镜示溃疡面减小，基底出现少量白苔，肠上皮化生已消失，继以中药口服。半年后胃镜示溃疡愈合，仅见散在片状充血糜烂，增生亦消失。

（四）黄芪建中汤

黄芪建中汤出自张仲景《金匮要略》，由小建中汤加黄芪组合，多因中焦虚寒、肝脾失和、化源不足所致，治以温中补虚、和里缓急为主。方中重用甘温质润之饴糖为君，温补中焦，缓急止痛。臣以辛温之桂枝温阳气，祛寒邪；酸甘之白芍养营阴，缓肝急，止腹痛。佐以生姜温胃散寒，大枣补脾益气。炙甘草益气和中，调和诸药，是为佐使之用。其中饴糖配桂枝，辛甘化阳，温中焦而补脾虚；芍药配甘草，酸甘化阴，缓肝急而止腹痛。加以黄芪补气健脾，七药合用，温中补虚缓急之中，蕴有柔肝理脾，益阴和阳之意，用之可使中气强健，阴阳气血生化有源。现代药理研究表明，该方可使得胃黏膜血流量和胃黏膜前列腺素 E_2（PGE_2）显著增加，不但直接改善了胃黏膜的血供，使组织营养状况得以改善，促进了组织修复，保持了胃黏膜微血管的完整性，加快了胃小凹干细胞增殖移行修复胃黏膜上皮的速率，使胃黏膜屏障功能恢复正常，从而达到治疗作用。

【组方】

方案 1

组成：饴糖、黄芪 30g，桂枝 15g，芍药 15g，炙甘草 5g，大枣 5g，生姜 5g。

随症加减：存在气滞者，加砂仁、木香；若患者积食，则加焦三仙；若患者阴虚，则加麦冬、玉竹；若患者血瘀，则加三七、丹参，若患者湿热，则加黄连；若寒湿，则加苍术。

相关研究表明，辨证使用该方，患者临床治疗总有效率为 91.89%。有研究表明，黄芪建中汤治疗慢性萎缩性脾胃虚弱型，能直接改善胃黏膜血供，有效促进胃黏膜 PGE_2 提升，恢复胃黏膜屏障功能，并能清除 *Hp*。通过黄芪建中汤联合西药治疗癌前病变，可使胃癌前病变的机体 IFN-α、IL-2、IL-4、IL-6 等处于高水平状态相对降低，对癌前病变机体处于 Th1/Th2 免疫失衡状态有一定的调节作用。

方案 2

组成：黄芪、生姜各 15g，桂枝、白芍、柴胡、川芎、香附、枳壳、陈皮各 10g，甘草 6g，大枣 6 枚，饴糖 50g。

随症加减：泛酸者去饴糖，加吴茱萸、瓦楞子各 10g；泛吐清水者加半夏、茯苓各 10g；胃脘灼痛者加沙参、麦冬各 10g。

辨证使用上述处方治疗后，可显著降低患者症状积分，血清 PGⅠ水平均升高，PGⅡ

水平均降低，证明患者黏膜萎缩及肠上皮化生情况显著缓解；在慢性萎缩性胃炎的治疗中应用黄芪建中汤加减可显著改善症状，调节胃黏膜分泌水平，抑制炎症病变。治疗总有效率为97.73%。

方案3

组成：黄芪30g，饴糖30g，乌贼骨20g，白芍15g，陈皮10g，桂枝10g，金铃子10g，延胡索10g，高良姜10g，炙甘草5g，大枣5枚。

黄芪建中汤加减治疗脾胃虚弱型慢性萎缩性胃炎可显著缓解患者胃镜病理表现及临床症状，治疗总有效率达93.1%。

【病案举例】

患者，男，70岁。胃脘部胀满隐痛7年余，伴纳少乏力、嗳气嘈杂、形体消瘦，近2个月加重，舌质红苔薄白，脉细弦。胃镜检查显示胃窦黏膜变薄，红白相间，以白为主，胃体部血管纹络显露。活检报告提示慢性萎缩性胃炎伴肠上皮化生，Hp（＋）。诊断为慢性萎缩性胃炎。处方：黄芪20g，桂枝10g，炒白术15g，太子参15g，饴糖10g（烊化），生姜10g，柴胡15g，炒白芍15g，炒枳壳15g，百合15g，乌药15g，炙甘草6g，佛手10g，香橼15g，鸡内金15g，麦芽15g，川芎15g，丹参15g。连服10剂。

二诊：胃脘胀满、嗳气嘈杂减轻，纳食增加，但仍有活动后疲乏，伴口苦，原方加黄连8g。再服10剂后症状减轻，体重增加，原方继服3周。

1年后复查胃镜示胃黏膜基本恢复正常，黏膜下血管纹消失。病理检查为慢性浅表性胃炎，肠上皮化生消失，Hp（－）。

（五）黄连汤

黄连汤出自张仲景《伤寒论》，"伤寒胸中有热，胃中有邪气，腹中痛，欲呕吐者，黄连汤主之"。方中黄连苦寒以清胸中之热；干姜辛温以去胃中之寒，两药合奏清上温下，平调寒热之功而为君。半夏和胃降逆，桂枝温阳升清两药与共，使升降复司，胃肠安和而为臣。党参、大枣补中益气，共奏扶正以驱邪之功可为佐，甘草调和诸药而为使。全方共奏平调寒热、和胃降逆之功。

【组方】

方案1

组成：黄连5g，炙甘草6g，干姜5g，桂枝5g，党参15g，制半夏9g，大枣4枚，黄芪15g，枳壳10g，丹参12g，三七6g（研末分两次冲服），白花蛇舌草25g。

随症加减：胃阴虚者加沙参15g，麦冬15g；疼痛严重时加延胡索10g；反酸者加乌贼骨12g；嗳气频作者加旋覆花15g（包煎）；食滞者加麦芽15g。

黄连汤加减治疗慢性萎缩性胃炎总有效率为90.57%，Hp根除率达80%。研究表明，该方能够使胃黏膜血管扩张，从而增加胃黏膜血流，改善微循环，有利于炎症的吸收、腺体的复生，以及增生性病变的消退，且能刺激网状内皮细胞增生，增强机体免疫功能，从而抑制肿瘤细胞。

方案 2

组成：黄连 5g，干姜、桂枝、法半夏、炙甘草各 10g，党参 30g，大枣 7 枚。

随症加减：脾胃虚弱者去黄连，加白术、茯苓、山药；胃气壅滞者加苏梗、佛手、香附；肝胃不和者加柴胡、白芍、枳壳、郁金等；湿热中阻加厚朴、藿香；胃热内壅者加栀子、黄芩；瘀血阻滞者加川楝子、延胡索、五灵脂；寒热错杂者加荜澄茄、吴茱萸等。

方案 3

组成：黄连 9g，炙甘草 6g，干姜 9g，桂枝 9g，党参 10g，半夏 12g，大枣 10 枚，柴胡 18g，三棱 15g。

随症加减：胃痛明显偏寒者加炒白芍 12g，偏热者加生白芍 10g，偏虚者加党参 15g，偏实者黄连加至 12g；胃脘痞满者加炒枳实 6g；恶寒者加附子 5g；呕吐明显者易干姜为生姜 15g；饮食差偏气虚者加白术 9g，偏食滞者加神曲 9g；大便溏者加茯苓 10g，干者加大黄 3g；胸中闷热或口苦、黄苔明显者加黄芩 15g。

辨证使用上述两方治疗慢性萎缩性胃炎伴肠上皮化生，能显著改善患者胃黏膜病理状态，降低患者中医症状评分，临床疗效总有效率分别达 90.7%、97.94%，是治疗胃癌前病变的良方。

（六）左金丸

左金丸出自《丹溪心法》，具有泻肝火、行湿、开痞结之效。《沈氏尊生书》言："胃痛者，惟肝气相乘为尤甚，以木性暴，且正克也"。叶天士云："肝为起病之源，胃为传病之所"。经曰："木郁达之，火郁发之。若要消除中焦之郁热，非辛凉之品不得也，以遂其炎上之性解郁除热。"方中重用苦寒之黄连为君药，一则清心火以泻肝火，即所谓"实则泻其子"，肝火得清，自不横逆犯胃；二则清胃热，胃火降则其气自降，如此标本兼顾，对肝火犯胃之呕吐吞酸尤为适宜。吴茱萸辛苦而温，入肝、脾、胃、肾经，辛能入肝散肝郁，苦能降逆助黄连降逆止呕之功，温则佐制黄连之寒，使黄连无凉遏之弊，且能引领黄连入肝经，为佐药。两药辛开苦降，寒热并用，泻火而不凉遏，温通而不助热，使肝火得清，胃气得降，则诸症自愈。药理研究表明，左金丸加减一方面可对抗 DNA 聚合酶的辅助蛋白 PCNA，从而对 DNA 复制及细胞增殖起着重要的调节作用，诱导异型增生的细胞分化成熟；另一方面可抑制 *Bcl-2* 基因的激活，诱导细胞凋亡，从而调控细胞的正常生长，恢复胃黏膜上皮细胞分裂、分化、衰老、死亡的动态平衡。

【组方】

方案 1

组成：沙参、太子参各 15g、石斛、麦冬、砂仁各 10g，陈皮、厚朴、半夏各 8g，炙甘草 6g，吴茱萸 2g，黄连 6g。

随症加减：若患者反酸症状明显，可加入瓦楞、煅乌贼骨各 15g，浙贝母 12g；若疼痛症状明显，可加入川楝子、延胡索、蒲黄各 10g；若腹胀及嗳气症状明显，可加入枳实

10g；若气虚严重，加入白术 15g，山药 20g。

全方合用，可起到养阴、益气、降逆等作用。相关研究表明，辨证使用左金丸加减，可改善患者临床症状，治疗总有效率为 96%，提示其在慢性萎缩性胃炎中的应用疗效确切。

方案 2

组成：柴胡 12g，人参 15g，法半夏 9g，黄芩 9g，炙甘草 12g，生姜 9g，黄连 6g，吴茱萸 3g，大枣 10 枚。

随症加减：气虚不显，腹胀便溏者去黄芩、人参、生姜，加党参 30g，干姜 9g，厚朴 15g；胃阴亏耗而胃脘隐痛、口燥咽干、烦热似饥、大便秘结、舌红少苔者去人参，加西洋参 12g，北沙参 30g，石斛 20g；气滞胃痛甚者加延胡索 10g，九香虫 12g；瘀血滞胃而上腹刺痛者加川芎 12g，丹参 15g；湿盛困脾而见脘腹闷胀、嗳气纳差、口淡不渴、大便溏泻者去人参，加薏苡仁 30g，藿香 12g，佩兰 12g，白蔻仁 12g；食滞胃脘而恶心呕吐、纳呆食少者人参改党参 15g，加竹茹 10g，神曲 30g，山楂 15g，谷芽 15g，麦芽 15g。

研究表明，左金丸加减可显著改善患者临床症状和胃黏膜病理变化，治疗慢性萎缩性胃炎疗效确切。

【病案举例】

患者，女，56 岁，患者胃痛伴泛酸 6 年，加重 2 月，伴胃灼热、口苦、口干、乏力、纳差，舌红苔薄，脉弦细数。胃镜示慢性萎缩性胃炎，病理报告示腺体萎缩、肠上皮化生。

处方：太子参 15g，沙参 15g，麦冬 10g，石斛 10g，半夏 10g，陈皮 10g，厚朴 10g，黄连 6g，吴茱萸 3g，乌贼骨 15g，煅瓦楞子 15g，浙贝母 12g，延胡索 12g，炙甘草 6g，共 10 剂。

二诊：胃痛消失，口干、乏力缓解。上方减去延胡索，继用半年。后诸症消失，复查胃镜，示慢性浅表性胃炎。病理报告示腺体萎缩、肠上皮化生消失。

（七）小柴胡汤

小柴胡汤出自《伤寒论》，本方中柴胡苦平，入肝胆经，透解邪热，疏达经气；黄芩清泄邪热；法夏和胃降逆；人参、炙甘草扶助正气，抵抗病邪；生姜、大枣和胃气，生津。柴胡苦平升散，黄芩降泄，两者配伍，为和解少阳的基本结构。和解少阳为主，兼补胃气；以祛邪为主，兼补正气。邪气得解，胃气调和。

【组方】

方案 1

组成：柴胡、法半夏、黄芩各 12g，干姜 3g，党参 20g，炙甘草 6g，大枣 10 枚，浙贝母、海螵蛸、石菖蒲、郁金各 12g。

全方辛开苦降，寒热并用，调其阴阳，疏肝和胃，理气止痛，符合慢性萎缩性胃炎的病机，可显著减轻患者临床症状、体征，胃镜复查黏膜慢性炎症好转，病理组织学检查可证实腺体萎缩、肠上皮化生恢复正常或减轻，治疗总有效率为 90.7%。

方案 2

组成：柴胡 10g，黄芩 10g，党参 15g，半夏 6g，甘草 6g，生姜 3 片，大枣 10g。

随症加减：脾胃热盛型可加用枳实 10g、加栀子 10g；脾胃虚寒型去黄芩，生姜改用干姜、加白术、茯苓；肝胃不和型加用郁金、香附行气解郁，睡眠不好可加酸枣仁。

研究表明，辨证使用该方治疗癌前病变，临床治愈占 48.84%；好转占 38.37%，治疗总有效率为 87.21%，且治疗后长期症状无复发。

【病案举例】

患者，男，45 岁。自述胃脘胀满不适 6 个月，伴有胁肋隐痛，嗳气频频，饮食量少，情绪抑郁，睡眠差，舌红少苔，脉弦细。胃镜检查胃黏膜呈现较大的苍白区，皱襞细小，反光度增强，诊断为慢性萎缩性胃炎。

处方：柴胡 10g，郁金 10g，香附 10g，黄芩 10g，党参 15g，酸枣仁 15g，半夏 6g，甘草 6g。共 3 剂。

二诊：症状缓解，予以心理疏导，增强治疗信心，嘱其继续服药治疗，予以上方续服十余剂。后患者饮食如常，无明显自觉症状而痊愈，至今未再复发。

（八）芍药甘草汤

芍药甘草汤出自《伤寒论》，方中芍药酸苦微寒，养血益阴，柔肝止痛；炙甘草甘温，补中缓急。两药共用，共奏酸甘化阴、调和肝脾、缓急止痛之功。

【组方】

方案 1

组成：沙参 15g，麦冬 15g，生地黄 15g，玉竹 12g，白芍 12g，甘草 9g，乌梅 15g，僵蚕 10g，莪术 12g，党参 10g，太子参 12g，山药 12g。

研究表明，该方能提高患者血清 GS 水平，刺激胃黏膜生长，从而治疗胃癌前病变，使得黏膜炎症、腺体减少、炎症活动度及肠上皮化生情况改善，治疗组总有效率为 93.33%。

方案 2

组成：生地黄 18g，枸杞子 15g，沙参、麦冬、当归各 9g，川楝子 6g，芍药、甘草各 12g。

随症加减：若胃脘灼痛、嘈杂反酸，可加牡蛎、海螵蛸；若腹胀明显者，可加枳壳、厚朴。

该方治疗组患者治疗总有效率为 91.18%，治疗组患者胃镜下胃黏膜评分，可通过抗溃疡、镇痛、抗炎等作用促进慢性萎缩性胃炎患者胃黏膜的修复，治疗效果确切。

方案 3

组成：白芍 20g，炙甘草 6g，吴茱萸、黄连各 3g，川楝子、茯苓、台乌各 12g，鸡内金 10g。

随症加减：全身乏力者加人参 10g，炙黄芪 30g；呃逆呕吐加公丁香、砂仁、木香各 5g；大便稀溏不成形者加白术、山药各 10g，薏苡仁 30g；胃脘痛者加丹参 10g，檀香 3g；腹胀者加陈皮、莱菔子各 10g。

研究表明，辨证使用该方治疗，近期治疗总有效率为 93.3%；胃镜疗效总有效率为 87.8%，可显著改善患者胃黏膜病理状态，降低癌变风险。

（九）旋覆代赭汤

本方出自《伤寒论》，方中旋覆花性温而能下气消痰，降逆止噫，是为君药；代赭石质重而沉降，善镇冲逆，但味苦气寒，故用量稍小为臣药；生姜于本方用量独重，寓意有三：一为和胃降逆以增止呕之效，二为宣散水气以助祛痰之功，三可制约代赭石的寒凉之性，使其镇降气逆而不伐胃；半夏辛温，祛痰散结，降逆和胃，并为臣药；人参、炙甘草、大枣益脾胃，补气虚，扶助已伤之中气，为佐使之用。全方共奏降逆化痰，益气和胃之功。

【组方】

方案 1

组成：旋覆花（包煎）12g，赭石（先煎）15g，党参 15g，法半夏 9g，白术 12g，大枣 5 枚，甘草 3g，丹参 30g，檀香 1g，砂仁 9g。

随症加减：脾胃虚弱者加黄芪 30g，茯苓 20g；胃热者加黄芩 15g，仙鹤草 30g；胃寒者加高良姜 12g，吴茱萸 3g；嗳气者加丁香 6g，柿蒂 6g；纳差者加焦三仙 30g，鸡内金 10g。

旋覆代赭汤加减治疗临床疗效有效率达 84.31%；胃镜病理有效率达 80.39%，通过补气养血活血，使得气血运行通畅，黏膜得到濡养，萎缩的腺体亦逐渐得到恢复。

方案 2

组成：旋覆花 10g，代赭石 15g，人参 10g，半夏 10g，甘草 5g，生姜 10g，大枣 10g。

随症加减：肝气犯胃者加柴胡、枳壳、白芍、木香；饮食伤胃者加焦三仙、陈皮；饮停胃者加陈皮、茯苓、白术；肾阳虚者加黄芪、桂枝；气阴两虚者加太子参、沙参、麦冬；虚实错杂者加苏梗、香附、吴茱萸、黄连。

研究表明，旋覆代赭汤对慢性萎缩性胃炎具有明显的镇痛、止呕作用，能够有效调节胃液分泌，消除黏膜充血、水肿，有助于改善炎症的临床症状，治疗总有效率达 86.7%。

（十）三仁汤

三仁汤出自吴鞠通的《温病条辨》，云："三仁汤方，杏仁五钱，飞滑石六钱，白通草二钱，白蔻仁二钱，竹叶二钱，厚朴二钱，生苡仁六钱，半夏五钱。"从方剂配伍看，本方具有宣上畅中渗下之功。胃为阳腑，喜燥恶湿，若感受湿邪，湿气弥漫，闭阻阳气，病位偏于肺表，治疗应重在轻开宣化，主要病邪为湿，治疗目的为祛湿，三仁汤通过气化以达湿化治疗脾胃湿热，即所谓"湿热治肺，千古不易"。故三仁汤加减尤适用于证属湿热的胃癌前病变患者。现代药理研究表明，三仁汤可以提高 HSP72 及 MDH 表达，增强细胞对应激原的耐受性、增加胃黏膜血流，从而增强胃黏膜对应激损伤的抵抗能力，稳定细胞结构，改善胃黏膜能量代谢障碍，并通过减轻过氧化炎性损伤及抑制细胞凋亡，提高胃黏膜的自我修复能力。

【组方】

方案 1

组成：生薏苡仁 30g，柴胡、滑石各 20g，黄芩、苦杏仁、白豆蔻、法半夏、厚朴各 10g，竹叶、通草各 6g。

随症加减：如出现腹胀痞满、瘀阻腹痛，加山楂 10g；出现大便燥结、头晕目眩，加决明子 10g；出现湿热黄疸，加用金钱草 15g。

相关研究表明，全方诸药相配，可协同发挥宣畅气机、清热利湿、疏肝健脾的良好效果，辨证使用三仁汤治疗脾胃湿热型慢性萎缩性胃炎患者，总有效率达 95.6%，可有效缓解临床症状，提高临床治疗效果，且安全性较好。

方案 2

组成：法半夏 10g，砂仁（后下）10g，薏苡仁 15g，白豆蔻仁 15g，厚朴 15g，赤芍 10g，柴胡 10g，淡竹叶 10g，滑石粉（包）15g，小通草 10g，香附 10g，佛手 10g，枳壳 10g，炙甘草 10g，川芎 10g，陈皮 10g。

肝主疏泄，脾主运化，肝的疏泄功能正常与否直接影响到脾的运化功能，"见肝之病，知肝传脾"，肝病可以传脾，脾病也可以及肝，因此在脾胃病变的治疗中，应适当加用疏肝之剂。相关研究表明，辨证使用该方，治疗总有效率为 83.3%，全方相配，共奏清热利湿、疏肝健脾、和胃降逆之功，治疗脾胃湿热型慢性萎缩性胃炎疗效显著。

二、经验方治疗

（一）自拟柴胡汤

组成：柴胡 10g，黄芩 10g，蒲公英 10g，生白芍 10g，党参 15g，太子参 15g，香附 10g，木香 10g，陈皮 10g，厚朴 10g，延胡索 10g，焦山楂 15g，神曲 15g，生麦芽 15g，炒鸡内金 10g，煅瓦楞子 30g，海螵蛸 30g，枳壳 10g，旱莲草 15g，炙甘草 6g，生姜 3 片，大枣 3 枚。

组方分析：柴胡为君药，具有轻清升散、透邪升阳之效；黄芩、蒲公英苦寒，降泄除热、清理相火、解毒利湿，故为臣药，与柴胡配合升降调气，生白芍、党参、太子参、旱莲草益阴养血补气，为佐药，香附、木香、陈皮、厚朴、延胡索、焦山楂、神曲、生麦芽、炒鸡内金、煅瓦楞子、海螵蛸、枳壳合用，共奏理气和胃解郁、行气健脾消胀、消痞散结止痛之功；生姜、大枣为使，益胃气、生津不虚。诸药相伍，共奏疏肝理脾，清阳益胃，气血调畅舒达，胃和脾运痛止之功效。

相关研究表明，自拟柴胡汤治疗肝气郁结型慢性萎缩性胃炎，总有效率达 95%，另外研究还证实自拟柴胡汤能有效抑制胃酸分泌、抗炎和促消化，提高机体免疫功能，增加胃黏膜修复能力，改善患者胃功能。

（二）温胃散寒汤

组成：炙黄芪 15g，桂枝 8g，炒山楂 10g，干姜 6g，党参 10g，炒白术 15g，生半夏 8g（先煎），香附 10g，高良姜 8g，炙甘草 6g。

组方分析：黄芪、桂枝为君药，辛温之桂枝温阳气，散寒邪，甘味之黄芪，甘温益气，温补中阳，共奏补益脾胃、温阳散寒之功。干姜温脾阳，与桂枝同用温建中阳，中阳得温，则阴寒散而胃络舒；山楂既可理气活血，又可健胃消食。若只散寒而没有补虚，寒未全去也，故以用党参、白术补脾益气，温补升运，助黄芪益气升清，升发脾气，干姜、山楂、党参、白术共为臣药。半夏化痰散结，和胃降逆，与黄芪相伍，寓降浊于升清之中，升降相因，畅调中焦气机，气机畅而胀满消。香附合高良姜为良附丸，可暖胃散寒，且与党参、白术等药共用，可增强化食积的作用。高良姜和香附共为佐药。炙甘草益气和中健脾，顾护中焦之气，是为佐使之用，而甘草与桂枝同用，又有温经通阳之效。综观全方，治标与顾本同用，寓降于升之内，寄散于补之中，温中阳、祛寒滞。

相关研究表明，温胃散寒汤治疗脾胃虚寒性慢性萎缩性胃炎不仅能显著改善临床症状，还能够改善胃镜及病理表现，治疗总有效率达 86.67%，且无不毒副作用，疗效确切且安全。

（三）消痞愈萎汤

组成：白花蛇舌草 30g，黄芩 6g，丹参 30g，鸡内金 10g，薏苡仁 30g，砂仁 6g，麦芽 20g，姜半夏 10g，厚朴 10g，莪术 10g，黄连 6g，谷芽 20g，干姜 6g，莱菔子 10g，炙甘草 6g，党参 30g，大枣 6 枚。

随症加减：苔白厚腻者可加藿香、佩兰；嗳气者可加降香、丁香；胀痛者可加玫瑰花、佛手。

组方分析：白花蛇舌草清热解毒、利湿通淋；黄芩、黄连清热燥湿、泻火解毒；丹参活血祛瘀、凉血消痈；鸡内金健胃消食、通淋化石；薏苡仁健脾止泻、利水渗湿；砂仁温脾止泻、化湿开胃；麦芽健脾开胃、行气消食；姜半夏降逆止呕、燥湿化痰；厚朴下气除满、燥湿消痰；莪术行气破血、消积止痛；谷芽健脾开胃、消食和中；干姜回阳通脉、温中散寒；莱菔子消食除胀、降气化痰；炙甘草补脾益气、调和诸药；党参益气、补中、生津；大枣滋阴补血。诸药合用，共奏益气健脾、清热活血之功效，以使上下复位、中气得和，清除痞满。

相关研究表明，消痞愈萎汤治疗慢性萎缩性胃炎伴异型增生具有明显的临床治疗疗效，总有效率达 91.30%，可改善胃黏膜萎缩和异型增生，促进 *Hp* 感染转阴，值得在临床上推广应用。

（四）芪竹参草汤

组成：炙黄芪 15g，玉竹 10g，太子参 10g，丹参 10g，黄芩 10g，仙鹤草 15g，白花蛇舌草 15g，炒白术 10g，薏苡仁 15g，莪术 10g，生甘草 3g。

随症加减：如胃痛明显加白芍、延胡索；痞满较甚者，加用木香、枳壳；反酸、嘈杂明显者，加用乌贼骨、大贝母；纳呆食少者，可加炒谷麦芽、炙鸡内金；口干、咽干咽痒、舌红少苔等胃阴不足明显者，可加石斛、百合等。

组方分析：以黄芪、玉竹为君，清养胃阴、益气扶正；太子参、炒白术补中健脾益气；薏苡仁利水渗湿又健脾，配合黄芩除湿清热而不伤阴；黄芩清热除湿，仙鹤草收敛止血、补虚强壮，两者配伍，清泻胃热，又防苦寒败胃之弊；白花蛇舌草清热解毒；丹参、莪术活血化瘀，配合太子参、炒白术等，补气而不壅滞，活血而不伤正，并配以甘草调和药性。全方共奏益气养阴，活血清热之功。该方用药务求平和，徐徐图之，寒热温凉，并不偏执，扶正而不碍邪，祛邪而不伤正。正如费伯雄所云："天下无神奇之法，只有平淡之法，平淡之极，乃为神奇。"

相关研究表明，芪竹参草汤是治疗慢性萎缩性胃炎伴癌前病变的有效方药，具有显著的临床疗效，治疗有效率达 86.7%，能缓解甚至解除患者的临床症状，减轻腺体炎症、萎缩及肠上皮化生，促进病变胃黏膜的修复，从而提高患者的生活质量。

（五）安胃汤

组成：制半夏 10g，黄连 6g，干姜 6g，乌药 6g，丹参 15g，麦冬 15g，百合 20g，白芍 20g，木香 10g，炙甘草 10g。

组方分析：百合味甘，性寒，归肺、胃、心经，具有养胃阴、清胃中燥热的功效；麦冬性微寒，归胃、肺、心经，有养阴润肺、益胃生津的功效，两者与行气开郁、散寒止痛之乌药、木香同用，使滋补胃阴而又无滋腻之过，散寒行气而无温燥之虑。干姜味辛燥，与苦寒之黄连同用，不仅辛开苦降，更可寒热同治，以畅达中焦气机，且在众多滋阴药物中加入少量温阳之品，为反佐之意，使中焦得温则通，得阳则运，正所谓"善补阴者，必于阳中求阴，则阴得阳升而源泉不竭"。丹参味苦，性微寒，归心、肝经，可通行血脉而活血祛瘀以止胃痛。半夏消痞散结止痛。慢性萎缩性胃炎病位在虽胃腑，但与肝脾密切相关，白芍味酸性微寒，归肝、脾经，功能酸敛肝阴，缓急止痛；甘草性平，归脾、胃、心、肺经，功擅健脾补中，调和诸药，且与白芍同用，酸甘化阴而化生胃津。中焦气机顺畅，脾胃运化如常，胃中津液充盈则阴虚诸症得解。全方体现了调理胃气、滋养胃阴、兼顾脾胃肝的原则，共奏滋养胃阴、平调寒热，消痞和胃之功效。

相关研究表明，辨证使用安胃汤治疗胃阴亏虚型慢性萎缩性胃炎，可改善患者胃黏膜萎缩程度及病理形态，从而得到一定程度的恢复，以及减少胃黏膜继续恶化萎缩的速度，且能减缓细胞的分化与增殖异常，缓解胃黏膜肠上皮化生、异形增生，临床治疗总有效率达 93.10%，无不良反应。且相关大鼠试验研究表明，安胃汤可调节胃泌素、胃动素、生长抑素等胃肠激素水平，具有改善胃黏膜的炎症反应的作用，从而促进局部胃黏膜的修复和腺体的再生，并且能够通过调节 Bax、Bcl-2、Fas、FasL 等细胞凋亡因子水平，抑制胃黏膜细胞凋亡，改善胃黏膜萎缩，效果与安胃汤剂量呈正相关。

（六）胃康舒宁方

组成：太子参、石斛、白芍、石见穿各 15g，竹茹 12g，白术、当归、鸡内金、地鳖、半边莲各 10g，黄连、佛手各 6g。

随症加减：气虚明显者加党参或生晒参、黄芪；阴虚者加麦冬、沙参；瘀血明显者加丹参、三棱；毒热内盛者加白花蛇舌草、半枝莲；痰湿内盛者加生薏苡仁、土茯苓。

组方分析：该方用药轻灵，以调节气机升降、恢复脾胃升清降浊的功能为主，方中重用太子参、石斛益脾气、养胃阴，半边莲、石见穿清热解毒，为君药，共奏益气养阴、清热解毒之效；当归、白芍、地鳖同用有活血化瘀、软坚散结之功，共为臣药；君臣相配，标本同治，达到攻补兼施的目的。白术有补气健脾之功，黄连、竹茹有清热燥湿、泻火解毒之效，正合血气郁久化热化燥之治，略加少量鸡内金、佛手行气导滞，调和脾胃，共为佐药。全方共奏升脾阳、泻阴火、活瘀滞、化湿浊、标本同治、气阴双补的功效。因此该方清热而不伤胃，养阴而不恋邪，且无壅滞之弊，寓治于养之中。

【病案举例】

患者，男，46 岁，胃脘痞闷不适 2 年余，加重 2 周。

初诊：症见胃脘嘈杂，痞闷胀满，食欲不振，乏力，近 2 周更加明显，并时有胃痛，嗳气吞酸，困乏无力，舌质暗，脉细涩。胃镜检查：慢性红斑性全胃炎伴胃窦隆起糜烂，球腔炎。Hp（+++）。病理：（胃窦）黏膜慢性炎伴中度活动性炎，局灶腺体轻度肠上皮化生。处方：予上方加丹参、黄芪各 15g，半边莲加量至 15g，共 7 剂。

二诊：症见患者诉症状明显减轻，晨起嘈杂明显，空腹时胃痛，大便偏干。处方：上方基础上加瓜蒌 30g，半夏 10g，10 剂。

三诊：症见嘈杂明显好转，大便通畅。二诊方继续服用 10 剂。

四诊：症见仅饱食后稍有上腹部不适。停止服用汤剂，予以颗粒剂服用 60 天巩固疗效。

五诊：复查胃镜检查：慢性浅表性胃炎。Hp（-）。病理诊断：（胃窦）黏膜轻度炎症。停药，注意饮食调养，避免复发。

后随诊无胃脘不适，胃镜未见复发。

（七）香连复胃汤

组成：黄芪 15g，灵芝 12g，薏苡仁 30g，柴胡 10g，香附 10g，白花蛇舌草 15g，蒲公英 10g，黄连 6g，山慈菇 5g，全蝎 5g。

组方分析：以黄芪、灵芝、薏苡仁健脾养胃，培补正气；柴胡、香附疏肝理气，和胃止痛；黄连、蒲公英、白花蛇舌草清胃泻火解毒；山慈菇、全蝎清热解毒散结，全方共奏健脾养胃、疏肝和胃、清热解毒之疗效。

相关研究表明，香连复胃汤能够明显减轻胃黏膜炎症，促进胃腺细胞再生，逆转细胞的异型增生，治疗总有效率为 84.6%，且增加胃酸分泌，抑制 Hp 和其他细菌的生长，Hp

根除率为 62.3%，从而预防胃癌的发生。

（八）抑肝散

组成：柴胡 10g，川芎 10g，炒白术 10g，当归 10g，茯苓 10g，钩藤 10g。

随症加减：如嗳气反酸，咽喉部疼痛等，配伍旋覆花、鹅管石重镇降逆、制酸止痛；瘀血内阻，用合欢皮、丹参；如有 *Hp* 感染，予以半枝莲、蒲公英、白花蛇舌草抗 *Hp*；若病理提示癌前病变，配伍猫人参、猫爪草。

组方分析：以钩藤为君药，平肝泻火，柴胡既能疏肝解郁，又能透邪升阳，使肝气条达，是为臣药。炒白术、茯苓补益脾胃，使气血有生化之源，当归养血柔肝，川芎活血化瘀、行气止痛，为血中之气药。全方配伍，既可治疗胃病，又有助于情志方面的调节，且副作用小，是为良方。

【病案举例】

患者 1，女性，38 岁。

初诊：症见腹部胀痛，胸胁满闷不舒，喜太息，纳食尚可，夜寐安，舌红苔薄黄，舌质胖大，脉弦数。胃镜病理示：胃窦：重度慢性萎缩性胃炎，活动性，伴肠上皮化生Ⅱ度，小灶肠上皮化生的腺体有低级别上皮内瘤。*Hp*（＋）。已行抗 *Hp* 治疗。

处方：柴胡 10g，当归 10g，川芎 10g，党参 15g，炒白术 10g，茯苓 10g，钩藤 10g，猫人参 10g，猫爪草 10g，法半夏 10g，陈皮 6g，香附 10g，枳壳 10g，炒白芍 12g，海螵蛸 30g，14 剂。

二诊：症见腹部胀满减轻，无胸闷，夜寐安，舌红苔薄白，舌胖大，脉弦。予以上方基础上加炒薏苡仁 20g，山药 20g，续 14 剂。

三诊：症见胀满不显，体重稍增，夜寐安，舌淡苔薄白，脉弦。原方续 14 剂。

后复诊症状无再发。

患者 2，男性，67 岁。

初诊：症见胃部疼痛，嗳气，易怒，偶有反酸，矢气多，纳食欠佳，睡眠可，舌质淡红，苔白，脉细弦。胃镜病理示：慢性浅表萎缩性胃炎，伴肠上皮化生Ⅰ度。

处方：柴胡 10g，当归 10g，川芎 10g，党参 20g，炒白术 10g，茯苓 10g，钩藤 10g，白花蛇舌草 15g，香附 10g，枳壳 10g，丹参 20g，炒白芍 12g，海螵蛸 30g，14 剂。

二诊：症见胃痛减轻，嗳气偶作，无反酸，夜寐安，舌淡红苔薄，脉弦。方用：于上方加厚朴 10g，续 14 剂。

后复诊症状无再发。

（九）益胃汤

组成：北沙参 10g，大麦冬 15g，肥玉竹 15g，大生地黄 10g，杭白芍 15g，淮山药 15g，乌梅 10g，佛手 10g，炙甘草 5g，莪术 10g，白花蛇舌草 15g，半枝莲 15g。

随症加减：胃胀痛较甚加绿萼梅 10g，香橼皮 10g；阴虚郁热者加蒲公英 15g，石见穿 15g，黄芩 10g；大便干结加火麻仁 30g；饥不欲食加炒谷麦芽各 30g；六神曲 15g。

组方分析：本方用大生地黄、大麦冬为君，味甘性寒，功擅养阴清热、生津润燥，为甘凉益胃之上品；北沙参、肥玉竹为臣，养阴生津，加强生地黄、麦冬益胃养阴之力；杭白芍平肝养血、敛阴止汗，《要药分剂》亦言："白芍益脾，能于土中泻木"；乌梅归肝脾肺大肠经，具有敛肺生津、涩肠之效；莪术具有破血行气，消瘤止痛之效果；白花蛇舌草、半枝莲清热解毒、活血祛瘀；淮山药健脾养胃，佛手疏肝理气，炙甘草调和诸药。全方共奏养阴和胃，清热解毒，疏肝行气，活血化瘀之效。

相关研究表明，益胃汤加减能改善大鼠胃黏膜炎症，降低胃癌前病变大鼠胃黏膜肠上皮化生和异型增生发生率，且抑制胃癌前病变相关基因表达，实验总有效率达87.88%。

（十）解郁合欢汤

组成：合欢花10g，郁金10g，当归10g，白芍15g，醋柴胡6g，薄荷3g，陈皮6g，茯苓15g，柏子仁10g，山栀子6g，仙鹤草15g，蛇舌草15g。

随症加减：嘈杂、反酸、胃灼热明显者，加黄连6g，吴茱萸1g，乌贼骨30g，煅瓦楞子30g；胃阴不足者，加北沙参15g，麦冬15g；便溏者，加白术10g，山药15g；伤食者，加莱菔子10g，六神曲10g。

组成分析：肝体阴而用阳，喜条达而恶抑郁，故用合欢花、柴胡解其郁而复其用，当归、白芍柔肝和血养其体；木郁不达致脾胃运化失职，以茯苓健脾益气，陈皮理气助运，脾胃健以御肝木乘，且气血生化有源以助养肝体；气机郁滞，日久化火，上扰心神，故用郁金辛散解郁，苦泄清热，山栀子通泄三焦，引热下行，柏子仁养心安神；仙鹤草、蛇舌草清热解毒，抗癌前病变；加入薄荷少许，疏解郁滞之气，透达肝胃郁热，诸药合用，使肝郁得疏，内热得除，脾胃复健。

相关研究表明，解郁合欢汤加减可有效改善癌前病变患者临床症状，尤其以心烦易怒及大便干燥等症状的改善最为明显，且可以改善黏膜萎缩及肠上皮化生情况。中医证候疗效改善总有效率达96.67%，胃黏膜萎缩疗效改善达86.67%，肠上皮化生疗效改善达70%。

（十一）萎胃复元汤

组成：党参12g，白术15g，甘草6g，柴胡6g，炒枳壳6g，茯苓10g，延胡索10g，木香10g。

随症加减：气虚者，辨证加减黄芪；舌苔暗红者辨证加减红花、赤芍；大便干燥者适量加减麦冬、当归及元明粉；阳虚胃冷者适度加减干姜、桂枝；腰酸头晕患者适量加用枸杞、山药及黄精；肝郁者适度加用香附、川楝子。

组方分析：党参、白术、茯苓、甘草为君药，有健脾益气、养胃和中、活血化瘀之效，可治本；臣药为柴胡、延胡索，有疏肝止痛之功；木香、枳壳为佐药，其中木香可理气止痛，枳壳可调中和胃，与君、臣药共同理气解毒、活血散瘀、健脾益气，标本同治。

萎胃复元汤西药联用治疗萎缩性胃炎患者的疗效较为确切，治疗总有效率达93.33%，可显著提高患者生活质量，且采用萎胃复元汤联合西药治疗萎缩性胃炎，可降低西药所引起的不良反应。

（十二）芪竹方

组成：炙黄芪 10g，玉竹 15g，法半夏 5g，仙鹤草 15g，莪术 10，薏苡仁 15g，灵芝 10g，白花蛇舌草 15g。

组方分析：黄芪能大补肺气以益肾之上源，使气旺自能生水，有益气升阳、固表利水、生肌托毒之功，为方中君药。玉竹益气养阴、生津止渴、润燥；灵芝，古方谓之"仙草"，入五脏，补益全身五脏之气，具有扶正固本之功效，与玉竹相伍助君药益气养阴、扶正固本，共为臣药。薏苡仁健脾养胃，补益脾阴，化湿清热；莪术破血逐瘀，张锡纯认为莪术为化瘀要药，"若与参、术、芪诸药并用，大能开胃进食，调血和血……于补药中加三棱、莪术以通活气血，其补破之力皆可相敌，不但气血不受伤损，瘀血之化亦较速"；白花蛇舌草清热解毒；仙鹤草有清热补虚止血之功；半夏燥湿化痰、降逆止呕、消痞散结，五药相配共为佐药，具有清热解毒、化瘀之功，以治其标。诸药相合共奏益气养阴，解毒化瘀之功，使脾胃复其健运之职。

研究表明，芪竹方通过抑制 DNA 合成从而能够使 MGC-803 细胞生长抑制，而且这种作用随着药物浓度的升高而增强，其主要作用于 MGC-803 细胞 G_1 期，阻滞细胞周期的进程，从而抑制了细胞增殖，抑制胃癌癌前细胞增殖，具备较好的临床抗肿瘤应用前景。

（十三）紫苏四香散

组成：苏梗 10g，香附 15g，藿香 10g，木香 6g，沉香 10g。

随症加减：兼有球部溃疡，表现为中焦虚寒者，加肉桂 6g，黄芪 30g，白芍 20g。反酸者，加乌贼骨 15g，煅瓦楞子 15g，法半夏 10g。伴食管炎者，加郁金 15g，石菖蒲 15g。伴有血瘀者，加丹参 15g，当归 15g，生地黄 15g。伴有腹胀者，加厚朴 10g，砂仁 6g。

组方分析：苏梗主宽中行气，消饮食，化痰涎；木香行气止痛，健脾消食，如《本草正义》谓："以气用事，故专治气滞诸痛"；沉香性味辛、苦，微温，功能为行气止痛，温中止呕，纳气平喘；香附入肝经，疏肝理气止痛；藿香芳香化湿健脾。

【病案举例】

患者，女，63 岁。因"胃脘疼痛 2 年，加重 1 周"就诊。症见：胃脘部胀满疼痛不适，伴纳差，偶有反酸，平素易生闷气，无口苦、口干，无恶心呕吐，精神、睡眠可，二便调，舌红，苔白腻，脉弦细。既往有慢性胃炎病史，无药物过敏史。胃镜检查示：慢性萎缩性胃炎。病理示：（胃窦）轻度慢性浅表性炎伴肠上皮化生（＋）。

处方：黄芪 30g，苏梗 10g，木香 6g，香附 20g，藿香 10g，沉香 10g，生地黄 15g，麦冬 10g，炒二芽各 20g，鸡内金 15g，炙甘草 10g。共 10 剂，日 1 剂。

二诊：患者诉胃痛稍有好转，偶有胀满及反酸、胃灼热感。舌淡，苔薄白，脉细弦。予原方去生地黄，加熟地黄 15g，瓦楞子 15g，乌贼骨 10g，山药 30g，厚朴 10g，砂仁 6g。共 10 剂。

三诊：诸症较前好转，予以一诊方加白术 10g，茯苓 20g，党参 10g，继服 2 个月。

后随访 1 年，患者病情稳定，未见复发。复查胃镜，示炎症、萎缩、肠上皮化生较前减轻。

第二节　中成药治疗

中成药是以中药材为原料，在中医药理论指导下，为了预防及治疗疾病的需要，按规定的处方和制剂工艺将其加工制成一定剂型的中药制品，其具有性质稳定、疗效确切、毒副作用相对较小，服用、携带、贮藏保管方便等特点。目前治疗胃癌前病变种类繁多的中成药，多基于长期以来临床疗效显著的方药配制而成，因得之于多年临床实践，故疗效确实，患者易于接受。若在西医基础治疗的同时，因人而异的选择中成药佐治，亦可提升临床效果。

一、摩　罗　丹

组成：百合，茯苓，玄参，乌药，泽泻，麦冬，当归，茵陈，延胡索，白芍，石斛，九节菖蒲，川芎，鸡内金，三七，白术，地榆，蒲黄。

主治：适用于脾虚气滞或胃络瘀阻证。

组方分析：百合、麦冬、石斛、玄参滋养胃阴，为君药；蒲黄、三七、川芎、当归活血、止血、化瘀止痛，白术、茯苓、鸡内金健脾利湿、消食，均为臣药；地榆、泽泻、茵陈、九节菖蒲清热凉血、清利湿热，为佐药；延胡索、白芍、乌药能够理气补血、行气止痛，作为使药，调和其他药物。全方共奏和胃降逆、健脾消胀、通络定痛之功效。

相关研究发现，摩罗丹治疗胃癌前病变，患者症状缓解率达85.2%，并可有效改善胃黏膜萎缩、肠上皮化生，尤其对低级别上皮内瘤变具有明显逆转作用。同时相关药理研究表明，摩罗丹可以通过减轻胃黏膜炎症，修复胃窦黏膜 G 细胞和 D 细胞，控制和调节胃肠激素分泌，达到治疗萎缩性胃炎等胃癌前病变的效果，同时可以显著抑制萎缩性胃炎患者血清中 EGF 和 EGFR 的表达，阻止 EGF 及 EGFR 通路激活，进而抑制胃癌前病变进一步转化。

二、胃　复　春

组成：红参，香茶菜，枳壳（麸炒）。

主治：适用于脾虚气滞或胃络瘀阻证。

组方分析：方中红参为君药，能益气健脾，助运化而调升降，兼有培补先、后天之本的功效；臣药香茶菜具有清热理气、解毒活血之效；佐以枳壳理气止呕消痰，麸炒后药性缓和，对胃的刺激减小。三药合用，共奏健脾益气、活血解毒之功效。

研究表明，胃复春片能促进胃黏膜再生，且萎缩性胃炎伴肠上皮化生采取胃复春治疗总有效率为80.65%，并能改善患者血液高凝状态，对于改善病变部位血液循环、消除炎症有很好的效果，甚至能抑制及杀灭 Hp，同时胃复春联合西药对修复黏膜损伤、消除炎症反应及恢复腺体萎缩更有利，整体疗效更佳，可有效改善患者症状及血清学指标。

三、荆花胃康胶丸

组成：土荆芥，水团花。

主治：适用于肝气犯胃、寒热错杂与瘀血阻络证。

组方分析：土荆芥为君，功用理气散寒止痛；水团花为佐使，两药合用，共奏清热利湿、消瘀定痛之功效。

荆花胃康胶丸是近年来治疗慢性萎缩性胃炎的新型中成药物。动物药理实验研究表明，本品能减轻致癌物质对胃黏膜的损害，降低胃癌前病变的发病率；长期给药对致癌物质诱发造成的胃癌有抑制作用，并可抑制 Hp 的生长，增加大鼠胃液分泌量，对胃蛋白酶活性无明显影响，可用于治疗胃癌前病变，同时相关研究还发现，荆花胃康对胃黏膜中、重度异型增生及肠上皮化生有良好的治疗作用，对中、重度异型增生的病理组织学变化，改善率分别达 71.40%和 66.7%，能促进病变胃黏膜的逆转，降低癌变危险性，是治疗胃癌前病变的有效药物。

四、胃　乃　安

组成：黄芪，三七，红参，珍珠层粉，人工牛黄。

主治：适用于脾胃虚弱证。

组方分析：黄芪、红参补气健脾；三七、人工牛黄活血清热解毒；珍珠层粉解毒生肌。全方共奏补气健脾、宁心安神、行气活血、消炎生肌之功效。

研究表明，胃乃安治疗慢性萎缩性胃炎有较好的疗效，如同时与西药合用，可增强干预和逆转胃黏膜癌变进程的效果，同时可减轻西药的不良反应。

五、香砂六君丸

组成：党参，白术，半夏，陈皮，木香，砂仁，甘草。

主治：适用于脾虚气滞，消化不良，嗳气食少，脘腹胀满，大便溏泄。

组方分析：党参补益脾气，白术益气健脾，党参偏补气，白术偏健脾，一补一健，生化气血；茯苓渗泄水湿，助党参、白术健脾益气；半夏降逆和胃、燥湿化痰，陈皮理气健脾，也可燥湿化痰，两者配伍陈皮理气助半夏化痰；木香芳香健脾，行脾胃滞气，砂仁化湿醒脾行气，两者合用醒脾健脾，调畅气机；甘草补益脾胃，调和诸药。诸药合用，脾胃运化功能恢复正常，气血生化有源，则机体生命力旺盛；中焦水湿得化，脾胃升降功能得以恢复。再辅以三七活血、补血、化瘀，则胃络瘀血得以消散，胃络血脉充盈，血液运行通畅，胃体得以濡养。

研究表明，脾胃虚弱型慢性萎缩性胃炎伴轻中度异型增生的患者，通过运用香砂六君丸联合三七粉，治疗总有效率达 83.87%，且显著降低患者萎缩及肠上皮化生评分，可使胃黏膜得以修复，对胃黏膜急慢性炎症、萎缩、肠上皮化生、异型增生均有治疗作用。

六、胃炎清胶囊

组成：太子参，黄芪，白花蛇舌草，青黛，三七，三棱，白芍，甘草。

组方分析：太子参、黄芪健脾益气，益胃生津；白花蛇舌草、青黛清热泻火，消痈散结；三七、三棱活血化瘀；白芍、甘草酸甘化阴，兼以柔肝止痛。

胃炎清胶囊能减轻造成消化不良症状反应的胃酸异常，可有针对性改善慢性胃炎的临床症状，亦可减轻慢性胃炎病变过程中的上皮细胞变性、胃壁组织炎症细胞浸润、腺体减少及纤维化等胃壁组织的病变程度。

第三节　针　灸　治　疗

《黄帝内经》云："正气存内，邪不可干"。正盛则癌变过程可被抑制，邪胜则病变恶化迅速。中医治疗以人为本，治疗胃癌前病变，既可以通过中药纠正人体的偏性，达到人体的平衡，达到抗病目的，也可以通过针灸来扶助正气，调护人体抗病之本，进而达到治愈目的，提高生活质量，正气充盈，则邪气可祛，疾病可愈。文献研究表明，艾灸与针刺可以通过减少胃黏膜细胞凋亡，下调胃黏膜中 COX-2、NF-κB 和 Bcl-2 的表达，促使损伤的胃黏膜修复，进而降低细胞凋亡指数，从而治疗胃癌前病变，且针灸特定穴位有助于协调经络、腧穴、脏腑之间的关系，调整气血运行，气血得以滋养胃黏膜，进而使萎缩胃黏膜功能恢复，且针灸治疗安全、可靠、简便易行，易于患者接受。

一、针　　刺

（一）单纯针刺

（1）取穴：足三里，膈俞，关元，血海，气海。

足三里起强脾健胃、疏通经络、调和气血的作用；膈俞补气养血、利膈平逆，补之补养阴血，泻之通络止痛；血海起补养气血、通经活络的作用；关元能滋养先天，培补后天；气海益气固本，宣通涩滞。上述诸穴共同起到健脾胃、活血化瘀的功效。

操作方法：使用毫针，常规消毒。针刺膈俞，得气后平补平泻，不留针，行针 1 分钟；指导患者仰卧位，直刺足三里、气海、关元，得气后捻转补，行针 1 分钟；与此同时，在足三里、气海、关元处的针柄上插 2cm 艾条。直刺血海，得气后平补平泻。每天针 1 次，每次留针 30 分钟。

相关研究表明，使用该方法治疗慢性萎缩性胃炎，能显著改善患者临床症状，治疗有效率达 92.0%。

（2）取穴：第 9～12 胸椎、腰 1 华佗夹脊穴，胃俞，双侧足三里，双侧天枢，中脘，内关，三阴交。

操作方法：选取毫针，常规针刺。胃俞、双侧足三里得气后行补法，余穴行平补平泻手法，每次留针 30 分钟。然后双侧足三里、中脘、胃俞施以温和艾灸，每穴灸 30 分钟，每天 1 次，连续 10 次，休息 2 天。3 个月为 1 个疗程。

研究表明，该针灸治疗相比西药及单纯中药治疗，能使腺体萎缩，肠上皮化生和异型增生减轻，且胃酸分泌功能和胆汁反流显著改善，治疗总有效率达 93%。另有研究发现，通过针灸足三里、三阴交后，可显著增强胃蠕动，促进胃排空，且从胃电图也显示胃电频率和振幅均有双向的调整作用。

（二）针药并用

方案 1

（1）取穴：中脘，内关，足三里，太冲，三阴交。

胃黏膜非典型增生的发病与肝、脾、胃关系密切，其中中脘健运脾胃，太冲泻肝火，足三里疏通胃气消痞满，三阴交健脾益胃，内关宽胸解郁。诸穴共奏健脾养胃，疏肝和胃，清热解毒之功效。

操作方法：针刺时取坐或卧位，常规消毒。根据部位、体型胖瘦灵活采用直刺、斜刺或点刺法，深 0.3～1.0 寸，施平补平泻法。每天 1 次，每次留针 30 分钟，中间行针 2 次。

（2）中药组成：黄芪 15g，灵芝 12g，薏苡仁 30g，柴胡 10g，香附 10g，白花蛇舌草 15g，蒲公英 15g，黄连 6g，山慈姑 10g，栀子 6g，全蝎 6g。

研究表明，上述中药联合诸穴配伍治疗，临床疗效显著，症状缓解有效率达 92.5%，胃镜黏膜病变改善率达 88.7%，为胃癌的二级预防提供了较好的治疗方法，对减少胃癌的发病率具有积极的意义。

方案 2

（1）取穴：双侧足三里，双内关，中脘。

《灵枢·五邪》曰："邪在脾胃……皆调于三里。"足三里乃足阳明胃经合穴，中脘乃胃之募穴，内关属于手厥阴心包经的络穴，对三腧穴施行温针灸具有调理脾胃之效。

操作方法：取坐位，常规消毒。将毫针刺入腧穴，得气后并施行适当的手法将针留在适当的深度，再将 2cm 艾条段用酒精点燃后，直接插在针柄上，待艾条燃尽后将针取出。每天针 1 次。应用时须注意艾条燃烧情况，防止艾火脱落灼伤患者皮肤。

（2）中药组成：黄芪 15g，党参 15g，三棱 10g，莪术 10g，三七 6g，白花蛇舌草 15g，炙甘草 6g，蒲公英 15g，半枝莲 15g。

研究表明，上述中药联合诸穴温针灸治疗慢性萎缩性胃炎伴有肠上皮化生及异型增生，疗效总有效率达 92.5%，萎缩、肠上皮化生及异型增生评分显著降低，对血清胃蛋白酶原具有明显改善，证明该治疗方法可逆转胃黏膜腺体萎缩情况，能消除胃黏膜的炎症，使胃黏膜萎缩及肠上皮化生的腺体、异性增生得到有效改善。

方案 3

（1）取穴：双侧脾俞穴、双侧胃俞穴，章门，内关，公孙，足三里，中脘。

取背俞穴脾俞、胃俞补脾益胃；配募穴章门、中脘，属俞募配穴法，有调中和胃，宽中理气之功；取内关、公孙乃八脉交会穴相配，可健脾和胃；取任脉之关元，以壮真火，有助温中补虚之效；且"肚腹三里留"，取足三里有利于强健脾胃之气；中脘乃腑会亦是胃之募穴，其主要作用是振奋脾胃之气，现代中医学认为针刺足三里、中脘及内关穴对胃黏膜细胞损伤的保护具有协同作用。

操作方法：患者先取俯卧位，取双侧脾俞、胃俞穴，常规消毒，取毫针针刺，得气后行补法，将清艾条切寸段后置于针柄上点燃，待艾条燃尽，去针；患者再取仰卧位，取章门、内关、公孙、足三里及中脘穴，温针灸方法如前。隔天治疗 1 次。

（2）中药组成：黄芪 30g，饴糖（烊化）30g，芍药 15g，桂枝 15g，生姜 9g，大枣 6枚，炙甘草 6g。

研究表明，温针灸配合黄芪建中汤加减，针药并举使温中，散寒，健脾，和胃之力叠加治疗慢性萎缩性胃炎明显减轻临床症状和体征，疗效总有效率为 92.5%，Hp 转阴率为79.3%，可修复胃黏膜，改善炎症，延缓萎缩，清除 Hp，并对肠上皮化生和异型增生有阻止或逆转作用。

方案 4

（1）取穴：天枢，中脘，下脘，足三里，手三里，关元，三阴交，大肠俞，脾俞，气海，血海。

操作方法：针灸前，对各个穴位进行消毒，使用毫针对患者的穴位进行针刺，中脘采用补法，余穴位采用平补平泻法，每天针 1 次，连续针刺 6 天后休息 1 天。

（2）中药组成：炙甘草 5g，陈皮、柴胡、当归各 10g，山药、白芍、白术各 15g，党参、山楂、黄芪各 30g。随症加减：若患者胃脘胀满，可在基础组方中添加枳实 10g；若患者胃部疼痛，可添加延胡索及郁金各 15g；若患者食欲不振，可添加炒麦芽及炒谷芽各15g。

使用益气壮阳针法联合中药治疗胃癌前病变，患者临床疗效有效率为 95.56%，Hp 转阴率为 93.33%，显著高于单独中药治疗，可更好改善患者的临床症状，缩小胃黏膜的病变范围，对促进预后恢复具有重要的作用。研究表明，联合益气升阳针法针灸治疗，可在一定程度上阻止慢性萎缩性胃炎疾病的进一步恶化，改善微循环。

【病案举例】

患者，男，43 岁，胃脘部隐痛反复发作 3 年余，确诊为慢性萎缩性胃炎。

初诊：症见胃脘隐痛，得温痛减，受凉或食生冷后发作或痛甚，腹胀纳呆，泛吐清水，神疲体倦，面色苍白，形体消瘦，手足不温，大便溏薄，舌淡胖苔白，脉虚弱。胃镜及病理诊断为慢性萎缩性胃炎伴肠上皮化生，Hp（＋）。证属脾胃虚寒型。治以温中健脾，和胃止痛。

方用黄芪建中汤：饴糖（烊化）30g，芍药 15g，桂枝 15g，生姜 9g，大枣 6 枚，炙甘草 6g，服药 14 天；同时行温针灸治疗，取双侧脾俞、胃俞、章门、内关、公孙、足三里及中脘，隔天治疗 1 次，持续 14 天。

二诊：症见胃脘隐痛减轻，大便规则，纳食尚可，仍泛吐清水，神疲体倦，手足不温，舌脉同前。方用：原方加姜半夏 15g，陈皮 9g；加关元，气海，丰隆，行温针灸。

14 天后三诊，症见胃脘隐痛明显缓解，劳累和受凉时仍感隐痛，其余症状基本缓解。中药继前法治疗 2 个月，期间方药、腧穴随症稍有加减。

2 月后复诊，症见胃脘隐痛消除。胃镜复查，示慢性浅表性胃炎，Hp（ − ）。

之后半年及 1 年的 2 次随访均未见复发。

（三）穴位埋线配合针灸

方案 1

埋线取穴：脾俞，胃俞，肝俞，至阳，足三里。

针灸取穴：上脘，中脘，天枢，气海，关元。

穴位埋线通过针具和药线在穴位内产生刺激，从而达到平衡阴阳、调和气血、调整脏腑的作用。足三里是足阳明胃经的下合穴，行气导滞、健脾和胃、补气和血；中脘为胃的募穴，和上脘配合有壮胃阳、补胃气、行气消积的功效；脾俞、胃俞、肝俞为肝脾胃的背俞穴，能疏肝健脾、和胃行气；至阳为治胃病的经验穴，可温阳散寒止痛；天枢为足阳明胃经腧穴，大肠经募穴，能通调胃肠、行气导滞，主要用于治疗脾、胃、大肠等脏腑疾病。气海属任脉经穴，为肓之原穴，为"生气之源，聚气之所"，具有疏通肝气，通调气机，补虚固本之效；关元为小肠经的募穴，有培元固本、补益下焦之功。

操作方法：穴位局部消毒，将埋线针刺入所选穴位内一定深度，得气后将蛋白线推入穴位内，出针后针眼贴敷创可贴。20 天一次，连续埋线 3 次；针灸毫针刺入得气，在针柄插入约 2 厘米的艾条后点燃，每次 2 壮。隔日治疗 1 次。

研究表明，采用穴位埋线配合针灸治疗不仅降低患者症状评分，且能显著改善胃镜下黏膜表现，能更好地修复萎缩的胃黏膜，促进预后，降低 CAG 发展为胃癌的概率。

方案 2

埋线穴位：穴位选择天枢，关元，下脘，肓俞。

针灸穴位：天枢，中脘，下脘，手三里，足三里，关元，三阴交，脾俞，大肠俞，血海，气海。

操作方法：针灸采用"烧山火"手法，每天 1 次，连续 6 天，休息 1 天，共治疗 3 个月；穴位埋线使用三角针将高分子聚合物 PGLA 线穿入皮下组织，直埋 2cm，再消毒，贴上创可贴，埋线 2 周 1 次，6 次为 1 个疗程。

针灸配合穴位埋线，临床疗效总有效率达 85.42%，表明针灸配合穴位埋线治疗慢性萎缩性胃炎可明显改善患者胃脘不适症状，提高患者生活质量和临床疗效，值得临床推广应用。

二、艾　灸

（一）单用艾灸

取穴：隔姜灸气海，中脘，双侧足三里，双侧内关。

操作方法：患者取仰卧位，操作者将重约 1.8g 的艾炷置于直径 2cm、厚度 0.5cm 的姜片上进行隔姜灸，每穴每次灸 1 壮，隔天治疗 1 次。

有研究表明，隔姜灸具有修复胃黏膜损伤、控制炎症反应、调节免疫功能的作用，符合 CAG 的治疗需要。而足三里、中脘、内关及气海可调节胃肠动力和功能，合募配穴可显著改善体内 PGI、PGR 水平，增加内源性保护物质 PGE_2 的释放，促进胃黏膜上皮细胞的再生，从而加快修复遭到破坏的上皮细胞，使胃黏膜屏障功能恢复正常，发挥其对胃黏膜的细胞保护作用。临床研究指出，隔姜灸联合西药治疗 CAG，治疗疗效有效率达 91.84%，可更有效缓解患者的临床症状，改善胃黏膜固有腺体的萎缩及肠上皮化生，疗效优于单用西药治疗。

（二）药灸结合

方案 1

（1）取穴：胃俞，中脘，足三里，血海，内关。

操作方法：采用药线直接灸在选定穴位上，一点为 1 壮，每次每穴灸 1~2 壮，每天 1 次，10 次为 1 个疗程，停 2~3 天后，再进行下一个疗程，共 2 个月。

（2）中药组成：黄芪 18g，党参 15g，白术 12g，茯苓 12g，丹参 12g，木香 6g，砂仁 6g，沙参 12g，佛手 12g，陈皮 6g，制半夏 6g，大枣 10g，蒲公英 15g，炙甘草 6g。

随症加减：脾胃虚寒加干姜 10g；脾胃阴虚加麦冬 10g，石斛 10g；气滞加香附 10g，乌药 10g。

药线点灸胃俞、中脘、足三里、血海、内关等穴有益气健脾、和胃止痛、理气活血作用，且现代研究表明，艾灸足三里可对胃黏膜损伤有较好的保护和修复作用，且能提高患者自身免疫能力，并可调控胃癌前病变相关细胞因子的表达，达到抑制胃癌疾病发展的目的。同时也有国内外学者发现艾灸足三里对胃肠功能有良好的治疗作用，能双向调节外周血淋巴细胞和中性粒细胞，改善 T 淋巴细胞亚群和自然杀伤（NK）细胞，提高机体免疫能力，以达抗病效果。可见艾灸足三里可能是抑制胃癌前病变发展的新治疗靶点。药线点灸结合中药能增进人体免疫调节，提高免疫力，恢复正气，杀灭耐药性 *Hp*，增强胃黏膜保护因子，促进胃黏膜修复，起到药灸并用、多方协调、标本兼顾的作用，切合 CAG 本虚标实的病机特点，临床疗效总有效率达 96.66%，*Hp* 远期根治率达 72.22%。

方案 2

（1）取穴：阿是穴，内关，中脘，天枢，足三里。

操作方法：隔姜灸与悬起温和灸法结合，每次 2 穴，每次 0.5 小时，隔天再行艾灸。

（2）中药组成：细辛 5g，熟附子 9g，肉桂 3g，黄柏 8g，乌梅 25g（先煎），鸡内金

10g，当归 10g，党参 10g，莪术 3g，干姜 6g，黄连 5g，花椒 5g。

艾灸内关可通络止痛、养心安神、和胃降逆、宽胸理气、定惊止悸；艾灸中脘可补益精气、健脾开胃；艾灸天枢可促使肠道蠕动；艾灸足三里可调节脾胃功能、补气。临床研究表明，艾灸联合乌梅丸加减治疗胃癌前病变疗效显著，可显著改善患者腺体萎缩及肠上皮化生情况，临床疗效有效率达 95.92%。

方案 3

（1）取穴：足三里，中脘，天枢，关元，脾俞，胃俞。

操作方法：将艾条点燃之后，操作者用手持艾卷，垂直于穴位之上，在距离皮肤 4 cm 左右的位置进行直接照射，每天治疗 1 次。

（2）中药组成：丹参 20g，黄芪、茯苓、山药、佛手各 5g，厚朴、焦神曲、石斛各 12g，知母、白豆蔻各 10g，升麻、鸡内金各 9g，砂仁、莪术各 6g，三七粉（冲服）6g。

艾灸足三里可达行气和胃、调理气血的目的；胃俞、中脘俞募相配，主要用于胃部疾病的治疗；脾俞能够健脾摄血、化湿除胀；关元为小肠募穴，配合大肠募穴天枢，调理胃肠、消胀和胃。研究表明，相比于单纯中药治疗有效率（70.5%），艾灸联合中药治疗的总有效率为 90.9%，更能改善患者不适症状，效果显著。

【病案举例】

黄某，男，50 岁，因反复上腹隐痛 8 年余就诊，伴上腹饱胀，吞酸嘈杂，嗳气，口干纳呆，食欲减退，乏力消瘦，舌质红有瘀斑，苔白，脉弦涩。胃镜及病理检查示慢性萎缩性胃炎，*Hp*（＋）。

处方：黄芪 18g，党参 15g，白术 12g，茯苓 12g，丹参 12g，木香 6g，砂仁 6g，沙参 12g，佛手 12g，陈皮 6g，制半夏 6g，大枣 10g，蒲公英 15g，炙甘草 6g，香附 10g，乌药 10g。

取穴：胃俞，中脘，足三里，血海，内关。

治疗 2 个月后，诸症消除，复查胃镜及病理学示胃黏膜萎缩病变消失，腺体增多，肠上皮化生消失，*Hp* 转阴。

第四节　穴位贴敷治疗

《理瀹骈文》曰："切于皮肤，彻于肉里，摄入吸气，融入渗液"。清代徐大椿曰："汤药不足尽病……用膏药贴之，闭塞其气，使药性从毛孔而入其腠理，通经活络，或提而出之，或攻而散之，较服药尤为有力。"穴位贴敷也就是药物贴敷于穴位，是近年来常用的中医外用疗法，其以经络学为依托，是在针灸的基础上发展而来，具有以下优点：一方面可被腧穴所处部位皮肤直接吸收，进入血络经脉，输布全身，以发挥其药理作用；另一方面，也可通过药物对腧穴的刺激，调节经络系统的功能，达到防治疾病的目的。

一、单纯穴位贴敷

（一）御寒暖胃膏

组成：生姜 800g，凡士林 240g，乳香 15g，没药 15g，川花椒 30g。

取穴：双侧足三里，梁门。

药理研究表明，御寒暖胃膏能降低慢性萎缩性胃炎癌前病变大鼠胃黏膜的损伤指数，而且可以逆转其胃黏膜腺体的萎缩、异型增生，减少炎症渗出，进而阻断慢性萎缩性胃炎癌前病变大鼠向胃癌进一步发展，对慢性萎缩性胃炎癌前病变的干预作用明确。

（二）芪莲舒痞膏

组成：黄芪，女贞子，醋莪术，薏苡仁，半枝莲。

取穴：中脘，脾俞，胃俞。

实验药理研究表明，本方可增加造模大鼠胃黏膜血流量及胃黏膜厚度，抑制黏膜组织中端粒长度的缩短和端粒酶的活性，抑制 DNA 含量的增加，降低 DNA 多倍体的比例，是能从多环节、多靶点阻断和逆转 CAG 癌前病变的有效方剂。由此可见，该穴位贴敷疗法能显著改善患者胃黏膜胃癌前病变状态，临床疗效总有效率为 89.61%，相比于西药及中成药，成本较低，但疗效显著，值得临床推广与应用。

二、穴位贴敷联合中药内服

研究 1

取穴：神阙穴。

药物组成：香茶菜，三七，莪术，黄连，黄芩。

用法：按 2：1：2：1：1 比例粉碎成极细粉末，混匀敷于脐部，外贴胶布固定。

内服中药组成：党参 30g，吴茱萸 5g，半夏 10g，大枣 12g，黄连 5g，干姜 6g，白花蛇舌草 15g，丹参 30g，薏苡仁 30g，莪术 10g，鸡内金 10g，炙甘草 6g。随症加减：胀痛明显者加延胡索 15g，玫瑰花 5g；嗳气明显者加柿蒂 15g，降香 10g；舌苔厚腻者加藿香 10g，佩兰 10g。

现代药理研究表明，黄连、莪术、香茶菜、三七、黄芩均具有良好的抗胃黏膜损伤、抑制肿瘤细胞增殖、诱导肿瘤细胞凋亡的作用，透过脐部扩散药物，能减少药物有效成分的损失，增强药效。通过肠上皮化生散敷脐联合中药治疗 CAG 伴 IM 患者，能显著改善患者的临床症状及胃黏膜病理表现，总有效率为 90.5%，萎缩及肠上皮化生积分显著下降。

研究 2

取穴：双侧的胃俞、脾俞、肾俞、足三里，中脘，神阙。

贴敷药物组成：五味子 30g，肉豆蔻 30g，补骨脂 30g，大茴香 30g，丁香（公）30g，肉桂 30g，花椒 30g，干姜 30g，桂枝 30g，附子（制）10g，吴茱萸 10g。

用法：以上所有药材研粉，姜汁调匀。将调好的药物放入医用无菌棉布上，分别贴于穴位上，外贴胶布固定。

内服中药组成：黄芪 15g，白芍 15g，桂枝 10g，生姜 10g，大枣 10g，炙甘草 6g，饴糖 50g。

有研究表明，慢性萎缩性胃炎患者通过黄芪建中汤与中药穴位敷贴联合治疗的临床效果显著，总有效率为 97.5%，且治疗的安全性高，操作简单易行，值得广泛使用。

第五节　耳穴压豆联合中药治疗

中医学认为耳与脏腑经络密切相关。《灵枢·口问》载："耳者，宗脉之所聚也。"《丹溪心法》载："盖十二经络，上络于耳。"《素问·缪刺论》载："手足少阴、太阴、足阳明之络，此五络皆会于耳中。"耳穴压豆通过对耳穴的刺激，调整经脉及传导感应，从而使人体各部的功能活动有序进行，具有促进机体代谢，调脏腑、平阴阳及扶正祛邪的作用。耳穴压豆治疗胃癌前病变较为少见，但其经济实用，简便有效，无毒副作用，容易被患者接受，且由于其广泛的适应证，不失为一种治疗良方。

研究 1

耳穴取穴：肝，胃，脾，神门，交感，艇中。

肝可清热解毒，养血平肝，疏郁缓急，通络止痛；胃行气消食，解毒清热，养血安神；脾为强壮穴，能益气助正，和胃通络，能改善机体的免疫功能；交感行气降逆，为活血、止酸要穴，有研究表明其可调节自主神经功能，可抑制腺体分泌，用于胃酸过多；艇中可理中和脾，调理肠胃。诸穴相配，可达疏肝降逆、健脾和胃之效。

中药组成：柴胡 12g，丹参 15g，香附 12g，陈皮 12g，枳壳 12g，川芎 12g，延胡索 12g，白芍 12g，当归 12g，白花蛇舌草 12g，檀香 6g，砂仁 6g，甘草 6g。

研究表明，诸穴配合中药汤剂可有效改善患者临床症状，腺体萎缩改善率为 83.33%，肠上皮化生改善率为 63.15%，异型增生改善率为 62.50%，为胃癌前病变的治疗提供了新的临床思路。

研究 2

耳穴取穴：双侧神门、皮质下、脾、胃、肝、胆、小肠。

取穴共奏调节虚实、平衡阴阳、扶正祛邪的作用。

中药组成：党参 15g，炒白术 15g，茯苓 15g，淮山药 20g，生薏苡仁 30g，鸡内金 15g，田三七块 15g，紫丹参 20g，莪术 15g，炒黄连 6g，蒲公英 30g，白花蛇舌草 30g，枳壳 10g，炙甘草 6g。

随症加减：若胃阴虚加北沙参 15g，麦冬 15g，川石斛 15g；泛酸加乌贼骨 15g，浙贝母 15g；胃酸缺乏加乌梅 10g，生山楂 30g；胃脘胀满加枳实 10g，厚朴 12g；恶心欲呕加姜半夏 10g，淡竹茹 15g；嗳气加八月札 15g，刀豆子 15g；情志抑郁加柴胡 10g，广郁金 15g，绿萼梅 6g；肠上皮化生加半枝莲 20g；异型增生加山慈菇 15g，炙穿山甲片 6g；口淡乏味加炒谷麦芽各 30g，砂蔻仁各 3g；*Hp* 阳性者加连翘 15g，黄芩 10g。

有研究表明，诸穴配合中药汤剂，总有效率为 90.38%，其中肠上皮化生总有效率为 91.43%，异型增生总有效率为 75%，*Hp* 转阴率为 95%，能有效地改善慢性萎缩性胃炎患者的临床症状和病理异常，增强细胞的代谢能力，防止萎缩向胃癌方向转化，甚至逆转胃癌前病变。

研究 3

耳穴取穴：脾，胃，交感，内分泌，皮质下。

脾与胃为表里关系，两者主运化、生气血，可促进胃肠蠕动，使患者食欲增加；交感能调节自主神经功能，使胃肠平滑肌痉挛得以缓解，从而减轻疼痛；内分泌、皮质下能通过对腺体排泌胃酸功能的调节而保护胃黏膜。

中药组成：黄芪 15g，党参 15g，白术 15g，半枝莲 10g，白花蛇舌草 15g，枸杞子 15g，黄精 10g，石斛 10g，麦冬 10g，三七 10g，莪术 5g，三棱 5g。

研究表明，上述耳穴配合中药治疗，可使得胃黏膜组织 NF-κB、Ubiquitin 蛋白表达明显下降，而 IκBα 蛋白的明显升高，从而有效控制胃黏膜的炎症及增生程度，避免慢性萎缩性胃炎转化成胃癌。

【病案举例】

患者，男，64 岁，患胃病 5 年余。

初诊：症见形体消瘦，面色萎黄，神疲乏力，胃脘隐痛，食后胀满，嗳气则适，纳呆，二便尚调，夜寐安，舌淡边有瘀斑，苔白腻中微黄，脉濡细。胃镜检查示胃黏膜呈红白相，以白相为主，黏膜变薄，血管网透见：胃窦前壁黏膜粗糙不平，呈结节状改变；病理检查诊断为慢性萎缩性胃炎伴胃窦前壁中度异型增生。

处方：党参 15g，炒白术 15g，茯苓 15g，淮山药 20g，生薏苡仁 30g，鸡内金 15g，田三七块 15g，紫丹参 20g，莪术 15g，蒲公英 30g，白花蛇舌草 30g，枳壳 10g，炙甘草 6g，山慈菇 15g，炙穿山甲片 6g，八月札 15g，炒谷芽、麦芽各 30g。配合耳穴双侧神门、皮质下、脾、胃、肝、胆、小肠。随症加减治疗 4 个月，患者症状消失，胃镜复查，病理报告示原有病灶逆转为慢性浅表性胃炎，胃窦未见异型增生。后改用香砂养胃丸调理，随访未见复发。

第六节   中医食疗与生活调摄

胃癌前病变大多病程长久、病情复杂，缠绵难愈，除了药物干预治疗，饮食和生活调摄方面也尤为重要。饮食是"生人之天，活人之本"，生活的情志和劳逸方面与脾胃疾病息息相关。对于胃癌前病变这类脾胃疾病的预防及辅助治疗，可以从调节饮食和调摄生活方面入手。在日常生活中应注意调护体内的正气，通过饮食、情志、起居等方面来调护正气，祛除病邪，属于中医"治未病"的应用。

一、饮 食 宜 忌

（一）宜食饮有节，忌暴饮暴食

《景岳全书》中记载："盖自人有生以来，惟赖脾胃以为生命之本，胃强则强，胃弱则衰，有胃则生，无胃则死，是以养生家必以脾胃为先。"脾胃的功能关系到人的健康与否，与疾病的发生发展有密切的联系，养生当养脾胃，故饮食调摄是预防脾胃病、保障身体健康的关键。

《黄帝内经》曰："食饮有节"。食饮有节有三方面的含义。

其一是饮食有节制，不可过饥过饱，饮食要适量，这对于有脾胃病的患者来说，是最基本的要求。食饮不及，营养得不到补充或损害脾胃，致使生化无源，气血亏少，正气不足而致各种疾病。暴饮暴食又会损害脾胃功能。宋代娄居中在《食治通说》中对此有一段很通透的分析："语曰不多食"，又曰"食无求饱"，谓"食物无务于多，贵在能节，所以保和而顺颐养也。若贪多务饱，淤泥塞难消，徒积暗伤，以召疾患。盖食物甚饱，耗气非一：或食不下而上涌呕吐，以耗灵源；或饮不消而作痰咯唾，以耗神水；大便频数而泄，耗谷气之化生；溲便滑利而浊，耗源泉之浸润。至于精清冷而下漏，汗淋漓而外泄，莫不由食物之过伤，滋味之太厚。如能节满意之食，省爽口之味，常不至于饱甚者，即顿顿必无伤，物物皆为益。糟粕变化，早晚溲便，按时精华，和一上下，津液蓄神，含藏内守，荣卫外护，邪毒不能犯，疾疹无由作。"饮食之于人，既是一种"享受"，也是一种有负担的"消受"。正常进食，摄入相当于胃肠最大容量的 70%～80%时，人是胜任愉快的，脾胃不致损伤，饮食物亦能化为精华被人体吸收利用，正气充盛，则邪毒不能犯，疾疹无由作；当食物摄入量明显超过胃肠的消化能力时，就会导致饮食伤，饮食积滞壅塞胃肠，则成为不能被人体利用的糟粕，或呕吐，或聚结成痰涎，或泄泻，或小便混浊等，耗伤人体正气。《素问·痹论》一语中的："饮食自倍，肠胃乃伤。"

其二是饮食要有节律性，吃饭的时间要有规律，三餐定时，有利于胃肠的代谢活动劳逸相间。《灵枢·平人绝谷》云："胃满则肠虚，肠满则胃虚，更虚更满，故气得上下，五脏安定，血脉和利，精神乃居。"进食后胃腔充盈而肠道空虚，胃腑排空食物后肠道充盈，两者或空或满，有节律地交替运动，可以使水谷精微得以吸收，而五脏得到滋养，胃肠的节律运动是维护健康的重要条件。国外的一些研究表明不正常的饮食时间会造成生物钟系统的混乱，可能对人类健康产生不利的影响。近几年的新发现是人体活跃着与摄食有关的不同器官的生物钟，胃、肠、胰腺、肝存在着调控饮食的生物钟，饮食的时间改变可能会对新陈代谢产生影响。顺应脏腑的节律，不打破人体自身的规律性，"食以能时，身必无灾"。

其三是要注意饮食清洁，养成良好的饮食卫生习惯。饮食不洁是指食物不洁，或餐具和手不干净，或食物变质而误食，可伤及气血、脏腑，扰乱气机升降，导致脾胃损伤而致脾胃疾病。

（二）宜五味无偏，忌偏食异食

食物有四性和五味归经的不同，对脏腑阴阳有一定的影响。《素问·六节藏象论》云："五味入口，藏于脾胃，味有所藏，以养五气，气和而生，津液相成，神乃自生"。人体气血、津液、精神无不从五谷、五味化生。正确的饮食习惯应是五味无偏，以使脏腑阴阳调和，饮食五味的调摄宜忌与五脏的关系显得尤为重要。《素问·五脏生成论》说："故心欲苦，肺欲辛，肝欲酸，脾欲甘，肾欲咸。此五味之所合也"。又说："多食咸，则脉凝泣而变色；多食苦，则皮槁而毛拔；多食辛，则筋急而爪枯；多食酸，则肉胝而唇揭；多食甘，则骨痛而发落，此五味之所伤也。"饮食五味的偏嗜与机体病变的发生有着密切的关系，偏嗜一味易致机体阴阳失去平衡。

（三）宜清淡易消化，忌肥甘厚味辛辣

对饮食肥甘厚味的科学要求，是反对过食肥甘厚味。《素问·奇病论》云："肥者令人内热，甘者令人中满"，《素问·生气通天论》云："高粱之变，足生大丁"，说明过食肥甘厚味，通常会阻碍气机，壅滞脾胃，化生痰湿、内热，甚至发生疔疮等疾病。辛辣之品易对脾胃产生刺激，损伤脾胃，气机不利，运化失调。

二、中医食疗

（一）寒邪犯胃

1. 生姜红枣粥

材料：生姜 5 片，红枣 10 枚，粳米 100g。
功效：温中散寒。
煮法：同煮为粥。

2. 吴茱萸粥

材料：吴茱萸 20g，生姜 5 片，粳米 100g，红糖适量。
功效：温中散寒止痛。
煮法：先将吴茱萸煮烂，然后加入生姜、粳米、红糖煮粥。

3. 暖胃粥

材料：丁香 5g，草豆蔻 5g，肉桂 5g，干姜 5 片，粳米 100g。
功效：温中散寒、暖胃止痛。
煮法：将丁香、草蔻、肉桂、干姜共为细末，与粳米同煮为粥。

（二）饮食停滞

曲末粥

材料：神曲 15g，粳米 100g，白糖适量。

功效：消食导滞、调和脾胃。

煮法：先将神曲捣碎，煎取药汁，入粳米同煮为粥，亦可加谷芽、山楂适量与神曲同煎。

（三）肝胃不和

1. 萝卜生姜粥

材料：萝卜 250g，鲜姜 1 块，粳米 100g。

功效：疏肝理气和胃。

煮法：切片同煮。

2. 佛手香橼粥

材料：佛手 1 个，香橼 1 个，粳米 100g。

功效：疏肝理气。

煮法：同煮为粥。

（四）肝胃郁热

1. 麦冬栀子粥

材料：桑叶 10g，麦冬 20g，栀子 10g，粳米 100g。

功效：清热生津止渴。

煮法：加水煮汁，再用粳米煮粥，粥成后加入药汁，凉后服用。

2. 生芦根粥

材料：新鲜芦根 30g，竹茹 20g，粳米 100g，生姜 2 片。

功效：生津止渴。

煮法：鲜芦根切段，与竹茹同煎取汁，粳米煮粥后加入药汁。

（五）瘀阻胃络

丹参饮

材料：丹参 15g，砂仁 15g，蒲黄 5g，黑米 100g。

功效：活血化瘀。

煮法：丹参、砂仁、蒲黄煎汤取汁后加入黑米，粥成温服。

（六）痰湿中阻

1. 芦根麦冬粥

材料：芦根 20g，麦冬 20g，粳米 100g。
功效：清热化湿。
用法：芦根、麦冬加水煮汁，粳米煮粥加药汁煮沸食用。

2. 薏苡仁粥

材料：薏苡仁 60g，粳米 100g。
功效：健脾止痛。
煮法：将薏苡仁拧碎同粳米一同煮粥。

（七）胃阴亏虚

1. 沙参黄芪粥

材料：沙参 50g，黄芪 50g，粳米 200g。
功效：养阴益胃生津。
煮法：沙参、黄芪加水煮汁，粳米煮粥，粥成加入药汁煮沸待凉后食用。

2. 石斛麦冬粥

材料：石斛 25g，麦冬 25g，天花粉 12g，粳米 200g。
功效：滋阴益胃、清热生津。
煮法：石斛、麦冬、天花粉加水煮汁，粳米煮粥，粥成后加入药汁煮沸，待凉后服用。

3. 沙参银耳粥

材料：沙参 10g，银耳 10g，粳米 100g。
功效：养胃生津。
煮法：加水适量煮粥。

（八）脾胃虚寒

1. 山药羊肉粥

材料：羊肉 25g，鲜山药 300g，粳米 250g。
功效：温中散寒、健脾和胃。
煮法：加水适量煮粥。

2. 牛乳粥

材料：新鲜牛乳 200g，粳米 50g，蜂蜜 50g。

功效：养胃散寒。

煮法：粳米煮粥，熟时加入牛乳再煮开，调入蜂蜜。

3. 羊肉馄饨

材料：羊肉、面粉、生姜、胡椒等适量。

功效：温中散寒。

做法：羊肉剁碎，加姜和胡椒调料，制成馄饨馅。

4. 黄芪党参粥

材料：黄芪、党参各 50g，生姜 5 片，粳米 100g。

功效：补气健脾。

煮法：先将黄芪、党参煮汁，再用粳米红枣煮粥，粥成后加入药汁。

三、生 活 调 摄

（一）调畅七情

中医学认为精神、情志活动与脏腑阴阳气血的功能活动密切相关。《素问·阴阳应象大论》说："怒伤肝""喜伤心""思伤脾""忧伤肺""恐伤肾"。在疾病过程中，剧烈的情志波动能使病情加重或急剧恶化，而心情舒畅，精神愉悦则气机舒畅，气血和平，有利于恢复健康。情志因素对食欲、消化、吸收都有很大地影响。李东垣认为："先由喜怒悲忧恐，为五贼所伤，而后胃气不行，劳役饮食继之，则元气乃伤。"《景岳全书》也曾记载："脾胃之伤于情志也，较之欲食寒暑为更多也。"现代医学认为脾胃病的发生，是中枢神经系统起着主导作用，大脑皮质影响内脏活动，导致脏腑功能失调而造成的。鉴于脾胃系统与情志的密切关系，评价脾胃系统的康复，不仅要从客观指标，如胃镜、活检、*Hp* 及胃肠电图等进行评价，还要综合考虑患者的心理社会因素。现代医学研究证实安静愉快的情绪能促进食欲，增加消化液的分泌和消化道的蠕动，有利于胃肠对食物的消化和吸收。正如李东垣所说："治斯疾者，惟在调和脾胃，使心无凝滞，或生欢欣，或逢喜事……或眼前见欲爱事，则慧然无病矣，盖胃中元气得舒伸也。"所以在正常生活中要注意调控和驾驭情绪，保持乐观自信的心态。《老子》曰："盖非谓物足者为知足，心足者乃为知足矣"。《素问·上古天真论》曰："恬淡虚无，真气从之，精神内守，病安从来。"故调摄情志，可以增强正气，从而减少脾胃病的发生。

（二）起居调摄

人与自然是一个整体，人体的脏腑功能活动、气血运动与外在的自然环境、昼夜更替、四季气候的变化息息相关。深入认识人和自然的有机联系，掌握人体生理活动和疾病发生的变化规律，适时起居，顺应自然，适应四时变化。《素问·上古天真论》曰："其知道者，法于阴阳，和于术数，饮食有节，起居有常，不妄作劳，故形与神俱，而尽终其天年，度百岁乃去。"

治疗和预防脾胃病要懂得自然变化规律，适应自然环境的变化，对起居劳逸要有适当的安排和节制。《灵枢·本神》说："故智者之养生也，必顺四时而适寒暑，和喜怒而安居处，节阴阳而调刚柔。"脾胃阳气虚弱之人，宜居向阳之地，适当的多晒太阳，有助于脾胃阳气的化生。脾胃阴虚之人，宜居相对阴暗湿润之地，以促进阴液恢复。在起居方面，要避免劳累，劳逸结合，正常的劳动有助于气血流通，必要的休息则可以消除疲劳，恢复体力，过劳和过逸均可伤及脾胃。《脾胃论》指出："形体劳役则脾病，病脾则怠惰嗜卧，四肢不收，大便泄泻。"另外，脾胃病患者还要慎避外邪，注意保暖，适时增减衣物。"十个胃病九个寒"，季节交换时脾胃病易发作。当人体受到冷空气刺激后，胃酸大量分泌，胃肠发生痉挛性收缩，导致胃痛、消化不良、呕吐、腹泻等情况。《素问·举论》云："寒气客于肠胃，厥逆上出，故痛而呕。寒气客于小肠，小肠不得成聚，故后泄腹痛矣。"

注意增强体质，加强运动锻炼。要注意运动时衣服需及时增减，开始做简单轻松的运动时可多穿些衣服，待身体暖和后，减少衣服，运动结束后，在不觉寒冷之前立即穿好衣服，以利于保暖。冬令天寒，可以适当吃一些温补食物和药物，以补益强身。

《素问·经脉别论》云："食气入胃，浊气归心，淫精于脉，脉气流经，经气归于肺，肺朝百脉，输精于皮毛，毛脉合精，行气于府，府精神明，留于四藏，气归于权衡，气口成寸，以决生死。"说明若生活上不能合理应用饮食改善体质，药物治疗也是枉然。中医药治疗不仅能改善胃癌前病变症状，甚至可以阻断和逆转其癌变，如在使用中医中药的基础上，在饮食护理上进行辨证食疗，予以饮食调护，发挥药物和食物的互补作用，可以营养机体，增强体质，对疾病治疗及康复有重要意义。李杲曰："元气之充足，皆由脾胃之气无所伤，而后能滋养元气，若胃气本弱，饮食自倍，则脾胃之气即伤，而元气亦不能充，而诸病之所由生。"

参 考 文 献

曹德岐，2010. 六君子汤化裁治疗慢性萎缩性胃炎 25 例[J]. 中国当代医药，17（35）：98-99.

曹国武，康慧，2019. 黄芪建中汤联合柴胡疏肝散治疗慢性萎缩性胃炎的效果[J]. 临床医学研究与实践，4（5）：112-113.

常小荣，刘密，严洁，等，2013. 艾灸温通温补效应的作用机制及其规律研究[J]. 世界中医药，8（8）：875-879.

陈家伟，张孟之，2018. 艾灸足三里抑制胃癌癌前病变的作用探析[J]. 中国民族民间医药，27（11）：57-59.

戴海东，郑孟林，张正才，2010. 小柴胡汤合半夏泻心汤加减治疗慢性萎缩性胃炎[J]. 浙江中西医结合杂志，20（12）：775.

邓建梅，苏火财，2018. 疏肝通络方联合耳穴压豆治疗胃癌前病变的临床研究[J]. 中外医学研究，16（29）：155-156.

杜爱民，杨霞，刘杰，等，2015. 摩罗丹与叶酸联合维生素 E 治疗慢性萎缩性胃炎的对比研究[J]. 中医药临床杂志，27（12）：1717-1720.

范丽丽，谢伟昌，谢苑芳，等，2018. 萎胃颗粒配合耳穴压豆对慢性萎缩性胃炎患者胃黏膜 NF-κB 通路的影响[J]. 中医学报，33（2）：329-332.

高立超，2005. 旋覆代赭汤治疗慢性萎缩性胃炎 83 例疗效观察[J]. 时珍国医国药，（12）：5.

宫晶书，2016. 柴胡疏肝散合半夏泻心汤加减治疗慢性萎缩性胃炎肝胃郁热证临床研究[J]. 河南中医，36（11）：1981-1983.

韩璐，李欣，吴义琴，2017. 黄芪建中汤合温针灸治疗脾胃虚寒型慢性萎缩性胃炎 40 例[J]. 中国临床研究，30（12）：1697-1698，1701.

韩远峰，夏仕俊，于林冲，等，2018. 疏肝健脾活血法治疗慢性萎缩性胃炎的临床疗效研究[J]. 中医临床研究，10（24）：73-76.

洪刘和，2007. 自拟方配合压耳穴治疗慢性萎缩性胃炎 52 例[J]. 实用中医内科杂志，（5）：31-32.

胡文静，刘宝瑞，钱晓萍，等，2011. 重楼复方对人胃癌细胞 MKN-45 增殖抑制作用及分子机制研究[J]. 中药新药与临床药理，22（3）：258-262.

蒋敏玲，江伟，杨键，等，2016. 加味柴芍六君方对大鼠胃癌前病变的影响及机制研究[J]. 陕西中医，37（10）：1430-1432.

焦玉梅，2017. 柴胡三仁汤治疗慢性萎缩性胃炎脾胃湿热证临床研究[J]. 新中医，49（10）：41-43.

柯彤，2015. 四逆散合益气养阴法治疗慢性萎缩性胃炎 49 例[J]. 河南中医，35（6）：1213-1215.

李慧臻，刘琳，王兴章，等，2017. 半夏泻心汤对胃癌前病变大鼠胃黏膜组织中的 NF-κB/STAT3 信号通路的影响研究[J]. 中国中西医结合消化杂志，25（4）：284-288.

李铁军，魏书堂，李惠，等，2018. 安胃汤对慢性萎缩性胃炎模型大鼠细胞凋亡因子表达的影响[J]. 陕西中医，39（8）：987-990，994.

李彤，郑亮，姜正艳，2018. 郑亮教授用加味抑肝散治疗慢性萎缩性胃炎临床经验总结[J]. 世界最新医学信息文摘，18（92）：213-214.

李霞，郜志宏，2016. 三仁汤加味治疗脾胃湿热型萎缩性胃炎 30 例[J]. 光明中医，31（13）：1891-1892.

廖跃才，2017. 自拟柴胡汤治疗肝气郁结型慢性萎缩性胃炎 120 例疗效观察[J]. 青海医药杂志，47（1）：55-56.

刘超，2018. 加减解郁合欢汤治疗慢性萎缩性胃炎肝胃郁热证疗效评价研究[D]. 南京：南京中医药大学.

刘润，张黎红，2018. 胃复春片联合莫沙必利片治疗慢性萎缩性胃炎的疗效观察[J]. 中国医院用药评价与分析，18（9）：1195-1197.

刘玉三，韦彦之，唐雅琴，2000. 胃炎清治疗胃的癌前病变的疗效观察[J]. 辽宁中医学院学报，（3）：197-198.

罗银星，张影，2017. 蔡小平治疗胃癌癌前病变经验介绍[J]. 新中医，49（8）：192-194.

马善美，郑卫，张筠，等，2017. 半夏泻心汤结合三联抗 *Hp* 方案治疗胃癌前病变患者临床疗效及对预后的影响[J]. 临床合理用药杂志，10（32）：6-8.

毛水泉，丁泳，2008. 慢性萎缩性胃炎的中医食疗[J]. 浙江中医药大学学报，（2）：201-202.

邱赛红，李笑，李侠，等，2014. 胃炎清胶囊对慢性胃炎大鼠模型治疗作用的实验研究[J]. 湖南中医药大学学报，34（11）：10-13，24，64.

任月朗，张瑞娜，张红燕，等，2016. 养胃汤合左金丸治疗慢性萎缩性胃炎 106 例疗效观察[J]. 四川中医，34（4）：126-127.

申载薰，2011. 芪莲舒痞颗粒影响端粒酶活性、端粒长度、DNA 含量及 NF-κB 表达的实验研究[D]. 济南：山东中医药大学.

沈琪，2016. 加减益胃汤治疗慢性萎缩性胃炎癌前病变胃阴不足证疗效评价研究[D]. 南京：南京中医药大学.

史柯，2014. 芍药甘草汤治疗慢性萎缩性胃炎临床观察[J]. 山西中医，30（3）：8-9.

孙丽群，唐昃，段秀泉，2006. 加味左金丸对胃癌前病变大鼠胃黏膜组织细胞增殖与凋亡的影响[J]. 中国中西医结合消化杂志，14（4）：233-236.

覃优，2017. 艾灸联合乌梅丸治疗慢性萎缩性胃炎临床观察[J]. 实用中医药杂志，33（8）：884.

唐铭津，2018. 针灸治疗慢性萎缩性胃炎的临床研究[J]. 世界最新医学信息文摘，18（54）：153.

王功臣，赵达，关泉林，2016. 加味四逆泻心汤联合西药治疗胃癌癌前病变疗效观察[J]. 内蒙古中医药，35（3）：61-62.

王伟，王永森，曹志群，等，2018. 芪莲舒痞膏穴位贴敷治疗慢性萎缩性胃炎癌前病变的临床疗效观察[J]. 时珍国医国药，29（12）：2953-2955.

王艳芳，李振民，2010. 香连复胃汤对胃癌前病变患者胃内理化因素的影响[J]. 四川中医，28（8）：65-66.

王燕鸽，2016. 一贯煎加芍药甘草汤对慢性萎缩性胃炎患者胃黏膜影响研究[J]. 亚太传统医药，12（12）：132-133.

王倚东，2012. 加味四逆泻心汤治疗慢性胃炎 40 例[J]. 中国中医药现代远程教育，10（20）：10-11.

王长宏，刘明晖，王璞，等，2015. 六君子汤对胃溃疡大鼠胃组织中 EGF、TGF-α 的影响[J]. 长春中医药大学学报，31（3）：448-450.

王正福，姚强，2011. 荆花胃康对萎缩性胃炎病理组织学变化的影响[J]. 新疆医学，41（6）：80-82.

韦麟，韦秋玲，2012. 益脾安胃汤合壮药线点灸治疗慢性萎缩性胃炎 90 例临床研究[J]. 吉林中医药，32（3）：268-269.

吴高峰，刘喜平，王璟，2016. 半夏泻心汤治疗胃癌前病变的临床研究进展[J]. 中国民族民间医药，25（5）：18-19.

吴晓虎，成坤，2008. 加味芍药甘草汤治疗慢性萎缩性胃炎 90 例[J]. 陕西中医，（9）：1186-1187.

伍曙霞，2018. 左金丸结合养胃汤对慢性萎缩性胃炎的治疗效果[J]. 临床医学文献电子杂志，5（23）：153.

席晓平，2018. 加味柴芍六君方治疗肝郁脾虚型胃癌前病变的临床疗效[J]. 临床合理用药杂志，11（30）：114-115.

谢宇锋，陈赟，冯军，等，2017. 御寒暖胃膏对胃癌前病变大鼠胃黏膜的影响[J]. 河南中医，37（4）：594-597.

许先锋，2018. 胃复春治疗萎缩性胃炎伴肠化患者的临床效果观察[J]. 临床合理用药杂志，11（23）：38-40.

燕平，冀来喜，郝重耀，等，2003. 腧穴组方对急性胃粘膜损伤大鼠胃粘膜形态学的影响[J]. 中国针灸，23（4）：217-219.

燕晓愿，杨崇河，2011. 小柴胡汤合左金丸治疗慢性萎缩性胃炎 50 例[J]. 实用中医药杂志，27（1）：18-19.

杨剑，吴万桂，2018. 消痞愈萎汤联合胃复春片治疗伴异型增生慢性萎缩性胃炎疗效观察[J]. 现代中西医结合杂志，27（31）：3476-3479.

杨青，2018. 艾灸与针刺对慢性萎缩性胃炎大鼠胃黏膜细胞凋亡及相关蛋白表达的影响[D]. 长沙：湖南中医药大学.

应瑛，2015. 加味半夏泻心汤治疗慢性萎缩性胃炎临床研究[J]. 新中医，47（5）：76-77.

袁敏惠，马小兵，2018. 温胃散寒汤治疗脾胃虚寒型慢性萎缩性胃炎疗效观察[J]. 现代中医药，38（6）：84-87.

袁星星，王炳予，刘长发，等，2016. 合募配穴对慢性萎缩性胃炎大鼠 PGI、PGII、PGR 及 G-17 的影响[J]. 时珍国医国药，27（2）：496-498.

袁珍珍，廖安，廖金平，等，2018. 生胃散联合温针灸对慢性萎缩性胃炎的疗效以及对血清胃蛋白酶原水平的影响[J]. 成都中医药大学学报，41（1）：60-63.

曾均，2016. 温经汤联合壮医药线点灸疗法治疗慢性萎缩性胃炎 30 例疗效观察[J]. 河北中医，38（3）：382-384.

张露，2016. 芪竹参草汤治疗慢性萎缩性胃炎癌前病变的临床研究[D]. 南京：南京中医药大学.

张秋霞，嵇波，2001. 聂惠民运用经方治疗慢性萎缩性胃炎的几个法则[J]. 北京中医，（1）：39-40.

张新，胡冬青，周晓凤，等，2017. 慢性萎缩性胃炎伴抑郁、焦虑诊疗进展[J]. 山西中医，33（12）：55-57.

张璇，徐晶钰，孙大志，等，2017. 消痰和胃方对胃癌前病变大鼠胃黏膜组织病理的影响[J]. 吉林中医药，37（6）：601-603.

张娅萍，全毅红，2016. 全毅红教授巧用紫苏四香散治疗慢性萎缩性胃炎验案[J]. 黑龙江中医药，45（3）：37-38.

赵志梅，张立杰，夏天，等，2017. 莪术主要单体成分抗炎、抗肿瘤作用研究进展[J]. 药物评价研究，40（1）：119-124.

郑乐乐，郑逢民，2018. 消痞愈萎汤联合肠化散脐疗对萎缩性胃炎伴肠上皮化生的临床研究[J]. 现代实用医学，30（8）：1014-1016.

郑世华，林寿宁，罗和生，等，2005. 安胃汤对大鼠慢性萎缩性胃炎胃肠激素的影响[J]. 中国中西医结合消化杂志，（1）：33-35.

郑勇凤，王佳婧，傅超美，等，2016. 黄芩的化学成分与药理作用研究进展[J]. 中成药，38（1）：141-147.

周宇倩，2018. 温阳汤联合益气升阳针法针灸治疗脾胃虚寒萎缩性胃炎的疗效[J]. 中国继续医学教育，10（35）：142-144.

周自祥，2009. 黄连汤加味治疗慢性萎缩性胃炎 53 例[J]. 广西中医学院学报，12（3）：14-15.

朱昌东，2017. "保胃抗萎方"联合艾灸疗法在慢性萎缩性胃炎治疗中的应用价值分析[J]. 中医临床研究，9（13）：120-122.

朱芬芳，刘建华，彭慧芸，2016. 益胃汤合芍药甘草汤加减联合西药治疗慢性萎缩性胃炎胃阴不足证临床研究[J]. 四川中医，34（12）：85-87.

Hsiung HY，Fann JC，Yen AM，et al，2016. Stage-specific Dietary Factors Associated with the Correa Multistep and Multifactorial Process of Human Gastric Carcinogenesis[J]. Nutrition and cancer-an international journal，68（4）：598-610.

Mera RM，Bravo LE，Camargo MC，et al，2018. Dynamics of Helicobacter pylori infection as a determinant of progression of gastric precancerous lesions：16-year follow-up of an eradication trial[J]. Gut，67（7）：1239-1246.

Zhang SY，Du YQ，2011. Effects of warming needle moxibustion on improvement of gastrointestinal and immune function in patients with postoperation of colorectal cancer[J]. Zhongguo Zhen Jiu，31（6）：513-517.

第五章　胃癌前病变名中医治疗经验

第一节　徐景藩阴毒论治

《临证指南医案·脾胃》云：“胃为阳明之土，非阴柔不肯协和”，胃分阴阳，胃阴者，胃之津液也，胃之受纳腐熟依赖胃阴的濡润。《内经》云：“人年四十而阴气自半”，故胃阴不足证为癌前病变临床常见证型之一。吴瑭云：“欲复其阴，非甘凉不可”，《临证指南医案》云：“宜用甘药以养胃之阴”，“甘凉益胃阴以制龙相，胃阴自立”。徐景藩教授宗前人之说，从“阴”“毒”论治，强调以“甘凉濡润”为治疗法则，还提出“脾阴虚”的概念，以慎柔养真汤加减滋养脾阴为主。

1. 甘凉濡润为治疗法则

治疗胃癌前病变胃阴亏虚证常可选用甘凉之品如益胃汤（沙参、麦冬、冰糖、生地黄、玉竹），或去冰糖、生地黄，加天花粉、桑叶、扁豆、甘草而成沙参麦冬汤之属。若在甘凉药物中参用酸味药如乌梅、白芍、木瓜、五味子等，酸甘化阴，亦可化生阴液。酸甘相合，养阴敛气，气阴兼顾，兼能柔肝制木，以防土虚木乘，常获良好的效果。

2. 养阴理气，勿过香燥

脾胃乃气机升降之枢，胃阴不足，胃腑失降，脾脏不升，中焦气滞，故胃阴不足证又常伴气机郁滞之证，而气有余便是火，如不及时疏理气机，气郁更甚，郁久化热则胃阴更伤，故治疗常需佐以理气之品。此时当牢记“忌刚用柔”之训，宜选如佛手、枳壳、香橼皮、陈皮、合欢花、川厚朴花、绿萼梅等质轻、性平之理气之品，切忌香燥太过而更伤胃阴，亦不可过用理气之品，以免喧宾夺主。

3. 养阴生津，稍佐甘温

孤阳不生，独阴不长，《景岳全书》云：“善补阴者，必于阳中求阴，则阴得阳升，而泉源不竭”，用药应注重脏腑阴阳气血之间的平衡与协调。气血阴阳互根互生，阴虚日久，必然损及气与阳，亦可导致血虚。临证应当根据“阴伤气耗，气能生津；阴虚阳损，阳生阴长；阴伤血亏，阴血同源”之论点，在养阴生津同时，稍佐入甘温益气、辛甘温阳或养血之品，如此用药，亦符合“胃为阳土，喜润喜燥”的特点。

4. 阴虚夹湿，治当兼顾

若胃阴已虚，却又夹湿，舌象表现最为明显即舌质红而干、舌苔腻。阴虚夹湿证可有三种可能性：一是整体属阴虚，也包括胃阴虚，局部脏腑有湿浊；二是由于肝胃气滞而生郁热，久则耗伤阴液，气滞津液不能行而成湿浊；三是由于药物因素，辛燥过度，或西药"制酸"太过，导致阴虚，而原有湿浊尚未尽化所致。治疗上，体素阴虚而脾胃有湿者，可先以化湿为主，湿祛后重在养阴；气滞化热伤阴夹湿者，宜行气清热、佐以化湿，热清、湿祛而阴未复时，再予以养阴；药物所致阴虚而尚有余湿者，停服原来之药，先复其阴，阴液渐充，再化其湿。胃阴虚，需养阴，有湿浊，应化湿。用药必须注意养阴勿过于滋腻，化湿勿过于辛燥，以免滋阴助湿，燥湿伤阴。养阴以甘凉为宜，如麦门冬、沙参、芦根等，佐以甘平、甘酸，如山药、白芍、甘草等品；化湿以微辛微苦为主，如炒陈皮、法半夏、川朴花、佩兰等，参以甘淡的薏苡仁、芦根、茯苓、川通草之类。若湿浊经久难化者，可用石菖蒲宣窍化湿，如藿香芳香化湿，鼓舞脾胃，益智仁温脾化湿均可据证配入。尚可配合"代茶剂"，如用麦冬 10g～20g，薏苡仁 20g，陈皮 2g～3g，代茶饮服，可加强治效。

第二节　李玉奇以痈论治

《圣济总录》曰："夫阴阳升降，则荣卫流通；气逆而隔，则留结为痈。胃脘痈者，由寒气隔阳，热聚胃口，寒热不调，故血肉腐坏。" 李玉奇教授认为胃内镜及活检病理所见胃黏膜呈现充血、水肿、花斑样改变，甚至伴有糜烂、出血、溃疡等程度不等的病理改变，与中医外科之"痈"相吻合，首提"以痈论治"慢性萎缩性胃炎癌前病变，结合中医舌诊与切脉，判断病情轻重，并治以痈清热解毒、祛腐生新。

1. 脉象

慢性萎缩性胃炎癌前病变在脉象上的反应，如脉来沉细、沉弦多为胃脘痈之表证，常见于浅表性胃炎、胃溃疡、胆汁反流性胃炎等；若脉来洪大有力，常见于胃脘痈进展期；若脉来弦实有力，则为胃脘痈之重证，常见于胃癌前期病变或早期胃癌。久病当虚，脉当见沉、细、缓、弱等，若今脉反洪大有力，提示病情加速进展，当高度重视。

2. 舌象

若舌体平直宛若木板，伸缩自如，舌尖椭圆，提示脾胃已虚，属胃脘痈之表证；萎缩性胃炎若见香蕉样舌形，舌体圆细而长，尖细根粗，乃胃阴耗损之象；重者舌体宽大肥厚，膨胀满口，提示湿热内蕴。在舌质方面，舌质红绛兼紫，舌体两边颜色稍浅，表面有津液敷布，望之反光，形成一周亮带圈，此为"舌周边瘀血带"，提示重度萎缩性胃炎的典型舌象；若舌质色深紫、无苔，舌面光滑如镜，状若猪腰，常见于萎缩性胃炎的进展期或癌前病变；胃脘痈若见苔厚、色白而腻，状如晚秋老云，深层透以黄褐之色，层次不清，或苔白或微黄，成块剥脱，提示病势较重，多见癌前病变或早期胃癌。

3. 治疗

胃脘痈可分为胃脘虚寒、虚寒化热、胃脘郁热、胃脘瘀血四型。
胃脘虚寒证及虚寒化热证，为胃脘痈之表证，病势较浅，病情尚轻，多对应浅表性胃炎，治以平肝和胃理脾之法，方选李东垣的温胃汤加减。

组成：人参，甘草，益智仁，缩砂仁、厚朴（各二分），白豆蔻、干生姜、泽泻、姜黄（各三分），黄芪、陈皮（各七分）。

若胃脘郁热证则提示病情加重，病势渐深，常见于萎缩性胃炎并发黏膜出血、糜烂，或伴有轻度肠上皮化生等，治以益胃养阴、消痈散结之法，方选沙参麦冬汤加减。

组成：北沙参 10g，玉竹 10g，麦冬 10g，天花粉 15g，扁豆 10g，桑叶 6g，生甘草 3g。

中晚期则主要表现为胃脘瘀血证，为胃脘痈之重证，见于中重度萎缩性胃炎并发中重度异型增生或中重度肠上皮化生，治以消痈化瘀、祛腐生新之法，用射干汤、金铃子散或逐瘀导痰汤加减。

第三节　劳绍贤病证论治

全国名老中医、岭南脾胃名家劳绍贤教授辨治慢性萎缩性胃炎癌前病变以脾胃虚弱、胃阴不足两个证型为主，治疗以益气养阴为基本法则，重视疏肝理气，辅以清热解毒、活血散结，善用岭南道地药材，辨病与辨证相结合，疗效显著。

1. 认清虚实本质，治以益气养阴

《脾胃论》云："若胃气之本弱，饮食自倍，则脾胃之气既伤，而元气亦不能充，而诸病之所由生也"。人体脾胃之气若耗伤，中焦失其升清降浊之功，病机当以本虚为主，兼夹标实。"虚"为脾胃气虚、胃阴不足，脾胃失去气阴的充养、濡润，结合当代医学，从其胃镜表现，可见黏膜红白相间或以白为主，皱襞变平甚至消失，病理组织学可见固有腺体萎缩；"实"以湿热、气滞、血瘀、食积为主要病理因素，从其胃镜表现，可见黏膜以颗粒样或结节状增生为主，伴发隆起糜烂或扁平隆起，病理组织学可见肠上皮化生或不典型增生，即癌前病变，可发展至癌变。

治疗此类疾病，应以健脾益气养阴为基本法则，辅以清热利湿、行气活血、消散积聚，方选四君子汤加减，并根据患者临床表现随症加减：如舌苔厚腻者，加半夏、陈皮、石菖蒲、豆蔻等祛湿之品；嗳气、呃逆明显者，予以大剂量柿蒂 30g 降逆；腹胀者，加木香、紫苏梗、厚朴、枳壳、大腹皮等理气消胀；胃脘疼痛明显者，加延胡索、郁金、救必应等活血止痛；疲乏倦怠者，加仙鹤草补虚；便秘者，加槟榔、地榆、槐花、绵茵陈等行气通便；失眠者，加山栀子、珍珠母、丹参等清热安神。

2. 结合肝脾生理，重视运脾调肝

《血证论》云："木之性主于疏泄，食气入胃，全赖肝木之气以疏泄之，而水谷乃化。"中焦升降有序，依赖于肝气的疏通条达。慢性萎缩性胃炎等胃癌前病变疾病症状易反复，缠绵难愈，则患者情志难以舒畅，多伴有焦虑，肝气郁结，进而气机受阻，甚至可发展成抑郁症，则成"土虚木郁"，肝气郁结亦进而加重土虚。

治疗此类疾病，常需兼用疏肝行胃之法，选用柴胡、枳实、紫苏梗、木香、香附、川芎、陈皮、白芍、柿蒂、佛手、槟榔、台乌等疏肝理气之品，方选柴胡疏肝散加减，根据兼证配伍清热、活血类药物，如丹参、郁金、赤芍等。实验研究表明，丹参有改善外周血液循环、保护胃黏膜、抗炎等作用，且劳教授认为，丹参对中枢神经有镇静作用，故对睡眠不佳者可有明显改善作用，益于向愈。

3. 注重岭南湿热之论，善用地道药材

岭南之人因当地气候易致湿热，岭南道地药材，更适合岭南人湿热的体质特点。在慢性萎缩性胃炎治疗中，选用救必应、肿节风、漏芦、白花蛇舌草、五指毛桃、毛冬青、槟榔、广佛手、广陈皮、广郁金、广藿香等可加强疗效。慢性萎缩性胃炎具有增生癌变的趋势，后期内镜下常表现为以颗粒样或结节状增生为主，可予以莪术、白花蛇舌草、肿节风、漏芦等抗炎、抗增生药物，一定程度上能控制甚至阻止其癌变的趋势。

第四节　马贵同虚实论治

上海市名中医、上海中医药大学终身教授马贵同擅长治疗消化系统疾病，对治疗慢性萎缩性胃炎癌前病变经验丰富，疗效显著。马教授认为本病基本病机是脾虚失于健运，中焦气机阻滞，久则由气及血，亦可累及于肝，辨证总属本虚标实，虚实夹杂，多为虚中夹实，以虚为本，以实为标，总以脾虚气滞者居多。其他类型亦多有脾虚的病理基础，日久可导致血瘀。

1. 健脾益气，理气通降

在本病的治疗方面，马教授主张通补兼施、标本兼顾，常以健脾益气、理气通降为治疗法则。气虚者以炙黄芪、党参、白术、茯苓、甘草等为主，以恢复脾胃的正常生理功能，使脾升胃降，枢机运转正常，气血生化有源，则病邪可祛。补气药剂量较大，同时配以大剂量通降之品如枳壳等。马教授认为，此等虚痞，其本为气虚，非大加温补不足以治其本，同时为避免虚不受补，则配以大剂理气和胃之品如枳壳等，可缓其满中之弊，加入陈皮、半夏等通降醒胃之品，其效倍捷。阴虚者可视大便情况而选择用药。便溏者多选用酸甘化阴之品，以白芍药、乌梅、甘草、北沙参等主；便秘者常取叶天士法，多选用增液汤之生地黄、玄参、麦冬等。其他如血瘀者用药以莪术、丹参、郁金、延胡索、炙刺猬皮，以及失笑散等为主；湿重者予以苍术、厚朴等；湿热重者予以黄连、黄芩等；胃中灼热者加蒲公英等。

另外，理气药多为辛香温燥之品，本病因病程较长，常气阴两伤，应用不当反而加重阴虚助热。马教授认为，理气药宜谨慎选用，视是否有阴虚而定。如伴有阴虚者则应避免或少用香燥之品，而宜选用如枳壳、八月札、紫苏、佛手、香橼皮、大腹皮、绿萼梅、路路通、玫瑰花等理气不伤阴之品。

2. 疏通血脉，祛瘀消滞

马教授根据多年的临证经验，认为慢性萎缩性胃炎的发生、发展离不开瘀血为患。本病病程较长，各种致病因素均可影响脾胃功能，导致脾胃虚弱，脾虚气滞，日久则气滞血瘀，气血同病。如《脾胃论》所云："脾胃不足皆为血病。"王清任认为："血管无气，必停滞而瘀。"叶天士亦谓："初病在气，久病入络。"所以，在临证中常酌加莪术、丹参、白芍、红花、当归、郁金、延胡索、乌药、九香虫、五灵脂、炙刺猬皮等活血通络之品，以疏通血脉、祛瘀消滞。对于久痞不愈、寒热错杂之证，常合用辛开苦降之半夏泻心汤治疗。以柴胡畅达厥阴，升少阳清气，佐以黄芩苦降而泄胆热，即苦降泻热，同时加炮姜以辛开通痞。

3. 养心疏肝，调畅情志

人的精神思维活动和"心"有着密切联系，心神不安对脾胃功能有一定的影响。反之，胃肠病反复日久，常导致气血生化乏源而难以补养心气心血，又易产生心神不安之象。两者在本病中相互影响，因此临床上患者可伴见多思多虑、心烦紧张、夜寐不安，甚则神思恍惚、表情淡漠、悲忧善哭等心神不安之症。对此，马教授在临证中多参以养心安神之法，使五脏安和，以助脾胃功能的恢复。处方首选甘麦大枣汤，其他药物如茯神、远志、黄连、百合、龙骨、牡蛎等亦常选用。

马教授还非常重视肝主情志的作用。《临证指南医案》云："肝为起病之源，胃为传病之所。"肝与脾胃之间关系十分密切。若肝木过旺，乘克脾胃，而致脾胃受纳、运化失司，痛、胀、呕、泄诸症出现。正如《医学正传·胃脘痛》所言："木气被郁，发则太过，故民病有土败木贼之候。"因此，在本病的治疗中常采用疏肝之法，以解郁缓急，调理脾胃气机，促进脾胃运化功能。疏肝之品多选用柴胡、郁金、香附、八月札、佛手、枳壳之类。肝体阴而用阳，故又配以味酸之白芍柔肝敛肝。

4. 证病结合，衷中参西

马教授在临证中十分重视证、症、病相结合，在辨证基础上结合症状和疾病予以处方用药，常能起到事半功倍的效果。如胃酸过多，可选用煅瓦楞、乌贼骨、白螺蛳壳等；如胃酸减少，可选用山楂、乌梅、木瓜等；若见胆汁反流者，可加旋覆花、柴胡、郁金；食积不化者，加焦山楂、焦神曲；便溏者，加赤石脂、禹余粮、山药；胃中灼热者，加蒲公英；属寒痛气滞，多用高良姜、肉桂；肝热犯胃，多合用左金丸；血瘀作痛，加莪术、丹参、郁金、延胡索等。

临床上有不少患者所表现出的症状轻重与胃黏膜的损害程度和病理变化并不同步，中医宏观辨证尚无法推测胃黏膜损伤程度和病理变化（如胃黏膜的糜烂，肠化与不典型增生等）情况。此外，还有一些慢性萎缩性胃炎患者在一定时期内缺乏特异性临床症状，或无症状，须结合现代药理研究成果选用药味。如对于肠上皮化生和（或）不典型增生者，常在辨证基础上适当选加具有一定防癌、抗癌作用的清热理气活血之品，如薏苡仁、半枝莲、藤梨根、石见穿、八月札、白花蛇舌草、露蜂房等；如 *Hp* 阳性者，可适当选加黄芩、蒲公英、半枝莲等药物。

第五节　余绍源虚瘀毒论治

广东省名老中医余绍源教授为岭南梁氏脾胃病学术流派代表性传承人之一，善于治疗脾胃病，精于学习中医经典，对慢性萎缩性胃炎伴癌前病变有丰富治疗经验和独到见解。

余老认为，本病病程较久，以虚证和虚实夹杂证最常见，本病病机是"虚""瘀""毒"的相互作用，其本为虚，其标为瘀、毒，在发病过程中三者又相互影响。基于这一认识，提出健脾化瘀解毒治法，本病亦受饮食、情志、外邪等因素影响，故患者症状容易出现变化，症候可能出现忽寒忽热，时虚时实的情况，余老认为，本病万变不离其宗，抓住发病病机，治疗过程中，运用益气健脾、活血化瘀、清热解毒等治法几乎贯穿于治疗的始终。余老根据本病的发病病机创立治疗专方萎胃复元汤。该方由黄芪、党参、白术、茯苓、三七、蒲公英、白花蛇舌草、半枝莲、砂仁、木香、炙甘草组成。

方中所用之黄芪乃从《医学正传·痞满》"故胸中之气，因虚而下陷于心之分野，故心下痞。宜升胃气，以血药兼之"所悟，《神农本草经》云："黄芪，甘微温，无毒……补虚，小儿百病。"故余老认为黄芪味甘微温，甘味入中土，主升主阳，可升中土之阳，补脾胃之虚。此外，余老指出黄芪能补五脏之虚，三七善于散瘀生新。三七与黄芪同用，可奏益气化瘀之功，病变通常可以消弭于无形。黄芪得三七补气而不壅中，攻破并不伤正，两药相伍，行中有补，补中有行，相得益彰。现代研究亦表明黄芪、三七及其配伍可以明显改善萎缩性胃炎大鼠胃黏膜状态。方中砂仁、木香、党参、白术、茯苓、炙甘草乃取香砂六君汤之意，有益气健脾、行气消痞之功。《古今名医方论》云："壮者气行则愈，怯者着而为病，盖人在气交之中，因气而生，而生气总以胃气为本，若脾胃一有不和，则气便着滞，或痞闷哕呕……人参致冲和之气，白术培中宫，茯苓清治节，甘草调五藏，胃气既治，病安从来……加木香以行三焦之滞气，缩砂以通脾肾之元气，而贲郁可开也，君得四辅则功力倍宣，四辅奉君则元气大振，相得而益彰矣。"蒲公英、白花蛇舌草及半枝莲均有清热解毒的功效，而蒲公英偏于清气分之郁热；白花蛇舌草有凉血消肿之效，故偏于清营分之郁热；半枝莲有活血化瘀消肿之效，故其偏于清血分中的郁热；三者有共同之处，但各自又有所侧重，临床应用中，余老根据患者实际情况随症加减。

此外，余老根据自己多年临床经验，总结以下随症加减方法，具体用药要根据兼夹的证型来决定。①兼夹气滞：患者以胀痛为主，伴嗳气或矢气，舌淡红，苔薄白，脉弦，加川楝子、延胡索、郁金、枳壳、苏梗、佛手、陈皮、台乌等疏肝行气。②兼夹湿阻：患者以脘腹胀满，口黏纳差，排便不爽为主，苔腻，脉滑，加白豆蔻、厚朴、法半夏、薏苡仁、藿香、佩兰等醒脾化湿。③兼夹食滞：患者以胃脘顶胀不适，纳差，饱胀不易饥饿，大便常夹不消化食物，加谷麦芽、焦三仙等。④兼夹阴虚：患者以胃脘隐痛，口干便结为主，舌红少津或苔少，加沙参、玉竹、石斛、麦冬、乌梅、五味子等养阴生津。⑤兼夹腑气不通：患者以大便排出欠畅为主，见腹部胀满不适，排便后可稍缓解，加厚朴、枳实、槟榔等行气通腑；若大便干结难排，加火麻仁、郁李仁等润肠通便。

【病案举例】

患者，男，60岁，2015年7月2日因"胃脘部胀满"就诊。症见偶有少许胃脘胀满，欲呕，嗳气，少许反酸，胃纳一般，夜眠一般，二便调。舌淡，边有齿痕，苔微黄腻，脉沉细。于广东省中医院行胃镜检查，结果示慢性胃炎伴糜烂，十二指肠球炎，咽部隆起；病理示：中度萎缩，中度肠上皮化生，轻度不典型增生，Hp（－）。西医诊断：慢性萎缩性胃炎（伴轻度不典型增生）；中医诊断：胃痞病。治宜健脾益胃，清热解毒，活血化瘀兼以理气消胀。

首诊处方：砂仁5g（后下），木香10g（后下），太子参15g，白术15g，半枝莲15g，枳壳10g，麦芽30g，谷芽30g，五指毛桃30g，三七3g，白花蛇舌草30g，蒲公英30g。每天1剂，水煎服，分早晚2次服用，共7剂。

2015年7月23日二诊：因患者腹胀减轻，胃纳改善，恶心欲呕缓解，故方药改为：砂仁5g（后下），党参15g，白术15g，半枝莲15g，枳壳10g，苏梗15g，陈皮10g，黄芪30g，三七粉1.5g（冲服），白花蛇舌草30g，蒲公英30g。每天1剂，水煎服，分早晚2次服用，共7剂。

之后复诊患者表示症状较前改善，病情稳定，因患者为异地就医，只能每月就诊1次，故余老每次四诊合参，认真分析疾病的转归方向，用药于原方基础上随症加减，并嘱患者守方1个月后复诊，如此坚持1年，效果显著。

2016年9月26日患者于广东省中医院复查胃镜提示慢性胃炎伴糜烂；Barrett黏膜，下咽部肿物。病理：（胃窦）黏膜组织慢性炎伴糜烂；（胃体）黏膜组织慢性炎。

第六节　李佃贵浊毒论治

《临证指南医案》云："肝为起病之源，胃为传病之本。"肝在脾胃病发病及转归中起着重要作用，治疗癌前病变，不仅关注脾胃，还应调畅肝脏。李佃贵教授首创"浊毒理论"，应用"四步调胃"法治疗胃癌前病变。

1. 化浊解毒，疏肝理气

本法适用于情志不遂，肝郁气滞，横逆脾胃，脾失健运，浊毒内生，损伤胃络之证。

方用：茵陈15g，黄连9g，藿香15g，佩兰15g，白术15g，茯苓15g，香附15g，枳实15g，厚朴15g，砂仁9g，白芍20g，川芎15g，青皮12g，柴胡12g，郁金12g，半夏12g，瓜蒌15g，酸枣仁15g，首乌藤15g，合欢花15g。

随症加减：浊毒较盛者加半枝莲、半边莲、蜈蚣、全蝎等以加强化浊解毒之功；胀满较甚者加炒莱菔子、鸡内金以健脾理气消胀。

2. 化浊解毒，疏肝通腑泄热

本法适用于肝郁日久化热，横犯脾胃，脾运失司，湿热浊毒耗伤胃阴之证。

方用：茵陈15g，黄连12g，石膏20g，知母15g，牡丹皮15g，栀子15g，大黄9g，枳实 15g，厚朴 15g，藿香 15g，佩兰 15g，砂仁 12g，海螵蛸 20g，瓦楞子 20g，全蝎 9g，蜈蚣 2 条，当归 12g，白芍 20g，柴胡 15g，白芷 15g，延胡索 15g。

3. 化浊解毒，抑肝扶脾

本法适用于思虑过度，气结伤脾，脾虚运化无力，浊毒内生，气血生化乏源之证。

方用：当归 9g，生白芍 25g，紫蔻 12g，川芎 9g，炒白术 6g，茯苓 15g，鸡内金 15g，三七粉 2g，百合 12g，乌药 12g，砂仁 12g，藿香 15g，佩兰 15g，合欢花 15g，枳实 15g，厚朴 15g，炒酸枣仁 15g。

4. 化浊解毒，养血柔肝和胃

本法适用于肝郁日久，燥热内生，损伤胃津，胃络失养，日久成萎之证。

方用：当归 15g，白芍 25g，甘草 12g，生地黄 15g，牡丹皮 15g，炒栀子 15g，沙参 15g，麦冬 15g，川楝子 12g，枳实 15g，厚朴 15g，藿香 15g，佩兰 15g，砂仁 12g，三七粉 3g。

随症加减：若咽部堵闷不适，加浙贝母、桔梗、清半夏、瓜蒌等以祛痰化浊利咽，若疼痛明显，加延胡索、白芷、乌药以活血化瘀止痛。

【病案举例】

患者，男，48 岁。

初诊：症见胃脘痞闷、隐痛，饭后尤甚，伴有泛酸、胃灼热，时有嗳气，病情每因情志欠佳而加重，口腔溃疡反复发作，口干口苦，心烦易怒，不思饮食，入睡困难，大便质黏偏干，排便不爽，二三日一行，舌暗红苔黄腻，脉弦滑数。胃镜示慢性萎缩性胃窦炎伴胆汁反流。病理示胃角、胃窦中度慢性萎缩性胃炎伴重度肠上皮化生，部分呈息肉样增生，肠上皮不典型增生Ⅰ～Ⅱ级。

处方：藿香 15g，佩兰 15g，滑石 15g，茵陈 15g，黄连 9g，龙胆草 15g，砂仁 12g，枳实 15g，厚朴 15g，当归 15g，白芍 25g，郁金 15g，柴胡 12g，延胡索 15g，合欢花 15g，海螵蛸 20g，瓦楞子 20g，全蝎 9g，蜈蚣 2 条，连服 21 剂。

二诊：症见胃脘痞闷、嗳气有所减轻，隐痛及胃灼热改善不显著，仍口干，口腔溃疡面减小，胃纳增，夜寐转好，大便偏稀，排出通畅，舌红苔薄黄腻，脉弦滑。

于原方基础去滑石、龙胆草，加鸡内金 15g，香附 15g，乌梅 12g。继服 14 剂。

三诊：症见胃脘痞闷较前明显减轻，隐痛及胃灼热缓解，口腔溃疡已愈，胃纳可，夜寐安，情绪可，大便质可，日一行，舌苔较前变薄，病情明显减轻。

于上方基础去海螵蛸、瓦楞子，加三七粉 3g，紫苏 15g，川芎 12g，继服 14 剂。

后患者每 2 周复诊一次，1 年后复查胃镜，示慢性非萎缩性胃炎。病理示胃黏膜慢性炎症，原有肠上皮化生、异型增生消失，病告痊愈。

随访至今，未见复发。

第七节　李桂贤三期论治

李桂贤教授认为慢性萎缩性胃炎是一个由气及血、由经入络的渐变过程，病程日久，所以病性主要是虚实夹杂，提出三期论治慢性萎缩性胃炎，初期治以健脾益气、活血化瘀止痛、软坚散结为主，中期治以补脾益气、行气止痛、活血行瘀止痛为主，后期治以益气健脾、养阴补血、活血化瘀为主，同时可配合外治法全面治疗。

（一）内治法

1. 初期

慢性萎缩性胃炎初期患者，大多因脾胃虚弱气血生化乏源，不能滋养本脏，不荣则枯，故呈萎缩状，治以疏肝解郁、益气健脾、活血止痛为法。方选柴芍六君子汤，共奏健脾益气、疏肝解郁、活血化瘀止痛、软坚散结之功。

组成：党参，白术，姜半夏，茯苓，炙甘草，陈皮，柴胡，白芍，丹参，鳖甲。

2. 中期

对于慢性萎缩性胃炎中期患者，大多因脾胃虚弱日久，久病必虚，久病必瘀，久病必郁，气郁必气滞，不通则痛，故用香砂六君丸补脾益气，行气止痛；气虚、气滞不愈，久必及血，故当归补血汤加减补气养血，共奏补脾益气、行气止痛，活血行瘀之功。

组成：党参，白术，姜半夏，茯苓，炙甘草，陈皮，木香，砂仁，甘草，黄芪，桃仁，三七，蒲黄，五灵脂，当归。

3. 后期

对于慢性萎缩性胃炎后期患者，大多气血阴阳俱虚，正气虚衰，气虚无力推动血液运行，必伴有血瘀，当以柴芍六君汤合桃红四物汤加减治疗，诸药合用，共奏益气健脾、养阴补血、活血化瘀之功，可使气虚得补瘀血得去中焦得安。

组成：扶芳藤，党参，白术，淮山药，沙参，柴胡，白芍，丹参，三七，茯苓，神曲，薏苡仁，麦芽，鸡内金，石斛，桃仁，红花，当归，赤芍，川芎，熟地，黄芪。

（二）外治法

1. 中药恒温烫熨

药包组成：乳香，没药，红花，苏木，当归，桃仁，大黄，土鳖虫，三七，自然铜，续断。

功效：祛风除湿、活血化瘀、解表止痛消肿。

用法：药包在上脘、中脘、下脘、神阙、天枢等穴位上烫熨，用力均匀来回推熨或回旋运转，开始时速度稍快，随着药包温度的降低，速度减慢，直至患者能耐受时即可将药包敷在胃脘部。

2. 大面积恒温灸

该法可使整个背部得到较大面积温灸，更好地调节脾、胃、肝、胆的功能，艾灸热力较强，有效地促进局部的血液循环，改善组织缺氧，减轻胃脘部不适。

用法：将点燃的艾条放在恒温灸具上并盖上盖子，将灸盒放在患者背部脾俞、胃俞、肝俞、胆俞、肾俞等的穴位上施灸。以患者感到皮肤温热舒适而不灼痛为度。

第八节　刘启泉以通论治

1. 调气之通，理气行气，兼调肝肺

《素问·举痛论》曰："百病皆生于气"，且"治胃病不理气非其治也"。中焦脾胃为人体气机升降之枢纽，气机运行不畅，胃失和降，则纳运失常。故临证用药时，当以不碍胃、不伤阴、不破气为原则，避免应用温燥之品，谨慎选用开破之药。选药多用香橼、佛手、八月札等理气不伤阴之品。另外，本病病位虽在胃，但与肝、脾、肺关系密切，治疗当以解郁、宣肺、调中合并为用，故在调理胃气之时，酌情加入调肝、宣肺之品，如柴胡、桑叶、薄荷等，疗效可事半功倍。

2. 化湿之通，运脾醒脾，芳香为用

《格致余论》有言："脾具有坤静之德，而有乾健之运。"若脾胃升清降浊失和，则运化无权，水反为湿，谷反为滞，滋生湿浊。健脾贵在运脾，滋补之品，恐滋腻碍胃，反助病邪，故用药上多选白术、苍术相互为用。《玉楸药解》云："白术守而不走，苍术走而不守，故白术善补，苍术善行。"两者合用，则补运相兼，使脾胃功能恢复正常。此外，当善用芳香之品。《本草正义》言藿香："清芳微温，善理中州湿浊痰涎，为醒脾快胃，振动清阳之妙品。"吴鞠通言："茵陈宣湿邪而动生发之气。"如藿香、茵陈、佩兰、砂仁等。

3. 清热之通，慎用苦寒，巧施甘寒

胃热之形成，可因外感邪气入胃腑而化热，亦可因七情内伤、脏腑功能失调而成，或其他脏腑之热传入胃腑。胃热壅盛，当投以清热之品以清胃热、通胃腑。《本草新编》记载："蒲公英亦泻胃火之药，但其气甚平，既能泻火，又不损土，可以长服久服而无碍。"《本草衍义》言："石膏，本阳明经药，阳明主肌肉，其甘也，能缓脾益气，止渴去火。"故临证常用蒲公英作为清热药之首选，另外可选石膏、连翘、石见穿等甘寒之品既达清热之效，又无伤阴之虞。

4. 祛瘀之通，气血并调，兼通温阳

叶天士云："凡气既久阻，血亦应病，循行之脉络自痹。"胃癌前病变是一种长期演变的过程，久病必瘀，脾胃受纳、运化、升降功能失常，气血不畅，易造成瘀阻胃络，不通则痛。《汤液本草》言："香附，血中之气药也"，且有疏肝解郁、理气和中之功。《本经》言：丹参"心腹邪气，脉与丝丝如走水，寒热积聚，破瘀除痰，止烦满，益气"。故临证选香附、丹参、当归、莪术等以行血滞、消血瘀、畅气血、纳运复。若在行气活血化瘀基础上加入防风、荆芥、白芷之风药，可宣通阳气，阳气通达则血液流畅，疼痛自止。正如吴鞠通言："善治血者，不治之有形之血，而求于无形之气"。

5. 养阴之通，甘凉濡润，脾肾双补

叶天士云："腑宜通即是补，甘濡润，胃气下行，则有效验"，"所谓胃宜降则和者，非用辛开苦降，亦非苦寒下夺，以损胃气，不过甘平，或甘凉濡润，以养胃阴，则津液来复，使之通降而已矣"。胃病后期若过服温燥之药，易损伤胃阴，反而影响胃腑通降，加之本病病程长，日久生热亦灼伤胃阴。《本草汇言》言：沙参"治一切阴虚火炎，似虚微实，逆气不降，清气不升"。《本草纲目》言：石斛"强阴益精，久服，厚肠胃，补内绝不足，平胃气，益气除热"。故临证多选北沙参、石斛、桑叶、乌梅等养胃生津，滋阴除热，使津液生、胃液复，恢复胃的通降之性。此外，脾肾为先后天相互化生之关系，叶天士云："热邪不燥胃津，必耗肾液"，故临证中常用女贞子、墨旱莲、山茱萸等补肝肾之品可补真阴不足，亦可润胃腑之燥，而又无留邪之弊，亦有先安未受邪之地之用意。

【病案举例】

患者，男，52岁，间断胃脘胀满痞闷10年，加重1个月。

初诊：症见胃脘胀满痞闷，食后尤甚，嗳气，偶有疼痛，口干、口苦，无胃灼热、反酸，易生气，纳少，不敢多食，寐差，大便干，1～2天一行。舌暗、苔黄腻，脉弦滑。胃镜示慢性萎缩性胃炎。病理示胃窦部，慢性萎缩性胃炎（中度），中度肠上皮化生；胃体部，萎缩性胃炎（中度），轻度肠上皮化生。

处方：石菖蒲20g，郁金12g，柴胡6g，黄芩6g，蒲公英15g，木香6g，麸炒枳实15g，醋延胡索15g，三七粉3g，百合20g，乌药6g，茵陈12g，当归12g，白芍20g，豆蔻10g，砂仁10g，香橼15g，连翘20g，北沙参20g，芦根20g，半枝莲12g，冬凌草12g，炒鸡内金9g，合欢皮15g，7剂。

二诊：症见胃脘胀满痞闷稍减轻，嗳气、口干、口苦均减轻，生气次数减少，纳食少，大便干，舌暗红、苔黄腻，脉弦滑。

于上方基础加瓜蒌30g，黄连6g，清半夏12g，7剂。

三诊：症见胃脘胀满明显减轻，偶有嗳气，口干、口苦减轻，纳食稍增，寐欠安，大便正常，舌暗红、苔薄黄，脉弦滑。

予上方基础去连翘，加炒酸枣仁30g，14剂。

四诊：症见仅多食及生气后症状加重，守方治疗。

治疗3个月，复查胃镜，示慢性萎缩性胃炎。病理示胃窦部，慢性萎缩性胃炎（轻度），轻度肠上皮化生；胃体部，黏膜轻度炎症，个别腺体肠上皮化生。

治疗6个月，复查胃镜，示慢性非萎缩性胃炎。病理示胃窦部轻度慢性胃炎。

第九节　解建国角药论治

角药是临床中常用的组方形式，是将三味中药联合应用，发挥协同增效或者减毒的功用。

1. 柴胡、当归、醋白芍

功效：疏肝解郁、健脾合营，适用于肝郁血虚脾弱之证。

　　柴胡为北柴胡和南柴胡的根或全草，入肝经，味薄气升，疏肝解郁，透表泄热，振奋中气，宣发阳气，使肝气条达，不至于横逆犯胃，醋炙后可引药入肝，增强散邪解郁之效，本品劫肝阴，故阴虚者慎用；当归甘辛，入心、脾、肝经，补血活血，为肝郁血虚之要药；白芍苦酸微寒，炒后转温，养血敛阴，柔肝缓急，而不伤胃，醋炙后引药入肝，增强活血止痛之力。柴胡、白芍伍用，气血相合，散中有收，收中寓散，疏肝气的同时敛肝阴，升举阳气兼敛阳，收散相使，相反相成，相辅相成；当归偏温，白芍性凉，两药伍用，补血活血收敛，辛而不散，酸而不过收。三者相合，疏肝郁不升散，补血虚不留瘀。

　　肝主疏泄且藏血，情志失调，肝郁血虚，且肝旺乘脾，生化乏源，因而血虚更甚。现代医学认为，肠上皮化生是一个慢性长期的过程，若肝郁日久血瘀，肝郁乘脾犯胃，久生痰湿，痰瘀互结，气血流通不畅，胃黏膜失养，发生萎缩甚则进一步肠上皮化生、癌变。故可应用此药论治慢性萎缩性胃炎、肠上皮化生、异型增生、胃肠息肉等证属肝郁血虚脾弱者。

2. 陈皮、木香、砂仁

　　功效：行气疏散，温中健脾，适用于脾胃升降失司、痰阻气滞之证。

　　陈皮辛散苦降，其性温和，能随其配伍药的性能不同而体现补泄升降之能，为食积、脾虚气滞、寒湿内盛之常用中药；木香以其辛温芳香之性，升降诸气，宣通上下，畅利三焦，生用行气力强，煨用实肠止泻力增，其还有双向调节肠道运动、利胆等之功；砂仁又名缩砂仁，其气清爽，温而不燥，上行入肺，中入脾胃，醒脾化湿和胃，用于寒湿阻滞中焦，气机郁滞，或脾胃气虚，鼓动无力。陈皮理气而化湿，消脾气，砂仁温中而行气，健脾气，木香消三焦之滞气，醒脾气，三者相合调中焦而散寒积滞气，功效可协同叠加。

　　肠上皮化生为痰、湿、瘀的结聚，若脾胃气机逆乱相关，升降失司，痰湿互结，更阻气机，气为血之帅，行气可散瘀，行气可解郁，行气又可化湿，同时，通过行气下气排便的途径，使体内浊毒排泄体外，因而治疗肠上皮化生要善用行气之品。故此药治疗各类消化道肿瘤，以及肠上皮化生、异型增生，疗效显著。

3. 柴胡、黄芩、半夏

　　首见于《伤寒论》小柴胡汤，功效为和解少阳，疏肝和胃，泄肝胆之热。适用于肝胃不和，枢机不利等半表半里之证。

　　柴胡疏肝开郁，畅气机，透半表半里之邪气，气机疏利自不会郁结成疾；黄芩苦寒，入肺、胆、胃、大肠经，清少阳枢机不利半表半里之郁热；半夏辛温，入脾、胃、肺经，体滑性燥，能走能散，能燥能润，降逆止呕，消痞散结；柴胡、黄芩相合，相辅相成，相反相成，疏泄肝胆气机，清利肝胆湿热，为和解少阳的基本结构。半夏、黄芩伍用，温而不燥，凉而不寒，相反相成，恰到好处，辛开苦降，畅达气机，调和肠胃。半夏又助柴胡疏肝郁，祛痰瘀，降逆气。三者相合，升降并用，寒温并投，辛开苦降，共同发挥和解少阳，疏肝和胃之力。

　　肝气疏利，胃气调和，则三焦通利，若肝气郁滞，少阳枢机不利，必将影响中焦脾胃运化，久则痰、湿、瘀积聚，发生肠上皮化生。应用此药可用于治疗急慢性胆囊炎、胃食管反流病、慢性萎缩性胃炎伴肠上皮化生，证属胆胃不和者，特别对平素郁郁寡欢类型肠化患者，效果更佳。

4. 补骨脂、肉豆蔻、炮附子

功效：温补脾肾，助阳化气，适用于脾肾虚寒、火不暖土之证。

补骨脂性大温，入脾肾经，壮肾阳，温脾阳，暖水脏，驱寒邪；肉豆蔻辛温而涩，气味俱升，入中焦，温脾胃，涩肠止泻，行气消胀，生肉豆蔻滑肠，常煨用，降低毒性；附子性大热，其性浮而不沉，其用走而不守，上助心阳，中温脾阳，下补肾阳，温通十二经脉，散阴寒，逐冷痰，乃命门之主药，诸脏腑之真寒，无所不至，此品峻猛有毒，内服多炮制，宜先煎至无麻辣感为度。补骨脂辛燥，补肾以行水，肉豆蔻辛温，温脾制水，两者相合，脾肾双补，散下焦阴寒，温中焦脾湿，寒湿得出，泄泻则缓。配以大辛大热之附子，大增温阳之力，祛在里之寒湿，散寒瘀。三者伍用，同温补，温肾暖脾，固肠止泻，相互促进，脾阳得助，脾胃升降得复。

脾胃气化的正常运行依靠肾阳温煦推动，盖以补火暖土以振脾胃正常升降，以散寒湿瘀滞，元阳不及或脾阳不温，不仅影响脾胃运化水湿，亦直接导致寒湿不化，水湿不运，血遇寒则凝，久则产生肠上皮化生，且肠上皮化生患者大多为老年患者，并且病程较长，病久损阳，久病必瘀，常伴有阳气不足。故常以此药治疗溃疡性结肠炎、慢性肠炎、慢性萎缩性胃炎伴肠上皮化生、胃肠息肉等，证属脾胃虚寒者。

5. 浙贝母、玄参、生牡蛎

功效：开郁散结，清热化痰，适用于痰热或痰湿结聚之证。

浙贝母擅开郁散结，祛除顽痰，散结力度大，实验研究表明，其尚能治疗胃、十二指肠溃疡病；玄参咸寒，质润多液，寒能泻火解毒，为泻浮游之火要药，咸能软坚散结，尚能养阴生津；生牡蛎味咸，性微寒，质体重坠，咸能软坚，寒能除热，重能潜阳。三药参合，浙贝母苦寒较重，开泄力大，散郁结力强，合以咸寒之牡蛎软坚散结，玄参清痰热，三者同中存异，共同发挥清热化痰散结之力。研究表明，痰浊是导致正常胃黏膜上皮细胞转化为恶性肿瘤细胞的关键因素，为从痰论治本病提供了有效客观的理论证据。从治标角度，可应用此药清除痰浊，气血流畅，胃阴得养，方能恢复脾胃的正常功能，甚至逆转变异。

参 考 文 献

才艳茹，杨倩，陈宏宇，等，2016. 李佃贵化浊解毒调肝法治疗慢性萎缩性胃炎经验[J]. 山东中医药大学学报，40（6）：538-541.

高奎亮，2018. 益气肠化方治疗萎缩性胃炎伴肠化生的临床研究及解建国经验总结[D]. 大连：大连医科大学.

韩捷，2003. 马贵同治疗慢性萎缩性胃炎经验[J]. 中医药学刊，21（8）：1252.

李念，郝旭曼，郭珊珊，等，2020. 刘启泉"以平为期"治疗胃癌前病变用药经验[J]. 中国中医药信息杂志，27（3）：110-112.

林才志，何建红，陈漫，等，2015. 李桂贤教授治疗慢性萎缩性胃炎的经验[J]. 广西中医药，38（5）：42-43.

林洁民，黄穗平，邝宇香，2018. 余绍源教授治疗慢性萎缩性胃炎的临床经验[J]. 世界中西医结合杂志，13（6）：782-784，841.

陆为民，徐丹华，2014. 国医大师徐景藩治疗慢性萎缩性胃炎胃阴不足证的经验[J]. 时珍国医国药，25（9）：2263-2264.

杨淑慧，佘世锋，曹敏，等，2019. 劳绍贤分型辨治慢性萎缩性胃炎经验[J]. 广州中医药大学学报，36（1）：124-127.

张会永，2013-01-02. 李玉奇以痈论治萎缩性胃炎[N]. 健康报，6 版.

朱凌宇，顾贤，2007. 马贵同治疗慢性萎缩性胃炎经验[J]. 浙江中医杂志，42（5）：290-291.

第六章　胃癌前病变基础研究

胃癌前病变的发生及级联发展受多种因素的调控，是基因分子参与的多步骤、多阶段渐进的演变过程。胃癌前病变发生发展涉及多种基因、蛋白、分子信号通路等分子生物学改变，在由炎症到癌变的转化过程中发挥着重要作用，其发病机制的深入研究将为找寻高特异性生物学诊断标志物和逆转治疗的特效作用靶点提供思路。

第一节　模　型　研　究

一、动物模型构建

动物模型又称人类疾病动物模型，是指为生物医学研究和阐明人类疾病的病因、发病机制、建立诊断、预防和治疗方法而制作的、具有人类疾病模拟表现的实验动物模型。借助于动物模型的间接研究，可以有意识地改变那些在自然条件下不可能或不易排除的因素，以便更准确地观察模型的实验结果。动物癌症模型的成功建立有助于缩短实验研究周期、获取更多的实验样本，为癌症病因和发病机制的研究提供更好的研究平台。

诱发性肿瘤动物模型是肿瘤病因学、遗传学、生物学等肿瘤学实验研究的常用模型之一，通过物理、化学、生物等外源性致癌因素诱发动物发生肿瘤，具有制作方法简便，实验条件容易控制，重复性好，耗时短，瘤发率高的特点。本节所述的胃癌前病变的动物模型也多采用诱发性肿瘤动物模型来进一步探索肿瘤诱发机制。

胃癌前病变是胃癌转变的关键节点，阻碍或逆转胃癌前病变向胃癌的转变发展，对于预防胃癌的发生具有重要意义。因此建立稳定、可重复、便捷高效的胃癌前病变动物模型，有利于进一步系统研究、治疗胃癌。目前建立胃癌前病变动物模型的方法较多，主要有以下几种：①生物造模法；②免疫造模法；③手术造模法；④化学造模法；⑤基因造模法；⑥病证结合造模法。

（一）生物造模法

自 1994 年世界卫生组织国际癌症研究机构（IARC）将 *Hp* 列为胃癌Ⅰ类致癌物后，从 *Hp* 感染作为切入点，建立胃癌前病变的动物模型更有利于探索 *Hp* 感染的致癌机制。

Kim 等选用 SPF 级 4 周龄 C57BL/6 小鼠，模型组每只小鼠灌胃 0.1ml *Hp* 菌液（含菌 $1×10^6$CFU），共感染 3 次。感染 8 周后胃底及胃窦黏膜出现轻微的炎症，16 周后胃黏膜开始出现萎缩，80 周后胃黏膜呈现不典型增生及恶性改变。李琦等采用 SPF 级体重在 20～30g 雄性 C57BL/6 小鼠，模型组每隔 1 天灌服 1ml *Hp* 菌液（$1×10^9$CFU），共感染 5 次。所有小鼠灌胃处理前禁食 12 小时，禁饮水 4 小时，灌胃后继续禁食、禁饮水 4 小时。距末次灌服菌液 10 周后，模型组 *Hp* 定植率为 88.9%，并出现明显炎症反应；45 周后模型组 *Hp* 定植率为 100%，胃窦黏膜呈现慢性萎缩性胃炎、肠上皮化生表现，有轻度的不典型增生；72 周后肠上皮化生和不典型增生发生率分别达 77.8% 和 33.3%，并出现胃癌。

目前为了缩短造模时间，更多学者对该模型进行改良，加上乙醇或是非甾体药物模拟人类生活中不良习惯所致疾病，符合该病变不只是 *Hp* 感染，而是多病因致病的特点，同时损伤胃黏膜也能够使 *Hp* 更快定植和入侵。唐旭东等改进其方法，每隔 1 天用 *Hp* 菌液（$1×10^9$CFU/ml）灌胃清洁级雄性 Wistar 大鼠，每只 1ml，共 6 次。灌胃前后分别禁食 12 小时及 4 小时。间隔 4 周后灌胃 20g/L 水杨酸钠与体积分数 0.60 的乙醇混合溶液，每天 1 次，每次 2ml。灌胃前后 1 小时禁食水，共给药 8 周。造模 14 周后，模型组固有腺减少和慢性炎症及活动性炎症相较于单纯使用 *Hp* 菌液组，差异均有显著意义，但该模型缺乏肠上皮化生和异型增生等病理表现。叶晖等采用 SPF 级实验动物，体重 18～20g 雄性昆明小鼠（KM 小鼠）。模型组小鼠第 1 天单次给予环磷酰胺 200mg/kg 腹腔注射，第 2 天起每只灌胃 *Hp* 悬液 0.4ml（含菌 $4.8×10^8$CFU），隔天 1 次，共感染 5 次。距末次灌胃菌液 2 周、8 周后，模型组小鼠均发现 *Hp* 定植。

该造模方法的缺点：造模时间长，模型存在一定不稳定性，需要新鲜的 *Hp* 菌株，必须反复筛选合适菌株，才可提高感染成功率，灌胃的菌量需经严格控制，灌胃菌量过低会降低细菌在小鼠胃黏膜定植的密度，易致感染失败。若攻击菌量过高，过量的细菌没能定植到胃黏膜上，在消化道内死亡、崩解，释放大量菌体成分，可能会引起消化道的病变。实验环境要求高，饲养条件苛刻，防止交叉感染，且新型改良模型报道较少，对其不足和缺点有待进一步了解。

（二）免疫造模法

免疫造模是指利用自身免疫性胃炎患者血液中存在自身抗体可使胃壁细胞破坏，造成胃酸和内因子分泌减少和丧失的特性建立的胃癌前病变造模方法。实验研究可用免疫佐剂成功复制出胃癌前病变模型。

蔺焕萍等造模采用体重 180～220g、清洁级 SD 大鼠，在第 1 周及第 5 周每只大鼠皮下注射佐剂抗原（同种大鼠胃黏膜的生理盐水组织匀浆与等量的完全弗氏佐剂配成的乳剂 0.3ml）免疫 1 次，且 2g/L 去氧胆酸钠自由饮用，每天灌胃 55℃ 热开水进行刺激，90 天后造模成功。戴关海等采用体重 180～200g 的 Wistar 大鼠，取其胃黏膜制成生理盐水匀浆液，与完全福氏佐剂以 1∶1 比例配成乳剂，每只大鼠皮下注射 0.3ml，隔 30 天再以相同剂量皮下注射 1 次，用去氧胆酸钠和 30%～60% 乙醇联合刺激，连续造模 90 天，成功复制慢性萎缩性胃炎模型。

自身免疫性胃炎在北欧地区多见，在我国仅有少数个案报道，同时免疫方法制模稳定性比较差，要求技术水平较高，推广比较困难。

（三）手术造模法

常用的有胃空肠吻合术及弹簧幽门植入术。通过对进行胃部手术患者的随访研究发现，萎缩性胃炎及肠上皮化生与胆汁反流密切相关。胃空肠吻合术是将大鼠的胃窦大弯与空肠进行吻合；弹簧幽门植入术采用将金属弹簧置入幽门环，导致幽门环持久性扩张，两种手术均模拟胆汁反流，可成功复制 CAG 模型。

董西林等将健康成年雄性 SD 大鼠屈氏韧带以下 4cm 处的空肠侧壁与胃大弯前胃部分的前壁顺蠕动方向进行侧吻合，造模 9 个月后部分大鼠胃黏膜出现腺体萎缩，腺腔扩大，腺体数目减少。杨鸿等通过对大鼠施行胃空肠吻合术和十二指肠横断术，术后 14 周出现胃黏膜萎缩，20 周出现异型增生及假幽门腺化生。张玉禄等将长约 2cm、直径 0.2～0.3cm 的金属弹簧的前 1/3 从胃前壁距幽门环 0.2cm 处插过幽门环进入十二指肠，用缝线将弹簧两端及中央固定。手术 1 周后开始每周每只大鼠灌胃 60～70℃高盐热淀粉糊 2 次（含 15% 氯化钠），每次 2ml。24 周后大鼠胃黏膜出现多灶性萎缩，并部分伴有轻至中度不典型增生。以上手术造模法成模时间短。

此方法优点在于具有立竿见影的效果，适合研究胆汁反流在 CAG 发病中的作用和机制。该造模方法的缺点：为防止组内有人为造成的差异性及获得较高成功率，其手术本身操作复杂，需要有操作技术较好的工作人员参加，模型存在一定的不稳定性，需要时刻进行动态观察，相关文献报道较少，仍待进一步研究。

（四）化学造模法

胃黏膜是保护胃部免受破坏的重要屏障，所以胃黏膜受损影响胃组织结构的改变。

1. 关木通乙醇提取物法

李春英等将体重 130～140g 的 SPF 级雄性 SD 大鼠予以不同剂量的关木通乙醇提取物（EEA）（以马兜铃酸 I 计分别为 2.5mg/kg、5.0mg/kg、10mg/kg），每组隔天灌胃 1 次，给予相应受试物 5ml/kg。给药 10 周后 3 组均可见前胃黏膜颗粒状或乳头样瘤生长，中、高剂量组可见胃癌前病变；造模 15 周时，中、高剂量组的胃癌前病变发生率达 100%，但高剂量组出现肾脏损害，因此综合造模阳性率和其他脏器的影响，认为以马兜铃酸 I 计5.0mg/kg 的剂量为最适宜的造模剂量。

此造模方式选用 EEA 灌胃，成功探索出一种新型的化学致癌试剂。EEA 造模具有价格低廉、造模时间短（10～15 周）、成功率高、动物死亡率低等优势。然而，EEA 灌胃诱导胃癌前病变及胃癌的模型目前研究较少，对能否成功复制此模型尚存一定质疑。此外，实验结果显示胃黏膜病理改变多集中在前胃，表现为前胃乳头状增生、乳头瘤改变，前胃黏膜细胞不典型增生，最终出现前胃鳞状细胞癌。由于人类腺癌占胃癌的 95% 以上，该实验病变发生于前胃，以鳞状细胞增生、鳞癌为主，有一定的局限性。

2. 以氨水为基础的综合性动物造模法

以氨水为主的 CAG-胃癌前病变动物模型造模法是指采取让 SD 或是 Wistar 大鼠自由

饮用氨水，其目的是让动物在不同浓度氨水长期刺激下，使胃黏膜的屏障破坏及腺体萎缩，且胃幽门窦萎缩更明显，并伴有胃黏膜上皮细胞脱落和细胞增殖亢进，这就等同于在具有较强的尿素酶活性 *Hp* 的感染下，通过尿素酶水解尿素大量产生氨，在持续高氨状态下破坏胃部环境，造成胃各部分组织不同程度的萎缩，同时也是对胃癌发生起助催化的作用。

许多学者在以自由饮用氨水的基础上再加上其他因素成功制作模拟多因素致病的 CAG-胃癌前病变动物模型，苏剑东等利用 0.05%氨水自由饮用及 50℃脱氧胆酸钠（20mmol/L）、60%乙醇空腹灌胃刺激雄性 Wistar 大鼠胃黏膜 24 周，经病理发现胃部腺体萎缩并有部分出现癌前病变，成功建立 CAG-胃癌前病变模型。刘希等以 0.1%氨水自由饮用再加上每周空腹 4℃冰盐水、60～70℃热盐糊冷热交替灌胃 2 次和每周 60%乙醇、常温20mmol/L 脱氧酸钠和 2%水杨酸钠混合溶液灌胃 3 次，三因素联合作用刺激 SD 大鼠胃黏膜 24 周并间断喂食，经过病理监测成功建立典型大鼠 CAG-胃癌前病变模型，有癌前病变倾向，但是癌变仍需要更多的时间继续造模。

该实验造模成功率高，稳定，成本低，不需要特殊设备和条件，但该方法仍存在造模时间长，胃黏膜萎缩程度比起同期使用致癌化学剂 MNNG 的作用要轻的缺点。本实验可为 CAG 研究和药物研究筛选提供理论支持。

3. 以 MNNG 法基础的综合性动物造模法

N-甲基-N′-硝基-N-亚硝基胍（N-methyl-N′-nitro-N-nitrosoguanidine，MNNG）是一种强力化学致癌试剂，不依赖于酶的代谢作用，直接作用于胃肠道黏膜，其致癌机制是直接靶定 DNA 而诱发细胞产生遗传毒性。以 MNNG 法为主的动物模型主要是模拟人类不当摄入硝酸盐在胃内转化为亚硝酸胺等致癌物质，作用于胃黏膜，从而引起胃黏膜萎缩、肠上皮化生甚至发生癌变，且经过国内外反复实验后，MNNG 法是大家公认确切可致 CAG、胃癌前病变及胃癌的造模方法。

使用 MNNG 单一因素制出动物模型的方法缺点较多，如耗时长，造模使用的剂量、浓度和灌胃时间不一，自由饮用情况下也未实施排出动物是否存在自愈的倾向，单一因素对人类多因素所致 CAG 的模拟远远不够等。因此，后人在寻求省时省力的造模方法上不断努力，希望从复合模型上寻求突破，结合多种手段弥补造模缺点。为了促进胃癌前病变，在 MNNG 单药法基础上辅以理化药物损伤法（如无水乙醇、雷尼替丁及局部 X 射线照射等）并配合饮食、情绪等方面完善动物模型。

吴娟等通过 MNNG 诱导的胃癌前病变造模的量效相关性观察，探索出适合的造模方法。将体重 80～100g 的雄性 SD 大鼠随机分成 MNNG 饮用水低、中、高浓度组及 MNNG灌胃组。低、中、高浓度组分别采用 50μg/ml、100μg/ml、150μg/ml 的 MNNG 自由饮用，三组生理盐水灌胃，联合使用 0.03%雷尼替丁饲料、饥饱失常造模；灌胃组在低浓度组的基础上，每天以 0.017mol/L 的 MNNG 溶液灌胃，连续 28 周。病理结果显示：低、中浓度组均未出现癌变，低浓度组大鼠出现胃黏膜萎缩、肠上皮化生，以炎症改变为主，诱发率为 56.0%；中浓度组大鼠以肠上皮化生为主，胃癌前病变发生率为 73.9%；高浓度组大鼠胃黏膜萎缩、肠上皮化生、鳞状上皮化生率为 52.4%，鳞癌发生率为 33.0%；灌胃组大鼠胃癌前病变诱发率为 73.7%，少量出现癌变。MNNG 自由饮高浓度组大鼠及 MNNG 灌胃组大鼠诱变率相对较高，并出现癌变；MNNG中浓度组大鼠，虽然诱变率相对略低，但是胃黏膜萎缩、肠上皮化生的病变率较高，大鼠死亡率相对较低，所以在诱导大鼠胃黏膜萎缩、肠上皮化生的病变造模中，采用饲喂0.03%雷尼替丁饲料、自由饮用100μg/ml的MNNG溶液、饥饱失常及生理盐水灌胃的造模方式为最佳方法。

Zeng等采用体重150～170g的SPF级雄性SD大鼠，模型组大鼠自由饮用150μg/ml的MNNG并每隔1天饥饱饮食，15周后大鼠胃黏膜出现异型增生。Xu等采用7周龄的Wistar大鼠，模型组大鼠每100g用1ml MNNG（2mM）及0.5ml乙醇混合灌胃，每2天1次，并配合饥饿饮食（每隔2天1次）、鼠尾刺激保持愤怒的情绪，持续32周后病理检查，胃黏膜可见糜烂、异型增生，胃癌前病变模型造模成功。Cai等用180～200g的SD大鼠，模型组每天自由饮用200μg/ml的MNNG，饥饱失常（每隔1天喂食1次），造模16周后出现肠上皮化生和异型增生。谢晶日等通过实验证明自由饮用MNNG和50%乙醇混合液并以热盐水和雷尼替丁混合灌胃同时配合饥饱失常（2天饱食，1天禁食），在第11周就可以明显见到肠上皮化生或异型增生，成功造出CAG-胃癌前病变模型，诱变率72.23%，明显高于其他2组。杨宗保等用170μg/ml MNNG自由饮用联合30%乙醇灌胃、鼠尾刺激、饥饱失常，20周后造模成功，可见乙醇损伤胃黏膜，并导致MNNG的致癌率升高。魏玥等采用120μg/ml MNNG灌胃配合0.1%氨水自由饮用、进食0.03雷尼替丁饲料，三种因素联合造模20周后建立慢性萎缩性胃炎伴异型增生大鼠模型。刘婷等将模型组雄性Wistar大鼠自由饮用150μg/ml MNNG溶液，每天自由进食含0.05%雷尼替丁饲料，配以饥饱失常的方式，即双日饱食、单日禁食。单日禁食时，大鼠给予2%水杨酸钠溶液0.5ml/100g灌胃，16周后造模成功。

实验中常利用化学试剂模仿高危因素对大鼠进行干预。去氧胆酸钠模拟胆汁反流损伤胃黏膜作用；非甾体抗炎药可使胃黏膜局部产生氧自由基，引起血管内皮细胞损伤，进而发生胃黏膜损伤；乙醇对胃黏膜具有刺激作用，影响胃黏膜的屏障作用等。

（五）基因造模法

基因工程技术迅速发展，在小鼠肿瘤模型上得到有效利用，主要包括将外源性基因组序列导入的转基因小鼠及内源性基因丢失或改变的敲除小鼠。基因工程小鼠是对与胃癌前病变发生发展相关的抑癌或致癌基因进行编辑，在无外界生化环境的刺激情况下，自发出现胃黏膜病变，发展成胃癌前病变，为胃癌分子机制研究提供合适的动物模型。

转基因小鼠多用于研究靶基因过表达水平对小鼠的影响，在动物模型建立过程中主要采用显微注射法将外源DNA注入小鼠的受精卵中，使其发育成携带有外源基因的转基因小鼠。随着基因编辑技术日趋成熟，继锌指核酸酶（Zinc finger nuclease，ZFN）和类转录激活因子效应物核酸酶（transcription activator-like effector nuclease，TALEN）基因编辑技术，以规律成簇间隔短回文重复/CRISPR相关蛋白核酸酶9（regular cluster interval short palindrome repeats/CRISPR-related protein nuclease 9，CRISPR/Cas9）为代表的第三代基因编辑技术在肿瘤模型中得到广泛应用。该技术对小鼠体细胞进行突变，从而产生原发性肿瘤，具有设计操作简便、编辑高效和通用性广等优点。

胰岛素-胃泌素（insulin-gastrin，INS-GAS）转基因小鼠是应用高胃泌素可能与胃癌发生有关，在胰岛素启动子控制下持续过表达胃泌素，导致高胃泌素血症的出现，发生胃萎缩、化生、异型增生，并在小鼠 20 月龄时发生癌变。在此小鼠模型基础上，研究发现 *Hp* 感染可促进癌前病变的发生并检测出一组差异表达基因。Sierra 等利用该模型观察到，吉非替尼干预后可显著减少 INS-GAS 小鼠的异型增生和癌变，为临床治疗胃癌提供更多的选择。

K-ras 转基因小鼠是在小鼠的基因片段中敲入可诱导的 *K-ras*^{G12D} 基因，*K-ras* 基因的激活易导致胃细胞稳态快速变化，促进增殖、胃腺体增生及胃黏膜肠上皮化生。Chung 等利用 K-ras$^{LSL-G12D/+}$；Pdx1-cre 的小鼠模型也证实了激活胃黏膜 *K-ras* 基因的表达后可导致胃黏膜肠上皮化生和异型增生。

白介素-1β（interleukin-1β，IL-1β）转基因小鼠是能胃特异性过表达人 IL-1β 的小鼠。IL-1β 是一种多效性炎性细胞因子，能调节细胞增殖、分化和凋亡。Tu 等发现 *IL-1β* 转基因小鼠在 1 岁左右时出现明显的胃炎伴炎性细胞浸润和胃黏膜增生，并能募集抑制免疫细胞应答能力的骨髓来源的抑制性细胞（myeloid-derived suppressor cell，MDSC）诱导胃黏膜的癌变。除此之外，还有 *Cdx2*、*AhR* 等转基因小鼠。

Kim 等运用 *CRISPR/Cas9* 敲除抑癌基因三叶因子-1（trefoil factor-1，TFF-1）构建小鼠模型，该模型无外源抗生素抗性基因的干扰，在小鼠 8 月龄时，胃黏膜出现病理性改变并伴有炎性细胞浸润。研究证实了抑癌基因 *P27* 的缺失会导致小鼠胃黏膜增生，合并 *Hp* 感染 45 周后约 67% 的小鼠出现肠上皮化生。

基因工程小鼠通常价格昂贵，繁殖需要 1 年左右的时间，在经济成本和时间上存在缺陷。

（六）病证结合造模法

病证结合模型实际上是在单纯胃癌前疾病模型的基础上，复合中医证候。病证结合造模法是中西医方法的交融，为我国中医药研究开辟了新思路，更加有利于全面、客观评价其科学内涵，以理论指导实践。

徐珊等复制大鼠肝郁证、脾虚证、湿热证的 CAG 病证结合模型，在以 MNNG 单药法 7 周时间建立 CAG 模型后与 3 组中医证型相结合，脾虚组采用苦寒泻下（每天灌胃生大黄煎剂）加饥饱失常法（采取单日禁食，双日足量喂食，连续 4 周）建立脾虚证候模型。肝郁组采用夹尾刺激（30min/d），同时每 7 天腹侧皮下注射 1 次肾上腺素 0.1mg，共注射 4 次。湿热组则撤除普通饲料，换用高糖高脂饲料喂养大鼠；同时每天将大鼠置入造模箱内（恒温干燥箱内置超声雾化器和湿温度表），调节箱内温度至（33±2）℃，相对湿度至（95±3）%，每天 2 小时。上述证型组均连续造模 4 周。结果显示各模型组大鼠胃黏膜出现慢性炎症，且胃黏膜厚度较正常对照组均有明显变薄，提示病证结合模型复制成功。各证型组以脾虚 CAG 组大鼠胃黏膜炎症最重，说明 CAG 大鼠胃黏膜炎症和萎缩程度与证候有一定的相关性。李海文等采用 200μg/ml MNNG 饮用液避光处理，装入 500ml 饮用水瓶中，予以大鼠自由饮用，联合饥饱失常、耗气泻下法（小承气汤）连续造模 18 周，病理证明胃黏膜腺体有不同程度萎缩，成功复制脾虚证型 CAG-胃癌前病变动物模型。朱萱萱等采用 MNNG 联合 40%乙醇灌胃建立大鼠慢性萎缩性胃炎模型，同时每天给予大鼠耗气泻下药 2ml/100g（生大黄、生厚朴、生枳实等比例配伍），联合饥饱失常法和疲劳法（大鼠疲劳仪配合训练，每只大鼠每天跑步 30 分钟），连续 10 周，结果显示，大鼠精神萎靡，嗜睡，蜷缩扎堆，毛无光泽，抓取时挣扎无力，便溏，食欲减退，体重减轻，体温不变或略有降低等，成功建立 CAG 脾气虚证大鼠模型。彭继升等以 120μg/ml 的 MNNG 溶液灌胃为基础，配合自由饮用浓度为 0.05%氨水溶液，进食含 0.03%盐酸雷尼替丁大鼠饲料，进行造模。于第 32 周成功建立异型增生伴脾胃气虚、毒损胃络病证结合大鼠模型。

大鼠 CAG 模型评价指标主要为病理变化，同时在造模阶段和干预阶段各组大鼠一般情况及宏观表征情况可为病证结合模型评价提供参考。中医证候的动物模型的诊断依据应包括症状（本证）、病因（正证）、治疗（反证）、相关因素（位证）、客观指标（佐证）5 个方面。病证结合模型是目前中医药研究 CAG-胃癌前病变的特色，但目前研究病证结合的动物模型仍较少，缺乏更加科学和客观的观察指标，中医 CAG 病证结合动物模型仍存在很多问题。另外，在塑造西医疾病模型后加载中医因素干预，割裂了临床疾病与中医证候密切关联、同步发展的特点，这种病证结合造模方法不太符合中医临床实践。

近年来，随着胃癌前病变患病率的提高，开展胃癌前病变实验动物模型的研究对防治此类疾病有着重要的现实意义，对探索胃癌前病变的发生、发展、治疗等各方面的研究奠定了基础。不同造模方法模拟了不同因素诱发胃癌前病变的过程，研究者可结合自身实验目的，选择合适的造模方法。

二、细胞模型的构建

（一）MNNG 诱导人胃黏膜上皮细胞系（GES-1）恶性转化细胞模型

MNNG 是一种在化学致癌物诱变机制研究中常用的 N-亚硝基化合物，在动物模型中已成功建立胃癌前病变模型。

在细胞模型构建中，采用 MNNG 将人胃黏膜上皮细胞系（GES-1）诱导为癌前细胞模型，称为 MC 细胞，广泛用于胃癌前病变的发生发展的基础研究。具体方法：向对数生长期的 GES-1 细胞中加入 2.0×10^{-5}mol/L MNNG，避光培养 24 小时后，更换新鲜含 10%胎牛血清（FBS）的 RPMI-1640 培养液培养，每 3 天换液，可见大量细胞死亡脱落，待存活的细胞长至 70%～80%的密度时，开始按 GES-1 细胞培养法消化传代，传至第 4 代时，冻存留用，成功构建了胃癌前病变细胞模型。研究结果表明，GES-1 细胞经过 MNNG 处理后，其细胞形态随着传代，逐渐由初始的梭形转变为不规则形，细胞间紧密接触，呈"岛样"克隆生长，克隆间界限清楚。这些细胞大多为单核的细胞，也有多核的巨大细胞，而且胞质内可见空泡，逐渐向 MC 细胞转化。转化后的 MC 细胞，胃癌组织相关蛋白神经钙黏附素（N-cadherin）与磷酸化信号传导和转录激活因子 3（P-STAT3）的表达均增加。由于建立了稳定遗传的 MC 细胞株，并且从细胞形态学、蛋白和基因表达水平方面证实了模型的可靠性，因此，此模型在药物抗 CAG 活性效果和机制上得到了良好的应用。

（二）鹅脱氧胆酸刺激 GES-1 细胞建立肠上皮化生模型

将人体胆汁酸中鹅脱氧胆酸（CDCA）溶解到无 FBS 的 RPMI-1640 培养液中，后添加至 6 孔板中培养胃上皮细胞株 GES-1，使其终浓度为 100μmol/L，刺激 24 小时后，换用正常培养液继续培养。采用细胞免疫荧光法鉴定胃黏膜 IM 模型，显示细胞内肠道特异性基因 VILLIN 和 MUC2 的表达水平明显增高。VILLIN 和 MUC2 呈红色荧光，均定位在细胞膜，DAPI 将细胞核染成蓝色，与阳性对照肠上皮细胞 HT-29 和 Caco-2 细胞表达一致。Western blot 检测显示，CDCA 刺激后，KLF4、VILLIN 和 MUC2 在蛋白水平的表达明显升高；而与 HT-29 细胞比较，VILLIN 和 MUC2 的表达水平略低，KLF4 的蛋白表达水平无显著差异。李红成功构建鹅脱氧胆酸刺激的肠上皮化生模型，并对此模型细胞与多种胃癌细胞的 microRNA 表达进行比较，得出 miR-92a 作为内源性调节因子，作用于胃黏膜上皮细胞，可能通过负性调控 Foxd1 的表达，从而介导 CDX2 的表达上调，为胃黏膜上皮细胞肠上皮化生提供了新的理论依据。

然而，此肠上皮化生模型在构建中也未对细胞形态学变化、肠上皮化生标志基因 mRNA 的表达进行研究，其应用尚未得到推广，还需进一步验证。

（三）肿瘤坏死因子 α 诱导 GES-1 细胞构建 IM 模型

GES-1 细胞常规培养于含 10%FBS 的 DMEM 培养基中。肿瘤坏死因子 α（TNF-α）用 PBS 稀释成 1ng/ml 作为刺激浓度，刺激 24 小时后，提取细胞内总 RNA，采用实时荧光定量 PCR 法检测，以 GES-1 细胞比较，发现 TNF-α 刺激后的细胞 RNA 提取物中胃黏膜标志物 SOX2 mRNA 表达显著下降，而 MUC2 mRNA 表达明显升高。金海峰等利用这一模型证实中药胃复春可能通过下调 MUC2 和上调 SOX2 的表达来实现抑制肠上皮化生的过程，这为中药胃复春对慢性胃炎的防治作用提供了新的证据。

然而，此模型只检测了炎症因子和目的基因 mRNA 的表达，未对细胞形态学变化、蛋白表达水平进行研究，其应用也较少。

（四）基底膜诱导 Runx3⁻/⁻p53⁻/⁻胎鼠胃上皮细胞建立 IM 模型

GIF-11 细胞系与基底膜共培养：首先构建具有 C57BL/6 基因背景的 Runx3⁻和 p53⁻缺陷小鼠，再通过 Runx3⁺/⁻p53⁺/⁻小鼠交配，获得 Runx3⁻/⁻p53⁻/⁻和 Runx3⁺/⁺p53⁻/⁻胎鼠。通过用 30mmol/L EDTA-Hanks'溶液处理 16.5 日龄 Runx3⁻/⁻p53⁻/⁻胎鼠的胃组织部分，将胃上皮组织从间质中分离下来，得到 GIF-11 细胞系。将 GIF-11 细胞铺在基底膜上，加入含 10%FBS 的 DMEM 培养基培养。多数细胞很快开始相互紧密黏附，从而形成细胞团，细胞边缘很难找到。镜下观察发现，1～2 周后，GIF-11 细胞迁移至胶中形成腺体结构；3 周后，腺体形成细胞展示了极性，PAS-苏木阳性染色黏液位于它们的顶端；4 周后首次发现杯状细胞（PAS 苏木阳性物质）的存在，证实部分细胞分化成肠型细胞，免疫组化分析展示了这些颗粒是 AB-中性红染色阳性、HID-AB 染色阳性，表明这些细胞含有硫酸黏蛋白，只在肠上皮中出现；6 周后，大多数细胞含有 PAS-苏木染色阳性黏液，多数 PAS-苏木染色阳性颗粒是 AB-中性红染色阳性和 HID-AB 染色阳性，表明这些细胞分化成肠上皮杯状细胞，PCR 结果显示细胞表达胃特异性基因（IF、MUC1、SOX2）和肠特异性基因（MUC2、CDX2），随着培养时间的延长胃特异性基因的表达逐渐下降，肠特异性基因的表达逐渐上升，最后分化成肠型细胞。

此肠上皮化生模型证实了 Runx3 在胃上皮细胞肠化生中所起的重要作用，同时基底膜中可能包含诱导 Runx3$^{-/-}$p53$^{-/-}$ 小鼠胃上皮细胞肠型分化必需的因子，如各种细胞外基质和生长因子，包括Ⅳ胶原、胰岛素生长因子等。将来鉴别哪些因子有利于 GIF-11 细胞向肠型细胞分化是非常有必要的。然而，此细胞模型是基于转基因小鼠 Runx3$^{-/-}$p53$^{-/-}$胎鼠胃上皮细胞，其研究成本相对较高，国内尚无类似研究。

MNNG、CDCA、TNF-α 分别诱导萎缩或肠上皮化生的模型均选用永生化人胃黏膜上皮细胞 GES-1 细胞株作为原始细胞，各自选用了部分胃黏膜基因或特异性蛋白如 SOX2、MUC5AC、MUC6 的缺失、肠黏膜基因如 MUC2、VILLIN、CDX2 或特异性蛋白如 MUC2 的异常表达作为模型构建的评价指标。三者并没有统一的胃癌前病变细胞模型评价标准。仅有 MNNG 诱导的模型较全面地从细胞形态学、特异性蛋白和基因三方面证实了模型的成功构建。

第二节　分子生物学研究

在 Hp 感染与环境、饮食、宿主等因素共同作用下，胃黏膜上皮细胞发生肿瘤相关基因的改变、DNA 损伤及修复、表观遗传学改变等多种分子生物学改变，导致胃癌前病变的发生和级联进展。

一、原癌基因

（一）原癌基因及激活方式

原癌基因又称细胞癌基因，普遍存在于正常人及高等动物的正常细胞基因组中。原癌基因的基因序列具有高度保守性，在正常情况下处于低表达或不表达状态，维持正常的细胞生长、分化等生理功能。但在病毒感染、化学致癌物或辐射作用等某些条件下，原癌基因可被异常激活，出现数量和结构异常，转变为具有致癌能力的癌基因，诱导细胞发生癌变。

原癌基因结构改变的方式包括点突变、染色体易位、基因扩增等。与胃癌前病变的发生密切相关的原癌基因有 Ras 基因、Myc 基因等。

（二）原癌基因的产物和功能

原癌基因编码的蛋白与细胞生长调控的许多因子有关，这些因子参与细胞生长、增殖、分化途径上各个环节的调控，刺激细胞生长，抑制细胞凋亡。

1. 生长因子

生长因子与特异的、高亲和的细胞膜受体结合，是一种调节细胞生长与其他细胞功能等多效应的多肽类物质。生长因子主要通过自分泌（autocrine）和旁分泌（paracrine）的方式作用于自身或邻近细胞，从而调节靶细胞的生长。如癌基因 *SIS* 的产物 p28、癌基因 *INT-2* 的编码产物成纤维细胞生长因子等与肿瘤的发生有关。

2. *Ras* 基因

Ras 基因族包括 *H-ras*、*K-ras*、*N-ras* 三个癌基因，编码产物是分子量为 21kDa 的 p21 蛋白，本质为膜相关的 G 蛋白，具有 GTP 酶的活化性，参与细胞生长分化信号传导。*Ras* 基因主要通过点突变的形式异常激活，导致 p21 蛋白内在的 GTP 酶活性降低，生长信号不断传至细胞核，造成细胞恶性增殖，同时使细胞凋亡减少，细胞间接触抑制减弱，导致细胞癌变。一项对慢性胃炎、肠上皮化生、异型增生患者的胃黏膜组织进行 *H-ras* p21 蛋白检测研究发现，*Hp* 阳性组织和 *Hp* 阴性组织中 *H-ras* 表达率分别为 87.5%、94%、82% 和 12.5%、5.9%、18.2%，表明 *Hp* 感染可能通过增加 *H-ras* 基因突变导致蛋白过表达，从而促进胃癌前病变的发生发展。在他莫昔芬诱导的转基因小鼠实验中证实胃主细胞内 *K-ras* 激活表达促使腺体发生解痉多肽表达化生（spasmolytic polypeptide expressing metaplasia，SPEM）及 IM。

3. *Myc* 基因

Myc 基因家族中与人类肿瘤相关的有 3 个基因，分别是 *c-Myc*、*N-Myc* 和 *L-Myc*，其中 *c-Myc* 基因与胃癌前病变的发生密切相关。*c-Myc* 基因位于 8 号染色体，属于编码核蛋白的癌基因，具有转化细胞的能力，并具有与染色体 DNA 结合的特性。*c-Myc* 基因主要通过染色体易位、扩增的方式激活，启动 c-Myc 转录；在调节细胞生长、分化及恶性转化中发挥作用。研究发现，c-Myc 在肠上皮化生和异型增生的胃黏膜中呈过度表达。

4. 抗凋亡蛋白 Bcl-2

Bcl-2 蛋白是 *bcl-2* 原癌基因的编码产物，属膜整合蛋白，分子量为 26kDa，定位于线粒体、内质网和连续的核周膜，在胚胎组织中广泛表达。Bcl-2 蛋白是由 239 个氨基酸残基组成，其中膜锚定区域是由 19 个氨基酸残基的疏水羧基组成。Bcl-2 蛋白存在于线粒体膜的外侧，主要由 BH1 和 BH2 两个保守的区域组成。Bcl-2 蛋白通过这两个保守区域与促凋亡基因 *Bax* 相结合形成同源或异源二聚体来调节细胞凋亡。当 *Bax* 形成同源二聚体时诱导细胞凋亡；*Bax* 与 Bcl-2 形成异源二聚体时则实现了 *bcl-2* 抑制细胞凋亡的功能。

Bcl-2 家族蛋白的主要作用位点就在线粒体膜上。其中 Bcl-2 和 Bcl-xL 是主要的抗凋亡因子，Bcl-2 和 Bcl-xL 通过 BH3 结构域与 Bcl-2 家族的抗凋亡蛋白形成异二聚体，从而维持促凋亡蛋白在细胞内的定位分布，保护细胞不进入凋亡程序，且 Bcl-2 和 Bcl-xL 均能抑制细胞色素 C 的释放，使细胞色素 C 无法达到激活下游 caspase 的阈值，进而保护细胞不发生凋亡。

5. 细胞周期蛋白 D1

细胞周期蛋白 D1（cyclin D1）即 G_1/S-特异性周期蛋白-D1，是一个由人类 *CCND1* 基因所编码的蛋白质。cyclin D1 的基因属于高度保守的细胞周期家族。该家族在整个细胞周期中蛋白丰度具有周期性变化。cyclin D1 的编码基因位于 11q13 上，有 5 个外显子，全长约 15kb，是细胞周期蛋白依赖性激酶（cyclin-dependent kinase，CDK）的调控者。cyclin D1 通过结合并激活 G_1 时期特有的 CDK4，G_1 期周期抑制蛋白（Rb）被磷酸化，磷酸化的 Rb 蛋白从其所结合的 E2F 转录因子上解离，E2F 转录因子起始转录激活细胞周期的基因，从而推动细胞周期由 G_1 期进入到 S 期，促进细胞增殖。研究表明，在多种肿瘤中发现了 *cyclin D1* 基因过表达和基因扩增，它可通过调节细胞周期使细胞始终处于旺盛的分裂状态而易于向恶性转化，已被认为是一种原癌基因。

二、抑 癌 基 因

细胞的癌变过程是多种基因变化的积累，抑癌基因的失活也是导致胃癌前病变发生的重要机制之一。抑癌基因也称肿瘤抑制基因或抗癌基因，是一类存在于正常细胞内可抑制细胞生长并具有潜在抑癌作用的基因。抑癌基因在控制细胞生长、增殖及分化过程中起着十分重要的负调节作用，它与原癌基因相互制约，维持正负调节信号的相对稳定。当这类基因在发生突变、缺失或失活时可引起细胞恶性转化而导致肿瘤的发生。

（一）*p53* 基因

p53 基因是一种重要的抑癌基因，基因核苷酸点突变、杂合性丧失（loss of heterozygosity，LOH）和信号通路活化均可导致 *p53* 基因失活突变而生成异常 p53 蛋白，失去 p53 野生型蛋白具备的通过 DNA 修复、诱导细胞凋亡、调节细胞周期等发挥的抑癌作用。由于突变型 p53 半衰期更长，用免疫组化检测到的 p53 蛋白为突变型。研究显示在 IM、早期胃癌、进展期胃癌组织中，*p53* 基因表达率分别为 30%、33%、60%。此外 PI3K/AKT 通路活化后会增加癌基因 *MDM2* 转录，产物 Mdm2 分子可造成 *p53* 基因失活，共同导致细胞增殖和凋亡异常，在胃癌前病变发生发展过程中意义重大。

（二）*RUNT3*

RUNT 相关转录因子 3（human runt-related transcription factor 3，*RUNX3*）是一种与胃癌发生密切相关的抑癌基因，人类胃癌组织中普遍存在 *RUNX3* 基因表达的下调或缺失。

动物实验发现小鼠胃上皮细胞 *RUNX3* 基因缺失同时伴有尾侧型同源转录因子 2（caudal type homeobox transcription factor 2，CDX2）阳性，CDX2 与胃黏膜上皮由胃表型向肠表型的转化有关，RUNX3 可能通过衰减癌基因 β-链蛋白（β-catenin）抑制 CDX2 表达，当其缺失时，诱导 IM 的发生。RUNX3 表达减少与 LOH、甲基化和 miRNA 诱导降解等相关。RUNX3 是参与肿瘤形成和转移的 Wnt 信号通路的抑制剂，也是在胃癌早期发挥抑制细胞增殖和肿瘤形成作用的转化生长因子β（transforming growth factorβ，TGF-β）通路中的主要中介，RUNX3 水平降低可导致 TGF-β 通路失活，进一步使 TGFBR1、TGFBR2 和 Smad4 等具有调控细胞生长、增殖和分化的靶基因启动子甲基化静默，引发胃癌前病变。RUNX3 启动子在慢性胃炎、肠上皮化生、胃癌中呈高甲基化状态，与表观遗传沉默机制有关，参与胃癌前病变的发病。已有研究证明在 Hp 感染相关的慢性萎缩性胃炎、IM、异型增生和胃癌患者的胃黏膜中，RUNX3 基因甲基化水平分别为 15.9%、36.7%、54.9% 和 75.2%，与血清中检测的甲基化水平一致，均呈逐渐上升趋势。

（三）PTEN

第 10 号染色体同源缺失性磷酸酶-张力蛋白基因（phosphatase and tensin homolog deleted on chromosome ten，PTEN）定位于染色体 10q23.3，由 9 个外显子组成，编码由 403 个氨基酸组成的蛋白质，具有磷酸酯酶的活性，是维持正常细胞生存所必需的肿瘤抑制因子。PTEN 编码的蛋白由两个主要的结构域构成：N 端磷酸酶催化域（残基 7～185）和 C 端结构域（残基 186～403），这两个结构域可形成最小的催化单元，且几乎包含整个蛋白质（除很短的 N 端尾部）。PTEN 编码的蛋白 C 端尾部由 50 个氨基酸组成，含有多个磷酸化位点，对蛋白质的稳定性至关重要。

PTEN 作为肿瘤抑制基因，对酪氨酸激酶受体（receptor tyrosine kinase，RTK）/磷脂酰肌醇-3-激酶（phosphatidylinositol 3-kinase，PI3K）/蛋白激酶 B（protein kinase B，PKB，又称 AKT）信号通路的调节起关键作用，PTEN 是该信号通路的负调节剂，PTEN 的缺失可使 PI3K/AKT 过度活化，最终引发一系列级联反应，影响细胞生存、增殖和代谢，从而促进肿瘤的发生发展。陈吉等研究表明，慢性萎缩性胃炎（CAG）伴肠化组 PTEN 表达量与慢性浅表性胃炎（CSG）组比较，差异有统计学意义（$P<0.05$）；CAG 伴肠化组 PTEN mRNA 及蛋白表达低于 CSG 组（$P<0.05$），说明 PTEN 蛋白在 CAG 伴肠上皮化生阶段开始出现缺失，PTEN 的缺失导致胃癌前疾病的发生。

（四）APC

APC 基因是一个很大的管家基因，是与消化道肿瘤密切相关的抑癌基因，其编码的蛋白是 Wnt 通路关键的组成部分。APC 蛋白的主要作用是与 Wnt 通路中的 β 连环蛋白（β-catenin）和 E 钙黏附蛋白相互作用而影响细胞黏附及细胞间信号传递，是 β 连环蛋白的负性调节子。因为 APC 蛋白的 β 连环蛋白结合位点是高度保守的，APC 基因突变时，会失去对 β 连环蛋白的调节，导致 Wnt 通路的异常活化，细胞恶性增殖，促使肿瘤的发生。此外，APC 蛋白可通过调控周期蛋白-周期蛋白依赖性激酶复合物的活性而调节细胞周期，它还可通过诱导凋亡而介导其在结肠腺瘤发生作用。研究发现，APC 蛋白在胃癌前病变组织中的表达水平均明显低于正常胃黏膜。

（五）CDX2

CDX2 基因属于肠特异性转录因子，对肠上皮细胞的分化、增殖、凋亡和肠表型的维系起重要作用。在胃癌前病变的发生和癌变过程中 CDX2 基因表达有明显变化，研究显示 CDX2 蛋白在正常胃黏膜中无表达，在 IM、异型增生、胃癌组织中的表达率逐渐降低，分别为 87.1%、50.0%、48.2%。在胃癌组织中 CDX2 蛋白表达较 IM 和异型增生组织明显降低，在与肠型胃癌密切相关的不完全型 IM 中，CDX2 蛋白表达比完全型 IM 明显减低，在 IM、异型增生、早期、晚期胃癌组织中表达逐渐下降，且与胃癌肿瘤浸润深度呈负相关，提示 CDX2 低表达促进了胃黏膜 IM 发生，同时可能对 IM 上皮癌变有肿瘤抑制和促进分化的作用，低表达 CDX2 是胃癌前病变癌变的高危标记。Shh（sonic hedgehog）基因是与胃壁细胞、主细胞分化相关的形态基因，在维持胃黏膜正常形态、结构和功能中发挥重要作用，在 CDX2 转基因小鼠 IM 胃黏膜中检测发现 Shh 的表达明显降低，与人 IM 胃黏膜中 Shh 的降低一致，CDX2 可能通过与 Shh 非甲基化启动子结合降低 Shh 的转录表达导致 CDX2 转基因小鼠胃黏膜 IM 发生。

骨形态形成蛋白（bone morphogenetic protein，BMPS）/SMAD4 信号通路是肠上皮分化的基本途径，在 Hp 感染的慢性胃炎中该通路上调，诱导下游目标基因 CDX2 表达的同时，抑制胃黏膜标识基因 Sox2（sex determining region Y box2）的表达，发挥双向作用。Sox2 被认为是 CDX2 的抑制剂，其表达下调是 IM 发生的另一重要机制。Hp 感染可增加胃黏膜内细胞因子白介素-1β（interleukin-1β，IL-1β）和 IL-6 的表达，IL-1β 实现强大胃酸分泌抑制作用的机制之一是抑制 Shh，Shh 表达下降导致壁细胞减少，继而减少主细胞分化和细胞更新，激活下游靶基因协同 BMP 启动 CDX2 表达，导致胃黏膜萎缩和 IM。胆汁反流性胃炎中胆汁酸、去氧胆酸通过激活胆汁酸核受体法尼醇 X 受体（FXR）和核因子-κB（nuclear factor-kappa B，NF-κB）诱导 CDX2 和肠特异性分子黏蛋白-2（mucin-2，MUC2）的表达，导致 IM。研究表明在人胃癌细胞系和发生 IM 的胃黏膜细胞中存在 CDX2 绑定自身启动子并激活的自身调节作用，CDX2 这种自身调节循环机制对维持人胃黏膜 IM 的稳态和从 IM 向胃癌的癌变过程均有重要贡献。

（六）Sox

Sox（Sry-related HMG-box gene）基因家族中首先被发现的是 Sry（sex-determining region on Ychromosome）基因，即哺乳动物的性别决定基因。Sry 位于 Y 染色体一段 35kb 的区域内。随后，越来越多的 Sry 相关基因被发现，这些基因的共同特点是包含一段可编码 79 个氨基酸结构域的同源序列，因该结构域同 HMG1（high-mobility-group 1）和 HMG2 的 DNA 结合结构域的构成相似，因此编码该结构域的同源序列被命名为 HMG-Box，因而 Sox 基因家族被定义为具有 HMG-Box 基序，且其所编码产物与 Sry 基因产物在该区域具有 60% 以上氨基酸序列相似性的一类编码基因。

在哺乳动物中，Sox 基因根据 HMG-box 序列的同源性可被分为 A～H 8 个亚族，A（Sry）只出现于哺乳动物；B1（Sox1、Sox2、Sox3）；B2（Sox14、Sox21）；C（Sox4、Sox11、Sox12）；D（Sox5、Sox6、Sox13）；E（Sox8、Sox9、Sox10）；F（Sox7、Sox17、Sox18）；G（Sox15）和 H（Sox30）。其中，B1、C、D、E 和 F 亚族皆包含 3 个非常相似的 Sox 基因家族成员。Sox 基因在进化过程中，其所包含的 HMG-box 基序是高度保守的，

提示 *Sox* 基因家族在物种的进化和发育过程中发挥重要作用。*Sox* 基因的编码产物是一类重要的转录调控因子，通常其可通过 HMG-box 编码的结构域识别靶基因序列 5′-WWCAAW-3′（其中 W 代表 A 或 T）。HMG-box 结构域还参与 DNA 结合、蛋白质相互作用和核转运等过程。此外，相同亚族内的成员还编码一些具有相似功能的结构域，如转录激活和转录抑制结构域等。根据所包含结构域的不同，Sox 蛋白可以分为转录激活因子（SoxA，SoxB1，SoxC，SoxE，SoxF，SoxG，SoxH）或抑制因子（SoxB2）。

许多最初被发现参与肿瘤形成的基因包括癌基因和抑癌基因，也被发现在胚胎发育过程中起到重要作用，如 *Shh*、*Wnt* 和 *Hox* 等基因家族成员。近些年研究发现 *Sox* 基因家族成员与胃肠肿瘤关系密切。

有研究发现在 *Hp* 诱导的胃黏膜化生过程中，Sox9 表达量升高，提示 Sox9 在胃癌前病变的发生过程中起重要作用。Sox9 在早期胃癌组织内的表达水平高于非肿瘤性胃黏膜。在 382 例胃癌患者中，56%的癌组织内 Sox9 表达量较高，Sox9 的表达水平与病理分期、血管浸润和淋巴结转移呈负相关。肿瘤组织内 Sox9 的表达水平可能受 DNA 甲基化调控，Sox9 启动子区高甲基化状态可导致该基因表达缺失或下降。以上这些研究提示，在胃癌组织中高表达的 *Sox* 基因与肿瘤病理学特征关系密切，可能通过影响细胞的生物学功能，在胃癌和癌前病变中发挥促癌作用。*Sox* 基因除在胃癌病变中发挥促癌作用外，还有部分成员可以发挥抑癌作用。Sox17 在胃癌组织中表达水平低于正常胃黏膜组织。胃癌形成的早期阶段，Sox17 常被 Wnt/β-catenin 信号通路激活，因此推测 Sox17 可在肿瘤形成的早期阶段阻止恶变的发生。

（七）E-钙黏素

钙离子依赖的黏附素分子家族是一类重要的细胞间黏附分子，其中上皮性钙离子依赖的黏附分子（E-钙黏素，E-cadherin，CDH1）是维持正常上皮细胞间黏附的主要蛋白，同时也是多种上皮性恶性肿瘤细胞浸润和转移的重要抑制因子。

三、生长因子受体

生长因子受体主要是能与生长因子特异性结合的跨膜蛋白，主要常见的生长因子受体包括受体酪氨酸激酶、受体丝氨酸/苏氨酸激酶、细胞因子受体、G-蛋白偶联受体。

（一）受体酪氨酸激酶

受体酪氨酸激酶（receptor tyrosine kinase，Rtk）是最大的一类酶联受体，能够同配体结合，并将靶蛋白的酪氨酸残基磷酸化。所有的 Rtk 都是由 3 个部分组成：含有配体结合位点的细胞外结构域、单次跨膜的疏水 A 螺旋区、含有酪氨酸蛋白激酶（Ptk）活性的细胞内结构域。一旦有信号分子与受体的细胞外结构域结合，两个单体受体分子在膜上形成二聚体，两个受体的细胞内结构域的尾部相互接触，激活它们的蛋白激酶的功能，使尾部的酪氨酸残基磷酸化，从而引发下游的信号通路。与胃癌癌前疾病发生发展密切相关的受体主要包括表皮生长因子受体、成纤维细胞因子受体、胰岛素样生长因子受体、肝细胞生长因子受体等。

1. 表皮生长因子受体

表皮生长因子（epidermal growth factor，EGF）是人体内的一种活性物质，由 53 个氨基组成的活性多肽，与靶细胞上的表皮生长因子受体（epidermal growth factor receptor，EGFR）特异性识别结合后，发生一系列生化反应，最终可促进靶细胞的 DNA 合成及有丝分裂，刺激细胞的增殖分化。EGFR 家族是由 1186 个氨基酸组成的一类跨膜糖蛋白受体酪氨酸激酶。EGFR 家族由 4 个成员组成：HER-1（EGFR）、HER-2（Neu）、HER-3 和 HER-4。HER-2 和 HER-3 并不与任何已知配体结合，而是结合其他 EGFR 家族成员形成异质二聚体。HER-2 结合 EGFR，活化的 HER-2 激酶使异质二聚体磷酸化，导致下游的信号通路激活，促进细胞增殖、入侵及抑制细胞凋亡。

2. 成纤维细胞因子受体

成纤维细胞因子（fibroblast growth factor，FGF）是由 150～200 个氨基酸组成的多肽，作为细胞间信号分子广泛参与人体细胞的生长代谢。目前发现的 FGF 中，FGF-2 与恶性肿瘤密切相关。FGF-2 又称碱性 FGF（basic FGF，bFGF），具有很强的促细胞分裂增殖活性，通过与存在于细胞表面的成纤维细胞因子受体（fibroblast growth factor receptor，FGFR）结合，刺激细胞的 DNA 合成增强，促进细胞的分裂与增殖。此外，bFGF 作为血管生长因子，参与血管形成。FGFR 是一类具有自身磷酸化活性的酪氨酸激酶受体家族，目前该家族共发现了 4 个成员，分别是 FGFR-1（Flg）、FGFR-2（Bek）、FGFR-3（Flg-2）和 FGFR-4（FGFR-3），它们的基本结构包括胞外区、疏水跨膜区及酪氨酸激酶的胞内区，其中 FGFR-2 是在内胚层起源的组织中表达，是癌基因 *bek* 的表达产物，在多种人类恶性肿瘤中都出现高表达。FGFR-2 是一种与多种 FGF 具有高度亲和力的跨膜酪氨酸激酶受体。FGF 和受体结合后使受体胞内段酪氨酸残基或靶蛋白酪氨酸残基磷酸化激活，继而通过多种胞内信号转导分子活化相关转导途径，促进细胞增殖、分化，以及增强细胞活性。FGF7 由间质成纤维细胞分泌，刺激胃腺细胞增殖，尤其是对来源于胃底腺的浸润性胃癌。*Hp* 感染时胃黏膜上皮细胞的 FGF 及 FGFR-2 的过度表达可能与 *Hp* 感染致胃黏膜上皮细胞的癌变有关。覃山羽等根据 Correa 胃癌发生模式分组，研究 bFGF 及其受体 FGFR-2 在胃黏膜不同病变中的表达，结果显示 bFGF 与 FGFR-2 在慢性浅表性胃炎、肠上皮化生、不典型增生及胃癌胃黏膜上皮组织中逐渐增加，两者表达呈正相关性。

3. 胰岛素样生长因子受体

胰岛素样生长因子（insulin-like growth factor，IGF）是一组具有促生长作用的多肽类物质，介导生长激素的刺激、调节组织生长和发育，对肌肉体积及力量、身体成分的维持及营养代谢的调节起着重要的作用。IGF 族有 IGF-1 和 IGF-2 两种。胰岛素样生长因子受体 IGF 必须与载体蛋白 IGF 结合蛋白（IGF binding-protein，IGFBP）解离后，与细胞表面的受体 IGF-1R 和 IGF-2R 结合才能发挥生物效应。IGF-1 是细胞增殖的多功能调控因子，也是一种重要的强有丝分裂原，主要通过 IGF-1R 介导发挥生物学效应，可调节机体的代谢，促进细胞有丝分裂、分化和凋亡等。IGF-1R 是一种由 α、β 两个亚单位组成四聚体结构的跨膜酪氨酸激酶蛋白，组成结构与胰岛素受体具有高度的异体同型性。IGF-1R 介导 IGF-1 和绝大部分 IGF-2 的生物学活性，能够促进 G_1 期至 S 期细胞的增殖，在肿瘤转化与转移中起重要作用。

4. 肝细胞生长因子受体

肝细胞生长因子（hepatocyte growth factor，HGF）是一种多肽生长因子，通过旁分泌或自分泌方式，与其受体 c-Met 结合发挥作用，促进组织细胞的增殖，抑制细胞凋亡和新生血管形成。c-Met 是一种由 c-Met 原癌基因编码的蛋白产物，为肝细胞生长因子受体，具有酪氨酸激酶活性，与多种癌基因产物和调节蛋白相关，参与细胞信号转导、细胞骨架重排的调控，是细胞增殖、分化和运动的重要因素。目前认为，c-Met 与多种癌的发生和转移密切相关。研究表明，许多肿瘤患者在其肿瘤的发生和转移过程中均有 c-Met 过度表达和基因扩增。Yu 等将 5 年随访患者共 124 例伴有 IM 或 DYS 的胃组织标本进行免疫组化处理后，统计结果显示相较于 IM，DYS 的 c-Met 过表达的比例更高。而且在 IM 向 DYS 进展的过程中，c-Met 过表达的比例也呈现增加趋势，暗示 c-Met 可能在胃癌前病变的发展过程中起重要作用。

（二）受体丝氨酸/苏氨酸激酶

受体丝氨酸/苏氨酸激酶（receptor serine/threonine kinase）是单次跨膜蛋白受体，在胞内区具有丝氨酸/苏氨酸蛋白激酶活性，该受体以异二聚体行使功能，主要使下游信号蛋白中的丝氨酸或苏氨酸磷酸化，把细胞外的信号传入细胞内，再通过影响基因转录来达到多种生物学功能。

1. 转化生长因子受体

转化生长因子-β（transforming growth factor-B，TGF-β）属于一组调节细胞生长和分化的 TGF-β 超家族，是由两个结构相同或相近的、分子量 12.5kDa 亚单位借二硫键连接的同源二聚体。在哺乳动物中至少发现有 TGF-β1、TGF-β2、TGF-β3、TGF-β1β2 四个亚型。TGF-β 可刺激 TGF-β 受体（TGF-βR）与 TGF-βRⅡ 二聚化，或直接结合 TGF-βRⅡ，将信号转导到细胞核内，调节多种细胞因子表达来调控靶基因的表达水平，同时在调节肿瘤细胞增殖、分化、凋亡，以及 ECM 形成、血管生成、肿瘤微环境免疫抑制等方面起重要作用。

TGF-βR 是 TGF-β 细胞膜表面高亲和力结合蛋白，根据分子结构和功能特征分为三类，分别是Ⅰ型受体（TGF-βRⅠ）、Ⅱ型受体（TGF-βRⅡ）和Ⅲ型受体（TGF-βRⅢ，也称为附属受体），均属单个跨膜 α 螺旋受体。其中 TGF-βRⅠ 和 TGF-βRⅡ 是信号转导过程中所必需的，TGF-β 必须同时与以上两种受体（形成异二聚体）结合才能活化下游的效应分子进而激活信号转导，TGF-βRⅡ 可以不依赖 TGF-βRⅠ 直接与 TGF-β 结合，但是需要 TGF-βR

Ⅰ向下游传递信；TGF-βRⅢ作为协同受体不直接参与信号转导过程，主要是调节 TGF-β 与信号受体结合，将 TGF-β2 呈递给 TGF-βRⅡ，以参与信号转导。

2. 活化蛋白激酶 C 受体 1

活化蛋白激酶 C 受体 1（receptor for activated protein kinase C，RACK1）又名 GNB2L1，是一种高度保守的胞质内游离的支架蛋白，与 G 蛋白 β 亚基具有高度同源性，分子量为 35kDa，其结构中含有 7 个 WD 重复序列，使得其可凭借不同的 WD40 位点与活化的 PKC 结合，调控众多信号通路并参与许多肿瘤生物功能如增殖、凋亡和迁移等。Hu 等将慢性胃炎、肠上皮化生、异型增生的胃黏膜组织根据 *Hp* 是否阳性分组后发现，肠上皮化生及异型增生的胃黏膜组织中 *Hp* 阳性组 RACK1 的表达水平均显著低于 *Hp* 阴性组，提示 *Hp* 感染可能通过下调 RACK1 的表达来促进胃癌前病变的发展。

四、分子信号通路

（一）生长因子信号转导途径

1. PI3K/AKT 信号通路

磷脂酰肌醇-3-激酶（phosphoinositide 3-kinase，PI3K）/蛋白激酶 B（protein kinase B，AKT）通路是重要的胞内信号转导通路，参与细胞增殖、转化、凋亡及肿瘤发生发展的一系列过程，是经典的多种肿瘤相关信号通路之一。PI3K 结构包括一个催化亚基及一个调节亚基，具备激酶活性，其底物由于两个亚基的不同而有所差异。AKT 由激酶区、调节区及尾端三部分构成，其中激酶区可结合于三磷酸腺苷（adenosine triphosphate，ATP），调节区则发挥了丝/苏氨酸磷酸化的功能。

PI3K/AKT 通路的激活方式主要有两种：一种是与生长因子受体或其他包括有磷酸化酪氨酸残基的连接蛋白结合，引发构象改变而激活；另一种是由 Ras 直接结合 PI3K 的催化亚基使其激活。活化后的 PI3K 催化产生第二信使 3,4,5-三磷酸磷脂酰肌醇（phosphatidylinositol-3,4,5-trisphosphate，PIP3），可以对包含有普列克底物蛋白同源结构域的 AKT 蛋白进行直接的磷酸化。除了直接磷酸化的作用，PIP3 还可激活同样具备 pH 结构域的磷酸肌醇依赖性蛋白激酶（phosphoinositide dependent kinase，PDK），其中 PDK1 可以磷酸化 AKT308 位的苏氨酸，PDK2 则磷酸化 473 位的丝氨酸，只有两个位点均被磷酸化后，AKT 的活性才可以得到充分的释放。活化的 AKT 可经由多种下游因子的磷酸化发挥调节细胞功能，促进胃癌细胞增殖，抑制其凋亡，同时促进肿瘤血管生成等。

活化的 AKT 通过下游多种途径产生了一系列的肿瘤相关效应。在促进肿瘤细胞增殖、抑制凋亡方面主要包含下列机制：①抑制凋亡相关蛋白 Caspase 家族中重要因子 Caspase-3 及 Caspase-9，通过磷酸化其 196 位丝氨酸位点阻止其活化并产生细胞凋亡级联反应。②抑制凋亡相关基因 *Bcl-2*，AKT 通过磷酸化 Bcl-2 家族成员 Bad，使其与伴侣蛋白 14-3-3 结合而阻止其与 Bcl-xL 结合致起始凋亡；AKT 还可以磷酸化 p53 结合蛋白 mdm2（mouse double minute 2 homolog）影响 p53 的活性，磷酸化的 mdm2 转位到细胞核与 p53 结合，通过增加 p53 蛋白的降解而影响细胞存活。③AKT 还可通过磷酸化结节性硬化复合物 1/2（tuberous sclerosis complex，Tsc1/2），解除 Tsc1/2 对富集于脑 ras 同系物（ras homologyenriched in brain，Rheb）的负调控，进而使得 Rheb 富集哺乳动物雷帕霉素靶蛋白（mammalian target of rapamycin，mTOR），激活 mTOR。④AKT 可磷酸化 Forkhead 家族基因 FOXO1，抑制其核转位而阻止其转录激活作用。在肿瘤的侵袭转移方面则包含以下机制：①AKT 可以激活核转录因子-κB（nuclear factor -κB，NF-κB）相关途径，降解 NF-κB 抑制剂的激酶，造成 NF-κB 抑制剂降解，从而使 NF-κB 从细胞质中释放出来进行核转位，激活靶基因增加肿瘤细胞的运动能力。②mTOR 下游蛋白也有促进细胞侵袭转移能力的作用。③PI3K/AKT 还参与基质金属蛋白酶（matrix metallo proteinase，MMP）的激活，使细胞外基质降解，促进肿瘤细胞的转移和侵袭。④PI3K/AKT 通路可以上调低氧诱导因子（hypoxia inducible factor-1A，HIF-1A）表达，进而启动 VGFR 的表达，促进肿瘤新生血管的形成。PI3K/AKT 通路参与了包括胃癌在内的多种肿瘤的发生发展过程。

PI3KCA 是编码 PI3K 催化亚基 P110A 的基因，在多项针对胃癌的外显子测序研究中发现，该基因的突变率达到 5%以上。这种突变可以导致 PI3K 甚至在没有生长因子受体参与的情况下被激活并可产生致胃癌活性，这项结果在体内及体外试验均得到了验证。在进展期胃癌中，PI3KCA 的表达明显升高而且通常预示较差的预后。

2. RAS-RAF-MAPK 通路

丝裂原活化蛋白激酶（mitogen-activated protein kinase，MAPK）是一种胞内的丝/苏氨酸蛋白激酶。MAPK 激活途径非常保守，在受到胞内胞外刺激之后，通过三级激酶级联方式激活：依照 MAPK 激酶激酶（MAPKK kinase，MAPKKK）→MAPK 激酶（MAPK kinase，MAPKK）→MAPK 的顺序连续磷酸化。苏氨酸及酪氨酸位点均被磷酸化的 MAPK 是具备活性的形式，可以从胞质内进入细胞核，激活下游靶基因，产生各种肿瘤生物学功能；苏氨酸及酪氨酸位点一旦去磷酸化，MAPK 也会失活为非活化形式，失去其活性。

MAPKKK、MAPKK、MAPK 均由多个并行亚族构成。MAPKKK 亚族主要包括有 4 个，其中 Raf 亚族研究最为透彻，包括 A-Raf、B-Raf、Raf1；MAPKK 亚族相对简单，有两大类：丝裂原活化蛋白激酶激酶（MAP kinases，MKK）亚族及 MAPK/ERK 激酶（MAPK/ERK kinases，MEK）亚族，MAPK 亚族与 MAPK 通路功能密切相关，包括细胞外信号调节激酶（extracellular signal-regulated kinas，ERK）、C-Jun 氨基末端激酶（C-jun-terminal kinase，JUK）、P38 等亚族，ERK1/2 调节细胞增殖、分化和减数分裂。这两种形式的 MAPK 完全符合 MAPK 的完整激活过程，即上游因子通过细胞表面酪氨酸激酶或 G 蛋白偶联受体激活 Ras，进而募集 Raf 至细胞膜，引发 MEK1/2 磷酸化，进而激活 ERK1/2。活化的 ERK1/2 可以激活靶基因的转录。MAPKKK 可通过多种 MKK 引发 JUK 活化，继而导致特定基因转录活性的增强。p38 可被多种 MAPKKK 激活或调节，这种多因素参与模式使线性激活模型中变量增多，为靶向治疗带来难度。

MAPK 通路介导了一系列的肿瘤生物学功能，包括细胞增殖、分化、凋亡抑制、血管生成、肿瘤侵袭转移等。通路中的多种激酶的表达异常在胃癌中都可以被检测到，包括 Ras、Raf、Mek69。MAPK 具有调节细胞生长、生存、分化的生物学活性，亦参与了细胞周期的调控。实验证实抑制该通路可以减少细胞增殖，并使细胞周期停滞于 G_1 期而不进入 S 期，同时抑制 cyclin D1 的表达；相反，该通路的过度活化可以导致细胞有丝分裂加速，细胞增殖。作为该通路靶基因的 NF-κB，以及进一步诱导产生的 Bcl-2、Bcl-xL，它们均具有抗凋亡特性，可发展为癌基因。因此，Ras/Erk 在被诱导激活后具有抑制细胞凋亡的作用。该通路促进肿瘤侵袭转移的作用主要通过以下两方面实现：激活 NF-κB，以及最终激活 MMP-9、MMP-2 引发细胞外基质的降解；下调转移抑制分子或增加肌球蛋白轻链激酶活性来加强细胞的运动能力及黏附功能，促进细胞本身的迁移。

3. Rho/ROCK 信号通路

Rho 家族属于 Ras 超家族成员，亦被称为 Rho GTP 酶，目前可分为 5 个亚家族，包括 Rho 亚家族（含 RhoA、RhoB 和 RhoC 三种异构体）、Ras 相关 C 肉毒素底物亚家族、细胞分裂周期蛋白 42 亚家族、Rnd 亚家族、Rho BTB 亚家族。Rho GTP 酶是控制真核细胞中各种信号转导通路的分子开关，在影响细胞极性、微管动力学、膜转运途径和转录因子活性中起重要作用。RhoA 是 Rho 家族的典型成员，它在细胞的分化、增殖和凋亡中发挥重要作用，其信号异常与神经退行性病变及心血管、肿瘤等疾病的发生密切相关。

完整的 RhoA 信号通路包括激活或抑制信号及相关受体、RhoA 分子、效应分子 Rho 相关激酶（Rho-associated kinase，ROCK）、蛋白激酶 C 相关激酶、mDia 等。而 RhoA 构象是通过鸟嘌呤核苷酸交换因子（guanine nucleotide exchange factor，GEF）、GTP 酶激活蛋白（GTPase activating protein，GAP）、鸟嘌呤核苷酸解离抑制因子（guanine nucleotide dissociation inhibitor，GDI）相互作用调节。其中，GAP 促进 GTP 的水解反应，使 GTP 结合形式向鸟苷二磷酸（guanosine diphosphate，GDP）转换，阻止 RhoA 分子与效应分子的相互作用，关闭信号转导。GEF 催化 GTP 的加载反应以开启 RhoA GTP 酶信号转导。而 GDI 使膜结合的 RhoA GTP 酶脱离进入细胞质，阻止其被激活或与效应分子相互作用。同时，GDI 还可以防止处于非活性状态时异戊烯酰化 RhoA GTP 酶的降解。此外，GTP 加载/GTP 水解的动态循环对 RhoA GTP 酶的信号转导功能是必需的，其改变可能导致 RhoA GTP 酶调节的细胞功能发生变化，包括细胞形态变化、黏附、迁移、增殖和存活等。

细胞在静息状态时，RhoA 与 GDP 结合呈无活性状态滞留于细胞质中，当细胞受到相关刺激时，GDP 转变为 GTP，RhoA 获得活性并转位到细胞膜上，作用于下游的效应分子（ROCK、蛋白激酶 C 相关激酶和 mDia 等）发挥细胞内信号转导作用，调节下游基因的表达。因此胃癌前病变的发展通常是以上述形式使信号通路异常激活，从而诱发癌前病变形成。

在整个 Rho/ROCK 信号通路中，Rho 的异常变化对整个信号通路的调节有至关重要的作用，尤其是部分 Rho 的高表达在多种肿瘤细胞中已被证实，而 Rho 过度表达可导致胃癌的恶性表型，并与肿瘤侵袭相关。王莉等研究胃癌 RhoA 的表达在胃癌的侵袭转移中发现，检测 46 例胃癌组织中 RhoA 阳性率，发现明显高于 20 例正常胃膜组织，且表达水平与胃癌的分化程度、淋巴结转移、浸润深度有关，提示 RhoA 可能参与细胞的癌变过程，并促进癌变细胞的浸润、转移。除 RhoA 外，RhoC 的高表达在胃癌及癌前病变中亦常出现。肖兴国采用免疫组化 SP 法检测 108 例份胃腺癌组织（胃癌组）、40 例份癌旁异型增生组织（癌前病变组）及 30 例份正常胃黏膜组织（正常组）RhoC 蛋白表达，结果显示胃癌组、癌前病变组、正常组 RhoC 蛋白阳性率表达依次降低；RhoC 蛋白表达与胃腺癌临床分期、浸润程度、淋巴结转移有关。郑小华等发现 RhoC 的表达率随胃黏膜肠上皮化生逐渐向癌症演变依次增强，即肠上皮化生、低级别瘤变、高级别瘤变和胃癌的顺序。不难看出，一方面 RhoC 在胃癌中呈高表达状态，而另一方面 RhoC 在癌前病变状态已出现表达增加，RhoC 蛋白有助于胃癌前病变的诊断，或可作为判断胃癌恶性行为的重要生物学标志物之一。研究人员对 87 例扩散型胃癌（DGC）病例进行验证测序，25.3%（22/87）发生了 RhoA 突变，突变热点（突变概率较高的碱基序列）影响了 RhoA 蛋白中 Tyr42、Arg5 和 Gly17 的残基，而 RhoA 突变可能与扩散型胃癌的生长模式有关，但对预后的影响有限。此外，RhoA 突变更普遍出现在女性、远端胃癌、低分化胃癌及 T1/T2 肿瘤且没有远处转移的病例中，除弥漫型胃癌外，RhoA 突变也可在肠型、混合型及未分型胃癌中出现。

综上所述，目前研究显示，Rho/ROCK 信号通路与胃癌及癌前病变关系的相关研究中，RhoA 与 RhoC 的研究较为广泛，且两者在胃癌状态时均呈现高表达状态，在癌前病变中 RhoC 亦出现高表达现象，证实部分 Rho GTP 酶的过度表达可异常激活该信号通路。此外，RhoA 的突变也可导致胃癌的发生，但目前尚未有文献说明 RhoB 对胃癌及癌前病变存在促进作用，且除 RhoA 的突变外，其他 Rho GTP 酶的突变是否可导致癌前病变或胃癌的发生，以及 Rho GTP 酶作用机制还有待进一步研究。

（二）细胞因子受体信号途径

Janus 激酶/信号转导与转录激活子（the Janus kinase/signal transducer and activator of transcription，JAK/STAT）信号通路途径是一条多种细胞因子信号转导的共同途径，广泛参与细胞增殖、分化、凋亡及炎症等过程。

JAK 是一类非受体型酪氨酸激酶，包括 JAK1、JAK2、JAK3 和 Tyk2 四个成员，分子量在 $120\sim140$ kDa，每个 JAK 成员具有 7 个保守的结构域（JH1～JH7），其中 JH1 区为激酶区，无跨膜结构域。STAT 含有 SH2 和 SH3 结构域，可与特定的含磷酸化酪氨酸的肽段结合，在信号转导和转录激活上发挥了关键性的作用。目前已发现 STAT 家族有 6 个成员，即 STAT1～STAT6。JAK/STAT 信号通路基本传递过程如下：细胞因子与细胞膜上相应的受体结合，引起受体分子的二聚化，使得与受体偶联的 JAK 相互接近并通过交互的酪氨酸磷酸化而活化，活化的 JAK 催化受体本身的酪氨酸磷酸化并形成相应的 STAT 停靠位点，使 STAT 通过 SH2 结构域与受体结合，并在 JAK 的作用下实现其磷酸化活化，然后 STAT 形成同/异二聚体并入核，与相应的靶基因启动子结合而激活相应的基因转录和表达。Wang 等在 MNNG 诱导的 GLPC 模型中检测伴有萎缩或异型增生的胃黏膜 P-STAT3 的表达，结果显示相较于正常组，GLPC 组 STAT3 的磷酸化表达均显著升高，且呈逐渐递增趋势，表明 STAT3 的磷酸化在胃癌癌前疾病的发生、发展中发挥着重要的作用。

（三）发育信号途径

1. Wnt/β-catenin 信号通路

在成熟动物体内，Wnt 信号主要参与细胞的增殖、代谢和凋亡过程，维持内环境的稳态。

Wnt 信号通路主要由以下几种蛋白组成：Wnt 蛋白，卷曲蛋白（frizzled，Frz），低密度脂蛋白受体相关蛋白 5/6（LRP5/6），散乱蛋白（dishevelled，Dsh），糖原合成酶激酶（GSK-3β），结肠腺瘤腺瘤性息肉病蛋白（APC），酪蛋白激酶 1（CK1），轴蛋白（Axin），β-连环蛋白（β-catenin），钙黏蛋白（E-cadherin），以及 T 细胞因子/淋巴样增强因子（TCF/LEF）。Wnt 蛋白与卷曲蛋白和 LRP5/6 结合后，启动 Wnt 信号通路。研究发现 Wnt 信号通路主要有三种：①经典 Wnt 信号通路（the canonical Wnt/B-catenin pathway），也称为 Wnt/β-catenin/LEF/TCF 途径。此通路通过稳定核内 β-catenin 激活靶基因，这条通路在胚胎发育和肿瘤中的功能已基本阐明。②PCP 途径（planar cell polarity pathway），即细胞极性通路。该途径涉及 RhoA 和 Jun 激酶（JNK），调控细胞骨架的重排，其主要作用是对胚胎发育的阶段性调控。③Wnt/Ca^{2+}通路：由 Wnt5α 和 Wnt11 激活，引起细胞内 Ca^{2+}增加和 Ca^{2+}敏感信号成分的激活，如钙调蛋白依赖的激酶和激活 T 细胞核因子。该通路能拮抗经典的 Wnt 通路。目前，研究较多且机制较为清楚的是经典 Wnt 信号通路。其过程大致如下：由细胞分泌的 Wnt 蛋白与细胞表面的 Frz 跨膜受体结合，同时结合辅助受体 LRP，此为 Wnt 信号通路活化的重要起始步骤。Wnt 蛋白与上述两种受体结合形成三聚体，将信号转导给 Dsh，使 Dsh 磷酸化激活，从而抑制 GSK-3β 的活性，阻止后者对 β-catenin 的磷酸化降解，使 β-catenin 在细胞质内聚集，继而转入核内。转入核内的 β-catenin 与 T 细胞因子（TCF/LEF）家族转录因子相互作用，最终调节靶基因 c-Myc、c-jun 和 cylinD1 等的表达。经典 Wnt/β-catenin 通路主要调节细胞的生命和增殖，因此 Wnt 信号通路的变化不仅对维持正常人体生命活动有所影响，其异常变化亦可促使肿瘤的发生。

Wnt 通路失调是癌症发展的关键因素，30%的胃癌中 Wnt/β-catenin 信号通路处于激活状态，且 Wnt/β-catenin 信号对于胃癌干细胞自我更新机制（GCSC）的重要作用也被证明。在胃癌中，Wnt 通路的一些构成因子很可能过度表达，或通过其他机制增加了它们的功能。Wnt 家族蛋白成员，如 Wnt1、Wnt2 和 Wnt2B 已被发现在胃癌中呈上调状态，说明 Wnt 信号通路异常激活在胃癌发生和癌细胞转移中发挥重要的作用。关于该机制的发生，可能与 Wnt 信号通路过度表达破坏了正常胃黏膜细胞的增殖、干细胞稳态的维持有关，导致胃肠上皮细胞的细胞增殖、细胞周期阻滞和细胞迁移之间出现失平衡，从而促使胃癌的发生。

此外，Wnt 抑制剂的缺失可能在胃癌发生中起重要作用，多种 Wnt/β-catenin 信号抑制调节因子的下调与胃癌的增殖和侵袭有关。Wnt 信号的抑制因子 APC 启动子甲基化与胃腺癌前病变-胃腺瘤的进展相关，Hp 感染可加快此进展。还有一些研究也表明，Wnt 拮抗剂基因的启动子甲基化，包括 sFRP-1sFRP-2、sFRP-4、Wif-1Dkk-3 也可最终导致癌症的发生。

有相关临床研究发现，不仅在胃癌中 Wnt 通路相关蛋白有异常表达情况，在胃癌前病变中也存在异常变化。彭力等发现在胃黏膜异型增生患者中，Wnt1、β-catenin 和 cyclinD1 蛋白表达水平高于正常对照组，且 APC 蛋白水平显著低于正常对照组；胃黏膜异型增生程度也存在表达差异性。将胃癌、癌旁组织和萎缩性胃炎组织中的 β-catenin 与 Wnt2 相互比较发现，Wnt2 与 β-catenin 表达由高至低为胃癌组织、癌旁组织和慢性萎缩性胃炎组织。不难发现，Wnt 通路相关蛋白在胃癌前病变组织中呈异常表达状态，从而激活了 Wnt通路，参与了胃癌的发生和发展。

通过上述研究总结看出，现阶段有关 Wnt/β-catenin 信号通路的研究倾向于经典通路，尤其是该通路在胃癌或癌前病变中的异常激活证实了其对调节细胞的生命和增殖方面的影响。Wnt 通路构成因子的过度表达、*Hp* 感染和 Wnt 抑制失活（主要是失活突变和启动子甲基化）引起 Wnt 信号通路异常激活，在胃癌中起重要作用。然而有关非经典通路异常激活的作用机制及其他因素导致该通路的异常激活还需要大量实验临床去挖掘证实。

2. Hedgehog 信号途径

Hedgehog 是编码一系列分泌蛋白的基因家族，与哺乳动物的胚胎发育和组织发生过程都有密切关系。Hedgehog 信号通路控制着细胞的生长与增殖，而肿瘤的发生正是细胞生长增殖失控的过程。目前大量的研究表明，Hedgehog 信号通路的异常激活与肿瘤发生有关。

Hedgehog（Hh）信号通路最早于 1980 年由 Nusslein-Volhard 在果蝇中发现，并在哺乳动物中得到证实。Hedgehog 信号通路是人体内关键的信号通路之一，参与细胞分化、器官形成及发育。Hedgehog 信号通路由 Hedgehog 配体，跨膜受体 Patched（Ptch）和其同源 G 蛋白偶联的磷酸化受体 Smoothened（Smo），下游核转录因子胶质瘤相关癌基因同源物 1（glioma-associated oncogene homolog 1，Gli-1）、Gli-2、Gli-3 及下游靶基因（Cyclin D、Cyclin E 及 Bcl-2 等）组成。在人类 Hedgehog 信号通路存在 3 种 Hedgehog 蛋白配体，即 Sonic hedgehog（Shh）、Desert hedgehog（Dhh）和 lndian hedgehog（lhh），在人体不同时期表达具有差异性。Smo 是具有 7 次跨膜结构的膜蛋白，在脊椎动物中保持其功能，活性与 Ptch 密切相关，是 Hedgehog 信号通路活化的必需受体；Ptch 是具有 12 次跨膜结构的膜蛋白，在脊椎动物中存在 Ptch-1、Ptch-2 两种同源体，是 Hedgehog 信号通路的复性调控因子。3 种下游核转录因子蛋白 Gli 具有相似的氨基酸序列，其中 Gli-1 只有 C 末端激活区，主要发挥激活功能，Gli-2 和 Gli-3 均具有 N 末端抑制区与 C 末端激活区，其中 Gli-2 主要发挥激活功能，同时具有抑制功能，而 Gli-3 主要发挥转录抑制的功能，三者可以一起参与下游靶基因的转录。Hedgehog 信号通路主要通过 2 种途径激活：Hedgehog 信号通路的经典激活途径和 Hedgehog 信号通路的非经典激活途径。其中 Hedgehog 信号通路的经典激活途径为：当 Hedgehog 配体缺失时，12 次跨膜蛋白受体 Ptch 与 7 次跨膜蛋白受体 Smo 形成复合物，Smo 被抑制，此时细胞质中 Gli 蛋白和 Cos2、Fu、Sufu 等构成复合体，水解后，Gli 蛋白以缺乏 C 端激活区的形式进入细胞核，阻断了下游基因转录。但当 Hedgehog 配体存在，可以通过自分泌或旁分泌方式与 Ptch1 结合，此时复合体 Ptch1 与 Smo 解离，Smo 处于激活状态，进一步促进 Hedgehog 信号通路的核转录因子 Gli 以完整结构进入细胞核，激活下游靶基因的转录。Hedgehog 信号通路的两种非经典激活途径：①当存在 Hedgehog 配体时，Ptch1 与配体结合，直接诱导细胞凋亡，不受 Smo 调节；②*Gli* 基因突变，直接被蛋白激酶 B（AKT）、癌基因 *K-ras* 等激活。

3. Notch 信号途径

Notch 基因编码一类高度保守的细胞表面受体，最初在果蝇体内发现，因其功能部分缺失会引起果蝇拥有部分残缺（Notch）的翅膀而得名。Notch 信号通路十分保守，在生物

进化过程中可以保持其固有的特征和属性。Notch 信号通路是人体内关键的信号通路之一，与细胞、组织的增殖、凋亡、迁徙等关系密切。

　　Notch 信号通路由 Notch 受体（Notch-1～Notch-4）、Notch 配体（DSL 蛋白）、CSL DNA 结合蛋白及下游靶基因（*Hes*、*Hey* 等）构成。果蝇中仅有 1 种 *Notch* 基因，而在哺乳动物中发现了 4 种 *Notch* 基因（*Notch1*、*Notch2*、*Notch3*、*Notch4*），编码 4 个受体，Notch 受体包括胞外区（notch extracellular domain，NEC）、跨膜区（notch trans-membrane domain，NTM）和胞内区（notch intracellular domain，NICD）三部分。Notch-1 主要调节细胞的发育与组织发生，是 Notch 信号通路与肿瘤发生过程中关系最紧密的受体；Notch 配体为 I 型跨膜蛋白，首先在果蝇中发现的 Notch 配体为 Delta 和 Serrate，随后在线虫中也发现了 Notch 配体，命名为 Lag-2，因此 Notch 配体又被称为 DSL 蛋白，与 Delta 高度同源性的称为 Delta 或 Deltalike（Dll），与 Serrate 高度同源性的称为 Jagged。人体内存在 5 种 Notch 配体，包括 Dll-1、Dll-3、Dll-4 和 Jagged-1、Jagged-2，人体内最重要的是 Notch-1 受体和 Notch-2 配体。CSL 蛋白主要是结合 NICD 形成复合体激活下游靶基因，而下游靶基因多为具有碱性螺旋-环-螺旋（basic helix-loop-helix，BHLH）结构的基因家族，如 *Hes*、*Hey* 等，人体内 Hes 家族主要为 Hes-1。有研究表明，Notch 信号通路活化促进 Hes-1 的转录。Notch 信号通路主要通过两种途径激活：Notch 信号通路的经典激活方式和 Notch 信号通路的非经典激活途径。其中 Notch 信号通路的经典激活（CSL 依赖方式）方式为：Notch 受体第一次水解后成为成熟的 Notch 受体，与 Notch 配体结合后经过两次裂解后释放活性片段 NICD 进入细胞质，随后进入细胞核，RAM 区与 CSL 蛋白结合形成转录复合体，激活下游靶基因 *Hes*、*Hey* 等，从而调控细胞的生物学行为。Notch 信号通路的非经典激活（非 CSL 依赖方式）方式为：Notch 受体与 Notch 配体结合、水解后，活化的 Notch 受体可以不依赖于其他蛋白的帮助，直接将活化信号传递至细胞核内，从而活化下游靶基因。

4. TGF-β/Smads 信号途径

　　TGF-β/Smads 信号通路作为细胞内重要的信号通路，与组织细胞生长、增殖、分化等生理过程的调控有关。

　　Smads 蛋白家族是 TGF-β/Smsds 信号通路中重要成员，包括 Smads1～Smads9，它们都存在于胞质中，作用是将 TGF-β/Smads 信号转导入核内并参与 TGF-β 靶基因的调节，根据 Smads 蛋白家族的功能将其分为三类：第 1 类为受体调节型 Smads，包括 Smad1、Smad2、Smad3、Smad5、Smad8，其结构由 N 端的 MH1 区、C 端的 MH2 区和两者间连接区组成，在 C 区还含有 SSXS 结构，后两个丝氨酸可被 I 型受体直接磷酸化。R-Smads 根据功能可分为 BMP 激活的 Smad1、Smad5、Smad8 和 TGF-β 激活的 Smad2、Smad3 两类。R-SmadsM III 区的作用主要是抑制 MH2 区，直接结合 DNA，是信号转导的抑制性结构域；而 MH2 区的作用又可抑制 MH1 区，与受体相互作用，可以磷酸化，可与其他 Smads 结合，与 DNA 结合蛋白协同活化因子或协同抑制因子结合，具有转录活化作用，所以主要是信号转导的功能性结构域。MH1 区和 MH2 区相互抑制，从而抑制了 Smads 异源寡聚体的形成，但并不抑制同源寡聚体的形成，当 MH2 区的 C 端 SSXS 基序被磷酸化后，可除去 MH1 的抑制作用。第 2 类是通用调节型 Smads，也具有 MH1、MH2 和连接区，但缺乏 SSXS 基序，不能被磷酸化，也不能结合 TGF-β 或 BMP 受体，但可稳定 Smads 低聚物的结构，使 Smads 复合物具有有效的转录活性。目前 Smad4 被认为是通用调节分子，因为它几乎能与所有活化的受体调节型 Smads 蛋白结合，并形成低聚体复合物，参与调节 TGF-β/Smads 信号转导。同时，R-Smads 和 Co-Smad 的 MH1 区都具有 β 发夹结构，可以直接结合 DNA。第 3 类是抑制型 Smads，包括 Smad6、Smad7，其作用是抑制 TGF-β 信号转导，Smad7 比 Smad6 作用更强。在结构上，抑制型 Smads 尚未发现典型的 MH1 样结构，但其具有 MH2 区。

TGF-β 其经典信号通路的转导主要由 TβR-Ⅰ 和 TβR-Ⅱ 共同完成，缺一不可。TβR-Ⅰ不能自身磷酸化而是需要 TβR-Ⅱ 的转磷酸化，使 GS 区的 5 个丝氨酸/苏氨酸残基磷酸化而激活后续反应。TβR-Ⅱ 虽然可以与 TGF-β 结合，但却没有信号转导，必须有 TβR-Ⅰ 时才能对 TGF-β 恢复效应。因此，TβR-Ⅱ 被称为 TβR-Ⅰ 的上游，是转导途径的起始。TβR-Ⅱ 可识别游离的 TGF-β 配体，TβR-Ⅰ 只可识别 TGF-β 与 TβR-Ⅱ 的结合场。TβR-Ⅰ 与 TβR-Ⅱ 对 TGF-β1 亲和力较其他亚型较强，以 TGF-β1 转化为例：TGF-β1 与 TβR-Ⅱ 结合后，形成复合物，从而改变 TGF-β 的构象，TβR-Ⅰ 通过对其的识别并结合成异四聚体复合物；同时 TβR-Ⅰ 磷酸化并进一步使 Smad2 或 Smad3 磷酸化，Smad2 或 Smad3 磷酸化后再与 Smad4 结合。Smads 复合物由胞质移至胞核，与其他转录因子相互作用，调节转录。这一通路中任何一个环节出现异常都可能会导致细胞的异常增殖。

TGF-β/Smads 信号通路中，Smads 蛋白是 TGF-β 受体后下游的信号转导分子，其基因突变或蛋白表达异常均可导致 TGF-β 信号受阻，生长抑制作用消失，进而对肿瘤抑制作用降低。

5. Hippo/YAP 信号途径

Hippo 信号通路也称 Salvador/Warts/Hippo（SWH）通路，命名主要源于果蝇中的蛋白激酶 Hippo（Hpo），是通路中的关键调控因子。该通路由一系列保守激酶组成，主要是通过调控细胞增殖和凋亡来控制器官大小。Hippo 信号途径亦可能与肿瘤发生发展的关系密切，引起关注，成为近年来的研究热点。

Hippo 信号通路是一条抑制细胞生长的通路，主要由 MST1/2、WW45、LATS1/2 和 Mob1 信号分子组成。Hippo 通路中的 4 个核心成分构成 2 个蛋白激酶复合物形成一个级联反应，Hippo/MST 与 Sav/WW45 相互作用，促进 Wts/LATS 和 Mats/Mob1 复合物发生磷酸化而活化。YAP 是一种癌基因，Hippo 信号通路上游膜蛋白受体作为胞外生长抑制信号的感受器，一旦感受到胞外生长抑制信号，就会激活一系列激酶级联磷酸化反应，Hippo 信号通路中磷酸化的 LATS 和 Mob1 复合物使下游转录因子 YAP 磷酸化，磷酸化后的 YAP 与 14-3-3 蛋白结合并在细胞质中滞留，降低其细胞核活性，并控制器官大小。而信号通路被阻断后，YAP 无法发生磷酸化，即进入细胞核发生转录，使细胞无限增殖，导致肿瘤形成。

（四）NF-κB 信号通路

NF-κB 系统是免疫反应系统的主调节器，也是宿主体内多细胞生物防御的一个古老的信号通路，不仅对免疫攻击有反应，而且对各种各样外部和内部危险信号，如氧化应激、缺氧和基因毒性应激也有所反应。NF-κB 信号通路有两种形式：经典通路和非经典通路。经典 NF-κB 通路的二聚体包含 RelA、c-Rel 及 p50，通常由促炎细胞因子和病毒感染激活；非经典 NF-κB 通路的二聚体包含 RelB 和 p100 亚基，由肿瘤坏死因子（TNF）家族成员激活。炎症反应基因是 NF-κB 激活信号中最常见目标基因。此外，NF-κB 信号也在抗凋亡信号和细胞抗凋亡发育中有主要作用。抵抗细胞凋亡可使细胞不断分裂直至肿瘤发生。因此，NF-κB 是联系炎症与肿瘤的关键信号分子，对肿瘤的发生、发展具有重要影响。

在胃癌及癌前状态中，NF-κB 常处于高表达状态。吴继雄等发现胃癌及萎缩性胃炎组织中 NF-κB 的表达水平均高于正常黏膜组织，且 NF-κB 的表达水平在不同肿瘤分化程度、浸润深度、远处转移及淋巴结转移患者中差异有统计学意义。因此有学者通过动物实验推测 NF-κB p65 蛋白的异常阳性表达及 NF-κB 信号通路的活化状态可能是胃癌进展过程中重要的分子事件，并提示胃癌前病变异型增生胃黏膜细胞具有类似肿瘤细胞异常增殖、侵袭、转移特性。此外，相关分子包括基因、microRNA 及蛋白的异常表达也可使 NF-κB 的信号通路在胃癌细胞中呈激活状态，如 miR-362 可以增加 NF-κB 的活性，并且提高 NF-κB 调控基因 mRNA 的相对表达，诱导 p65 核易位，通过激活 NF-κB 信号通路诱导胃癌细胞增殖和抗凋亡。在此基础上，有关文献推测某些蛋白或基因可调控胃癌 microRNA，实现 miR 对 NF-κB 的信号通路的影响作用。临床试验表明，PRL-3 可通过上调 HIF-1α 使 hsa-miR-210 升高，并且通过提高 p65 的磷酸化来激活 NF-κB-HIF-1α-miR-210 轴，从而促进胃癌细胞迁移和侵袭。同样在癌前病变中，NF-κB 通路的相关基因可呈过度表达状态。徐雪在研究胃癌早期和癌前病变相关基因表达发现，*GOS2* 基因在组织 mRNA 的表达水平上，与低上皮内瘤变相比，在高上皮内瘤变和胃癌中均呈过表达水平，且在胃癌中的表达水平较更高。*GOS2* 基因与细胞周期中由 G_0 期进入 G_1 期相关，与细胞增殖功能有密切联系，此前已有研究指出 TNF-α 可经 NF-κB 信号通路诱导 *GOS2* 基因的表达，而该研究证实 *GOS2* 基因与 NF-κB 信号通路的相关性。

NF-κB 作为介导炎症反应的重要调控通路，在与肿瘤相关的反应中作为联系桥梁，将肿瘤与炎症联系一起，并且动物模型中已被证实肿瘤的进展、促进与转移有密切联系。特别是胃癌与炎症的相关性极其密切，*Hp* 感染可诱发持续炎症，是促进胃癌的重要因素之一。有关研究发现，NF-κB 表达水平在 *Hp* 感染与无 *Hp* 感染的胃癌中表达率分别为 82.50% 和 53.33%，活体标本中 *Hp* 感染胃癌组织中 NF-κB 的 mRNA 和蛋白质表达水平明显高于相应的非癌组织，而无 *Hp* 感染胃癌组织中的表达水平与相应的非癌组织没有差异。虽然肿瘤的产生机制在分子生物学上较为复杂，可能还有其他信号参与其中，但不可否认的是，炎症反应对肿瘤形成的过程中有一定推动作用，并且 NF-κB 信号通路在此过程中十分重要。

总体来说，NF-κB 在介导免疫炎症反应和调控细胞增殖-发育-凋亡的过程中都承担重要作用，近年来对于 NF-κB 信号通路与肿瘤之间相关性的研究也备受关注。对于胃癌及癌前病变的研究虽然并不深入，但已有一定的临床试验基础证实 NF-κB 信号通路在胃癌及癌前病变组织中的异常激活和相关基因、蛋白的高表达状态；而在分子通路研究中，胃癌及癌前病变发生机制还有待更细致、深入的探讨。

（五）整合素信号途径

整合素（integrin）为细胞黏附分子家族的重要成员之一，主要介导细胞与细胞、细胞与细胞外基质（ECM）之间的相互黏附，并介导细胞与 ECM 之间的双向信号转导。是由 α（120～185kDa）和 β（90～110kDa）两个亚单位形成的异二聚体。αvβ3 可以表达于多种细胞类型，并与多细胞活动过程中的多种配体结合，参与肿瘤的血管生成、侵袭转移及炎症、伤口愈合和凝血等生理和病理过程。整合素在多种肿瘤表面和新生血管内皮细胞中有高表达，对肿瘤血管生成发挥着重要作用，其中 αvβ3 的作用尤为重要。因此，整合素 αvβ3 成为许多抗肿瘤血管生成药物的靶点。

五、DNA 错配修复

微卫星 DNA 又称为简单重复序列，是位于 DNA 上的一类短的串联重复序列，几乎存在于各种生物的 DNA 内。微卫星参与了基因的表达调控、减数分裂的重组等重要过程。其促进了染色体的凝集，维持了染色体结构的稳定性，促进染色体端粒形成。此外，微卫星参与细胞周期的调控，调节 DNA 复制与代谢，且与人类癌症的发生、基因紊乱相关。

微卫星序列是 DNA 复制过程中最容易发生错配的序列，需要错配修复基因（mismatch repair gene，MMR）进行修复。如果 MMR 发生突变，将形成肿瘤，这一模式称为微卫星不稳定性（microsatellite instability，MSI）。错配修复是 DNA 复制后的一种修复机制，主要通过修复 DNA 复制期间碱基错配清除损伤，恢复正常的核苷酸顺序。MMR 具有识别和修复 DNA 碱基错配、增强 DNA 复制忠实性、维持基因组稳定性及降低自发性突变的功能。DNA 修复的缺陷对肿瘤的形成具有重要意义。

人类 MMR 系统主要由 6 种蛋白组成，包括 hMSH2、hMSH3、hMSH6、hMLH1、hMLH3 和 hPMS1。hMSH2/hMSH6、hMSH2/hMSH3 分别组成 hMutSα 及 hMutSβ 这两种异源二聚体，前者与单个碱基错配或与一个碱基的插入/缺失（IDL）错配位置结合；而后者与单碱基插入/缺失（IDL）错配 2～4 个及以上碱基的插入/缺失（IDL）错配位置结合。hMLH1 和 hPMS1 结合所形成的 hMutLα 异源二聚体，被招募到错配处，与 hMutSα 或 hMutSβ 结合，形成一种暂时的复合物，然后启动错配修复，并与错配修复相关的酶，如增殖细胞核抗原（PCNA）、HMGB1、外切酶、DNA 聚合酶、复制因子及 DNA 连接酶等，共同切除含有错配碱基的一段 DNA 链，然后再合成正确的 DNA 链，从而完成对含有错配碱基 DNA 链的修复。

当 MMR 修复异常时，正常途径下微卫星突变造成的错误碱基配对无法被清除，造成 MSI 和异常基因产物的积累，引起细胞增殖分化异常，参与胃癌前病变的发生。研究发现在 IM、GIN 和胃癌患者的胃黏膜组织中 MSI 的比例分别为 17.6%、26.8%和 58.3%，另一项研究发现 GIN 和胃癌患者中 MSI、MSI-H 的比例分别为 31.3%、66.2%和 20.0%、30.2%，证实 MSI 的积累在胃癌前病变发生和 GIN 癌变中的作用。胃黏膜细胞线粒体 DNA 同样存在 MSI，即线粒体微卫星不稳定性（mitochondrial microsatellite instability，mtMSI），与 *Hp* 感染相关，研究发现 mtMSI 与 GIN 和肠型胃癌的发生率升高有相关性，存在 mtMSI

的 LGIN 患者向 HGIN 和肠型胃癌进展的可能性更大。

六、表 观 遗 传

（一）DNA 甲基化

DNA 甲基化是人类基因组中最常见的表观遗传学事件之一。这种改变是可遗传和可逆的。不同的 DNA 甲基化模式会产生不同的基因表达谱。基因表达谱失去平衡，就会导致疾病的发生，如原癌基因过度扩增、表达异常增强、抑癌基因的"沉寂"，相应表达产物减少甚至消失，都会使细胞增殖平衡受到破坏而引起恶性肿瘤的发生。

DNA 甲基化是在 DNA 甲基转移酶（DNA methyltransferase，DNMT）的催化作用下从甲基供体 S-腺苷甲硫氨酸分子中的甲基化基团添加到 DNA 分子的碱基上，最常见的是添加在胞嘧啶的 5′位碳原子上，从而形成 5-甲基胞嘧啶。目前已知有 3 种活性的 DNMT，分别为 DNMT1、DNMT3a、DNMT3b。DNMT1 主要是维持甲基化的作用，维持甲基化酶能特异性识别子代 DNA 双链中亲代单链上已经甲基化的 CpG 位点，并催化互补单链的胞嘧啶发生甲基化，使得 DNA 甲基化主要发生在 CpG 二核苷酸密度较高的基因启动子区域-CpG 岛上。DNMT3a、DNMT3b 主要负责使非甲基化的双链 DNA 发生甲基化。正常细胞中散在分布的 CpG 位点处于甲基化状态，而大多数管家基因的启动子区 CpG 岛则处于低甲基化状态，但在肿瘤形成过程中，肿瘤抑制基因与 DNA 修复基因启动子区 CpG 岛处于高甲基化，从而导致基因的转录表达沉默或下调，造成肿瘤抑癌基因失活及基因损伤增加。DNA 高甲基化基因主要包括 *p14*、*ARF*、*p16*、*APC*、*Hmlh1*、*CDH1*、*DAPK*、*CHFR*、*PTEN*、*RUNX3*、*HPP1*、*RASSF1A* 和 *RASSF10* 等。

在慢性胃炎向胃癌前病变和胃癌的发展过程中，*Runx3*、*MGMT*、*p16*、*RASSF1A*、*E-cadherin*、*APC*、*MLH1* 等基因出现甲基化水平增高。很多基因启动子内非甲基化的 CpG 岛甲基化会降低基因表达，在 *Hp* 感染的慢性胃炎活检组织中 *MGMT* 启动子超甲基化，且 *MLH1* 甲基化明显低于胃癌组织，提示 *MGMT* 启动子甲基化、*MLH1* 甲基化与胃癌前病变发生和癌变有关。错配修复基因 *hMLH1* 的甲基化失活是 MSI 的有效触发因素，特别是 MSI-H，在胃癌前病变进程中启动子甲基化引起 hMLH1 表达沉默可能与 MSI 存在相互作用。

（二）组蛋白修饰

组蛋白修饰是一种与肿瘤相关基因的表观遗传修饰，组蛋白是染色质基本结构核小体的重要成分，每个核小体是由约 146bp 的 DNA 和盘旋于外周的组蛋白八聚体（H2A、H2B、H3 和 H4 各 2 个）构成。组蛋白的 N 末端通过共价修饰可发生甲基化、乙酰化、磷酸化、泛素化等修饰参与 DNA 修复、复制、转录，对维持染色体结构和基因表达起重要作用，与肿瘤发生发展等密切相关。

组蛋白甲基化由组蛋白甲基转移酶催化完成，组蛋白 H3 的 K4、K9、K27、K36、K79 和 H4 的 K20 是主要的修饰位点，在不同位点不同程度（me1、me2、me3）甲基化对应不同的基因表达与功能，影响基因转录水平，导致基因转录活化或抑制。如组蛋白 H3K4、H3K36、H3K79 与转录激活有关，H3K9me2/3、H3K27me2/3、H4K20 的甲基化与转录抑制有关。

组蛋白乙酰化由组蛋白乙酰转移酶和组蛋白去乙酰转移酶催化完成，是一个可逆的动态过程，决定组蛋白乙酰化水平，其失衡与肿瘤发生密切相关。

组蛋白修饰方式在胃癌前病变、胃癌发生发展中的作用也日益受到重视。*Hp* 感染可导致 H3 组蛋白磷酸化，导致 H3 丝氨酸 10（H3S10）和细胞周期蛋白 B1（cyclinB1）表达降低，降低细胞有丝分裂活性，参与胃癌前病变发生和恶变。GIN 和胃癌相关基因的转录水平也会受到上述共价修饰的影响。

七、调节性非编码 RNA

近年来非编码 RNA 与肿瘤的关系成为研究的热点，其中 microRNA 与非编码长链 RNA 都参与了胃癌的发生发展过程。

（一）microRNA

microRNA 简称 miRNA，通常长度为 18～24 个核苷酸，是一类重要高度保守的非编码的小分子单链 RNA，具有调节基因表达活性的功能，其通过和靶基因 miRNA 碱基配对引导沉默复合体降解 miRNA 或阻碍其翻译，在转录后水平调空靶基因的表达。miRNA 广泛存在于真核生物体内，参与动植物组织器官发育、细胞增殖、分化和凋亡、脂肪代谢、激素的分泌等各种过程，并广泛参与肿瘤的发病机制。

目前 miRNA 芯片技术逐步应用于肿瘤研究中。Stefano Volinia 等用 miRNA 芯片技术对乳腺、结肠、肺、胰腺、前列腺和胃 6 种器官的 363 个肿瘤样本与 177 个相应的正常组织样本的 miRNA 表达谱进行了对比分析，所用的芯片含有 228 个 miRNA，结果提示有 60%（137/228）的 miRNA 在近 90%的样本中有表达；43 个 miRNA 在肿瘤与其相应邻近正常组织中的表达有差异，其中 26 个 miRNA 的表达水平升高，17 个 miRNA 的表达水平降低；肿瘤与相应邻近的正常组织相比，miRNA 在结肠的表达升高/降低为 21/1、胰腺为 39/6、胃为 22/6。其中在胃癌中表达升高的 miRNA 有 miR-21、miR-191、miR-223、miR-24-1、miR-107、miR-92-2、miR-214、miR-25、miR-221 等。这个结果显示，在实体肿瘤，miRNA 的表达与正常细胞有明显不同。证实 miRNA 广泛参与肿瘤的发病机制，并且以显性的或隐性的癌基因形式支持肿瘤的功能。

miRNA 可以作为癌基因和（或）抑癌基因发挥促癌和（或）抑癌作用，在胃癌前病变发生发展中有重要调节作用。Amanda Ferreira Vidal 等研究表明，与正常胃黏膜的组织相比，非萎缩性胃炎和 IM 组织中 hsa-miR-29c 明显下调，hsa-miR-135b 则明显上调。在非萎缩性胃炎组中，相较于 *Hp* 阴性患者，*Hp* 阳性的 hsa-miR-135b 明显过表达，并进一步揭示 hsa-miR-29c 上调癌基因 *DNMT3A*，以及 hsa-miR-135b 下调抑癌基因 *KLF4* 和 *APC*，从而发挥促进胃癌前病变发生和发展的作用。研究发现，在 *Hp* 感染相关的慢性胃炎和 IM

胃黏膜组织中存在 miR-486p、miR-645、miR-624、miR-504 和 hsa-miR-106b 表达上调，miR-106b 和 miR-204 表达下调。Sergio Lario 等研究 *Hp* 阳性 CAG 组和 GLPC 组患者的血浆样本发现，相较于非活动性胃炎，*Hp* 阳性 CAG 组的 miR-128-3p、miR-135a-5p、miR-182-5p、miR-196b-5p 明显下调，胃癌前病变组的 miR-16-1-3p、miR-128-3p、miR-141-3p、miR-143-3p、miR-182-5p、miR-186-5pandmiR-196b-5p、miR-598-3p 显示下调。一项对胃癌前病变和不同阶段胃癌患者的血浆 miRNA 检测发现，miR-16-5p 和 miR-19b-3p 浓度在胃癌前病变即出现微弱下降，在早期、进展期胃癌患者血浆中下降程度与胃癌浸润程度呈正相关，可作为胃癌早期筛查和进展评估的潜在生物标志物。

在调控细胞周期上，miRNA 可以通过改变细胞周期蛋白、细胞周期蛋白依赖性激酶及其调节剂的表达，还可以通过调控原癌基因或抑癌基因表达来实现。在调控细胞凋亡上，miRNA 主要体现在调节 Bcl-2 家族的表达、调节凋亡过程的其他因子（如转录因子 EGR2、NF-κB、MIF）、改变细胞凋亡的信号通路。

（二）lncRNA

长链非编码 RNA（long non-coding RNA，lncRNA）是长度大于 200nt 的非编码 RNA。研究表明，lncRNA 在胃癌生物学的调节过程中起关键的作用，与胃癌的发生、发展、侵袭、转移和预后密切相关。多种 lncRNA 在胃癌细胞中异常表达，发挥癌基因或抑癌基因的作用，与胃癌关系较密切的 lncRNA 包括 HOTAIR、GHET1、DANCR、HULC、MEG3 等。

1. HOX 转录反义 RNA（HOX transcript antisense intergenic RNA，HOTAIR）

HOTAIR 定位于染色体 12q13.13，最初发现在乳腺癌细胞中表达增高。后来发现胃癌细胞中 HOTAIR 表达亦增高，它可以作为内源竞争 RNA 结合 miR-331-3p，调节胃癌细胞中人表皮生长因子受体 2 的表达，促进胃癌恶性侵袭。另有发现，HOTAIR 可抑制 miR-126 的表达，促进血管内皮生长因子 A 和 PI3KR2 的表达，激活 PI3K/AKT/MRP1 信号通路，影响胃癌发生、发展。此外，HOTAIR 还可以与多梳抑制复合物 2 结合，使组蛋白 H3 第 27 位赖氨酸甲基化，调节基因表达。同时，HOTAIR 还可通过结合组蛋白甲基化转移酶 2（enhancer of zestehomolog 2，EZH2）进而结合 E-钙黏蛋白（E-cadherin）启动子，抑制 E-钙黏蛋白表达，影响胃癌细胞的侵袭、转移和预后等。除了表达上调，个别患者 HOTAIR 表达下调，可以增强胃癌细胞的化学敏感性和减少耐药性。机制研究表明，HOTAIR 表达下调可以增加 miR-34a 的表达，抑制 PI3K/AKT 和 Wnt/β-catenin 两条信号通路，降低胃癌细胞对顺铂类药物的耐药性。由此可见，HOTAIR 是影响胃癌发生发展的重要 lncRNA，可通过作用于多种 miRNA、结合 EZH2 和影响胃癌细胞化学敏感性等发挥致癌作用。HOTAIR 高表达可促进胃癌发生、发展与转移，因而 HOTAIR 有望成为潜在的胃癌生物标志物。

2. 胃癌高表达转录本 1（gastric carcinoma high expressed transcript 1，GHET1）

GHET1 定位于染色体 7q36.1。GHET1 在多种肿瘤细胞中高表达，如胃癌、膀胱癌和头颈癌等。GHET1 过表达可促进胃癌细胞增殖，且与胃癌发生、发展、转移和低生存率有关。GHET1 可与胰岛素样生长因子 2 mRNA 结合蛋白 1 结合并增强与 c-Myc mRNA 间的相互作用，从而增强 c-Myc mRNA 的稳定性并促其表达；GHET1 和 c-Myc 的表达与胃癌恶性表型的维持关系密切，c-Myc 的消耗与减少可削弱 GHET1 对胃癌细胞增殖的影响。此外，GHET1 表达程度与胃癌细胞药物敏感性呈负相关。沉默 GHET1，顺铂耐药胃癌细胞株的半数抑制浓度显著降低，表明对顺铂类药物的敏感性增加；过表达 GHET1 结果则相反，同时下调 BAX 表达，上调 BCL-2、MDR1 和 MRP1 表达，减少胃癌细胞凋亡。以上研究表明，GHET1 通过影响胃癌恶性表型及耐药性而发挥促癌作用。GHET1 在胃癌细胞中明显高表达，可作为胃癌发展潜在的标志物及胃癌靶向治疗的分子靶标。

3. 抗分化非编码 RNA（differentiation antagonizing non-protein coding RNA，DANCR）

DANCR 定位于染色体 4q12，在胃癌细胞中表达上调。通过 RNA sequencing 和 GO 分析发现，DANCR 可通过调节相应靶基因表达影响细胞代谢和细胞周期。同时发现，DANCR 可作为癌基因 MYC 家族的作用靶点，降低细胞周期抑制物 P21 表达，促进胃癌发展。另有研究表明，lncRNA-LET 是 DANCR 的靶基因，DANCR 可与 EZH2 及组蛋白去乙酰化酶 3（histone deacetylase 3，HDAC3）结合，以表观遗传沉默 lncRNA-LET，促进胃癌转移和侵袭。同时，DANCR 可被 SALL4 激活，进而激活 β-连环素通路，发挥致癌活性，其表达与瘤体大小、TNM 分期、淋巴结转移和侵袭深度相关。以上研究表明，DANCR 有多种靶点（如 MYC 家族、EZH2 和 HDAC3 等）和激活物（如 SALL4 等），在转录和表观遗传学水平以多种机制发挥致癌作用，影响胃癌发生、发展，对胃癌的临床分期有重要意义。

4. 肝癌高表达转录本（highly up-regulated in liver cancer，HULC）

HULC 定位于染色体 6p24.3。最早在肝细胞癌中证实 HULC 表达上调，其作用机制涉及多个方面，如下调真核翻译延伸因子 1ε1 表达，促进脂质异常代谢和上调鞘氨醇激酶 1 表达，从而促进肿瘤血管生成等。新近研究发现，HULC 高表达和 *Hp* 感染、胃癌的大小、TNM 分期、淋巴结转移和远处转移等有关。此外，HULC 异常表达可影响胃癌细胞的化学敏感性、自噬和凋亡等。HULC 沉默可增强顺铂类药物所致细胞凋亡和胃癌化疗敏感性。HULC 过表达可诱导自噬，抑制凋亡，促进胃癌细胞增殖和侵袭，HULC 沉默可逆转胃癌细胞 EMT 表型。同时，胃癌细胞中 HULC 表达水平与临床病理资料关系密切，可辅助判断胃癌的恶性程度，并可有效指导胃癌的临床治疗。由此可见，HULC 作为在胃癌细胞中高表达的致癌 lncRNA，对胃癌临床诊断与治疗有指导意义，可成为胃癌诊断的新型标志物，显著提高胃癌临床诊断的准确性，也是胃癌预后很好的预测指标之一。

5. 母系表达基因 3（maternally expressed gene 3，MEG3）

MEG3 定位于染色体 14q32.2，在多种肿瘤细胞（如胃癌、子宫内膜癌和乳腺癌等）中低表达。*MEG3* 高表达可使 p53 表达增高，*p53* 为抑癌基因，可减少胃癌细胞的增殖和转移。*MEG3* 上调 p53 表达的原因是 *MEG3* 基因位点富含 p53 作用元件，故 *MEG3* 的表达可调节胃癌细胞中 p53 表达，影响 p53 信号通路。此外，*MEG3* 低表达影响 PI3K-AKT-mTOR

信号通路，诱导自噬，促进胃癌发展。同时发现，*MEG3* 在胃癌细胞中的表达水平及其作用的发挥还依赖于某些 miRNA。通过 52 例胃癌样本证实，*MEG3* 与 miR-148a 在胃癌细胞中的表达呈正相关，且当 miR-148a 表达抑制时，可通过调节 DNA 甲基转移酶 1 表达而使 *MEG3* 表达下调。*MEG3* 与 miR-141 表达亦呈正相关，且 miR-141 是转录因子 E2F3 的靶点，当 E2F3 表达抑制时，*MEG3* 表达增加，发挥抑癌作用。因此，*MEG3* 是一种胃癌低表达 lncRNA，通过影响 p53 信号通路和与多种 miRNA 相互作用而发挥抑癌作用。*MEG3* 低表达是提示胃癌预后不良的重要标志物。

八、血 管 生 成

有学者提出一种假说：肿瘤的生长大致可分为血管前期和血管形成期两个阶段。如果没有新生血管提供肿瘤细胞代谢所需的营养物质，通过弥散作用供给肿瘤细胞的营养成分不足以满足肿瘤细胞的基本代谢要求，肿瘤生长的体积不会超过 $2\sim3mm^3$。新生血管的形成使肿瘤的血供由弥散获取的方式转为灌注获取，肿瘤细胞的生长也呈指数方式进行并最终达到难以控制的体积。除了对肿瘤本身的营养作用，新生血管也是肿瘤细胞侵袭转移的重要途径，肿瘤的血行转移通常与新生血管数量呈正性关系。微血管密度是常用肿瘤新生血管评价的指标。在胃癌发生发展过程中，新生血管的形成同样起到重要的作用，其水平也与疾病的预后密切相关。

（一）血管形成的调节因子

血管内皮生长因子（vascular endothelial growth factor，VEGF）又称血管通透因子（vascular permeability factor，VPF），是一种高度特异性的促血管内皮细胞生长因子，目前发现哺乳动物中 VEGF 蛋白超家族成员包括 VEGF-A、VEGF-B、VEGF-C、VEGF-D 和胎盘生长因子（placenta growth factor，PLGF）。血管生成是恶性肿瘤快速生长与远处转移的必要条件，VEGF 与细胞表面的高度亲和力的血管内皮生长因子受体特异性结合，促进血管通透性增加、细胞外基质变性、血管内皮细胞迁移、增殖和新生血管生成等。

（二）缺氧微环境

缺氧是肿瘤微环境的基本特征，能刺激低氧诱导因子（hypoxia-inducible factor，HIF）转录，从而启动血管新生的生长因子的表达。

HIF 是一种调控与氧有关的转录激活因子，介导细胞适应低氧的应激反应，在系统和细胞水平的稳态变化中起着中心调控作用，目前已发现有 HIF1、HIF2 和 HIF3。肿瘤细胞因其快速增殖、能量供应不足，导致缺氧微环境的产生，肿瘤中的缺氧可促进血管生成异常、去毛细胞增生和炎症。

HIF 是由 α 亚基（HIF-1α、HIF-2α、HIF-3α）和 β 亚基（HIF-1β、HIF-2β、HIF-3β）组成的异二聚体。α 亚基是 HIFDNA 结合和转录活性的主要决定因素，受到缺氧信号的调节。三个 α 亚基都包含氧依赖性降解区域和 N 端反式激活结构域，HIF-1α 和 HIF-2α 也包含一个 C 端反式激活结构域。β 亚基也称芳香烃受体核转运子，在细胞核中表达，活动不受缺氧的影响。这两个亚基同属于螺旋-环-螺旋蛋白家族。

在缺氧微环境中，由于缺氧诱导因子高表达，导致血管生长因子上调，进而引起血管生成的一系列过程。此外，HIF-1 增强了细胞分裂周期蛋白 6（cell division cycle protein 6，Cdc6）和微小染色体维持蛋白（minichromosome maintenance protein，MCM）之间的物理相互作用，但减少了对激活细胞分裂周期蛋白 7（Cdc7）和下游蛋白的招募，最终导致 DNA 复制的减少，细胞周期阻滞。这些结果表明，HIF-1α 通过对 DNA 复制机制的直接（负）效应，抑制细胞周期的进展。MCM 除了具有解旋酶的作用，多个 MCM 蛋白还可以与 HIF-1α 结合并抑制 HIF-1α 活性。MCM7 直接与 HIF-1α 和 VHL 泛素连接酶复合物的组成部分结合，从而提高 HIF-1 的氧依赖降解。通过这种增殖信号，HIF-1α 和 MCM 蛋白质之间相互敌对的平衡，可以覆盖缺氧对细胞周期的影响。

第三节　免疫学研究

一、细胞因子免疫调节机制

白介素细胞因子被认为是参与胃癌前病变形成的一个重要的细胞免疫因素，无论是其自分泌还是旁分泌功能，均是参与胃癌前病变病理形成的重要组成部分。现如今已知的一共有 35 种白介素，虽然它们的机制和功效到目前为止还不是很清楚，但是白介素的失衡可以影响胃癌的发生，促进胃癌细胞的生长和发育。

IL-1β 对胃癌前病变的影响已经得到广泛的关注，其基因多态性可以明显影响胃癌前病变病理的进程，其 IL-1β-511 位点高水平表达可以促进胃癌前病变向胃癌进行转变，其余的如-31 和+3952 等位点低水平表达也被证明和胃癌发生有紧密的联系，IL-10-1082 位点 A/G 多态性与胃癌的发生也存在高风险致病能力。白介素细胞因子的分泌主要是因为 *Hp* 感染引起的机体促炎因子的释放，较高水平的促炎因子表达，可以消耗胃黏膜上皮细胞，并且长时间地引起胃酸分泌能力的下降。胃酸分泌能力的下降，降低了胃内化学物质防御能力，有利于有害物质对胃黏膜的侵蚀。IL-6 和 IL-1β 一样，同样也是一种促进炎症的细胞因子，而且早已在胃癌前病变的病理状态中被发现其会增高，但是到目前为止只是观察到这个现象，却尚不清楚 IL-6 在胃癌前病变的病理过程中扮演何种角色，值得一提的是，IL-6 的-174 位点的基因多态性和胃癌前病变的关系也已经被证实。IL-1β 则在癌细胞增殖和分化上的作用也被得到广泛关注，其主要介导慢性炎症过程促进癌组织的血供和神经生长。同为促炎因子的 TNF-α 也扮演着于同样的角色。

白介素除了可以有促炎的表现，也有某些细胞因子存在抗炎的效果。如 IL-1β 既可以表现为免疫抑制，也可以通过激活 T 细胞和 NK 细胞发挥抑制促炎细胞因子释放的作用。IL-1β 及其抗原可以联合作用于巨噬细胞、B 细胞、T 细胞和肥大细胞。很多的研究都证明了 IL 在自身免疫疾病和恶性肿瘤方面的功效。现在已知的 IL-1β 的-1082、-819 和-592 等基因位点和胃癌前病变的发病存在较为紧密的联系，过去的观点认为 IL-1β 的增多可以提高系统免疫抑制反应，减少自身免疫系统对肿瘤细胞的攻击。

二、自身免疫调节机制

自身免疫系统非常复杂，主要存在先天性免疫和获得性免疫，主要依赖 T 细胞和 B 细胞，此外还包括胃黏膜上皮细胞和树突状细胞，这些免疫细胞各自通过特异性的受体和信号转导通路，参与自身免疫的调节。

自体反应 T 细胞受到胸腺免疫器官的调节，其释放的 IL-27、IL-1β 和 TGF-β1 可以诱导 I 型调节细胞。巨噬细胞表面的抗原被刺激之后，外周淋巴组织内的辅助 T 免疫细胞被分化成两大类型的 $CD4^+$：Th1 细胞（分泌 IL-2、IFN-γ 和 TNF-α）和 Th2 细胞（分泌 IL-4、IL-5、IL-6 和 IL-1β）。Th1 细胞主要参与对于机体内源性毒素的免疫反应，降低免疫过敏反应，激活巨噬细胞。Th2 细胞则主要参与体液免疫反应，诱导 B 细胞释放免疫球蛋白。Th1 细胞和 Th2 细胞两者在机体内相互作用，如 Th1 细胞释放 IFN-γ 可以正反馈地促进 Th1 细胞的分化和增殖，抑制 Th2 产生 IL-1β0（可抑制 Th1 细胞）。Th1 细胞因子被认为参与器官特异性免疫反应，而 Th2 则被认为参与系统性免疫反应。Th17 细胞是另外一种可以制造 IL-1β7 的免疫细胞，参与自身免疫系统疾病的免疫应答，在 IL-23、IL-6 和 TGF-β 等细胞因子的刺激下，诱导幼稚的 T 细胞成熟，促进自身免疫疾病的免疫应答。TGF-β 平衡辅助性 T 细胞的数量和应答反应的能力，控制和降低 T 细胞免疫应答的能力。TGF-β 存在两种相反的功能：在生理状态下，通过诱导辅助性 T 细胞的分化，控制自身免疫应答；在病理状态下，联合 IL-6 共同反应，通过调节 Th17 细胞的分化诱导、加快自身免疫反应。

有研究发现 Th17 细胞可以促进胃癌前病变向胃癌发生转变，同时常伴有大量的嗜酸颗粒细胞和 $CD4^+T$ 细胞浸润，以及较高的 IgE 抗体表达。胃癌前病变的病理状态会伴随不断的免疫系统的损伤，同时值得注意的是 Hp 导致的胃炎，表现为大量的中性粒细胞浸润，而在自身免疫应答和 Hp 的共同攻击下，胃癌前病变的炎症状态会不断加重。Hp 感染主要可以通过 $CD4^+$ 的介导，尤其是 Th1 细胞，也存在 Th17 和调节因子的作用。

多项研究发现，伴有 Hp 感染的胃癌前病变，即使杀灭 Hp，依然存在 Hp 引起的抗体，可对胃黏膜上皮进行持续的攻击，促进胃黏膜上皮凋亡，这个过程被认为是刺激了 T 细胞的活化。

现在很多学者的研究不再仅仅局限于消除 Hp，同时也关注 Hp 引起的免疫反应，已经在临床尝试运用 IFN-γ，通过大鼠实验发现，采用此类药物可以明显降低 Th1 的反应，同时更重要的是缓解了胃癌前病变的病理表现，据此可以认为 IFN-γ 具有一定的逆转胃癌前病变病理表现的功效。上皮细胞和嗜铬细胞中存在胆囊收缩素-2（CCK-2）受体的表达，此受体参与免疫功能的调节，其表达增多可以引起表皮细胞损伤，促进其凋亡。胃泌素在胃癌前病变的病理状态下呈现出高表达，并且可以和 CCK-2 受体结合，对胃黏膜组织进行不断的攻击，加重胃癌前病变状态下病理状态的炎症反应。既往曾有学者研究了 300 多例胃癌前病变状态的患者的病理组织，发现 50% 表现为 CCK-2 的高表达，另外 50% 表现为胃泌素的表达增多。

目前发现胃癌前病变状态下可以产生免疫抑制反应的药物为 G-17 白喉疫苗（G17DT），有研究发现其可以抑制胃泌素对胃黏膜上皮的侵蚀及胃癌前病变向胃癌发展，所以就有学者在 52 例胃癌前病变状态的患者身上使用 G17DT 疫苗，60% 可以有效对抗胃癌前病变的病理发展进程，并认为 G17DT 可以促进体内抗体的产生，并且不激发自身免疫反应。

胃泌素在胃癌前病变的病理状态中的损害已经众所周知，其与 G17DT 药物之间的关系主要是抑制胃黏膜的 G 细胞上皮释放胃泌素，采用 G17DT 疫苗可以减少嗜铬细胞释放的有害物质对胃黏膜的侵蚀，同时也可以启动免疫应答机制，因此，G17DT 被认为是新的延缓胃癌前病变发展的药物。

此外，研究发现免疫营养制剂可以使胃癌前病变大鼠胃黏膜内的细胞形状和分布趋于正常。莪术中提取的萜烯类化合物 β-榄香烯可以增加细胞核抗原表达，降低端粒酶活性，从而有治疗大鼠胃癌前病变的作用。

三、Toll 样受体

Toll 样受体（toll-like receptor，TLR）是一组重要的模式识别受体，主要表达于巨噬细胞和树突细胞表面，构成机体防御病原体入侵的第一道屏障。TLR 是一种进化上高度保守的 I 型跨膜蛋白，目前发现并克隆了十几种哺乳动物的 TLR 分子，其分别选择识别病原体相关的分子模式，如 TLR-2～TLR-5、TLR-9 分别识别病原微生物的脂磷壁酸质、双链 RNA、脂多糖、鞭毛蛋白、非甲基化 DNA（CpG DNA）等配体。TLR 经各自配体刺激后可通过大致相似的信号转导途径诱导目的基因的活化表达，以完成一定的生物学功能，但每个 TLR 又因使用相对特异的接头蛋白而具有各自的特性。TLR 不仅启动天然免疫应答，控制炎症反应的性质、强度和持续时间，而且可以通过上调提呈细胞表面的共刺激分子和主要组织相容性复合体 II 分子的表达促进树突细胞成熟，诱导抗原特异性免疫应答（尤其是 Th1），调节获得性免疫应答的强度和类型，成为连接天然免疫和获得性免疫应答的枢纽。正常情况下，TLR 受到多种正、负向信号通道的调控，使之维持在适度的活化水平，TLR 过度活化或活化不足均会导致机体功能异常或疾病的产生。

TLR 属于 I 型跨膜受体，由胞外区、跨膜区和胞内区三部分组成。胞外结构域富含亮氨酸重复基序（leucine-rich repeat，LRR），称为 LRR 结构域，呈马蹄形结构，其凹面被认为与病原体的识别直接相关，该区域结构变异较大，可能与病原体 Pamps 存在变异有关；跨膜区富含半胱氨酸；胞内结构域与哺乳动物 IL-1R 家族的胞内结构域高度相似，称为 Toll/IL-1R（TIR）结构域，是由约 200 个氨基酸残基组成的保守区域，负责募集 Myd88、TRIF、TIRAP 和（或）TRAM 等衔接蛋白，向下游转导信号。

TLR 能单独或与其他 TLR 或其他分子协同识别不同病原体的特异性 PAMP，TLR1 可识别热激蛋白（heat shock protein，HSP）；TLR2 识别的 PAMP 种类较多，可与 TLR1、TLR6、

TLR10 或非 TLR 分子形成异二聚体，识别革兰氏阳性菌的肽聚糖、脂肽和脂蛋白，以及支原体的脂肽及真菌的酵母聚糖等多种 PAMP；TLR3 可识别病毒和寄生虫的双链 DNA；TLR4 主要识别革兰氏阴性菌的 LPS；TLR5、TLR6 分别识别细菌的鞭毛蛋白和支原体的双酰基脂肽；TLR7 可识别咪唑喹啉等化合物，TLR7、TLR8 可识别病毒单链 RNA；TLR9 则以识别病毒或细菌的非甲基化 CpG-DNA 序列和宿主核染质-IgG 复合物为主。此外，TLR 还能识别来自受损细胞的内源性信号，以及内源性大分子降解产物如硫酸肝素等。

TLR 为先天免疫应答的传感器，可通过识别 PAMP 引起下游目的基因活化，诱导免疫应答发生。根据与 TIR 结构域结合的衔接蛋白种类，TLR 介导的信号转导途径可分为 MyD88 依赖性和非依赖性途径，后者系通过 TRIF 途径进行信号转导，TLR1、TLR2、TLR6、TLR7、TLR9 介导的信号转导途径属于 MyD88 依赖性，TLR3 属于非 MyD88 依赖性，TLR4 则既可为 MyD88 依赖性，亦可为非 MyD88 依赖性。

MyD88 依赖性信号转导途径如下。

髓样分化因子 88（myeloid differentiation factor 88，MyD88）是 TLR 信号转导途径中重要的衔接蛋白，其分子结构中含有一个氨基端死亡结构域和一个羧基端 TIR 结构域，后者与 TLR 的 TIR 结构域相结合，前者与 IL-1R 相关激酶（IL-1R associated kinase，IRAK）的死亡结构域相互作用，募集 IRAK 至受体复合物。微生物病原体突破宿主免疫防御屏障时，机体上皮细胞和免疫细胞上的 TLR 识别并结合其 PAMP，其本身发生二聚化，诱导胞内 TIR 结构域构象改变，募集并与 MyD88 的 TIR 结构域相互作用以激活 MyD88，活化后的 MyD88 通过 IRAK 发生自身磷酸化，与肿瘤坏死因子受体相关因子 6（TRAF6）相互作用，诱导转录因子 AP-1 激活和（或）使转录因子 NF-κB 易位至细胞核内，从而启动靶基因转录，介导机体免疫炎症应答。

非 MyD88 依赖性/TRIF 信号转导途径：MyD88 同源蛋白的发现及 MyD88 缺失但 TLR4 不缺失的小鼠树突细胞的成熟均提示非 MyD88 依赖性信号转导途径存在。目前已发现 5 种 MyD88 同源蛋白，最早被发现的是 MyD88，这些同源蛋白均为含 TIR 结构域的衔接蛋白（TIRdomain-containing adapter protein，TIRAP），又名 MyD88 衔接样蛋白（MyD88-adapter-like，MAL）。其他 4 种 MyD88 同源蛋白与 MyD88 类似，含有 TIR 结构域的衔接蛋白 TIRAP、TRIF、TRAM、SARM 可能在 TLR 介导的非 MyD88 依赖性信号转导途径中起重要作用，目前研究较多的是 TRIF 通路。TLR3、TLR4 可通过 TRIF 通路引发天然免疫应答。其中，TLR3 可直接激活 TRIF 通路，TLR4 则需与 TRAM 协同作用。TRIF 募集肿瘤坏死因子 β 激活激酶-1 和 TANK 结合激酶-1，进而激活 NF-κB 或 IFN 调节因子 3，诱导炎症相关基因转录，产生促炎细胞因子和 I 型 IFN，如 TNF-α、IL-6、IL-12、IFN-α 等。

综上，现有研究发现具有 TIR 结构域的衔接蛋白在 TLR 介导的信号转导途径中起重要作用，无论是通过 MyD88 依赖性还是非依赖性途径。

研究发现，*TLR2* 基因片段中的-196～-174del（ins/del+del/del）可增加巴西人群的胃癌发生风险。曾红梅等在我国胃癌高发地区山东省临朐县选取 248 例胃癌患者和 496 例胃炎对照者，对其 TLR2rs3804099、TLR9 rs187084 位点行基因型分析，发现 rs3804099TC + *CC* 基因型携带者胃癌发生风险明显降低，合并 *Hp* 感染的 *TT* 基因型携带者胃癌发生风险明显增加，rs187084 位点多态性与胃癌发生无明显关联。该作者以上述检测人群为基础，进一步选择 350 例胃黏膜异型增生患者和 496 例肠上皮化生患者，分析了 TLR2、TLR5 基因多态性与胃癌及其癌前病变的关系，与在巴西人群中进行的病例对照研究结果不同，该研究发现 TLR2 基因片段-196～-174del 携带者胃癌发生风险显著降低，而 TLR5 rs5744174 C 等位基因携带者（TC+CC）胃癌发生风险增加，如患者合并 Hp 感染，此种风险将进一步增加，表明 rs5744174 多态性与 Hp 感染之间存在交互作用。Yang 等对德国人群的研究发现，TLR1 纯合子 602S 等位基因携带者由 TLR2/1 激动剂引发的 IFN-γ 应答减弱，突变型纯合子 602S/S 基因型可降低 Hp 相关胃病如胃癌和胃溃疡的发生风险。在白种人中，研究未发现 TLR9-1237T/C 启动子基因多态性与胃癌风险增加有关。

第四节　中药作用机制研究

胃癌发生发展过程一般从慢性浅表性胃炎到慢性萎缩性胃炎，再到肠上皮化生或（和）异型增生，最后发展为胃癌。因此，阻断甚至逆转胃癌前病变（胃癌前病变）是降低胃癌发病率和病死率的重要环节。中医药在临床防治胃癌前病变上具有独特的优势，越来越受到国内外的推崇和重视。近年来，越来越多针对胃癌前病变的中医药实验基础研究，明确中药治疗胃癌前病变的实验机制对中医药防治胃癌前病变具有重要的意义。总的来说，中药可以通过保护胃黏膜、调节胃液 pH、阻止胆汁反流、抗 Hp 感染、抗氧化、调节机体免疫功能、调节相关激素水平、调节相关细胞因子、抑制端粒酶活性、调节机体代谢水平、调控相关信号通路、调控细胞增殖和凋亡相关基因的表达等措施进行干预治疗，为临床防治胃癌前病变提供了理论基础依据。

一、保护胃黏膜

胃黏膜是机体胃组织的最表层，由上皮层、固有层和黏膜肌层构成，是维持胃功能正常的重要组织结构。胃黏膜上皮细胞顶端与相邻细胞侧膜之间存在紧密连接，上皮细胞内的黏原颗粒参与分泌黏液，形成凝胶状结构，覆于胃黏膜表面，共同构成人体胃黏膜的第一道防御屏障。

为了实现防御功能和维持内稳态及完整性，除了控制胃酸分泌和维持 pH 外，胃黏膜还具有特定的结构，其功能受不同控制机制的影响，其中包括控制黏液和碳酸氢盐的分泌，控制局部黏膜血流、持续的细胞更新，以及对神经和激素的防御机制的控制。这些机制主要是由前列腺素（PG）、一氧化氮（NO）、生长因子、热激蛋白（HSP）和一种称为降钙素基因相关蛋白的神经肽介导的。此外，肾上腺糖皮质激素和中枢神经系统在调节胃保护方面也起着重要作用，尤其是下丘脑和迷走神经背核。胃黏膜也是机体免疫系统和内脏相关淋巴组织的重要组成部分，是抗原特异性体液和细胞介导免疫反应的起始位点。胃癌前病变直接表现为胃黏膜损伤，西药如质子泵抑制剂（PPI）等在治疗胃癌前病变时，可抑制胃酸分泌、减轻胃黏膜损伤，但容易加重胃黏膜腺体萎缩，进而加速胃癌前病变的发展。中药在保护胃黏膜方面具有独特的优势，副作用较小，能够在一定程度修复局部胃黏膜，增加局部的血液供应，增强胃黏膜抗损伤修复能力，从而达到治疗目的。

（一）维持胃黏膜-碳酸氢盐屏障

胃黏膜在持续暴露于胃酸、胃蛋白酶等能够消化组织的有害因素下，仍能保持结构完整和功能正常。正常情况下，胃黏膜是由一系列防御机制来维持其完整性的，包括胃黏液-碳酸氢盐-磷脂屏障、胃黏膜上皮屏障、胃黏膜上皮细胞的更新修复、胃黏膜微循环血流保护和神经调节作用等机制，以及多种保护性细胞因子（如前列腺素、一氧化氮、三叶肽、生长因子和热休克蛋白等）的作用。当有害因素侵袭了黏膜屏障或当黏膜防御屏障受到损害时，黏膜损伤就可能发生。

黏液-碳酸氢盐-磷脂屏障是胃黏膜保护屏障的第一道防线，是由黏液凝胶、碳酸氢盐和表面活性剂磷脂形成的。黏液-碳酸氢盐-磷脂屏障作为胃十二指肠黏膜对酸和胃蛋白酶保护机制的关键组成部分，通过将 HCO_3^- 分泌到稳定黏附的黏液凝胶层中，在胃和十二指肠上皮表面形成 pH 梯度，维持表面上皮细胞的中性微环境，并为黏膜抵抗腔内酸性环境提供第一道防线，一方面可阻止胃腔内的 H^+ 反向弥散到黏膜组织内，是胃黏膜重要的抗酸机制之一；另一方面可减缓 H^+ 的扩散速度，使其与 HCO_3^- 充分中和，减轻 H^+ 对胃黏膜的损伤，从而起到对胃黏膜的保护作用。此外，黏液凝胶层是腔内胃蛋白酶的有效屏障，防止胃蛋白酶的渗透，从而防止表面上皮细胞的蛋白水解消化，进而保护胃黏膜。

近年来相关研究表明，中药有助于促进胃黏膜分泌黏液、碳酸氢盐等具有保护作用的物质，提高胃黏膜的防御能力。其中，中药甘草的有效成分甘草黄酮可以显著改善大鼠胃黏膜病理，血清 PGE_2 水平显著升高，上皮细胞黏蛋白指数及酸性黏蛋白指数提高，上皮细胞黏蛋白分泌功能增强和黏膜屏障完整性得到恢复，大鼠胃黏膜损伤率显著下降，与此同时，胃黏膜微循环血流量也得到有效改善。文国容等则在胃乐散对大鼠胃溃疡黏膜作用的研究中观察到，中药能够通过碳酸氢盐转运蛋白囊性纤维化跨膜转运调节因子（CFTR），Cl^-/HCO_3^- 离子交换体等途径调节上皮细胞的 HCO_3^- 转运，提高大鼠胃溃疡黏膜 SLC26A3、SLC26A6 和 CFTR 的表达，增加碳酸氢盐的分泌，从而保护胃黏膜。贺海波等在木瓜三萜对吲哚美辛致胃黏膜损伤影响的实验研究中发现，中药能够通过增加胃液分泌量、胃黏膜血流量、胃结合黏液量、胃液分泌量等，促进胃黏膜防御屏障的功能恢复，且可能与上调表皮生长因子（EGF）和三叶因子 1（TFF1）表达有关。

氨基己糖、前列腺素（PGE_2）是胃黏膜防御屏障中的两个重要因子。氨基己糖是胃黏膜黏液层中高分子糖蛋白的主要构成成分，其水平增加表示黏液量增多，从而维持黏液层正常结构与功能，因此氨基己糖的含量与胃黏膜组织的屏障功能密切相关。而 PGE_2 则可刺激胃黏液、碳酸氢盐、表面活性磷脂分泌，从而增强胃黏膜-碳酸氢盐屏障保护作用，还有扩张血管、增加胃黏膜微循环的作用，以及增加胃黏膜血流，保护上皮细胞，维持胃黏膜的完整性及抑制胃酸分泌和清除氧自由基的功能。张正利等在研究不同制酸类中药对胃黏膜氨基己糖及 PGE_2 的影响，发现瓦楞子、白螺蛳壳、牡蛎、海螵蛸、浙贝母 5 种临床常用的制酸类中药可降低急性胃溃疡模型大鼠溃疡指数，其抗溃疡和保护胃黏膜的机制主要与提高氨基己糖含量和 PGE_2 水平有关。胡鸿毅等模拟胆汁反流、免疫反应造模，拟胃祺饮（组方：党参、黄芪、莪术、当归等），与叶酸对照研究，发现胃祺饮能降低细胞髓过氧化脂质、表皮生长因子及其受体的水平，并抑制一氧化氮过度上升，提高细胞内谷胱甘肽氧化酶水平，提示胃祺饮能有效阻断多种有害物质对胃黏膜的损伤，抑制细胞增殖，同时保护细胞结构和功能的完整性，共同发挥预防胃癌前病变的功效。曹俊敏等研究补气养阴解毒方对慢性萎缩性胃炎大鼠血中胰高糖素（Glu）、血管活性肠肽（VIP）、PGE_2 的影响，结果显示该方可使大鼠血中 PGE_2 水平明显升高，Glu 水平降低，从而增加胃黏膜血流，促进胃排空和胃酸的分泌，加速胃黏膜的修复。

单味中药对胃黏膜的保护则以补益药和活血化瘀药居多，补益药如黄芪、党参、白术、甘草、干地黄等；活血化瘀药如丹参、大黄、川芎、五灵脂等，另外黄连、黄柏、蒲公英、苦参、鸡内金等亦对胃黏膜具有保护作用。传统经方如补中益气汤、小柴胡汤、香砂六君子汤等皆有增加大鼠胃壁黏液含量的作用。

（二）改善胃黏膜血流量

胃黏膜血流（gastric mucosal blood flow，GMBF）对胃黏膜的防御功能起着重要作用，可通过为胃黏膜上皮细胞提供营养物质和氧，同时带走组织中多余的 H^+、局部代谢产物、毒素、氧自由基，从而维持组织内酸碱平衡，发挥保护胃黏膜的作用。

当胃酸反向扩散的屏障被破坏时，胃黏膜血流的保护作用增强，有助于清除反向扩散的胃酸。胃黏膜和黏膜下层由许多含有血管舒张肽的辣椒素敏感感觉神经纤维支配。胃黏膜感觉神经元监测酸的反向扩散，当这一过程发生时，通过从黏膜下动脉周围纤维释放降钙素基因相关肽，发出保护血流增加的信号。内皮来源的血管舒张剂 NO，在维持胃黏膜基底血流量和增加血流量的同时，伴随着五肽胃泌素刺激胃酸分泌发挥重要作用。它还与辣椒素不敏感感觉神经纤维相互作用，调节微循环，以保持黏膜完整性。最后，中性粒细胞在各种形式的黏膜损伤中发挥重要作用。白细胞黏附在血管内皮细胞上，通过微血管堵塞减少血流，释放组织损伤介质，从而导致胃黏膜损伤。

胃黏膜血流量是决定胃清除或中和胃酸能力的关键因素，进而决定胃黏膜损伤的发生。微循环是非甾体抗炎药、乙醇、盐酸和应激所致急性胃黏膜损伤发病机制的重要早期靶点，也是许多保护剂的场所，如前列腺素、三氯铝酸盐、异丙肾上腺素、表皮生长因子、巯基乙胺和辣椒素类保护剂。

近年来大量学者对中药与胃黏膜血流之间的关系进行了深入研究。内皮素-1（ET-1）可促进胃溃疡中胃肌成纤维细胞和胶原纤维的积累，刺激胃成纤维细胞迁移和增殖，促进生长因子、血管生成因子和 PGE_2 的释放。因此，ET-1 不仅在溃疡形成中具有重要作用，而且通过动员肌成纤维细胞和诱导基质衍生因子的产生，在溃疡愈合中也具有重要作用。白健乐等通过对乙酸致胃溃疡大鼠的胃黏膜血流量与活血化瘀中药之间的影响进行实验研究，提示中药可通过减少大鼠血浆 ET 含量，增加血清和胃黏膜组织内的 NO 含量，从而达到改善胃黏膜血流量，促进溃疡愈合，起到对胃黏膜的保护作用。在胃黏膜再损伤的研究中进一步表明，中药亦可通过改善胃黏膜的血流量而实现增强胃黏膜的防御功能及增强胃黏膜抗同一干扰因素的再损伤能力。

灵芝提取物可通过提高胃黏膜中 PGE_2、GMBF 和胃黏液分泌水平来增强胃黏膜屏障，这可能是其对胃黏膜保护作用的机制之一。刘建伟等观察到胃炎饮可显著改善胃黏膜 AB/PAS 阳性层厚度，减轻炎症细胞浸润程度，具有保护胃黏膜-黏液屏障的作用，还能显著提高胃黏膜磷脂及氨基己糖含量，增强胃黏液的黏滞性、疏水性，减缓 H^+ 通过黏液层的速度，从而增强胃黏膜抵抗外来因子的侵袭作用，减轻胃黏膜损伤，提高胃黏膜 PGE_2 和血浆 6-酮-前列腺素 F1α（6-Keto-PGF1α）含量，降低血栓素 B_2（TXB_2）含量，增加胃黏膜血流量，从而减轻胃黏膜的损伤。

石雪迎等研究证实，中药健脾益胃胶囊能够增加胃癌前病变模型大鼠胃黏膜的血流量和降低胃黏膜丙二醛（MDA）含量，从而对大鼠胃黏膜具有保护作用。王松坡、孔令春等通过研究参芍胃安颗粒或调气活血方，发现通过其治疗明显提高胃窦大小弯、前后壁的黏膜血流，提示调气活血中药能改善胃黏膜血流，有助于胃局部环境的改善。饶建跃分析当归芍药汤对改善慢性萎缩性胃炎胃黏膜血流的效果，表明中药可显著增加胃黏膜血流量，从而对损伤的胃黏膜进行修复，以达到保护胃黏膜的作用。李宁宁等在半夏厚朴汤加味对慢性萎缩性胃炎大鼠胃黏膜血流量及脂质过氧化损伤的影响研究中指出，中药可能通过增加胃黏膜的血流量，减轻脂质过氧化损伤，使胃黏膜萎缩过程逆转，进而起到修复和保护胃黏膜的作用。张厚等针对黄芪总皂苷对脾虚大鼠胃黏膜血流量改善作用研究，发现中药可改善黏膜血流量，抑制脾虚大鼠黏膜损伤，可能与提高机体免疫功能密切相关。

（三）增强胃黏膜免疫系统

"正气存内，邪不可干"。胃肠道被认为是人体内最大的免疫器官，是黏膜免疫系统之一，也是人体免疫系统的第一道防线，对胃黏膜起着重要调节作用。当胃黏膜免疫功能下降时，促使炎症细胞水平随之增高，从而引起胃黏膜炎性病变。中药可通过改善胃黏膜免疫相关指标，降低炎症细胞水平，发挥对胃黏膜的保护作用。

TLR 是先天免疫反应的重要组成部分，它使宿主能够保护自己免受微生物和其他有害物质的危害。TLR4 是脂多糖（LPS）受体，被认为是胃上皮细胞上 *Hp* 的潜在信号受体，属于模式识别受体家族，目前共有 11 个成员，它们通过对微生物或病原相关分子模式的反应激活促炎信号通路。TLR4 通过 MyD88、Toll/IL-1 受体域和 TRAF6 转导信号结合 CD14 和 MD-2，促进了基因的转录，这些基因参与了免疫激活，包括转录因子 NF-κB 和 MAPK 激酶通路。NO 是胃十二指肠防御系统的重要组成部分，具有血管舒张功能，对胃酸分泌有抑制作用。它是由 L-精氨酸诱导 NO 合成酶（iNOS）合成的。聚胺精胺能抑制 iNOS 蛋白表达，不产生 NO。研究发现，香沙六君子汤能上调 TLR2、TLR4、P38MAPK、NF-κB 蛋白质的表达，增加血清中 TNF-α 和 IL-6 的水平，增加 iNOS 活性和 NO 含量，具有根治 *Hp* 感染、减轻胃黏膜慢性萎缩性炎症的作用。

$CD4^+T$ 辅助细胞调节对细胞和体液免疫反应，参与多种疾病的进展，Th1 和 Th2 的平衡在其中也发挥重要作用。何钦等进一步通过对胃癌前病变患者 Th1/Th2 免疫漂移影响的研究表明，中药可使患者治疗后 Th1（IL-2、IFN-γ）的水平较治疗前明显升高，治疗后 Th2（IL-4、IL-6）的水平较治疗前明显降低，提示中药可通过对细胞因子表达的特异性调控来干预调节免疫漂移，减少对胃黏膜的进一步损伤，起到保护胃黏膜作用，从而阻断或逆转胃癌前病变的发展。

可溶性白介素-2 受体（sIL-2R）是一种由淋巴细胞产生的与免疫相关的多肽，主要通过与 IL-R 结合，降低 T 淋巴细胞增殖，从而抑制机体免疫。严海等在中药对慢性萎缩性胃炎患者免疫水平的影响研究中指出，中药可提高人体血清 $CD4^+$、$CD4^+/CD8^+$ 水平，降低 $CD8^+$、sIL-2R 水平，发挥对人体免疫功能的调节作用。

（四）调节胃黏膜损伤后修复

上皮细胞的不断更新是靠具有良好协调和控制增殖的祖细胞，替换受损或老化的表面上皮细胞实现的，完全替换胃表面上皮细胞通常需要 3～7 天，而替换腺细胞则需要数月。胃黏膜上皮细胞的更新是一个连续不断的过程，其有助于维持胃黏膜上皮的完整性，使细胞间紧密连接。当胃黏膜受到损伤时，上皮细胞就会启动胃黏膜的快速修复功能，将受损部位的裸露部分覆盖并形成细胞间的紧密连接，促进其恢复完整。因此，胃黏膜损伤后修复也是胃黏膜保护机制的重要方面之一。

HSP70 在预防应激诱导的细胞损伤和促进损伤细胞的愈合方面具有重要作用。当细胞承受各种环境压力，如热、冷和缺氧时，它们就会被诱导。HSP70 在胃溃疡大鼠胃黏膜和胃癌患者中均有过表达，其过表达可通过增加 GMBF、促进细胞增殖、抑制细胞凋亡、保护细胞免受氧自由基侵袭、促进蛋白质合成等方式加速溃疡愈合，促进胃黏膜损伤修复。研究指出，健脾和胃化瘀中药可通过上调胃黏膜 HSP70 的表达，促进胃黏膜损伤修复，而起到治疗 CAG 的作用效果，对胃癌前病变有改善作用。

史李娜在石榴皮多酚有效部位抗消化性溃疡的药效学研究中观察到，中药可通过增加 EGF、EGFR 及 NO 的表达，进而增强胃黏膜的防御功能，促进胃黏膜损伤后修复，维持胃黏膜屏障的完整性。徐丹在金铃子散抗实验性胃溃疡的药效学及作用机制研究中表明，中药能够通过升高 VEGF 的水平，扩张血管、增加胃黏膜血流量，从而达到增强胃黏膜的防御修复能力。郑虹则在胃肠安丸及君药木香对胃黏膜损伤的保护作用及机制研究中指出，中药能够通过提高血浆中 SOD 活力、抑制 MDA、促进 IL-10 分泌，从而改善胃上皮细胞增殖功能，促进溃疡损伤愈合，发挥保护胃黏膜作用。徐婷婷等则在益胃化裁方免煎颗粒抗胃黏膜损伤的作用研究中表明，中药对急性胃黏膜损伤的预防保护作用，可能与促进 SS、PGE_2 等胃黏膜保护因子的表达有关。

更多研究发现，养正消积胶囊、胃宁胶囊可以改善胃黏膜上皮细胞形态异常，使萎缩的胃黏膜得到修复、炎症细胞的浸润程度得以减轻、肠上皮化生程度得以减轻、增生的胃黏膜腺体形态趋于正常，并增加胃黏膜局部血流量，改善局部细胞营养缺乏状态，促进局部细胞恢复正常，从而保护胃黏膜。李晓斌等发现，中药消萎灵可提高胃癌前病变大鼠胃黏膜血流量和降低其异常增高的血浆胃动素水平，改善组织病理，通过改善胃黏膜循环灌注以增加胃黏膜血流量，增强和保护胃黏膜的屏障功能。谢晶日等采用胃灵冲剂治疗胃癌前病变，发现其可以有效抑制端粒酶活性，降低其浓度，从而诱导细胞正常分裂、凋亡，逆转腺体的增生，促进腺体的再生，使胃黏膜得以修复。胃安泰胶囊、调气活血方具有提高胃黏膜血流量、增强胃黏膜的屏障作用、调节胃肠运动、防止胆汁反流等作用，从而阻断胃癌前病变的发展。黄雅慧等研究表明，中药萎平舒胶囊能明显改善胃黏膜上皮细胞形态异常及腺体萎缩，使血管扩张完全消除，胃黏膜炎症细胞浸润显著减少，变薄的胃黏膜显著增厚趋向正常。

二、调节胃 pH 和抗胆汁反流

胃 pH 可有效反映胃黏膜局部血流情况，判断胃黏膜是否损伤。胃 pH 高低也可表示胃黏膜氧合充足与否，若胃黏膜损伤，胃黏膜结构发生改变，黏膜通透性也改变。当胃 pH ＞4 时，胃内容物可引起胃灼热症状，损伤胃黏膜。研究发现，善胃 Ⅰ 号方可能通过抑制 NHE1 蛋白在胃黏膜中的表达，从而降低胃液 pH，有效维持胃内酸性环境，进而保持胃内环境的稳定，同时可降低乳酸及亚硝酸盐的含量，降低胃液及血清中癌胚抗原（CEA）和糖类抗原 CA199、CA724、CA125 的含量，抑制肿瘤细胞增殖与扩散，从而达到阻断或逆转胃癌前病变进展的目的。

胃酸和激活的胃蛋白酶是胃酸反流加重黏膜损伤的关键成分。胃酸的分泌必须根据需要进行精确的调节和产生，才能最大限度地发挥胃酸的功效，减少胃酸过多对胃的危害。胃酸可以杀死包括 Hp 在内的微生物，使胃肠保持相对无菌，还有助于蛋白质消化，促进非血红素铁、钙和维生素 B_{12} 的吸收。然而，当胃酸和胃蛋白酶调控失去抑制，其水平超过胃黏膜防御机制时，糜烂、溃疡等胃黏膜损伤就容易发生。研究表明，中药云母可减少胃酸和胃蛋白酶的分泌，通过增加胃壁细胞、G 细胞和 D 细胞的数量，调节包括胃肠激素分泌（胃泌素和生长抑素）在内的神经内分泌机制，具有保护胃黏膜、促进胃黏膜血流、改善胃黏膜炎症反应、缓解胃黏膜腺体萎缩的药理作用。小柴胡汤可以降低胃内胆汁酸，明显抑制胃液和胃酸的分泌及胃蛋白酶的活性，具有抗反流性胃炎作用。

胆汁反流是肠上皮化生、不典型增生及胃癌的重要危险因素之一，其中胆汁酸是其损伤胃黏膜的主要毒力因子。胆汁反流导致 CAG 主要是通过损害胃黏膜屏障引起，胃腔内的 H^+ 通过受损的屏障反弥散入胃黏膜内，刺激组织胺分泌的增加，而组胺又可促使胃酸分泌增多，并作用于血管 H_1 受体、H_2 受体引起血管扩张，渗透性增强，胃黏膜有效血流量减少，从而导致 CAG 的发生。

胆汁反流入胃，可改变胃内微环境，除了胆汁酸自身的细胞毒性，还可以作为信号分子通过激活其核受体 FXR 及膜受体 TGR5，调节下游信号通路和细胞功能，参与 IM 和胃癌的发生发展。另外，胆汁酸可通过体内和体外 c-Myc 激活增强端粒酶活性，促进胃癌前病变和胃癌进展。研究指出，胆汁酸可诱导 IM 组织中 miR-92a-1-5p 的升高，进而激活 CDX2，降低 FOXD1 水平，因此抑制 miR-92a-1-5p 并恢复 FOXD1 可能是胆汁反流患者胃 IM 的一种预防方法。此外，尚有实验研究通过幽门弹簧插入法建立大鼠浅表性胃炎及萎缩性胃炎病理模型，发现中药"实痞通"、"甘平养胃"及"胃乐"三种方剂水煎液对慢性胃炎的疗效机制可能是改善幽门括约肌功能，调节胃肠运动功能，促进胃排空进而减少胆汁反流及胃内潴留，减轻胆汁对胃黏膜的损伤。

三、抗幽门螺杆菌感染

Hp 是一种螺旋形微需氧的革兰氏阴性菌，其主要通过粪-口传播及口-口传播的方式传播。我国《第五次全国幽门螺杆菌感染处理共识报告》显示，Hp 感染率接近 60%。Hp 已被证实为慢性胃炎、消化性溃疡的主要致病因子，与胃癌、胃黏膜相关性淋巴样组织恶性淋巴瘤的发生、进展密切相关。

癌胚抗原相关细胞黏附分子（CEACAM）家族成员为 Hp 受体，而 HopQ 是一种表面暴露的黏附素，主要结合人 CEACAM1、CEACAM3、CEACAM5 和 CEACAM6。HopQ CEACAM 是以独立多糖形式结合的，以 N 域为靶点。Hp 结合诱导 CEACAM1 介导的信号通路，HopQ CEACAM1 相互作用使毒力因子 CagA 移位到宿主细胞中，增强促炎介质（如 IL-8）的释放。

Hp 的发病机制与它的致病因子有关，如脲酶、鞭毛、空泡细胞毒素 A（VacA）、细胞毒素相关基因抗原（CagA）等。在这些毒力因素中，VacA 和 CagA 起关键作用。据报道，许多药用植物都有抗 Hp 作用，如黄酮类化合物、醌类化合物、香豆素类化合物、萜类化合物和生物碱类化合物皆具有抗 Hp 活性。抗 Hp 的作用机制，包括抑制酶活性（脲酶、DNA 螺旋酶、二氢叶酸还原酶、N-乙酰转移酶、过氧化物酶）和黏附活性，高氧化还原电位，以及化合物的亲水/疏水性质。

VacA 会损害免疫反应，特别是通过调节 T 淋巴细胞等免疫效应细胞的活性，从而有利于 Hp 感染的持久性。此外，VacA 被发现可以抑制核内体抗原提呈细胞的抗原处理。在 APC，组织蛋白酶 E 被认为是抗原处理的关键蛋白酶，在 Hp 感染期间，组织蛋白酶 E 的表达显著增加和扩大，因此组织蛋白酶 E 在胃上皮核内体抗原处理中可能具有 VacA 敏感性。此外，VacA 特异性地作用于宿主自噬和溶酶体机制，也与自噬体相关。CagA 可启动宿主细胞 NF-κB、MAPK 和 SHP-2/ERK 途径转录和翻译炎性因子（COX-2、ICAM-1、ROS）和促炎细胞因子（IL-6、IL-8、INF-γ、TNF-α）。张雁等研究发现头花蓼可能通过下调 CagA 和 VacA 的 mRNA 和蛋白的表达来发挥其对 Hp 的抑制作用。此外，实验研究表明，Hp CagA$^+$VacA$^+$通过上调 ZEB1 转录和 claudin-2、CDX-2 表达，促进 AGS 细胞的侵袭性，而温郁金提取物可通过下调 ZEB1 转录和 CDX-2、claudin-2 表达，抑制 Hp CagA$^+$VacA$^+$对 AGS 细胞的影响。戴高中证实益气活血清热除湿方联合标准三联法较西药标准三联疗法能更有效地促进溃疡的愈合，提高 Hp 的根除率。

目前单味中药抗 Hp 主要体现在清热解毒和扶正祛邪药两大类药物上。近年来已筛选出一些具有杀灭或抑制 Hp、逆转胃癌前病变的中药，如大黄、黄连、黄芩、黄柏、连翘、地榆、大蒜浸液、乌药、槟榔、乌梅、当归尾、丹参、干姜、高良姜、北秦皮、广木香、甘草、桂枝、三七、五味子、白头翁、泽兰、白花蛇舌草、桑叶、葛根、仙鹤草、当归、延胡索、赤芍、玫瑰花、山楂、蒲公英、厚朴、马鞭草、旋覆花、金银花、旱莲草、石榴皮、生地黄、白及、紫花地丁、石斛、党参等均有不同程度的抗 Hp 并逆转胃癌前病变的作用。

除单味中药治疗 Hp 外，中药复方治疗 Hp 感染同样具有较好的疗效。中药复方抗 Hp 感染除了具备单味中药的直接抑制的作用，中药的相互作用还可降低药物毒性，增强疗效。另外，中药复方能提高远期疗效，降低 Hp 感染复发率。常用的治疗 Hp 感染的复方有五味消毒饮、半夏泻心汤、补中益气汤、四君子汤、香砂六君丸、左金丸、黄连解毒汤、清胃散、葛根芩连汤、龙胆泻肝汤、黄芪建中汤、香连丸等。研究表明，胃安泰胶囊、仁术健胃颗粒、阻癌胃泰冲剂、祛瘀消积颗粒、夏莲杞贞胶囊、胃舒煎剂在胃癌前病变患者中均能明显抑制或根除 Hp 感染，并可减轻胃黏膜萎缩，对肠上皮化生和异型增生也有一定的逆转作用。

四、抗 氧 化

当胃黏膜发生萎缩时，胃酸分泌会明显减少，导致胃 pH 环境改变，胃内 pH 环境的改变有利于内源性致癌物质的生成，如果能及时补充抗氧化剂可能对于胃癌前病变逆转有一定的意义。

超氧化物歧化酶（SOD）是人体内一种主要的自由基清除剂，能够清除氧代谢过程中产生的自由基等有害物质，显著减少自由基对机体的损伤，SOD 与氧自由基反应生成过氧化氢，后者被生物体转化为水并排出。因此，SOD 活性代表机体自由基清除能力：SOD 活性越高，机体自由基清除能力越强。

相关研究表明，单味中药抗氧化对胃癌前病变逆转有意义。吴茱萸预处理能阻止氧化损伤，以及使 PGE_2 含量及 IL-6 和 TNF-α 水平下降，此外还显著提高血清谷胱甘肽（GSH）、SOD 和过氧化氢酶（CAT）水平，降低血清丙二醛（MDA）含量，降低胃组织髓过氧化物酶（MPO）活性，有效抑制 Rho、ROCK1、ROCK2、NF-κB、p65 蛋白的表达，对胃溃疡具有保护作用。茵陈蒿能显著降低促炎细胞因子的生成，如 IL-6，下调 NF-κB，维持氧化剂/抗氧化剂的稳态，具有胃黏膜保护作用。姜科植物成分 zerumbone 对慢性胃炎大鼠胃黏膜组织红肿、糜烂有明显的缓解作用，明显改善胃黏膜固有层细胞排列疏松、上皮细胞变形脱落、炎症细胞浸润，显著上调胃黏膜组织中 HO-1 和 Nrf-2 的表达，以及使胃黏膜组织 SOD、CAT 活性及 GSH 水平明显升高，MDA 含量明显降低，通过抑制脂质过氧化，提高胃黏膜组织的抗氧化能力，从而达到保护胃黏膜的作用。亚硫酸氢钠穿心莲内酯可显著提高胃 GSH、CAT、SOD 水平，降低 MDA 水平，提高胃 PGE_2 水平，上调 COX-1 和 COX-2 mRNA 表达 HSP70，上调 Bcl-2 蛋白表达，下调 Bax 蛋白表达，从而实现抗溃疡、抗氧化、保护胃黏膜的作用。橄榄叶提取物可通过促进酶和非酶分子（超氧化物歧化酶、过氧化氢酶、谷胱甘肽过氧化物酶、谷胱甘肽还原酶）的表达，促进核因子红细胞 2 相关因子 2（Nrf2）mRNA 的表达，阻止脂质过氧化，防止一氧化氮过度产生，进而达到治疗胃炎的作用；银杏叶提取物则能够提高机体的抗氧化能力，有效阻断胃黏膜癌前期病变的发生、发展；小归芍超临界提取物对大鼠胃癌前病变有明显的治疗作用，其机制也可能与抗氧化作用有关。

关于中药复方抗氧化作用对胃癌前病变的影响，蔡美琴等研究发现复胃冲剂的抗癌机制，可能与其提高微量元素 Zn、Mn、Se 的含量，以及提高抗氧化能力和抑制致突变等作用有关。潘碧霞等研究大鼠 MNNG 模型中胃组织 LPO 与 SOD 含量的关系，发现复胃冲剂组动物血清与胃组织中的 SOD 活力显著低于对照组，推测可能与复胃冲剂较强的局部抗氧化作用反馈抑制了内源 SOD 生成有关。王松坡等用 MNNG 饮水法建立大鼠胃癌前病变模型，通过测定大鼠血清及胃黏膜 SOD、MDA 水平，发现中药复方能有效改善实验性大鼠胃癌前病变，抗氧化损伤作用可能是中药复方治疗实验性胃癌前病变有效的因素之一。樊纪民等发现胃萎灵（乌梅丸化裁而成）可明显抑制化学诱变剂环磷酰胺诱发的小鼠骨髓多染红细胞微核形成，抑制促癌物巴豆油对小鼠表皮组织鸟氨酸脱羧酶活性的诱导，以及显著抑制巴豆油所致的小鼠肝线粒体脂质过氧化，使 SOD 活性增高，从而清除了机体内的自由基，对机体起到了防御保护作用。魏国娈等通过采用单一试剂法检测大鼠胃黏膜及血清中 SOD、MDA 来研究五丹胃福汤对慢性萎缩性胃炎的作用机制，发现五丹胃福汤能够增强萎缩性胃炎大鼠胃黏膜及血清中 SOD 水平而降低 MDA 水平，有效调节血清及胃黏膜的自由基水平，从而减轻自由基对胃黏膜的损伤。

五、调节免疫功能

细胞免疫是机体抗肿瘤免疫的主要机制。免疫细胞，无论是特异性还是非特异性激活，都被认为是抑制或杀死肿瘤细胞的必要条件。细胞免疫抵抗肿瘤细胞在胃癌患者宿主免疫防御中发挥重要作用，对肿瘤细胞的免疫反应可能主要由 T 淋巴细胞亚群和非特异性 NK 细胞介导。研究表明，T 淋巴细胞活性与胃癌的发生、发展密切相关。更重要的是，TH/TS 比值是评价细胞免疫状态和抗肿瘤活性的重要指标。NK 细胞是非特异性免疫监视的主要组成部分，它能够在不致敏的情况下杀死肿瘤细胞，是消灭癌细胞的第一道防线。

研究表明，具有理气化瘀、健脾益气、解毒散结之中药消痞灵冲剂能使胃癌前病变胃黏膜癌胚抗原（CEA）阳性表达明显降低，树突状细胞数量接近正常，因此，其作用机制可能与其通过抑制胃黏膜癌前细胞内癌基因的扩增从而达到调整机体免疫功能有关。

赵宁等发现四君子汤给药后在脾虚大鼠小肠 PP 结数量及其中的 T 淋巴细胞亚群与给药前比较无显著差异，但给药后空肠内 TGF-β 表达升高，TNF-α 表达降低，表明四君子汤可以通过平衡 TGF-β/TNF-α 细胞网络，改善 Th1/Th2 细胞因子平衡状态，调节肠道免疫，减轻局部炎症反应，并对机体整体免疫功能产生影响。刘守亮等研究发现参芪饮、胃康冲剂可以增强单核吞噬细胞吞噬作用，提高淋巴细胞转化率，增加胃黏膜血流量，改善局部血液循环，促进局部炎症吸收，减轻腺体萎缩程度；同时有较强的抗氧化、抑制脂质过氧化作用，可明显提高 SOD 活性，阻止黄嘌呤氧化酶体系，使 ATP 含量提高，增强细胞膜的稳定作用，从而阻断和逆转胃腺体萎缩及癌变的进程。成映霞等研究发现，治萎防变胶囊具有提高胃黏膜组织抗氧化能力，减轻自由基损伤，降低血浆 ET-1 水平，促进血清 GAS

分泌，增加胃动力，改善胃黏膜血流量而保护胃黏膜。

孙楠等研究发现胃悦冲剂（黄芪、党参、川楝子、藤梨根、五灵脂、九香虫、当归、珍珠粉等组成）能有效提高胃癌前病变患者血清 T3/T8 及 T4/T8 的比值，改善机体细胞免疫功能。严茂祥等采用 MTT 法检测 MNNG 加热损伤诱发的胃黏膜异型增生大鼠脾 NK 细胞活性和淋巴细胞转化率，发现中药胃尔康能明显提高胃黏膜异型增生大鼠的 NK 细胞活性，促进淋巴细胞的转化，且随剂量的增加而作用增强；同时，还能减轻环磷酰胺引起的小鼠胸腺、脾的萎缩，防止环磷酰胺引起小鼠外周血白细胞、淋巴细胞计数减少，表明胃尔康具有调节机体免疫功能的作用，从而有效地防治胃癌前病变的发生、发展。

六、调节激素水平

胃肠道不仅具有储存和消化吸收食物的功能，还可分泌一些激素，如胃泌素和生长抑素等，这些激素统称为胃肠激素。胃肠激素可通过与细胞上相应的受体结合而产生影响，其分泌失调、受体结构或功能异常均可导致胃肠道相关疾病，在胃癌前病变的发生、发展中亦具有相当重要的作用。胃肠激素与肿瘤的发生、发展有着密切的关系。在胃癌前病变进展为胃癌的过程中胃肠神经内分泌因素即出现异常，作为始动因素或维持病变持续进展。

生长激素（GH）是脑垂体前叶嗜酸性细胞分泌的一种蛋白质激素，合成和分泌受下丘脑生长激素释放激素（GHRH）和生长抑素（SS）双重调控。GH 有广泛的生理功能，促进机体生长，参与机体新陈代谢和生理活动。研究指出，胃灵颗粒（方含黄芪、炒白术、沙参、石斛、三棱、莪术、白花蛇舌草）治疗胃癌前病变具有良好的疗效，胃灵颗粒能显著改善胃癌前病变患者的临床症状和胃镜病理情况，提高患者血清 GH 水平，提示胃灵颗粒可能通过提高血清 GH 水平，增加胃黏膜细胞营养，促进胃黏膜细胞修复和再生，从而达到保护胃黏膜，逆转肠上皮化生和不典型增生，防治胃癌前病变。

胃饥饿素（ghrelin）是一种引起生长激素释放的多肽，是迄今发现的唯一的生长激素释放激素受体（GHSR）的内源性配体，只有酰基化的胃饥饿素可以结合并激活 GHSR-1a，实现调节胃肠动力、保护胃肠黏膜、改善胃肠功能障碍等作用。胃饥饿素介导的氨基丁酸能神经元对胃动素和胃收缩的作用至关重要，胃动素和胃饥饿素协同可加速胃蠕动，促进胃排空。李晓玲等通过研究仁术健脾理气方，发现其具有加快胃排空、降低胃肠感觉过敏的作用，其机制可能与外周血胃饥饿素、5-HT 含量升高及 CGRP 含量降低有关。

胃泌素（GAS）是胃窦和十二指肠近端黏膜细胞的重要胃肠激素，它能促进胃酸分泌，还可以促使胃窦的收缩和下食管括约肌的收缩，进而刺激胆囊、胃及胰腺分泌。当胃黏膜发生萎缩等病理改变时，细胞数目会随之减少，进而引起分泌量减少。研究通过建立实验性慢性胃炎（ECG）模型，观察发现复方"湿脾通""肝平养胃""胃乐"均能使 ECG 大鼠血清 GAS、胃泌素细胞密度和胃窦黏膜 PGE_2 含量恢复正常。研究证实，黄芪多糖可改善 CAG 大鼠胃形态，显著提高血浆 GAS 和生长抑素水平，但对胃动素水平无显著影响，还能降低 CAG 大鼠的组织 PGE_2 和增加血清 sIgA，表明黄芪多糖通过解除 EGFR 下游效应因子 COX-2 和 MMP-2 的调节，对 CAG 大鼠有一定的疗效。邵荣世等研究发现胃宁茶（由紫苏、白豆蔻、莪术、黄连等组成）高、中、低剂量组与大鼠 CAG 模型组比较，胃宁茶能降低血清 GAS 含量，提高胃黏膜 PGE_2 水平和 cAMP 含量，降低 cGMP 含量，改善胃黏膜血流量，减轻炎症发生及腺体破坏，逆转上皮增生和肠上皮化生，促进胃肠蠕动，加快胃排空及胃动力功能恢复而达到治疗目的。

胃动素（MTL）是一种多肽激素，由胃窦 G 细胞产生，通过直接作用胃壁细胞上的胃泌素受体，或通过刺激产生 Reg 蛋白等生长因子参与消化间期胃肠活动，可诱发胃强烈收缩和小肠明显的分节运动，与胃肠功能障碍疾病发病机制有关。胃炎 I 号可能通过提高 CAG 大鼠血清胃泌素和降低血浆胃动素的水平，起到改善 CAG 大鼠胃黏膜损伤、促进病变胃黏膜修复。

胃蛋白酶原（PG）是胃蛋白酶的无活性前体，分为两个亚型：PG I 和 PG II。PG I 是由胃腺体的主细胞和颈黏液细胞分泌，PG II 除由主细胞和颈黏液细胞分泌外，贲门腺、幽门腺、十二指肠 Brunner 腺亦可产生，因此胃黏膜形态和功能不同，血清胃蛋白酶原水平也随之变化。G-17 是一种胃肠激素，是由胃窦及十二指肠 G 细胞分泌，G 细胞数量减少，G-17 水平也会随之变化，因此 G-17 水平的变化可作为胃窦黏膜形态和功能的血清学标志物。研究发现，资生汤联合西药法莫替丁治疗更能改善 PG I、PG II、GAS-17 和内皮素-1（ET-1）水平，具有改善局部微循环，恢复胃黏膜屏障功能，促进炎症吸收，阻碍炎症因子渗出，加速胃排空速度，改善胃腺体萎缩，促进黏膜再生作用，其治疗慢性萎缩性胃炎机制可能与改善胃组织血液循环，促进胃液分泌，增加吞噬细胞活力，降低毛细血管通透性，减轻胃黏膜表皮炎症作用相关。

生长抑素（SS）抑制胃肠激素的释放，胃、胰腺和胆汁的外分泌功能，降低运动能力，并影响吸收。研究表明，安胃汤可以增加大鼠血 GAS 和胃黏膜 SS 水平，降低血 MTL 水平，其治疗 CAG 的作用机制可能与调节 GAS、MTL、SS 等胃肠激素水平，改善胃黏膜的炎症反应，促进局部胃黏膜的修复和腺体的再生有关。

七、调节细胞因子

增殖细胞核抗原（proliferating cell nuclear antigen，PCNA）又称为周期蛋白，是与细胞增殖周期有关的周期蛋白，PCNA 抗原和 Ki67 抗原在胃黏膜病变中的蛋白表达水平均随着上皮细胞增生程度的增加和肠上皮化生的出现而递增，两种抗原水平呈现显著的正相关性，在胃癌发生的过程中具有重要意义。

在正常胃黏膜向肠上皮化生、异型增生、胃癌转变过程中，PCNA 标记指数逐渐升高，E 钙黏蛋白标记指数逐渐下降。研究表明，不同证型 CAG 模型大鼠胃黏膜中 PCNA、EGFR、c-Myc 蛋白表达水平存在一定差异，但中药干预后 PCNA、EGFR、c-Myc 蛋白表达水平均显著降低。黄志新等研究证明，胃炎消可能通过调整 *p16* 和 *cyclin D1* 异常基因的表达，使 pRb 处于低磷酸化状态，以利于胃癌前病变的逆转，具有下调胃癌前病变患者病变组织相关 PCNA 抗原及 Ki-67 抗原的表达，抑制胃癌前病变组织细胞过度增殖的作用。

PG 在胃黏膜保护和胃溃疡愈合中起重要作用。前列腺素衍生物的使用已被证明是有效治疗和预防胃溃疡的非甾体抗炎药（NSAID）。PG 是具有多种生理作用的活性物质，其中大部分 PG 进入人体胃内以辅助消化，小部分进入血液反映胃黏膜的分泌功能，间接反映胃部疾病的进展情况。

史瑞等研究表明，黄芪、三七及其配伍均升高血清 PGE_2、GAS、PG II 水平，从而改善萎缩性胃炎大鼠胃黏膜萎缩。此外，研究发现海蛤片、黄芩素等对胃溃疡大鼠胃黏膜损伤及炎性反应皆可通过上调 PGE_2 水平以促进胃黏膜修复，达到治疗目的。而有研究在慢性萎缩性胃炎模型大鼠胃黏膜修复研究中证明，中药复方香砂养胃丸、荣胃理气方、益气和胃胶囊等可改善胃黏膜萎缩，使 PGE_2 水平上升，提高局部胃黏膜的血流动力学，降低炎性反应，从而增强胃黏膜保护屏障，促进胃黏膜损伤修复。

三叶因子家族（TFF）由 TFF1、TFF2 和 TFF3 组成，是一个以三叶结构域和 c 端二聚结构域为特征的分泌肽簇。TFF1 是一种胃肿瘤抑制因子，最初在乳腺癌细胞系中检测到，但主要在胃中表达，是一种三叶肽；TFF2 在胃和十二指肠布氏腺中含量丰富，是一种具有两个三叶结构域的胃癌抑制候选药物；TFF3 是另一种全肠道表达的能促进胃癌发生发展的三叶肽。大量研究证实，TFF 在哺乳动物消化系统中具有调节功能，即黏膜保护和上皮细胞重建、肿瘤抑制或促进、信号转导等。

研究发现，麸炒苍术、柚皮苷皆可通过上调胃组织中的 TFF2 促进乙酸致胃溃疡胃黏膜损伤修复；黄芪总苷可使 TFF1、TFF3 的表达上调，从而可能发挥保护脾虚大鼠胃黏膜的作用。此外，养阴活胃合剂、益气养阴通络方及参枳消萎汤可增强胃黏膜 TFF1 表达，促进胃黏膜的修复再生，改善胃黏膜病变，降低远期复发风险。

转化生长因子-α（TGF-α）在胃中作用体现在细胞迁移和增殖、抑制酸分泌和细胞凋亡，其在胃黏膜损伤时表达增加，活性增强。研究发现，高良姜、豆蔻、益智等可通过升高 TGF-α 水平，修复受损的溃疡胃黏膜，而健胃愈疡片、黄芪建中汤、枳壳健胃颗粒等也可能通过激活 EGF、TGF-α/EGFR 系统，促进胃黏膜上皮细胞增生，达到修复胃黏膜组织的目的。

表皮生长因子受体（EGFR）由细胞外结构域、跨膜结构域和胞质结构域组成，配体结合受体激活其固有的激酶活性，最终导致细胞增殖和分化增加，EGFR 及其配体表达和活化的增加与胃癌的进展及预后不良有关。有研究表明，益气清热活血方、养正散结汤、加味左金丸等可抑制胃黏膜 EGF、EGFR 蛋白表达，减轻病变组织的增殖活性，促进胃黏膜的修复，治疗慢性萎缩性胃炎及胃癌前期病变效果显著。

血管生成是肿瘤生长的关键因素，主要受多种不同生长因子的调控。血管内皮生长因子（VEGF）蛋白家族及其受体可能是影响成血管细胞分化和血管形成的最重要的组织因子。刘宁宁等通过实验发现，MKN45 细胞经 Hp 感染后 COX-2 和 VEGF 的 mRNA 表达显著升高，而健脾解毒方可通过抑制 COX-2 下调 Hp 诱导的 VEGF 表达，从而指导治疗胃癌前病变和胃癌。

八、抑制端粒酶活性

20 世纪 30 年代，Muller 和 Meclintock 发现染色体末端存在一种维持染色体稳定和完整的特殊结构——端粒。现代研究表明，端粒由重复 DNA 序列及相关蛋白质组成，以保持染色体的完整性，防止染色体 DNA 降解、末端融合、缺失和非常规重组。1985年，Greider 等从四膜虫的细胞提取物中首次发现端粒酶（telomerase）。人端粒酶反转录酶（hTERT）是一种核糖核蛋白酶，由端粒酶 RNA（hTR）、端粒酶反转录酶（TERT）和端粒酶相关蛋白 1（TEP1）组成。端粒酶的激活可维持端粒 RNA 的稳定，进而促进肿瘤的发生。

端粒酶的活性在大多数肿瘤组织中有阳性表达，而在正常组织仅有极少数表达，在细胞恶变过程中，端粒酶的激活是关键步骤。端粒酶的激活使端粒的长度维持一种动态平衡，使肿瘤细胞获得无限制增殖的能力，而降低端粒酶活性，缩短端粒长度，对治疗胃癌前病变意义重大。

hTERT 的激活与胃癌发生的早期阶段有关。NF-κB 和端粒酶在癌前病变皆被激活，这表明在胃癌的早期阶段 NF-κB 激活和 hTERT 基因表达上调，可能是恶性转化的先决条件。因此，NF-κB 和端粒酶可能是潜在的重要的治疗胃癌的目标靶点。研究发现，芪莲舒痞颗粒可能从多个环节、多个靶点阻断和逆转胃黏膜癌前病变，其作用机制可能与抑制 CAG 癌前病变大鼠胃黏膜组织端粒长度的缩短，抑制端粒酶的活性，增加 DNA 的含量，降低 DNA 多倍体的比例，抑制 NF-κB 的表达等有关。

有研究表明，在胃黏膜癌变过程中，随着胃黏膜癌变程度的加重，端粒酶及其 hTERT 的表达明显增强；而在肠上皮化生中，亦发现随着肠上皮化生程度的增加，端粒酶及其 hTERT 的表达亦逐渐增强，提示 hTERT 的表达可能参与了肠上皮化生的过程。hTERT 可以通过 p65-KLF4-CDX2（间接）和 hTERT/c-Rel/p50-CDX2（直接）两条通路促进 CDX2 的表达，进而促进胃黏膜的肠上皮化生的发生。逆萎康组和胃复春组治疗后体内 CDX2 水平比治疗前明显下降，表明逆萎康与胃复春均具有治疗慢性萎缩性胃炎的作用，其作用机制可能均与其抗炎及降低胃黏膜 CDX2 表达有关。

有研究表明，消痰散结汤可通过下调 hTERT 蛋白和 mRNA 的表达来抑制端粒酶活性，逐渐缩短癌细胞端粒的长度，失去无限增殖的能力，最终抑制肿瘤细胞的生长和增殖。此外，更多研究发现胃转安方（由黄芪、莪术、半枝莲等中药组成）、加味左金丸（由黄连、吴茱萸、党参、茯苓、柴胡、半夏、三七等中药组成）、胃灵冲剂等可抑制大鼠的端粒酶活性，以及细胞增殖活性，发挥逆转胃癌前病变的作用。

九、调节代谢水平

（一）调节糖代谢水平

细胞中葡萄糖的分解代谢主要通过两种途径进行，一种是涉及线粒体呼吸的途径，如氧化磷酸化；另一种是不涉及线粒体的途径，如糖酵解。致癌基因（如 *Akt*）通过

HIF-1α 激活使肿瘤细胞发生糖酵解活动，使癌细胞依赖糖酵解而生存。癌细胞的合成代谢和分解代谢过程是由哺乳动物 mTOR 等信号通路网络协调和调控的，AMPK 能够影响 mTOR 复合物 1（mTORC1）的激活机制，反过来又会延迟或停止消耗能量的合成过程。

　　胃癌与其他恶性肿瘤细胞一样，均表现为有氧环境下肿瘤微环境的糖酵解，表明肿瘤无限增生无法完全由糖的有氧氧化获得能量。胃癌前病变大鼠胃黏膜上皮细胞同时存在有氧糖酵解和氧化磷酸化，其中糖酵解酶 HK2、PKM2、LDH 的活性降低。胃黏膜上皮细胞的损伤与死亡导致的 3 种糖酵解酶的数量和活性降低程度远大于异型增生引起的糖酵解活性的增强程度，从而导致胃癌前病变大鼠胃黏膜上皮细胞糖酵解酶活性整体降低，胃癌前病变大鼠胃黏膜糖代谢酶活性异常导致胃黏膜上皮细胞微血管损伤性病变，以及继发性 HIF-1α 及 VEGF 的表达增加，微血管严重损伤导致胃黏膜上皮细胞缺血、缺氧，继发性 VEGF 表达增加无法满足胃黏膜上皮细胞损伤修复的需要，在 HIF-1α 诱导下，适应缺氧微环境，从而导致糖代谢紊乱。而健脾化瘀解毒中药复方有可能通过修复损伤血管，降低 HIF-1α 及 VEGF 的表达，逆转糖代谢紊乱，从而达到防治胃癌前病变向胃癌发展的目的。

　　胃糖酵解被公认为是癌症进展的基本特征和主要能量来源，胃癌前病变有发生糖酵解异常可能。胃癌时糖酵解途径中的三个酶 LDH、ALD、PK 是糖酵解途径中的三个限速酶，在胃癌组织中的比活性均较正常组织高，提示胃癌组织具有较高的糖酵解，促进丙酮酸转化为乳酸，促进胃癌细胞的生长和迁移，而其下调则可以抑制胃癌的生长。黄芪甲苷可以逆转 MNNG 处理大鼠胃癌前病变，具体机制可能是通过双介导 p53/miRNA 34a/LDHA 和 p53/TIGAR 通路抑制糖酵解。

（二）调节蛋白代谢

　　研究表明，胃蛋白酶原与 CAG 密切相关，PG Ⅰ / Ⅱ 比值可用于检测 CAG。最近的研究发现，PG Ⅰ / Ⅱ 比例与几种营养和代谢紊乱有关，AG 患者的白蛋白、铁蛋白、总胆红素和直接胆红素明显低于无 AG 患者，而年龄、总胆汁酸和淀粉酶明显高于无 AG 患者。白蛋白、铁蛋白、三酰甘油与 PG Ⅰ / Ⅱ 比值呈正相关，年龄、总胆汁酸、血尿素氮、淀粉酶、天冬氨酸氨基转移酶、肌酸激酶、乳酸脱氢酶与 PG Ⅰ / Ⅱ 比值呈负相关。Logistic 回归分析显示年龄、总胆汁酸、总蛋白、总铁蛋白与 AG 独立相关。因此，PG Ⅰ / Ⅱ 比值低不仅是萎缩性胃炎的标志，也是营养和代谢状态的指标，调节机体相关营养蛋白代谢，对胃癌前病变的治疗有一定意义。

（三）调节脂代谢

　　甘油是细胞能量生成和脂质合成过程中所必需的，其摄取减少会抑制机体能量和脂质产生，从而导致影响细胞增殖。研究指出，CAG 大鼠血浆甘油含量下降，这表明 CAG 疾病可能涉及能量代谢失衡等变化，而黄芪建中汤对甘油有显著的调节作用，提示调控能量代谢失衡可能是 CAG 治疗作用的主要起效机制之一。

（四）调节精氨酸-脯氨酸代谢

代谢物、精氨酸、脯氨酸和瓜氨酸涉及的代谢通路为精氨酸-脯氨酸代谢。精氨酸可通过抑制黄嘌呤氧化酶的活性来抑制氧化应激。脯氨酸可以代谢产生电子，进而产生ROS，引发多种下游效应，包括阻断细胞周期、自噬和凋亡。瓜氨酸作为NOS家族催化精氨酸的副产物，可以防止氧化损伤。CAG大鼠血浆中这3个氨基酸的含量降低，表明该条通路在CAG的发生、发展中的重要性，且进一步提示CAG的疾病机制与机体氧化应激密切相关。黄芪建中汤可显著调节瓜氨酸水平，改善CAG的氧化损伤，发挥预防及保护作用。

代谢物胆碱、甘油磷酸胆碱和甜菜碱参与甘氨酸-丝氨酸-苏氨酸代谢，该途径可为TCA循环提供重要的能量代谢前体。据报道，胆碱能缓解由刀豆蛋白（ConA）和脂多糖（LPS）共同刺激致大鼠免疫系统受损的程度。黄芪建中汤能显著提高CAG大鼠中胆碱含量，提示该复方可以改善CAG大鼠的免疫系统紊乱。甘油磷酰胆碱是乙酰胆碱的前体，是一种副交感神经剂。有研究表明，机体内高浓度甘油磷酰胆碱与吲哚美辛致胃溃疡的发展密切相关，其产生的效果类似于在副交感神经支配下维持组织炎症的状态，而机体内甜菜碱的不足与乙酰水杨酸诱导的胃损伤相关。黄芪建中汤可有效调节胆碱、甘油磷酰胆碱和甜菜碱的紊乱，改善炎症状态，发挥免疫系统的保护作用。

（五）调节尿液代谢组学

有实验研究铁皮石斛水提物对胃癌前病变大鼠尿液内源性代谢物的影响，发现铁皮石斛水提物能够阻断胃癌前病变的恶化，其机制可能与卟啉代谢、色氨酸代谢、叶酸和生物蝶呤合成代谢、半乳糖代谢和花生四烯酸代谢有关。

十、调控信号通路

（一）EGFR信号通路

EGF或其他配体与EGFR结合后，主要激发以下5条信号通：Ras/Raf/MAPK通路、PI3K/AKT通路、磷脂酶C通路、JAK/STAT通路及c-Src通路，这5条信号传导通路相互交联，综合调控细胞最终效应。miR-4295可上调EGFR、PI3K、AKT、p-PI3K和p-AKT的表达水平，靶向下调LRIG1表达，激活EGFR/PI3K/AKT信号通路，从而促进胃癌细胞增殖，抑制DDP诱导的GC细胞凋亡。

胃癌前病变EGF和EGFR阳性率较高，随着癌前病变程度的加重，其阳性率升高，提示EGF和EGFR可能参与了胃黏膜的癌变过程，因此EGF和EGFR的异常表达可作为胃癌前病变有意义的指标。实验研究证明，中药复方养正散结汤能通过调控miR-7途径，降低胃黏膜EGF、EGFR的蛋白表达，对慢性萎缩性胃炎癌前病变有较好的治疗作用，为胃癌前病变的实验研究提供了理论基础。

（二）Hedgehog 信号通路

Hedgehog 信号通路包含 Shh、Ihh 及 Dhh 3 种同源基因，分别编码对应的 Shh、Ihh 及 Dhh 蛋白。该信号通路的其他成员，包括跨膜受体 Ptch 和 Smo 组成的跨膜蛋白受体复合物及 Hh 信号复合体（HSC），HSC 由 Fused、SuFu、Cos2 和下游的 Gli 家族转录因子等组成。当 Hh 蛋白失活时，Ptch 与 Smo 结合形成复合物，抑制 Smo 活性，阻止下游基因的转录；当有活性的 Hh 蛋白存在时，Hh 与 Ptch 结合，解除 Ptch 对 Smo 的抑制作用，信号下传引起 Cos2 和 Fu 过度磷酸化，激活转录因子 Gli 家族，启动下游信号传导，进而引起细胞的生物学特性发生改变。此外，Gli 蛋白液可以直接被 PKB/AKT、MAPK-ERK 和 K-ras 等激活，从而启动信号级联。

通过 MNNG 诱导大鼠胃癌前病变模型研究，发现胃癌前病变形成过程中胃黏膜 Hedgehog 信号通路发生变化，其中 Shh、Smo、Gli1、Cyclin D1、Cyclin E1、c-Myc 的 mRNA 水平升高，Ptch1、SuFu 的 mRNA 水平降低；Shh、Smo、Gli1、Cyclin D1、Cyclin E1、c-Myc 蛋白表达升高，Ptch1、SuFu 蛋白表达降低，表明在 MNNG 诱导大鼠胃癌前病变的形成过程中存在 Shh 信号通路的激活，该信号通路的激活促进胃黏膜发生萎缩、肠上皮化生或异型增生，甚至进展成胃癌，对胃癌前病变的发生、发展意义重大。因此，通过中医药干预 Hedgehog 信号通路，为防治胃癌前病变提供了重要的研究方向。实验研究发现，二氢青蒿素、龙葵提取物以及至真方（由黄芪、女贞子、石见穿、野葡萄藤、藤梨根、香附组成）等中药方剂皆可调控 Hedgehog 信号通路相关蛋白，抑制相关肿瘤的生物学行为。

（三）JAK/STAT 信号通路

JAK/STAT 信号通路是众多细胞因子信号传导的共同途径，可以通过负调节因子与其他信号通路的相互作用、STAT 共价修饰等多种途径进行调节，广泛参与细胞增殖、分化、凋亡及炎症等过程。细胞因子与受体结合后二聚化，与受体偶联的 JAK 活化，催化受体本身形成 STAT 停靠位点，STAT 通过 SH2 结构域与受体结合实现磷酸化活化，形成同/异二聚体并入核，与靶基因启动子结合而激活基因转录和表达。

Hp 诱导了 JAK1/STAT3 的活化和 IL-8 的产生，而 JAK1/STAT3 特异性抑制剂 AG490 对 AGS 细胞中 JAK1/STAT3 的活化和 IL-8 的产生具有剂量依赖性的抑制作用。Hp 诱导可激活 NF-κB，受磷酸化 IκBα 和 NF-κB DNA 结合活性所调控，被 AG490 所抑制。因此，JAK1/STAT3 可能调控 Hp 感染 AGS 细胞中 NF-κB 的激活和 IL-8 的表达，抑制 JAK1/STAT3 以抑制 NF-κB 的激活和炎性细胞因子的表达可能是治疗 Hp 诱导胃炎的有效途径。研究发现，安胃汤可降低大鼠 $JAK1$、$STAT3$ 基因表达，明显改善 CAG 大鼠的一般状态和胃黏膜病理形态，其机制可能通过抑制 JAK1/STAT3 信号传导通路调节细胞凋亡，从而起到逆转 CAG 的作用。

STAT3 信号转导通路的异常激活会导致细胞的异常增殖及恶性转化，在胃癌发生、发展中具有重要作用。STAT3 正常呈无活性状态，不直接引起癌变，而在 Janus 激酶激活作用下发生磷酸化成为 p-STAT3 分子，对促进胃细胞癌变发挥了重要作用，STAT 与酪氨酸磷酸化信号通道偶联，发挥信号转导和转录调控的作用。p-STAT3 可以诱导多种与细胞增殖、分化及凋亡等生物学行为密切相关的下游靶基因如 *Bcl-xl*、*Bcl-2*、*Cyclin-D1*、*c-Myc*
等的表达。研究证实，胃癌前病变大鼠胃黏膜 STAT3mRNA 表达增高，p-STAT3 水平升高，
欣胃颗粒可促进胃癌前病变大鼠胃黏膜 STAT3mRNA 表达下调，p-STAT3 水平降低，同时
明显改善胃黏膜组织病理，表明 STAT3 的激活会引起胃癌前病变细胞 p-STAT3 的表达上
调，欣胃颗粒可有效干预胃癌前病变进一步向胃癌发展，并且改善胃黏膜病理状态，具有
早期防治胃癌的作用。

（四）NF-κB 信号通路

NF-κB 转录因子家族被认为是炎症过程的中心介质，是先天和适应性免疫反应的关键
参与者，炎症反应基因是 NF-κB 激活信号中最常见的目标基因。而在肿瘤中，NF-κB 以激
活癌细胞内的存活基因和肿瘤微环境中促炎基因的特异性的方式发挥作用。此外，NF-κB
信号也在抗凋亡信号和细胞抗凋亡发育中发挥主要作用。

研究证实，苍术提取物可抑制核 NF-κB 水平（p50）和抑制 NF-κB 荧光素酶活性，同
时也可抑制磷酸化 AKT 和磷酸化 IκBα 水平，对大鼠胃炎具有明显的抗炎作用；红景天苷
能抑制促炎细胞因子的过度分泌，增强抗氧化活性，通过 MAPK/NF-κB 途径缓解急性胃
溃疡和胃上皮细胞损伤。健胃愈疡颗粒可通过抑制 NF-κB 的活化及其炎症反应，促进溃疡
愈合，保护胃黏膜，预防胃溃疡复发。中药复方消痰和胃汤可以抑制 NF-κB 活性，抑制其
从细胞质向细胞核转移。

（五）Notch 信号通路

Notch-1 在正常胃黏膜检测不出，但是在慢性胃炎胃黏膜中其核表达为 16.7%，在肠上
皮化生中为 50.0%，两者之间有显著差异；Notch-1 在肠型胃癌中核表达为 54.2%，在弥散
型胃癌中为 23.1%，两者之间也存在显著差异。Notch-2 在正常胃黏膜中核表达为 10.0%，
在癌前病变中为 71.4%，在胃癌组织中为 97.3%，提示 Notch-2 核表达与胃癌形成密切相
关，而 Notch-1 核表达上调与肠型胃癌可能存在联系。

Hp 感染的人胃黏膜细胞中，Notch-1 和 Notch-2 的 mRNA 表达水平显著降低，NICD1
和 NICD2 的活性降低，同时配体 DLL4 的表达水平明显升高，表明 Notch 信号通路在 *Hp*
介导的胃癌发生过程中发挥重要作用。研究证实，Notch-1、Hes1、VEGF、Ki-67 表达的
显著差异与消痰散结汤抑制肿瘤生长、肿瘤微血管密度、CD44 表达的结果高度一致，表
明消痰散结汤通过抑制 Notch-1，抑制肿瘤血管生成，对胃癌及胃癌前病变的临床治疗具
有指导意义。敦煌平胃丸通过 Notch-2、Jagged1 激活了 Notch 信号通路，能明显下调胃癌
前病变大鼠胃黏膜组织中 Notch-2 与 Jagged1 表达水平，进而改善胃癌前病变大鼠胃黏膜
腺体萎缩、肠上皮化生增生病变，在胃癌前病变发生、发展中有重要意义。中药化痰消瘀
方可显著改善大鼠胃黏膜组织病理学状况，逆转胃癌前病变，其机制可能是通过上调 PTEN
表达，下调 Notch-1、β-catenin 表达，从而促使细胞增殖与凋亡的状态平衡而发挥对大鼠
胃癌前病变的治疗作用。

（六）PI3K/AKT/mTOR 信号通路

PI3K/AKT/mTOR 信号通路的靶蛋白在许多癌症类型中被过度激活或改变，并调节生存、增殖、生长、代谢、血管生成和转移等细胞生物过程。该通路由大量上游信号蛋白调控，通过与多种代偿性信号通路（主要是 RAF/MEK/ERK 通路）合作，调控许多下游效应分子。PI3K/AKT/mTOR 信号通路不仅参与胃癌表型的产生和维持，还可能参与 *Hp* 诱导的促炎反应和胃炎的发生、发展。

有研究表明，天然的黄酮类化合物京尼平苷酸可下调凋亡蛋白（IAP）家族蛋白 XIAP 的抑制作用，导致 caspase-3 活化，从而在 AGS 和 MKN28 细胞中以剂量依赖性的方式分裂聚腺苷二磷酸核糖聚合酶（PARP），下调 p-4EBP1、p-p70S6K 和 p-eIF4E，显著提高了 sub-G_1 期和 G_2/M 期细胞周期阻滞，抑制 AGS 和 MKN28 细胞的生长。异甘草素则可下调 p62 表达，显著降低 AKT 和 mTOR 磷酸化水平，通过抑制 PI3K/AKT/mTOR 信号通路影响 MKN28 细胞的凋亡和自噬。中药复方消痰散结方作用于 PI3K/Akt/mTOR 信号通路的主要相关蛋白，下调 PTEN 蛋白的表达，增强 PI3K 磷酸化作用，抑制 PI3K/Akt/mTOR 信号通路的活性，从而抑制肿瘤细胞增殖、分化，促进药物对肿瘤细胞的杀伤作用，对实验研究防治胃癌前病变具有重要参考价值。

（七）Rho/ROCK 信号通路

Rho GTP 酶是 Ras 超级家族成员之一，包括 Rho（RhoA、RhoB、RhoC）、Rac 和 Cdc42。Rho 相关蛋白激酶（ROCK，又称 Rho 激酶），通过与 Rho GTP 酶的交互作用使多种下游靶蛋白磷酸化来增加肌动蛋白-肌球蛋白介导的收缩动力，由此控制细胞能动性和转移。Rho GTP 酶信号可以通过 GTP 酶的直接突变或过表达、负调控因子缺失、翻译后的修饰或者选择性剪接方式等机制解除对癌症的抑制作用。因此，该信号通路异常激活容易诱导胃癌前病变的发生，甚至诱发胃癌形成。

研究报道，淫羊藿苷可通过下调 Rac1 实现对胃癌 BGC-823 细胞的体外迁移和侵袭的抑制作用。熊胆酸可通过活化 ROCK1 和 PTEN，导致 Cofilin-1 从细胞质向线粒体易位，释放细胞色素 C，活化 Caspase-3 和 Caspase-9，最终诱导胃癌 SGC-7901 细胞凋亡。

（八）TGF-β/Smads 信号通路

TGF-β 主要激活两条信号通路：Smads 信号通路和 Ras/MAPK 信号通路，共同调节各种生物学反应。TGF-β/Smads 信号通路由 TGF-β 超家族、TGF-β 受体、Smads 蛋白家族三部分组成。TGF-β 作为一种多功能细胞因子，可调节细胞增殖与分化、黏附与凋亡、肿瘤转移、细胞外基质形成、免疫调节及早期胚胎发育等多种生物学活性。TGF-β 不仅可活化下游的 Smads 信号分子，还可以活化 MAPK 激酶家族的 ERK、p38、JNK 等通路，并调控相应的靶分子转录。

胃癌发展过程中，Smad4 特别是核 Smad4 表达的缺失与胃癌进展密切相关，胃癌中 Smad4 蛋白的表达水平过低。研究证实，胃癌前病变大鼠胃黏膜 TGF-β1 mRNA 表达增高，

ERK1 水平升高，而抑癌基因 Smad4 mRNA 表达则降低。中药复方胃宁方可下调胃癌前病变大鼠胃黏膜 TGF-β1 mRNA 表达，上调 Smad4 mRNA 表达，降低 ERK1 水平，改善胃黏膜病理组织学变化，表明胃宁方可有效干预胃癌前病变进展，具有早期防治胃癌的效果，其防治胃癌前病变的机制可能与调节 TGF-β/Smad 通路密切相关。此外，胃痞消可拮抗 TGF-β/Smads 信号通路，进而活化诱导 TGF-βR Ⅱ、p-Smad2、p-Smad3 和 RhoA 表达下调，调控胃癌前病变大鼠胃黏膜 EMT，延缓胃癌前病变向胃癌的进展。

（九）VEGF 信号通路

肿瘤细胞中 VEGF 信号特别是自分泌信号可能是肿瘤起始的一个重要组成部分，与癌转化密切相关。此外，VEGF 信号能够促进肿瘤干细胞的功能并维持其自我更新。VEGF-A 是炎性和肿瘤相关血管生成的关键调控因子，Hp 在胃良恶性疾病的发病中起着至关重要的作用。

COX-2 在 Hp 阳性 IM、DYS 和 CAG 患者中的表达水平明显高于 Hp 阴性 IM、DYS 和 CAG 患者，且 COX-2 表达水平与 VEGF 表达增加加重胃黏膜病变呈正相关，因此 Hp 感染可诱导 COX-2 在胃癌前病变中的表达，进而上调 VEGF 的表达。黄芪多糖可下调胃癌前病变模型大鼠 P53、P65、VEGF 蛋白表达，降低细胞凋亡指数，从而控制胃癌前病变进展。中药复方加味香砂六君子汤可促进胃癌前病变大鼠胃黏膜细胞凋亡，并下调 EGFR、VEGF、C-erb-2 的表达水平，达到治疗胃癌前病变的效果。胃炎 Ⅰ 号能抑制 NF-κB 及 VEGF 信号通路的异常激活，下调 NF-κB、p65、IKKβmRNA、VEGF 的表达，能一定程度抑制胃黏膜慢性炎性反应及血管新生，起到防治胃癌前病变的作用。

（十）Wnt/β-catenin 信号通路

Wnt 信号通路是一组由蛋白质组成的信号转导通路，通过细胞表面受体将信号传递到细胞中。经典 Wnt/β-catenin 通路主要调节细胞的生命和增殖，而非经典的 Wnt 通路常与细胞分化、细胞极性有关。

有研究认为，白藜芦醇可下调 β-catenin、c-Myc 和 Cyclin-D1-mRNA 和蛋白的表达水平，通过抑制 Wnt 信号通路来抑制 MGC-803 细胞的生长。健脾益气方下调 CAG 大鼠成模过程中胃组织中 Wnt3a、β-catenin 和 c-Myc 蛋白的表达，上调 GSK-3β 蛋白水平，改善胃黏膜萎缩，减缓对胃癌前病变向胃癌进展。此外，中药复方胃痞消也可通过抑制 Wnt 信号通路，改善胃黏膜萎缩，为临床治疗胃癌前病变提供理论基础。

十一、调控增殖和凋亡基因表达

细胞凋亡是基因控制的细胞自主的有序的死亡，是一种自主性、程序性、细胞固有的生物学过程，又称细胞程序性死亡。中药可以诱导胃癌细胞凋亡达到抑制胃癌细胞的增殖，胃黏膜上皮细胞增生和凋亡之间失衡的病理状态是胃癌前病变的分子生物学行为改变。细胞增殖与凋亡是受基因控制的，原癌基因的激活和（或）抑癌基因的失活是癌变的重要原因。

细胞增殖与凋亡之间的平衡是一个复杂的过程，由大量的基因控制，包括增殖细胞核抗原（PCNA）和 Bcl-2 家族成员，如 Bax 和 Bcl-2。

（一）调控 Bcl-2 基因家族

Bcl-2 和 Bax 皆属于 Bcl-2 蛋白家族和癌基因家族，但其功能各不相同。Bcl-2 是线粒体膜内蛋白，通过阻止线粒体分裂和细胞色素 c 的释放来抑制细胞凋亡，但不能促进细胞分裂，而 Bax 则可通过刺激细胞凋亡具有抑癌活性，它们都能调节细胞凋亡过程。

单味中药及其有效成分调控 Bcl-2、Bax 基因的表达。有研究学者从猴头菇中纯化一种具有抗胃溃疡、抗胃炎活性的多糖，研究其对 GES-1 和癌前细胞系（MC）的差异作用，发现该多糖可通过调控凋亡相关通路，如上调 Bax、下调 Bcl-2 和 caspase-3 的表达，对胃癌进展有明显的抑制作用。猫人参为猕猴桃科猕猴桃属植物对萼猕猴桃的根。现代药理研究表明，猫人参在抗肿瘤方面具有较好的活性。猫人参提取物可通过调节细胞增殖和凋亡，下调 Bcl-2 表达，升高 Bax 表达，对 MNNG 诱导的大鼠胃肠道肿瘤有明显的预防作用。

中药复方调控 Bcl-2、Bax 基因的表达。研究发现、乐胃煎、胃炎消、胃痞消、萎胃汤、胃痞颗粒、善胃Ⅰ号方、加味左金丸等方药不仅能有效改善胃癌前病变胃黏膜萎缩，使肠上皮化生甚至异型增生得到有效逆转，而且还能下调胃癌前病变组织中 Bcl-2 表达，同时上调 Bax、Fas 等表达水平，通过对凋亡相关基因的调控作用，一定程度上纠正胃黏膜细胞增殖与凋亡的失衡状态，缓解甚至逆转胃癌前病变。

（二）调控 Caspase 基因家族

Caspase 家族是一组由生物体的细胞所产生的含有半胱氨酸的蛋白水解酶，它们参与了细胞的组成、增殖迁移及凋亡。Caspase-3 是一种重要的促凋亡因子，活化的 Caspase-3 通过触发一系列下游凋亡级联反应，对细胞内外凋亡通路起关键作用。Caspase-3 蛋白在萎缩性胃炎、肠上皮化生和（或）轻中度不典型增生胃黏膜中表达上调，而在重度不典型增生及胃癌组织中表达下调，且这种变化与细胞凋亡呈显著正相关，Caspase-3 失活或表达下调相关的细胞凋亡和增殖紊乱可能在胃黏膜损伤及癌变过程中起某种作用。

研究发现，粉防己碱能促进 Caspase-3 和 Caspase-9 的活化、细胞色素 c 的释放和 APAF-1 的上调，通过线粒体依赖性凋亡显著抑制胃癌 BGC-823 细胞的增殖，可能在胃癌治疗中发挥重要作用。大蒜素诱导人胃肿瘤细胞凋亡过程中，Caspases-3 的活化起了重要作用。此外，中药复方健脾化瘀方、健脾益气方、活血化瘀方、参芪饮等对 CAG 伴 IM 患者长期干预后均能够减轻其胃黏膜萎缩和 IM 程度，通过上调胃黏膜组织 Caspase-3 蛋白的表达，达到对胃癌前病变的治疗作用。

（三）调控 c-Myc 基因家族

c-Myc 是原癌基因，属核蛋白基因，是 myc 基因家族的重要成员之一，具有促进增殖和诱导凋亡的双重作用。c-Myc 在正常胃黏膜中呈低表达状态，而在癌前病变中，c-Myc

蛋白阳性表达率明显升高，并随胃黏膜病变程度进展，其表达率呈递增趋势，提示 c-Myc 可能参与胃黏膜的癌变过程，这对胃癌前病变的防治具有重要指导价值。

有研究表明，当归多糖可以调控 c-Myc 表达，防止乙醇或吲哚美辛诱导的胃黏膜损伤。金果胃康胶囊可降低胃癌前病变大鼠胃黏膜 *c-Myc* 基因的表达，起到抑制或逆转胃癌前病变的效果。双苓扶正抗癌制剂、养正散结汤能明显降低 c-Myc 表达，抑制胃癌细胞的增殖并诱导细胞凋亡。

（四）抑制 *Survivin* 等基因的表达

凋亡抑制蛋白（IAP）家族主要通过抑制 Caspase 家族活性、调节核因子 NF-κB 的作用而达到抑制细胞凋亡的目的。*Survivin* 基因是新发现的 *IAP* 基因家族成员，参与细胞周期进程，特别是在 G_2/M 期，是具有抗凋亡活性的重要因子，其高表达反映预后不良。

有研究发现，棘豆主要成分二羟查耳酮可通过下调 Survivin mRNA 的表达诱导 MGC-803 细胞凋亡。金龙胶囊对裸鼠肿瘤生长有明显抑制作用，可下调 Bcl-2 和 Survivin 的表达，上调 Bax 和 Caspase-3 的表达，通过细胞周期阻滞对人胃癌有显著的抗肿瘤作用，而且改变了 GC 细胞的微观结构。

（五）抑制 PCNA 的表达

增殖细胞核抗原（PCNA）又称为周期蛋白，是一种与细胞增殖相关的核蛋白，在增殖细胞中合成与表达，能参与 DNA 的合成并在细胞周期中起着重要的调控作用，是用来作为评价细胞增殖状态、反映细胞增殖动力学的指标。胃癌前病变多发生于增殖活跃的细胞，PCNA 呈过度表达，也可能是端粒酶激活的重要途径之一，因此端粒酶的激活和 PCNA 的过度表达在胃癌细胞增殖中起重要作用。

有研究表明，善胃Ⅰ方、加味左金丸、小归芍化浊解毒方等可能通过降低 PCNA 的表达，减少胃黏膜肠上皮化生及不典型增生的发生，逆转胃癌前病变。

（六）促进 *P53*、*PTEN*、*HSP70* 基因表达

P53 是一种肿瘤抑制基因，可以激活不同的细胞效应的过程，包括细胞周期阻滞、细胞衰老、协调各种 DNA 损伤修复途径、代谢适应和凋亡细胞死亡。研究指出，甘草可通过 p53 独立通路诱导人胃癌细胞株 MGC-803 凋亡，是一种潜在的、天然的胃癌诱导凋亡的药物。丹参酮ⅡA 可上调 p53 表达，下调 AKT 表达，抑制肿瘤细胞生长，有助于促进肿瘤治疗的发展。中药复方四君子汤等可通过活化 P53，刺激凋亡信号通路，对胃黏膜起到免疫调节、抗氧化和保护的作用。此外，胃复春片、胃祺饮、芪龙方、消痞灵冲剂、萎胃安颗粒等可降低 p21、ras、p53 的表达率及表达强度，对胃黏膜中度或重度异型增生不仅促进黏膜组织逆转，降低胃癌发生率，而且随着用药剂量增加，癌基因的表达量明显下降。

PTEN 是一种双特异性蛋白和脂质磷酸酶，在肿瘤细胞的生长、凋亡、浸润、转移中起重要作用，主要通过阻滞细胞周期进程、促进肿瘤细胞凋亡、抑制肿瘤血管生成、

抑制肿瘤细胞转移及浸润等途径调控多种信号途径实现，使得 PTEN 信号通路成为中药抗胃癌前病变及胃癌药物研究的新靶点。体外试验研究发现，半枝莲黄酮化合物通过下调 Survivin，上调 PTEN，抑制 Survivin 对 VEGF 的正调控，增强 PTEN 对 VEGF 的负调控，诱导 VEGF 表达下调，抑制胃癌 SGC-7901 细胞和 BGC-823 细胞增殖、诱导肿瘤细胞凋亡。

　　HSP70 是分子量约 70kDa 的热激蛋白，是热激蛋白家族中重要的一员。在体内可与多种蛋白形成复合体，陪伴蛋白分子在细胞内转运、跨膜，参与蛋白质的折叠与伸展、多聚复合体的组装，发挥其调节靶蛋白的作用，但又不改变靶蛋白的结构，故又被称作分子伴侣。在应激条件下，HSP70 可抑制细胞内应激激酶激活，减少细胞凋亡，是抑制凋亡机制的关键效应因子。应激状态下蛋白质代谢会发生改变，HSP70 能够帮助调节蛋白质的正常合成与代谢。在癌细胞中，HSP70 的表达异常高，HSP27 和 HSP70 均可能参与肿瘤发生和化疗耐药。在啮齿动物模型中，HSP27 或 HSP70 过表达增加肿瘤生长和转移潜能。HSP27 和 HSP70 的耗竭或抑制常会使肿瘤体积缩小，甚至导致肿瘤完全复旧。因此，抑制 HSP70 和 HSP27 已经成为一种新的癌症治疗策略。

　　有研究认为，雷公藤内酯能显著抑制 HSP70，逆转 MKN45 细胞的耐药表型。狗脊提取物对胃细胞的保护作用可能与抗氧化剂、胃 pH 升高、胃黏液保存、内源性抗氧化酶增加、脂质过氧化降低、HSP70 上调和 Bax 蛋白下调有关。中药健脾益胃散瘀方治疗 CAG 疗效明显，可能通过促进 CAG 患者胃黏膜 HSP70 的表达，改善胃癌前病变的病理组织学变化。

第五节　单味中药药理作用

　　从中药中寻找高效低毒的有效成分治疗胃癌前病变或胃癌已成为抗胃癌研究领域的热点之一。目前，大多数有关中药有效成分、单味中药治疗胃癌前病变及抗胃癌作用及其机制研究尚处于实验阶段。采用现代先进技术从分子基因水平研究中药抗胃癌前病变的作用和机制，将中药研究与现代医学结合，利用现代分子生物学技术研究胃癌前病变的治疗，将有助于中药创新药物开发水平不断提高。

一、清　热　药

（一）清热泻火药

1. 知母

【来源】　知母为百合科植物知母 *Anemarrhena asphodeloides* Bge. 的干燥根茎。

【功效成分】　知母的主要功效成分是知母皂苷、知母多糖等。

【药理作用】　知母具有抗肿瘤、抗炎、抗氧化等作用。

（1）抗肿瘤：知母皂苷 B-Ⅱ能够抑制 hsa-miRNA-766-3p 的表达，进而上调其靶基因 *SCARA5* 的表达，最终抑制胃癌细胞 BGC-823 和 MGC-803 的增殖和迁移。

（2）抗炎：有研究指出，知母通过抑制 NF-κB、p38 及其炎症介质的生产，包括 iNOS、COX-2 和 I-6L，从而减轻 LPS 诱导的炎症反应。

（3）其他：知母还有抗氧化、调节免疫系统的作用。此外，有研究从知母中分离得到 6 种甾体皂苷，分别为知母皂苷Ⅰ、知母皂苷Ⅰa、知母皂苷 B-Ⅰ、知母皂苷 B-Ⅱ、知母皂苷 B-Ⅲ、知母皂苷 A-Ⅲ，发现这些化合物对血小板聚集具有显著的抑制作用，活化部分凝血活酶，对瘀血证型的胃癌前病变具有治疗指导意义。

2. 栀子

【来源】 栀子为茜草科植物栀子 *Gardenia jasminoides* Ellis 的干燥成熟果实。

【功效成分】 栀子的主要功效成分是栀子苷等。

【药理作用】 栀子具有抑制 *Hp*、制酸、抗胃溃疡、抗肿瘤、抗氧化、抗炎等作用。

（1）抑制 *Hp*：栀子苷 β-葡萄糖苷酶水解后的产物京尼平（Genipin）具有很强的抑制 *Hp* 生长的能力，能够降低感染 Hp 的 AGS 细胞中 *vacA* 和 *cagA* 基因的表达。

（2）抗炎：京尼平能降低 *Hp* 对 AGS 细胞的黏附和侵袭能力，还可以通过降低血清中 IL-1β、IFN-γ、IgA、IgM 水平，下调炎症因子 COX2，抑制细胞的炎症反应，改善胃炎症状，达到治疗胃癌前病变的效果。

（3）制酸、抗溃疡：京尼平在对大鼠盐酸-乙醇诱导的急性胃炎和吲哚美辛诱导的胃溃疡的抑制作用中，可抑制 AGS 胃癌细胞 PGE_2 的升高，并且对胃酸的侵袭因子、中和胃酸和胃酸分泌均有显著影响，还能抑制胃酸分泌 H^+/K^+-ATP 酶，对胃损伤的预防和治疗具有重要意义。

（二）清热燥湿药

Hp 感染是胃癌前病变发生发展重要因素之一，而慢性胃炎 *Hp* 感染与中医辨证分型中湿热型胃炎密切相关，因此以清热化湿药治疗慢性胃炎 *Hp* 感染是治疗胃癌前病变的关键。

1. 黄芩

【来源】 黄芩为唇形科植物黄芩 *Scutellaria baicalensis* Georgi 的干燥根。

【功效成分】 黄芩的主要功效成分是黄芩素、黄芩苷等。

【药理作用】 黄芩具有抑制 *Hp* 生长、抗炎、抗氧化、抗肿瘤、增强机体免疫等作用，对胃癌前病变的治疗意义重大。

（1）抑制 *Hp*：陆为民等研究发现，黄芩能明显降低裸鼠 *Hp* 的感染率，同时减少浅表性胃炎的发生。

（2）抗肿瘤：研究表明，黄芩苷明显剂量依赖性地抑制细胞增殖及诱导细胞凋亡，通过上调 Caspase-3、Caspase-9、Bcl-2 相关 X 蛋白的表达，下调 Bcl-2 在 mRNA 和蛋白水平上的表达，以诱导胃癌细胞凋亡。研究发现，黄芩苷诱导胃癌细胞凋亡的抗肿瘤作用机制与 Fas L、TRAIL 介导的死亡受体有关。黄芩素可通过下调 TGF-β/smad4 信号通路来抑制胃癌细胞的迁移和侵袭能力，还能下调胃癌细胞中 N-钙黏蛋白、波形蛋白、ZEB1 和 ZEB2 的表达，而这些与肿瘤细胞的迁移、侵袭密切相关，且是 TGF-β/smad4 信号通路的下游靶点。

（3）其他：锌-黄芩苷复合物显著增加 SOD 活性和 GSH-Px 水平，并降低 MDA 含量和 IL-8 和 TNF-α 水平，具有抗氧化和抗炎作用。

2. 黄连

【来源】　黄连为毛茛科植物黄连 *Coptis chinensis* Franch.、三角叶黄连 *Coptis deltoidea* C. Y. Cheng et Hsiao 或云连 *Coptis teeta* Wall.的干燥根茎。

【功效成分】　黄连的主要功效成分为黄连碱及小檗碱等。

【药理作用】　黄连具有抗 *Hp* 和抑制胃酸分泌、抗胃溃疡、抗炎、抗氧化、抗癌等作用。

（1）抗 *Hp*：研究表明，黄连总生物碱对 *Hp* 诱导的胃黏膜炎症具有较强的保护作用，其机制可能与其抑制上皮细胞凋亡、上调 cNOS、干扰 NOS-2 传导，进而抑制炎症反应、降低 TNF-α 含量有关。

（2）抗炎：黄连素可以抑制促炎症基因 *IL-6*、*TGF-β*、*IL-1β* 的表达和促进抗炎基因 *IL-10* 的表达，还可以通过调节促 Th17 细胞因子的表达，促进 IL-17 的产生和激活 Th17 的应答，这与黄连素对 *Hp* 引起的慢性胃炎的抗炎作用密切相关。

（3）抗胃溃疡：动物实验发现，小檗碱大剂量治疗组比模型组小鼠溃疡指数下降，与法莫替丁作用相当，胃组织中 NO、NOS 含量明显升高。

（4）抗癌作用：小檗碱抗癌作用的分子机制主要包括阻滞细胞周期、抑制相关蛋白和酶的活性、调节信号通路、诱导细胞线粒体膜电位、降低 IL-6 水平、下调原癌基因表达、阻断钾离子通道等方面。

（5）其他：小檗碱尚有抗血小板聚集、调节免疫功能，对胃癌前病变治疗具有一定指导意义。

3. 黄柏

【来源】　黄柏为芸香科植物黄皮树 *Phellodendron chinense* Schneid.的干燥树皮。

【功效成分】　黄柏的主要功效成分为黄柏碱等。

【药理作用】　黄柏具有抗 *Hp*、抗炎、抗氧化、抗溃疡、抗癌等作用。

（1）抗 *Hp*：通过黄柏对 *Hp* 的抗菌活性及 *Hp* 的分离培养实验发现，黄柏对 *Hp* 具有较好的抗菌效果。

（2）抗溃疡：黄柏提取物（去小檗碱）皮下注射或灌胃给药，对乙醇、阿司匹林或幽门结扎诱发的大鼠胃溃疡有抑制作用。黄柏总生物碱能显著提高表皮生长因子水平，促进胃溃疡愈合，对胃液分泌存在抑制效果，因此在治疗胃溃疡方面效果显著。

（3）抗氧化：川黄柏提取物和黄柏碱能增加自由基的清除，具有抗氧化活性。

（4）其他：黄柏活性物质黄柏碱和木兰花碱，具有抑制细胞免疫反应的作用。

4. 龙胆

【来源】　龙胆为龙胆科植物条叶龙胆 *Gentiana manshurica* Kitag.、龙胆 *Gentiana scabra*

Bge.、三花龙胆 *Gentiana triflora* Pall.或坚龙胆 *Centiana rigescens* Franch. 的干燥根和根茎。

【功效成分】　龙胆的主要功效成分为龙胆苦苷等。

【药理作用】　龙胆具有抗炎、抗氧化、增强免疫力等作用，还具有一定的抗 *Hp* 的作用。

（1）保护胃黏膜损伤：研究表明，龙胆苦苷通过改善小鼠抗氧化、抗炎作用，上调热激蛋白 70 水平，使表皮生长因子和血管内皮生长因子水平正常化，对乙醇诱导的小鼠胃黏膜损伤具有保护作用。

（2）其他：龙胆苦苷可以显著减少生长抑素（SST）和增加促胃液素（GAS）在血浆中的含量，促进血浆胃动素受体在胃窦、十二指肠、空肠和回肠中的表达，抑制血管活性肠肽受体（VIPR2）在十二指肠中的表达，从而促进胃排空和肠蠕动。

5. 苦参

【来源】　苦参为豆科植物苦参 *Sophora flavescens* Ait.的干燥根。

【功效成分】　苦参的主要功效成分是苦参碱、苦参酮等。

【药理作用】　苦参具有保护胃黏膜、抗癌、抗炎等作用。

（1）保护胃黏膜：苦参碱黄酮类衍生物可以通过抑制 15-OH 前列腺素脱氢酶而增加前列腺素的黏膜含量，对溃疡愈合、胃黏膜保护的作用可能与刺激碱性黏液分泌、增加黏膜血流量和在溃疡基底部形成保护屏障有关。董燕研究苦参碱对模型大鼠胃癌前病变的保护作用，发现苦参碱可治疗慢性胃萎缩和通过降低 INF-γ 的表达来控制胃黏膜炎性细胞浸润，还可通过降低 Bcl-2、PCNA、TGF-β1 的表达来促进胃癌前病变细胞凋亡，抑制其增殖和胃癌前病变恶化。

（2）抗癌：复方苦参注射液的主要成分苦参碱和氧化苦参碱具有抗炎、抗过敏、抗病毒、抗纤维化等药理功效，还具有抗癌作用，可抑制癌细胞增殖，诱导细胞周期阻滞，加速细胞凋亡，抑制血管生成，诱导细胞分化，抑制癌细胞转移和侵袭，逆转多药耐药。

（3）抗炎作用：苦参碱可以通过下调吞噬细胞、淋巴细胞和受损组织细胞的炎性细胞因子，如 IL、TNF-α、趋化因子、巨噬细胞炎性蛋白-3α 等，以及白介素受体的表达产生抗炎作用。

（4）其他：氧化苦参碱可通过下调 *hTERT* 基因表达，上调 *p53* 和 *mad1* 基因表达，从而抑制胃癌 MKN45 细胞端粒酶活性。苦参酮则能够抑制 IL-1β、CCL2、iNOS 等表达，抑制 NO 和 ROS 的产生，抑制 IKBα 的蛋白水解和 p65 的核转位，以及 ERK1/2、JNK、p38 MAPK 等信号激酶的磷酸化，从而发挥抗肿瘤免疫调节作用。

（三）清热解毒药

胃癌前病变的发生发展与 *Hp* 感染密切有关，临床治疗胃癌前病变用药配合杀灭 *Hp* 药物常有更好的效果，而具有抗癌作用的中药多属清热解毒药。清热解毒药可以减轻渗出，清除病理产物，佐以活血行气药可促进微循环恢复，对 *Hp* 也有抑制杀灭作用，同时能清除致癌因子。清热解毒药物如绞股蓝、蒲公英、半边莲、败酱草等能提高机体非特异性免疫力，并且大多具有抗肠上皮化生、抗异型增生和抗肿瘤的作用，对预防治疗胃癌前病变意义重大。

1. 金银花

【来源】　金银花为忍冬科植物忍冬 *Lonicara japonica* Thunb.的干燥花蕾或带初开的花。

【功效成分】　金银花的主要功效成分为木犀草素及挥发油类。

【药理作用】　金银花有抗炎，抗氧化，增强体液免疫、细胞免疫、非特异性免疫，以及一定的抗胃癌作用。

（1）抗肿瘤：木犀草素能抑制胃癌细胞 AGS 和 BGC-823 增殖，对 SGC-7901 细胞有放疗增敏作用。

（2）抗炎：金银花可能通过抑制 PI3K/AKT/NF-κB 信号通路，抑制促炎细胞因子，从而起到抗炎作用，对研究金银花干预胃癌前病变具有重要指导意义。

（3）其他：金银花尚有抗氧化、增强氧自由基，增强机体免疫力的作用。

2. 连翘

【来源】　连翘为木犀科植物连翘 *Forsythia suspensa*（Thunb.）Vahl 的干燥果实。

【功效成分】　连翘的主要功效成分为连翘酯苷等。

【药理作用】　连翘具有抑制 *Hp*、抗肿瘤、抗炎、抗氧化等作用。

（1）抑制 *Hp*：连翘属植物中的咖啡酰糖苷类成分连翘酯苷、连翘总苷等具有很强的抗菌活性。

（2）抗肿瘤：连翘乙醇提取物乙酸乙酯部位分离得到连翘脂素和表松脂素对人胃癌细胞 SGC-7901 生长具有一定抑制作用。

（3）其他：连翘酯苷作为连翘的主要活性成分，具有一定的抗炎作用和明显的免疫调节功能。连翘醇提物可升高 ROS 水平，并增加了 G_0/G_1 期比例，降低 Bcl-2、Procaspase-9、Procaspase-3 蛋白表达水平，使 Bax、细胞色素 c、Cleaved-PARP 蛋白表达水平升高，Caspase-3 活性升高，显著促进细胞凋亡。

3. 蒲公英

【来源】　蒲公英为菊科植物蒲公英 *Taraxacum mongolicum* Hand.-Mazz.、碱地蒲公英 *Taraxacum borealisinense* Kitam. 或同属种植物的干燥全草。

【功效成分】　蒲公英的主要功效成分为黄酮类，如木犀草素，以及萜类，如蒲公英赛醇等。

【药理作用】　蒲公英具有抗溃疡、抗肿瘤等作用。

（1）抗溃疡：蒲公英提取通过上调超氧化物歧化酶（SOD）、谷胱甘肽过氧化物酶（GSH-Px）的表达来降低脂质过氧化物（LPO），并能减少肥大细胞的渗透和降低 TNF-α 的表达，减少氧化应激和炎症，而不是通过完全抑制胃酸的产生治疗急慢性胃炎和胃溃疡。

（2）抗肿瘤：蒲公英萜醇对胃癌细胞有抑制作用。现代研究表明，在分子机制方面，蒲公英中的蒲公英甾醇、蒲公英赛醇等对脂多糖（LPS）激活的 MAPK 和 NF-κB 通路有显著的抑制效果。

（3）其他：蒲公英在体外能显著提高外周血淋巴细胞的转化，提高免疫力，对 *Hp* 有一定抑菌作用，并且对胃溃疡和胃炎有很好的效果。

4. 穿心莲

【来源】　穿心莲为爵床科植物穿心莲 *Andrographis paniculata*（Burm. f.）Nees 的干燥地上部分。

【功效成分】　穿心莲的主要功效成分为穿心莲内酯等。

【药理作用】　穿心莲具有抗溃疡、抗肿瘤等作用。

（1）抗溃疡：动物实验中，通过测定胃溃疡评分、pH、胃蛋白酶、可滴定酸度、胃黏膜素、脂质过氧化物、还原型谷胱甘肽、酶抗氧化剂超氧化物歧化酶、过氧化氢酶和谷胱甘肽过氧化物酶在胃组织中的含量，表明穿心莲内酯具有抗氧化、细胞保护和抗酸分泌等作用，有一定的抗溃疡作用。

（2）抗肿瘤活性：穿心莲内酯可通过上调胞内 ROS 水平使得线粒体膜电位崩溃，进而通过 p53/cdc2/Cyclin Bl 和 Chk2/cdc25/cdc2 信号通路诱发 G_2/M 期的周期抑制与内源途径的凋亡诱导抑制 SGC-7901 细胞的生长。

（3）其他：穿心莲水溶液提取物具有较好的自由基清除活性，其乙醇提取物则对胃溃疡具有明显的保护作用，可调节胃溃疡的 pH、黏液生成和抗氧化性能。

5. 白花蛇舌草

【来源】　白花蛇舌草为茜草科耳草属植物白花蛇舌草 *Hedyotis diffusa* Willd.的全草。

【功效成分】　白花蛇舌草的主要功效成分为白花蛇舌草多糖、黄酮类等。

【药理作用】　白花蛇舌草具有抗炎、抗氧化、抗肿瘤、免疫调节作用及抑制 *Hp* 的作用。

（1）抗肿瘤：白花蛇舌草可能通过下调 Bcl-2，上调 *p53*、*Bax* 基因的表达，以及提高 Caspase-3 活性来抑制胃癌细胞的增殖、促进其凋亡。

（2）免疫调节：白花蛇舌草提取物能有效促进小鼠脾细胞的增殖活性、人及小鼠 NK 细胞对肿瘤细胞的特异性杀伤活性、B 细胞抗体的产生、单核细胞因子的产生及清除肿瘤细胞的吞噬作用，在体外具有免疫调节活性和抗肿瘤活性。

6. 冬凌草

【来源】　冬凌草为唇形科植物碎米桠 *Rabdosia rubescens*（Hemsl.）Hara 的干燥地上部分。

【功效成分】　冬凌草的主要有效成分为冬凌草甲素等。

【药理作用】　冬凌草具有抗肿瘤、增强机体免疫力等作用。

（1）抗肿瘤：冬凌草新型二萜化合物 Jaridon 6 可通过 PI3K/AKT 通路，激活 Caspase途径，从而促进耐药胃癌细胞 MGC803/5-氟尿嘧啶（5-FU）的凋亡，并可以诱导MGC803/5-FU 细胞自噬的发生，通过抑制上皮间质转化的发生、发展来影响 MGC803/5-FU的细胞转移过程。此外，冬凌草甲素也可能通过抑制 COX-2、PGE_2、MMP-9 表达来降低胃癌细胞 HGC-27 的侵袭能力。

（2）增强免疫力：冬凌草乙素对细胞免疫有增强作用。

7. 鱼腥草

【来源】　鱼腥草为三白草科植物蕺菜 *Houttuynia cordata* Thunb. 的新鲜全草或干燥地上部分。

【功效成分】　鱼腥草全草含挥发油，其主要有效成分为鱼腥草素等。

【药理作用】　鱼腥草能抑制 *Hp*，可抗炎、抗氧化、抗肿瘤、增强机体免疫力。

（1）抑制 *Hp*：单味鱼腥草煎剂对 *Hp* 具有抑制作用，主要与鱼腥草素有关。

（2）抗溃疡：鱼腥草抗胃十二指肠溃疡源于其抑制和杀灭 *Hp* 的同时，还具有祛瘀生新的作用，能加快溃疡部位愈合，促进胃黏膜修复。

（3）抗肿瘤：鱼腥草地下茎提取物能明显提高 SGC-7901 细胞 Caspase-3 的活性，上调 Bax、Bid、Bak、p53、Caspase-9 表达，下调 Bcl-2 表达，可通过 Caspase-9 介导的线粒体凋亡信号转导通路来调控细胞凋亡。

8. 败酱草

【来源】　败酱草为败酱科植物白花败酱 *Patrinia scabiosaefolia* Fisch. Ex Trev. 和黄花败酱 *Parinia uillosa*（Thunb.）Juss. 或其近缘植物的带根全草。

【功效成分】　败酱草的主要功效成分为败酱皂苷等。

【药理作用】　败酱草能抑制 *Hp*，具有抗病原微生物、镇静、保肝利胆、抗肿瘤等作用。

9. 半枝莲

【来源】　半枝莲为唇形科植物半枝莲 *Scytekarua barbvata* D. Don 的干燥全草。

【功效成分】　半枝莲全草含多种化合物，如黄酮类、多糖类。

【药理作用】　半枝莲具有抗肿瘤、增强免疫力等作用。

（1）抗肿瘤：研究发现，半枝莲提取物联合低剂量 5-FU 使 caspase-3 活性及 P53、Bax表达明显升高，Bid、Bcl-2 表达明显降低，半枝莲还可显著降低二氢嘧啶脱氢酶的 mRNA水平，明显抑制肿瘤生长。

（2）其他：半枝莲可抑制肿瘤组织 VEGF 的表达及抑制其介导的肿瘤血管生成，同时减轻 VEGF 抑制 DC 分化成熟，进而增强机体的免疫力达到抗肿瘤的效果。另外，半枝莲增强免疫力的作用也有可能与其抑制端粒酶活性相关。

10. 白头翁

【来源】　白头翁为毛茛科植物白头翁 *Pulsatilla chinensis*（Bge.）Regel 的干燥根。

【功效成分】　白头翁的主要功效成分为白头翁皂苷等。

【药理作用】　白头翁具有调节机体免疫、抗炎、抗肿瘤等作用。

（1）抗肿瘤：白头翁对 AGS 细胞具有细胞毒性，可以抑制胃癌细胞 BGC-823 增殖，以及诱导其凋亡。有研究从韩国白头翁根中分离到白头翁皂苷 D（SB365），发现其能有效抑制胃癌细胞的生长，SB365 对胃癌细胞中活化的 c-间充质上皮转化因（c-Met）表达有较强的抑制作用。此外，SB365 以剂量依赖的方式抑制 c-Met 信号级联组分（包括 AKT 和哺乳动物雷帕霉素靶蛋白）的活化。SB365 位点位于 c-Met 的变构位点，从而靶向 c-Met 信号通路，抑制细胞生长和血管生成，诱导凋亡。

（2）其他：白头翁尚有抗炎、调节免疫等药理作用。

11. 山慈菇

【来源】　山慈菇为兰科植物杜鹃兰 *Cremastra appendiculata*（D.Don）Makino、独蒜兰 *Pleione bulbocodioides*（Franch.）Rolfe 或云南独蒜兰 *Pleione yunnanensis* Rolfe 的干燥假鳞茎。

【功效成分】　山慈菇的主要功效成分为菲类、苷类和芳香类化合物。

【药理作用】　山慈菇具有抗胃癌等作用。在山慈菇醇提取液对 SGC-7901 细胞的抗肿瘤机制研究中，观察到 SGC-7901 细胞表面微绒毛减少，核内异染色质边聚明显，反映了山慈菇对 SGC-7901 细胞抑制增殖的作用，导致其吸收营养物质的能力显著降低，从而减少胃癌细胞的分裂再生。此外，山慈菇醇提物可诱导 SGC-7901 细胞 DNA 碎裂、质膜丢失、线粒体膜电位不对称塌陷，增加 Bax 表达，降低 Bcl-2 表达，从而抑制 SGC-7901 细胞的生长。

12. 土茯苓

【来源】　土茯苓为百合科植物光叶菝葜 *Smilax glabra* Roxb. 的干燥根茎。

【功效成分】　土茯苓的主要功效成分为挥发油、土茯苓苷、白藜芦醇等。

【药理作用】　土茯苓具有抗胃溃疡、抗炎、抗肿瘤、调节机体免疫等作用。

（1）抗胃溃疡：杜鹏等通过实验性胃溃疡小鼠模型，研究土茯苓苷对胃黏膜的保护作用，发现土茯苓苷能减少胃黏膜脂质过氧化反应，抗自由基损伤，促进胃液分泌，提高胃液 pH，从不同角度保护胃黏膜，减少溃疡的发生。

（2）抗肿瘤：白藜芦醇抗肿瘤机制可能与其诱导肿瘤细胞分化、抑制肿瘤细胞自分泌 ROS、抑制肿瘤细胞增殖、促进细胞凋亡等方面有关。

（3）其他：土茯苓尚有抗炎、调节免疫等药理作用。

（四）清热凉血药

1. 生地黄

【来源】　生地黄为玄参科植物地黄 *Rehmannia glutinosa* Libosch. 的干燥块根。

【功效成分】　生地黄的主要功效成分为苷类，以环烯醚萜苷类为主。

【药理作用】　生地黄有抑制胃酸分泌、抗溃疡、抗肿瘤等作用。

（1）抗溃疡：王竹立等通过胃黏膜损伤模型，发现干地黄煎剂可有效抑制大鼠的胃黏膜损伤，提示干地黄煎剂具有保护胃黏膜的作用。

（2）抗肿瘤：地黄水苏糖体外对 SGC-7901 肿瘤细胞具有明显的抑制作用。

（3）其他：邱妍等分别用六味地黄汤和地黄水提液给健康小鼠灌胃，发现六味地黄汤及君药地黄水提液均可使小鼠的免疫功能增强。

2. 牡丹皮

【来源】　牡丹皮为毛茛科植物牡丹 *Paeonia suffruticosa* Andr. 的干燥根皮。

【功效成分】　牡丹皮的主要功效成分为单萜及其苷类，如芍药苷；酚及其苷类，如丹皮酚；三萜及其苷类和挥发油类。

【药理作用】　牡丹皮具有抗氧化、抗炎、抗肿瘤、增强免疫力等药理作用。

（1）抗肿瘤：丹皮酚抗肿瘤的作用机制可能是作用于细胞凋亡的相关基因，如下调 *Bcl-2* 基因表达，上调 *Bax* 基因表达。

（2）对免疫系统的影响：丹皮酚对特异性体液免疫功能和特异性细胞免疫功能及非特异性免疫功能均有增强作用。

（五）清虚热药

1. 青蒿

【来源】　青蒿为菊科植物黄花蒿 *Artemisia annua* L.的干燥地上部分。

【功效成分】　青蒿的主要功效成分为青蒿素等。

【药理作用】　青蒿具有免疫调节、抗炎和抗氧化等作用。青蒿素对胃癌细胞有一定的抑制作用，其抗肿瘤机制之一可能是其抑制 COX-2 导致细胞增殖减少和凋亡诱导，与线粒体功能障碍有关的青蒿提取物对酒精性胃炎保护作用与 HSP27、HSP60、PDGF 等细胞保护基因表达增加有关，对 Hp 相关胃病具有明显的抗氧化或抗炎作用。

2. 地骨皮

【来源】　地骨皮为茄科植物枸杞 *Lycium chinense* Mill. 或宁夏枸杞 *Lycium barbarum* L. 的干燥根皮。

【功效成分】　枸杞根皮含生物碱，如甜菜碱等。

【药理作用】　地骨皮具有抗氧化、抗炎、抗分泌和抗凋亡的作用。地骨皮可增加胃黏液含量，恢复 SOD 和 GSH 水平，降低 MDA 水平，抑制髓过氧化物酶活性。此外，地骨皮还可以通过减少胃液，提高胃液 pH，降低促炎标志物和 Caspase-3 组织水平而体现其抗分泌活性，从而保护胃黏膜。

二、泻　下　药

（一）大黄

【来源】　大黄为蓼科植物掌叶大黄 *Rheum palmatum* L.、唐古特大黄 *Rheum. tanguticum* Maxim. ex Balf. 或药用大黄 *Rheum officinale* Baill. 的干燥根和根茎。

【功效成分】　大黄的主要功效成分为游离蒽醌，如大黄素、大黄酸、大黄酚等。

【药理作用】　大黄可抑制 *Hp*，还可减少胃酸分泌、抗炎、抗溃疡、保护胃黏膜及增强免疫力等。

（1）抑制 *Hp*：有研究表明，大黄中的大黄素可以破坏细菌细胞膜的通透性，抑制细胞内的蛋白质合成，发挥杀菌作用，尤其对 *Hp* 感染具有强烈的杀伤作用。

（2）抗肿瘤：大黄素提高了 Bax/Bcl-2 的比例，但降低了 Bcl-xL 和 pro-Caspase-3 的蛋白水平，并且显著增加了细胞色素 c 和凋亡蛋白酶激活因子 1 的表达，这两个关键成分参与线粒体通路介导的细胞凋亡，因此大黄素通过诱导细胞凋亡抑制 SGC-7901 的增殖，而大黄素的这种抗肿瘤作用在一定程度上是由一种内在的线粒体通路介导的。

（3）抗炎作用：大黄能明显改善胃黏膜损伤，提高活性氧含量，下调抗氧化相关蛋白，如核转录因子红系 2 相关因子 2（Nrf2）、血红素氧化酶-1 表达水平，通过蛋白激酶相关信号通路显著降低炎症蛋白表达。

（4）抗溃疡：大黄粉口服能改善组织营养代谢，减少胃酸分泌，降低胃游离酸及蛋白酶活性，促进 PGE_2 生成，加强胃黏膜屏障。另外大黄粉直接黏附于溃疡部位，抑制胃蛋白酶分泌，保护胃黏膜，从而促进溃疡愈合，达到预防和治疗溃疡出血的目的。

（5）其他：在动物实验研究中，大黄可导致小白鼠腹腔中巨噬细胞吞噬性提高，使得人体中 IFN 增多，进而增强免疫力。

（二）芦荟

【来源】　芦荟为百合科植物库拉索芦荟 *Aloe barbadensis* Miller、好望角芦荟 *Aloe ferox* Miller 或其他同属近缘植物叶的汁液浓缩干燥物。

【功效成分】　芦荟的主要功效成分为芦荟大黄素苷等。

【药理作用】　芦荟具有抗肿瘤、抗溃疡等作用。

（1）抗肿瘤：芦荟大黄素可能通过影响 SGC-7901 细胞 Calnexin/Calreticulin 循环激活 GRP78/IRE1/CHOP 信号通路，加重胃癌细胞内质网应激，引发细胞凋亡，降低细胞增殖率。

（2）抗溃疡：芦荟具有抗大鼠幽门结扎型胃溃疡的作用，其作用机制可能与抑制体内的过氧化反应、胃酸分泌和胃蛋白酶活性有关。动物研究表明，芦荟对吲哚美辛诱导的大鼠胃病具有明显的减轻氧化应激、炎症反应、改善胃组织病理学的作用。

（三）火麻仁

【来源】　火麻仁为桑科植物大麻 *Cannabis sativa* L.的种仁。

【功效成分】　火麻仁的种子含胡芦巴碱，L-右旋异亮氨酸三甲铵乙内酯。

【药理作用】　火麻仁具有抗炎、抗溃疡及免疫调节等功效。

（1）抗溃疡：动物实验发现，火麻仁乙醇提取物能明显抑制盐酸性胃溃疡形成。

（2）其他：麻仁蛋白具有增强抗疲劳能力和免疫调节作用。

三、祛 风 湿 药

（一）防己

【来源】　防己为防己科植物石蟾蜍 *Stephania tetrandra* S.Moore 的根。

【功效成分】　防己的主要功效成分为木防己碱、马兜铃酸等。

【药理作用】　防己具有抗炎、抗肿瘤、提高机体免疫防御功能等作用。

（1）抗肿瘤：人胃癌 BGC-823 细胞亦具有明显的抑制增殖和诱导凋亡作用。防己尚能促进 Bcl-2 蛋白表达，减少 Bax 蛋白表达，升高 Bcl-2/Bax 比值，这对胃癌前病变的治疗有重要指导意义。

（2）抗炎：防己中的粉防己碱除了具有广谱抗炎作用，也可有效抑制全身各部位急、慢性炎症。

（3）提高机体免疫力：马兜铃酸有增强吞噬细胞的功能和提高细胞免疫功能的作用，还能强烈兴奋白细胞吞噬作用，提高机体自然防御功能。

（二）川乌

【来源】　川乌为毛茛科植物乌头 *Aconitum carmichaeli* Debx（栽培品）的干燥母根。

【功效成分】　川乌的主要功效成分为乌头碱等。

【药理作用】　川乌可抗炎、抗肿瘤和调节免疫。

（1）抗肿瘤：从乌头属植物中分离和设计的二萜生物碱在多种癌细胞系中显示出有效的抗癌特性。这些特性包括抑制细胞生长、诱导细胞凋亡、干扰细胞周期和改变多药耐药，乌头中具有抗癌作用的天然二萜类生物碱大多为 C19-二萜类生物碱，而 C20-二萜类生物碱的衍生物也具有显著的抗癌潜力。曾瑾等用小鼠肉瘤 S180 细胞造模研究表明，生川乌水煎液对肿瘤细胞 MGC-803 的增殖有显著的抑制作用，而张晓迪等则发现附子溶液对 SGC-7901 胃癌细胞增殖及凋亡作用表明，附子提取物能显著抑制 SGC-7901 细胞的生长，并具有浓度及时间依赖性，细胞有明显的凋亡作用。

（2）抗炎：川乌抗炎作用机制主要与前列腺素的代谢过程，趋化因子介导的白细胞趋化作用有关。动物实验表明川乌对白细胞趋化、组织水肿、毛细血管通透性增高、炎性渗出均有抑制作用。

（3）调节免疫：川乌总碱对非免疫性和免疫性炎症均有明显抑制作用，研究发现乌头碱能够提高两种小鼠腹腔巨噬细胞表面 Ⅰa 抗原的表达，从而增强巨噬细胞提呈抗原的能力，促进免疫应答反应。川乌中多糖类成分也具有一定的免疫作用，附子多糖 FPS-1 可明显刺激伴刀豆球蛋白 A 和脂多糖造模后小鼠淋巴细胞增殖，并促进脾细胞产生抗体，具有免疫促进作用。

（三）威灵仙

【来源】 威灵仙为毛茛科植物威灵仙 *Clematis chinensis* Osbeck、棉团铁线莲 *Clematis hexapetala* Pall. 或东北铁线莲 *Clematis manshurica* Rupr. 的干燥根和根茎。

【功效成分】 威灵仙的主要功效成分为多糖、皂苷类等。

【药理作用】 威灵仙具有抗肿瘤、抗氧化、抗炎、提高机体免疫力等作用。

（1）抗肿瘤：威灵仙多糖及威灵仙皂苷促进 BGC-823 细胞凋亡，其机制可能与抑制 *Survivin* 基因表达有关。

（2）其他：威灵仙尚有抗氧化、抗炎、增强免疫等药理作用。

（四）南蛇藤

【来源】 南蛇藤为卫矛科植物南蛇藤 *Celastrus orbiculatus* Thunb.的藤茎。

【功效成分】 南蛇藤的种子中含有较多的脂肪油。

【药理作用】 南蛇藤提取物（COE）具有抗 *Hp* 活性和体内外抗癌作用，其治疗胃癌前病变的治疗机制可能与逆转上皮细胞-间充质转化（EMT）过程和抑制 Lgr5 表达的作用有关。

（1）抑制 *Hp*：COE 具有抗 *Hp* 活性。

（2）抗肿瘤：COE 可通过增强 E-钙黏蛋白表达、降低 N-钙黏蛋白和波形蛋白表达来抑制 SGC-7901 细胞体外增殖、黏附、侵袭和迁移。此外，COE 还可抑制 TNF-α 诱导的 NF-κB/Snail 信号通路活性。此外，COE 还可能通过抑制 Cofilin1 信号通路的激活，显著抑制 AGS 细胞中的 EMT，为抗胃癌前病变和胃癌治疗提供新的依据。

四、化 湿 药

（一）芳香化湿药

1. 藿香

【来源】 藿香为唇形科植物藿香 *Agadtacge rygisa*（Fisch.et Mey.）O. Kuntze 的全草。

【功效成分】 藿香的主要功效成分为挥发油、藿香醇、藿香烯等。

【药理作用】 藿香具有抑制 *Hp*、抗溃疡、抗氧化、抗炎等作用，对治疗胃癌前病变具有重要作用。

（1）抑制 *Hp*：广藿香主要活性成分广藿香醇（PA）有抗 *Hp* 和胃保护作用。PA 可改善 *Hp* 尿素酶诱导的 MMP 破坏，降低细胞内活性氧和丙二醛含量，提高非蛋白巯基、过氧化氢酶和谷胱甘肽/谷胱甘肽二硫化物含量,以减轻氧化应激,增加 SOD 和 CAT 酶活性。PA 还可显著减少 IL-1β、角化细胞化学引诱物和 IL-6 的分泌，保护胃黏膜免受 *Hp* 诱导的损伤。PA 可使 *Hp* 的黏附、运动、超微结构和鞭毛形成均受到明显抑制，对黏附基因

（*alpA*、*alpB*）和运动基因（*flaA*、*flaB*）的表达也有明显的抑制作用，还可以抑制炎性介质 COX-2、IL-1β、NF-κB 和 NO，干扰 *Hp* 的感染过程，降低胃炎的细菌耐药性。

（2）抗溃疡：β-广藿香烯具有抗溃疡作用，其机制可能是 β-广藿香烯通过增强环氧化物酶 COX-1 和 COX-2 的活性，促进 PGE_2 的产生，促使血管生成蛋白、血管内皮生长因子及其受体 fms 样酪氨酸激酶-1 mRNA 表达上调，而抗血管生成蛋白、内皮抑素-1 及其受体 ETAR 的 mRNA 表达下调，从而减轻炎症反应，改善血管生成，改善胃溃疡。

2. 苍术

【来源】   苍术为菊科植物茅苍术 *Atractylodes lancea*（Thunb.）DC. 或北苍术 *Atractylodes lancea*（DC.）Koidz. 的干燥根茎。

【功效成分】   苍术的主要功效成分是挥发油、苍术醇、苍术酮、β-桉叶醇等。

【药理作用】   苍术具有抗炎、抗溃疡、抗氧化、抗肿瘤、促进黏膜修复、抑制 *Hp* 生长等作用。

（1）保护胃黏膜、促进胃黏膜修复：三叶因子 1（TFF1）可加强黏液凝胶层的防御能力，减少各种损伤因素对胃黏膜的侵袭，在保护胃肠道黏膜中发挥了极其重要的作用。苍术提取物能明显提高脾虚证大鼠胃黏膜 TFF1 的表达，增加胃黏膜血流量，从而保护胃黏膜，促进损伤部位的修复。

（2）抗溃疡：苍术正丁醇提取液则有广谱的抗溃疡作用，并能抑制蛋白酶活性和胃酸排出量，而苍术水煎剂对组织胺引起的胃酸分泌过多和黏膜病变有疗效。研究发现，麸炒苍术的抗胃溃疡活性强于苍术，苍术抗胃溃疡的活性可能与其抗炎特性及其可以抑制 TNF-α、IL-8、IL-6 和 PGE_2 的合成有关。

（3）抗肿瘤：苍术提取物可使 BGC-823 细胞周期滞留在 S 期，SGC-7901 细胞周期滞留在 G_0/G_1 期，从而抑制胃癌细胞增殖，诱导细胞凋亡，其抗胃癌的活性成分主要集中在石油醚部。

（4）抗炎作用：现代研究发现，苍术中有效成分挥发油具有明显的抗炎作用，β-桉叶醇还能对抗脂多糖激活的巨噬细胞产生 NO。

（5）抗缺氧作用：苍术的抗缺氧主要活性成分为 β-桉叶醇。氰化钾所致小鼠缺氧模型证明，苍术丙酮提取物 750mg/kg 灌胃能明显提高小鼠存活时间，降低相对死亡率。

（6）其他：苍术尚可抑制 *Hp* 生长，其多糖类成分能有效调节肠道免疫功能。

3. 厚朴

【来源】   厚朴为木兰科植物厚朴 *Magnolia officinalis* Rehd.et Wils. 或凹叶厚朴 *Magnolia officinalis* Rehd.et Wils. var. *biloba* Rehd.et Wils. 的干燥干皮、根皮及枝皮。

【功效成分】   厚朴的主要功效成分是厚朴酚、异厚朴酚、和厚朴酚、挥发油等。

【药理作用】   厚朴具有抗炎、抗氧化、抗肿瘤等作用。

（1）抗肿瘤作用：厚朴酚在高浓度下可诱导胃癌细胞 SGC-7901 自噬，并可通过 caspase-3 途径、PI3K/AKT 信号通路诱导胃癌细胞凋亡。此外，厚朴酚及其衍生物靶定多种信号通路，包括 NF-κB、信号传感器和 STAT3、EGFR、mTOR、caspase-mediated 共同通路，调节癌症起始和进展。

（2）抗炎作用：厚朴酚通过结合并激活过氧化物酶体增殖物激活受体-γ（PPAR-γ），从而下调 TLR4 表达并抑制下游 NF-κB 和 MAPK 激活，最终使 TNF-α、IL-1β 和 IL-6 等炎性因子的表达水平下降。

（3）抗氧化：厚朴酚含酚羟基结构，酚羟基容易被氧化。有研究表明含有烯丙基的酚类化合物多具有清除活性氧或羟自由基的能力。

（4）其他：厚朴还可改善胃肠蠕动，降低胃残余率，提高肠推进率。

4. 砂仁

【来源】　砂仁为姜科植物阳春砂 *Amomum villosum* Lour.、绿壳砂 *Amomum villosum* Lour. var. *xanthioides* T. L. Wu et senjen 或海南砂 *Amomum longiligulare* T.L. Wu 的干燥成熟果实。

【功效成分】　砂仁含挥发油，主要成分为 D-樟脑，一种萜烯。

【药理作用】　现代药理研究证实，砂仁具有胃肠道保护、抗炎活性、抗 *Hp* 等作用。

（1）抗溃疡：通过观察海南砂仁对胃溃疡大鼠胃黏膜 TFF1 和 TFF1 mRNA 蛋白表达的影响及其量效关系，有实验研究结果表明海南砂仁对大鼠胃黏膜损伤具有保护作用，其机制可能与提高 TFF1 和 TFF1 mRNA 蛋白表达有关。有研究发现，砂仁挥发油成分对乙酸性胃溃疡有一定的治疗作用，其机制可能与清除自由基有关。另有研究发现砂仁挥发油对胃溃疡的作用机制可能是通过影响胃溃疡大鼠血小板活化因子（PAF）的表达实现的，这种 PAF 表达能够有效防止溃疡的产生和复发。此外，砂仁挥发油对胃溃疡大鼠胃黏膜疏水性有一定的影响，这也可能是砂仁能够抗胃溃疡复发的机制。

（2）其他：砂仁挥发油对胃酸及胃蛋白酶的分泌有一定的影响，通过减少两者的量而达到对胃黏膜保护作用。砂仁精油能增加胃黏膜己糖和磷脂含量，保护胃肠免受胃肠黏膜侵袭因子的侵袭，促进胃排空，减少胃停滞，调节胃肠菌群。

5. 草豆蔻

【来源】　草豆蔻为姜科植物草豆蔻 *Alpinia katsumadai* Hayata 的干燥近成熟种子。

【功效成分】　草豆蔻的主要功效成分为槲皮素、挥发油等。

【药理作用】　草豆蔻有抗胃溃疡、保护胃黏膜、促胃肠动力、抗氧化、抗菌、抗肿瘤、细胞保护等多种作用。

（1）保护胃黏膜：草豆蔻挥发油能显著提高溃疡抑制率，以及降低胃液酸度和胃蛋白酶活性，明显升高大鼠血清的 SOD 活性，亦显著下调 MDA 的含量。

（2）抗肿瘤：草豆蔻总黄酮对人胃癌细胞 SGC-7901 具有较强的抑制作用，IC50 为 3.48μg/ml。

（二）利水渗湿药

1. 茯苓

【来源】　茯苓为多孔菌科真菌植物茯苓 *Poria cocos*（Schw.）Wolf 的干燥菌核。

【功效成分】 茯苓的主要功效成分为茯苓酸等。

【药理作用】 茯苓具有抗胃溃疡、抑制胃酸、抗肿瘤、增强免疫等药理作用。

（1）抗肿瘤：茯苓酸能显著抑制 SGC-7901 和 MKN-49P 细胞的活力，并诱导 G_0/G_1 细胞周期阻滞，且呈浓度依赖，可明显增加 ROS 生成和凋亡率。同时，Bax、细胞色素 c、Caspase-3 表达明显升高，JAK2/信号传导和 STAT3 在 SGC-7901 细胞中被灭活，BCL-2 表达下降，并以剂量依赖性的方式抑制体外 GC 细胞系的线粒体功能，诱导细胞凋亡，还能明显抑制 GC 异种移植模型的肿瘤生长，延长动物的生存期。

（2）其他：茯苓多糖可通过细胞免疫和体液免疫两种途径实现免疫增强作用。

2. 薏苡仁

【来源】 薏苡仁为禾本科植物薏米 *Coix lacryma-jobi* L. var. *ma-yuen*（Roman.）Stapf 的干燥成熟种仁。

【功效成分】 薏苡仁的主要功效成分为薏苡仁酯等。

【药理作用】 薏苡仁有抗炎、抗溃疡、抗肿瘤、增强机体免疫力等作用。

（1）抗肿瘤：以不同浓度薏苡仁酯作用于胃癌 BGC-823 细胞，结果发现薏苡仁酯可抑制 BGC-823 细胞增殖，其增殖抑制效应呈剂量-时间依赖性，经薏苡仁酯作用后细胞黏附、侵袭及迁移能力降低。同时，细胞表面标志物 CD44、CD133mRNA 及蛋白水平的表达与薏苡仁酯浓度亦呈负相关，显示了薏苡仁酯能降低胃癌黏附、侵袭、迁移能力，使癌细胞生长受到抑制，其机制可能与下调 CD44、CD133 表达有关。

（2）抗炎：薏苡仁水提液对 UC 大鼠损伤的肠黏膜有明显的修复作用，可能通过抑制肠道免疫反应、减少促炎因子和增加抑炎因子的表达、调节促炎因子与抗炎因子间的平衡进而发挥其抗炎作用。

（3）其他：共刺激分子 B7-H4（负性调控分子）和 B7-H3（正性调控分子）在胃癌中异常表达，可抑制 T 细胞介导的免疫应答、促进疾病发生、癌症的转移。薏苡仁酯可下调 B7-H4mRNA 及蛋白的表达，上调 B7-H3mRNA 及蛋白的表达，间接阻止其免疫逃逸作用。

3. 车前子

【来源】 车前子为车前科植物车前 *Plantago asiatica* L.或平车前 *Plantago depressa* Willd.的干燥成熟种子。

【功效成分】 车前子的主要功效成分为车前子酸、琥珀酸等。

【药理作用】 车前子具有抗溃疡作用，可预防胃黏膜损伤，还具有抗炎、抗氧化、调节免疫等作用。

（1）抗溃疡：车前子提取物能有效提高大鼠血清胃泌素的含量，同时能使大鼠胃黏膜溃疡面积缩小，进而抑制应激性胃溃疡发生。

（2）其他：研究车前子对大鼠脂代谢的影响及其抗氧化作用，发现车前子可降低大鼠血清 TC、TG 和脂质过氧化物水平，并提高 SOD 活性。研究车前子黏多糖 A 对 ICR 小鼠免疫应答的影响，发现车前子黏多糖 A 可以增强小鼠羊红细胞致敏引起的体液免疫和过敏反应。

4. 茵陈

【来源】　茵陈为菊科植物滨蒿 *Artemisia scoparia* Waldst. et kit. 或茵陈蒿 *Artemisia capillaris* Thunb. 的干燥地上部分。

【功效成分】　茵陈的主要功效成分为 6, 7-二甲基七叶树内酯及挥发油等。

【药理作用】　茵陈提取物可通过激活 SOD，显著抑制 LPO 的形成和促炎细胞因子如 IL-6、IL-12 的生成，下调 NF-κB，保护胃黏膜，对胃炎和胃溃疡的治疗具有良好效果。

五、温　里　药

（一）附子

【来源】　附子为毛茛科植物乌头 *Aconitum carmichaeli* Debx. 的子根的加工品。

【功效成分】　附子的主要功效成分为乌头碱等。

【药理作用】　附子在增强机体免疫功能的同时，抑制胃肿瘤细胞的生长，在胃癌前病变的治疗中起关键作用。

（1）抗肿瘤：附子对肿瘤细胞 SGC-7901 的生长有抑制作用，其生长对浓度及时间存在较强的依赖性，肿瘤细胞呈现明显的凋亡趋势。

（2）调节免疫：附子酸性多糖可提高正常小鼠和免疫功能低下小鼠脾和胸腺指数，促进抗体生成，提高淋巴细胞转化能力，增强 NK 细胞活性，具有明显的免疫调节作用。

（二）肉桂

【来源】　肉桂为樟科植物肉桂 *Cinnamomum cassia* Presl 的干燥树皮。

【功效成分】　肉桂的主要功效成分为肉桂醛、桂皮苷等。

【药理作用】　肉桂具有抗炎、抗氧化、抑菌、抗胃溃疡、促进胃动力、增强免疫等作用。

（1）抑制 *Hp*：肉桂中肉桂醛对 *Hp* 具有很强的抑制活性。肉桂醛能显著抑制 *Hp* 感染细胞的 IL-8 分泌和表达，抑制 *Hp* 诱导 NF-κB 激活，因此肉桂的抗炎效应是源于肉桂醛抑制 NF-κB 通路。

（2）保护胃黏膜：桂皮苷对急性黏膜病变及黏膜细胞障碍溃疡模型有很好的疗效，其作用与对黏膜细胞的保护作用有关。

（3）其他：肉桂水提物能抑制网状内皮系统的吞噬功能，起到增强免疫功能的作用，还能增加胃黏膜的血流量、改善循环，从而预防胃溃疡的发生。

（三）吴茱萸

【来源】　吴茱萸为芸香科植物吴茱萸 *Evodia rutaecarpa*（Juss.）Benth.、石虎 *Euodia rutaecarpa*（Juss.）Benth. var. *officinalis*（Dode）Huang 或疏毛吴茱萸 *Euodia rutaecarpa*

（Juss）Benth. var. *bodinieri*（Dode）Huang 的干燥近成熟果实。

【功效成分】 吴茱萸的主要功效成分为吴茱萸碱、吴茱萸次碱等。

【药理作用】 吴茱萸具有抗肿瘤、抗炎、抗胃溃疡等药理作用。

（1）抗肿瘤：吴茱萸碱诱导 SGC-7901 细胞 G_2/M 期阻滞，诱导细胞凋亡，提高细胞 Caspase-3、Caspase-8 和 Caspase-9 的活性，上调 Caspase-3、Caspase-8 和 Caspase-9、Bax 蛋白表达，下调 Bcl-2 蛋白表达，抑制 SGC-7901 细胞增殖。

（2）抗溃疡：吴茱萸水提取（FE）剂量依赖性地促进乙醇还原胃黏膜电位差的恢复，增加胃灌注液一氧化氮的代谢产物（NOx）的产生，也以剂量依赖性的方式抑制胃损伤形成，表明 FE 通过增强胃黏膜屏障的完整性和增加胃黏膜一氧化氮的合成来预防乙醇诱导的胃黏膜损伤。有研究表明，吴茱萸次碱可以显著降低溃疡指数和反扩散 H^+ 浓度，减轻胃黏膜损伤，显著增加血浆降钙素基因相关肽（CGRP）浓度。

（四）干姜

【来源】 干姜为姜科植物姜 *Zingiber officinale* Rosc.的干燥根茎。

【功效成分】 干姜的主要功效成分为挥发油、姜辣素和二苯基庚烷化合物等。

【药理作用】 干姜有抗肿瘤、抗菌、抗氧化、抗溃疡等作用。

（1）抗溃疡：干姜醇提取物能较好地修复损伤胃黏膜，并能明显降低实验小鼠的溃疡指数，具有良好的抗溃疡活性。干姜提取分离物 6-姜磺酸比 6-姜辣素和 6-姜烯酚具有更强的抗溃疡活性。

（2）免疫调节：干姜提取物对机体免疫功能具有双相调节作用，对细胞因子的增强作用有时间依从性。

（五）丁香

【来源】 丁香为桃金娘科植物丁香 *Eugenia caryophyllata* Thunb. 的干燥花蕾。

【功效成分】 丁香花蕾含挥发油，即丁香油，丁香油中主要含有丁香油酚等。

【药理作用】 丁香具有抗炎、抗溃疡、抗氧化等作用。

（1）保护胃黏膜：丁香可显著降低胃 MDA 含量，提高 GSH 含量、过氧化氢酶活性和 PGE_2 的产生，对乙醇诱导的大鼠胃黏膜损伤有保护作用。

（2）抗氧化：丁香水提物及乙醇提取物可提高细胞内 SOD、CAT 和 GSH-Px 酶的活性、降低氧化产物的含量，从而达到抗氧化的作用。

六、理 气 药

（一）陈皮

【来源】 陈皮为芸香科植物橘 *Citrus reticulata* Blanco 及其栽培变种的干燥成熟果皮。

【功效成分】　陈皮的主要功效成分为多甲氧基黄酮、橙皮苷、川陈皮素等。

【药理作用】　陈皮治疗胃癌前病变主要体现在抗 *Hp*、抗溃疡、促进胃动力、抗肿瘤等方面。

（1）抗 *Hp*：一些经肠内菌群转化而来的类黄酮，如橙皮素和柚皮素等体外具有抗 *Hp* 活性。

（2）抗溃疡：新会陈皮提取物（OPE）中多甲氧基黄酮含量最高，对 ABTS、DPPH、AAPH 和 NO 的清除能力最强。与黄酮类化合物等量混合物相比，OPE 具有更高的 NO、iNOS 和 COX-2 抑制活性，因此具有更好的抗炎潜能。李耀庆等在治疗大鼠实验性胃溃疡的药理实验中，发现橙皮苷能明显抑制溃疡的发生，还有抗胃酸分泌的作用。

（3）抗肿瘤：柑橘可促进胃癌细胞株 SNU-668 以典型凋亡特性进行凋亡，减少抗凋亡基因 *Bcl-2* 的表达，而增加凋亡前基因 *Bax* 和主要凋亡基因 *CASP-3* 的表达，且显著增加 CASP-3 活性和 CASP-3 蛋白的表达。

（4）其他：陈皮的乙酸乙酯提取物具有促进胃肠动力的效果。

（二）枳实

【来源】　枳实为芸香科植物酸橙 *Citrus aurantium* L. 及其栽培变种或甜橙 *Citrus sinensis* Osbeck 的干燥幼果。

【功效成分】　枳实的主要功效成分为多甲氧基黄酮、橙皮苷、川陈皮素等。

【药理作用】　枳实不但能抑制 *Hp*，增强胃肠蠕动，还可抗溃疡、抗肿瘤。

（1）抗 *Hp*：枳实对 *Hp* 有显著的杀灭作用，且随着浓度的增加，杀菌作用增强。

（2）抗溃疡：枳壳化学成分多甲氧基黄酮类化合物 nobiletin 和香豆素类 Marmin 分别对乙酰胆碱诱导的收缩、跨壁电刺激和组胺诱导的豚鼠回肠收缩表现出浓度依赖性弛缓，其抗溃疡作用主要是维持黏膜屏障完整性和抑制胃运动活性，其次是防止内源性乙酰胆碱和组胺的作用。

（3）抗肿瘤：枳实中黄酮类化合物可通过上调 Bax 促凋亡蛋白和下调 Bcl-xL 抑凋亡蛋白诱导细胞凋亡，进而发挥抑制肿瘤细胞增殖的作用。

（4）促进胃肠蠕动：研究发现，枳实可能通过促进大鼠胃泌素（GAS）、血浆乙酰胆碱（ACh）、胃动素（MTL）的分泌和抑制血管活性肠肽（VIP）的分泌来促进脾虚模型大鼠的胃肠运动。

（三）香附

【来源】　香附为莎草科植物莎草 *Cyperus rotundus* L.的干燥根茎。

【功效成分】　香附的主要功效成分为挥发油等。

【药理作用】　香附具有抗胃溃疡、抗氧化、抗肿瘤等作用。

（1）抗肿瘤：香附的不同提取物能显著抑制胃癌细胞增殖过程，香附石油醚和氯仿提取物中含有抑制肿瘤细胞增殖的关键化学物质。

（2）抗氧化：香附醇提物具有明显的抗氧化防御机制，能显著提高超氧化物歧化酶、细胞谷胱甘肽和谷胱甘肽过氧化物酶的活性，抑制溃疡动物胃黏膜脂质过氧化，且呈剂量依赖性。

（3）其他：香附挥发油具有促胃肠动力的生物活性，同时发现香附挥发油对小肠平滑肌细胞具有较好的促增殖作用。香附根茎汤剂能够延缓胃排空运动，对大鼠胃溃疡具有保护作用。

（四）木香

【来源】　木香为菊科植物土木香 *Inula helenium L.* 的干燥根。

【功效成分】　木香的主要功效成分为倍半萜类，如去氢木香内酯、木香烃内酯等。

【药理作用】　木香具有抗 *Hp*、促进胃动力、抗炎、抗肿瘤和抗溃疡的作用。

（1）抑制 *Hp*：木香醇提物对 *Hp* 具有很强的抑制作用。

（2）抗炎：木香抗炎的主要成分是倍半萜类，具有稳定溶酶体膜和抗增殖的作用。菜蓟苦素可能是木香中抑制 TNF-α 的主要成分，主要通过抑制炎症介质产生和淋巴细胞增殖来参与炎症反应。木香烃内酯除抑制 NO 产生和 NF-κB 活化外，也能降低 MAPK 蛋白激酶的活化和 AP-1 蛋白的 DNA 结合活性，从而抑制 *IL-1β* 基因的表达。去氢木香内酯则可通过失活 NF-κB 来抑制诱导型 *iNOS* 基因表达，从而减少 NO 产生，也可降低脂多糖（LPS）诱导的 TNF-α 水平。

（3）抗溃疡：川木香乙酸乙酯萃取物对幽门结扎型胃溃疡大鼠胃组织溃疡程度、胃液量、总酸度及胃蛋白酶活性均有明显的抑制作用，且能显著增加其胃组织中 NO 含量和 SOD 活性，降低 MDA 含量，因此木香抗溃疡的机制可能是通过抑制攻击因子与促进防御因子，提高机体抗氧化能力实现的。

七、止　血　药

（一）三七

【来源】　三七为五加科植物三七 *Panax notoginseng*（Burk.）F.H. Chen 的干燥根和根茎。

【功效成分】　三七的主要活性成分为三七皂苷和人参皂苷类等。

【药理作用】　三七具有抗肿瘤、抗炎、提高胃黏膜血流量，以及较好的增强免疫力的作用。

（1）抗肿瘤：以 MNNG 转化的人胃黏膜上皮细胞 GES-1（MC 细胞）为胃癌前病变的体外模型，研究发现三七提取物可明显提高 Bax、p21WAF1 表达，明显降低 bcl-2 表达，抑制胃癌前细胞的增殖，促进胃癌前细胞的凋亡。体外实验表明，人参皂苷 Rg1 能降低肿瘤细胞内的蛋白含量，提高 Caspase-3 和 Bax-2 mRNA 含量，从而抑制胃癌细胞 BGC-823 增殖，促进细胞凋亡。

（2）提高胃黏膜血流量：动物实验发现，三七治疗增加胃分泌物和胃 GMBF，使 MDA 含量下降，其抗胃癌前病变的机制可能与增加胃液分泌、GMBF 和对抗氧自由基损伤有关。

（3）调控胃癌前病变信号通路：三七影响萎缩性胃炎癌前病变大鼠胃黏膜 hedgehog 信号通路中关键因子的表达，对萎缩性胃炎癌前病变有防治作用。

（4）其他：三七总皂苷还可提高机体免疫力。

（二）五灵脂

【来源】　五灵脂为鼯鼠科动物橙足鼯鼠 *Trogopterus xanthipes* Milne-Edwards 或飞鼠科动物小飞鼠 *Pteromys volans* L.的干燥粪便。

【功效成分】　五灵脂的主要功效成分为五灵脂酸等。

【药理作用】　五灵脂可制酸，保护胃黏膜，改善胃黏膜血流，提高机体免疫力。

（1）保护胃黏膜：五灵脂对 shay 模型大白鼠胃黏膜有保护作用，可能的机制是抑制胃液胃酸分泌，以及调节改善胃黏膜血流，增加胃黏膜的防御功能。此外，五灵脂保护胃黏膜还可能与增加胃壁结合黏液量及促进胃黏膜的 PGE_2 分泌有关。

（2）其他：五灵脂还有提高机体免疫力的功效。

（三）白及

【来源】　白及为兰科植物白及 *Bletilla striata*（Thunb.）Reichb. f.的干燥块茎。

【功效成分】　白及的主要功效成分白及多糖。

【药理作用】　白及有抗胃溃疡、保护胃黏膜等作用。

（1）抗溃疡：白及多糖能增加胃黏膜黏液含量，减少胃液分泌量，降低胃蛋白酶活性，提高血清 SOD 活性，降低血清 MDA 水平，增强胃黏膜抗氧化，促进溃疡局部胃黏膜上皮细胞增生，抑制自由基生成，加强损伤组织修复，具有明显的抗应激性胃溃疡、促进胃黏膜修复的作用。该作用与白及多糖增强胃黏膜屏障和防御功能、减少攻击因子对胃黏膜损伤及增强自由基清除能力等有关。

（2）其他：白及多糖尚能增加 5-FU 的抗肿瘤作用。

（四）艾叶

【来源】　艾叶为菊科植物艾 *Artemisia argyi* Lévl. et Vant.的干燥叶。

【功效成分】　艾叶的主要功效成分为倍半萜内酯类等。

【药理作用】　艾叶具有抗炎、抗自由基、抗肿瘤、调节免疫系统的作用。从艾叶中分离得到的一种生物活性成分倍半萜内酯 3 可通过激活还原型烟酰胺腺嘌呤二核苷酸磷酸（reduced nicotinamide adenine dinucleotide phosphate，NADPH）氧化酶/活性氧种/线粒体通路，对胃癌细胞有明显的抑制作用，可作为一种胃癌候选药物。刘延庆等发现野艾叶、蕲艾的乙酸乙酯提取物和正丁醇提取物具有不同程度的抑制胃癌 SGC-7901 细胞的作用，并有明显的量效关系。

八、活血化瘀药

运用活血化瘀药治疗胃癌前病变，可改善胃黏膜微循环障碍，通过建立侧支循环，增加胃黏膜血流量，使局部缺血缺氧得到改善，促进局部炎症吸收及萎缩腺体再生，是活血化瘀药治疗胃癌前病变的关键机制。

（一）延胡索

【来源】　延胡索为罂粟科植物延胡索 *Corydalis yanhusuo* W. T. Wang 的干燥块茎。

【功效成分】　延胡索的主要功效成分为去氢延胡索甲素等。

【药理作用】　延胡索具有抑制 *Hp*，以及抗炎、抗氧化、抗溃疡、抗肿瘤等作用，对胃癌前病变的治疗具有重要的指导意义。

（1）抑制 *Hp*：延胡索醇提物及水提物能够抑制 *Hp* 生长。

（2）抗溃疡：去氢延胡索甲素对实验性胃溃疡，特别是幽门结扎或阿司匹林诱发的胃溃疡有保护作用，对胃液及胃酸分泌均有抑制作用。

（二）川芎

【来源】　川芎为伞形科植物川芎 *Ligusticum chuanxiong* Hort.的干燥根茎。

【功效成分】　川芎的主要功效成分为川芎嗪等。

【药理作用】　川芎嗪具有抗胃黏膜损伤作用。研究表明，川芎对动物实验性胃溃疡有明显的抑制作用，其作用可能与减少胃液和胃酸的分泌，增加胃黏膜的保护作用有关。

（三）三棱

【来源】　三棱为黑三棱科植物黑三棱 *Sparganium stoloniferum* Buch. -Ham 的干燥块茎。

【功效成分】　三棱的主要功效成分为黄酮、皂苷、苯丙素、有机酸等。

【药理作用】　三棱具有抗炎、镇痛、抗氧化、抑制 *Hp*、抗肿瘤、提高机体免疫功能的作用。

（1）抗 *Hp*：三棱能抑制 *Hp* 生长，与其良好的抗炎作用有关。

（2）抗肿瘤：三棱在抗癌方面也起着非常重要的作用，三棱、莪术组方具有抑制人胃癌细胞 SGC-7901 移植瘤生长的作用，还可通过降低人胃癌细胞 SGC-7901 移植瘤裸鼠血清 COX-2、VEGF 和 bFGF 水平达到抑制肿瘤生长的作用。

（3）其他：三棱中水溶性多糖（WSSP）具有抗氧化活性，有明显的体外自由基清除能力。小鼠给予 WSSP 后，其血清及组织内超氧化物歧化酶、总抗氧化活性增强，丙二醛（MDA）水平降低。

（四）莪术

【来源】　莪术为姜科植物蓬莪术 *Curcuma phaeocaulis* val.、广西莪术 *Curcuma*

kwangsiensis S. G. Lee et C. F. Liang 或温郁金 *Curcuma wenyujin* Y. H. Chen et C. Ling 的干燥根茎。

【功效成分】　莪术的活性成分主要为挥发油、姜黄素及多糖三大类。

【药理作用】　莪术具有抗肿瘤、抗炎、镇痛、抗氧化、提高机体免疫功能等作用。

（1）改善胃黏膜局部微循环：挥发油是莪术最主要的活性成分，能防止血小板聚集而抗血栓形成，也可完全阻止微动脉收缩，促进血流恢复，明显改善局部微循环。

（2）抗肿瘤：莪术醇、β-榄香烯、姜黄素为目前莪术中研究较多的抗癌成分，它们通过直接细胞毒作用、抑制肿瘤细胞增殖等多途径发挥抗癌作用。徐立春等探讨了不同浓度的莪术醇对胃癌 SGC-7901 细胞的部分蛋白信号的影响，结果显示莪术醇能显著抑制 SGC-7901 细胞的增殖，抑制作用与浓度呈正相关。莪术醇还可以降低胃癌细胞磷酸化 AKT/Bad 信号转导通路，但非磷酸化的 AKT 未见明显变化，提示其抗肿瘤活性可能与下调 PI3K/AKT 信号转导通路蛋白表达相关。

（3）其他：莪术中的姜黄素有抗炎、镇痛、抗氧化、提高机体免疫功能等作用。

（五）郁金

【来源】　郁金为姜科植物温郁金 *Curcuma wenyujin* Y. H. Chen et C. Ling、姜黄 *Curcuma longa* L.、广西莪术 *Curcuma kwangsiensis* S. G. Lee et C. F. Liang 或蓬莪术 *Curcuma phaeocaulis* Val. 的干燥块根。

【功效成分】　郁金的主要功效成分为姜黄素等。

【药理作用】　郁金有抗肿瘤、抗炎等作用。

（1）抗肿瘤：姜黄素可抑制胃癌 SGC-7901 细胞的侵袭力、黏附力和运动能力，抑制其侵袭与转移。郁金二萜类化合物 C 可通过抑制 MAPK 信号通路和诱导细胞凋亡因子 caspase-3，以达到抑制腺癌细胞的增殖并诱导腺癌细胞凋亡的作用。有研究报道，温郁金二萜类化合物可能通过 p38MAPK 调控 p65 激活凋亡执行蛋白 Caspase-3 以诱导胃癌细胞株凋亡，其中对 SGC-7901 细胞的抑制最为明显。

（2）抗炎：温郁金二萜类化合物 C 具有抑制 *Hp* 促 p65 进入胞核，抑制 *Hp* 所刺激产生的人核因子 κB 抑制蛋白 α（IκBα）的降解，抑制 p65、IκBα 磷酸化，抑制蛋白 IκKα、IκKβ 的表达等作用，因此 NF-κB 信号通路在 *Hp* 引起慢性胃炎的发病机制中起核心作用，采用温郁金二萜类化合物 C 可阻断 NF-κB 信号通路，可以有效减少 *Hp* 诱导的促炎性因子的分泌与增加抑炎因子的分泌，达到对 *Hp* 诱导炎症的抑制作用。

（六）丹参

【来源】　丹参为唇形科植物丹参 *Salvia miltiorrhiza* Bge. 的干燥根及根茎。

【功效成分】　丹参的主要功效成分丹参酮、丹参多糖等。

【药理作用】丹参具有抗氧化应激损伤、保护胃黏膜，以及抗炎、抗溃疡、抗肿瘤等作用。

（1）保护胃黏膜：丹参注射液可改善胃黏液分泌，降低胃蛋白酶活性，维持胃黏膜屏障的完整性，恢复胃损伤的抗氧化活性，降低胃黏膜 ROS 水平，增加 CAT、GSH-Px、SOD 活性，降低 MDA 浓度，具有明显胃黏膜保护作用。

（2）抗肿瘤：丹参酮ⅡA 是丹参的一种活性化合物，显著降低 NF-κB 和 MAPK 蛋白表达和炎性物质 COX-2、5-LOX、ICAM-1、ROS、NO、iNOS、IL-1β、IL-6、IL-8 的产生，显著上调 Bax、Caspase-9 表达，增加线粒体跨膜电位中断及线粒体细胞色素 c 释放和半胱天冬酶级联，尚可抑制人胃癌 SGC-7901 细胞增殖，促进其凋亡，并具有时间依赖性和剂量依赖性，保护宿主细胞免受 Hp 引起的严重炎症和胃癌侵袭。

（3）其他：丹参多糖可促进抗炎细胞因子（IL-2、IL-4、IL-10）生产，抑制促炎细胞因子（IL-6 和 TFN-α）分泌，增强 NK 细胞和细胞毒性 T 淋巴细胞（CTL）活性，提高机体免疫功能。

九、化痰止咳药

（一）半夏

【来源】　半夏为天南星科植物半夏 *Pinellia ternata*（Thunb.）Breit. 的干燥块茎。

【功效成分】　半夏的主要功效成分为生物碱等。

【药理作用】　半夏具有抗肿瘤、抗氧化、抗炎、促进胆汁分泌、抗溃疡等作用。

（1）抗肿瘤：有研究通过分离纯化半夏胰蛋白酶抑制剂（RPTI），发现移植瘤小鼠皮下注射 RPTI 可明显抑制小鼠 BGC-823 肿瘤生长，且呈浓度依赖性和剂量依赖性，因此 RPTI 是一种具有抗肿瘤活性的丝氨酸蛋白酶抑制剂。姜半夏醇提取物则通过下调癌细胞的钠氢交换蛋白 1（NHE-1）和空泡质子转运 ATP 酶的 mRNA 表达，降低 SGC-7901 细胞内 pH，减缓细胞外 pH 下降和缩小细胞内外的 pH 梯度，逆转癌细胞内碱外酸的异常 pH 微环境，从而抑制癌细胞生长增殖。

（2）抗炎：半夏总生物碱的抗炎效果良好，可能与炎症因子前列腺素 E_2 的产生和释放受抑制有关。

（二）天南星

【来源】　天南星为天南星科植物天南星 *Arisaema erubescens*（Wall.）Schott.、东北天南星 *Arisaema amurense* Maxim.或异叶天南星 *Arisaema heterophyllum* Bl.的干燥块茎。

【功效成分】　天南星含多种生物碱和环二肽类化合物成分。

【药理作用】　天南星具有抗胃癌功效。汤建华等用天南星醇提取液作用于人胃癌 BGC823 细胞，采用 MTT 法测定，发现其对胃癌 BGC823 细胞有明显的抑制作用。有研究表明，对缺氧诱导的胃癌细胞，生天南星水煎剂在体外能抑制其侵袭力，抑制效果随干预时间的延长而增强，且与药物浓度成正比，该作用主要通过降低缺氧诱导因子 1α（HIF-1α）mRNA 和蛋白的表达实现。

（三）瓦楞子

【来源】　瓦楞子为蚶科动物魁蚶 *Arca inflate* Reeve、泥蚶 *Arca granosa* Linnaeus 及毛蚶 *Arca subcrenata* Lischke 的贝壳。

【功效成分】　瓦楞子的主要功效成分为碳酸钙等。

【药理作用】　瓦楞子有抑制胃酸、促进胃黏膜修复的作用，以促进胃炎治愈。研究发现，瓦楞子及其不同炮制品均可降低胃黏膜溃疡指数和胃液 pH，显著升高大鼠血清中 SOD、VEGF 含量，降低大鼠血清中 MDA 含量，具有良好的制酸、止痛效果。

（四）桔梗

【来源】　桔梗为桔梗科植物桔梗 *Platycodon grandiflorum*（Jacq.）A.DC.的干燥根。

【功效成分】　桔梗的主要功效成分为桔梗皂苷等。

【药理作用】　桔梗具有抗肿瘤、抗氧化、调节免疫等作用。

（1）抗肿瘤：桔梗皂苷 D 能抑制胃癌 MKN-45 细胞的迁移和侵袭，其作用机制与下调 ICAM-1、MMP-2 和 MMP-9 表达水平，以及抑制原癌基因 *MDM2* 的表达有关。

（2）其他：研究表明，桔梗皂苷 D 还具有良好的免疫调节活性。

十、补　气　药

"邪之所凑，其气必虚"，胃癌前病变病机中常见气阴两虚之证。补虚药具有补益正气、扶持虚弱的药物作用，以治疗虚损不足之症、增强机体抗病的能力。补虚药在胃癌前病变的预防与治疗中，主要体现在其可增强机体体液和细胞免疫功能，影响机体的免疫调节，降低炎症因子的表达，影响炎症相关信号通路，甚至抑制癌基因的表达，起到预防癌变的作用，同时在抗炎、抗溃疡、抗氧化、抗肿瘤等方面也发挥了重要的作用。

（一）人参

【来源】　人参为五加科植物人参 *Panax ginseng* C. A. Mey. 的干燥根和根茎。

【功效成分】　人参的主要功效成分为人参皂苷、多糖、挥发油等。

【药理作用】　人参具有抑制 *Hp*、抗肿瘤、调节机体免疫功能等作用。

（1）抑制 *Hp*：细菌黏附可通过 *Hp* 对血凝作用的测定来量化，*Hp* 利用红细胞和胃细胞中的血红素和血红蛋白维持细菌生长。人参多糖组分中，高浓度糖醛酸、树胶醛醣和半乳糖与酸性多糖组分抗黏附性能的提高有关。人参的酸性多糖能够抑制致病性 *Hp* 对人红细胞和胃细胞的黏附。

（2）抗肿瘤活性：人参酶促提取物（FGX）可导致 Bax 蛋白上调，但不影响 Bcl-2 蛋白的表达水平，其诱导 Bax 上调，可增加线粒体外膜通透性，从而促进线粒体介导的 KATO3 细胞凋亡通路，以及通过上调 IκBα 蛋白质酶解和阻断 mTOR 和 PKB 信号实现抗 KATO3 细胞增殖与促进凋亡，且 FGX 对 KATO3 细胞的抗增殖和促进凋亡作用强于人参丁醛提取物。

（3）调节免疫功能：人参具有多种与免疫有关的生物学活性，包括巨噬细胞活化、NK细胞活性增加和淋巴细胞增殖、移植物抗宿主反应性增强和抗氧化活性增强，如人参寡肽可增加巨噬细胞吞噬能力和 NK 细胞活性，提高 T 细胞和 Th 细胞功能，促进 IL-2、IL-6和 IL-12 分泌及 IgA、IgG1 和 IgG2b 产生，具有免疫调节活性。

（二）党参

【来源】　党参为桔梗科植物党参 *Codonopsis pilosula*（Franch.）Nannf.、素花党参 *Codonopsis pilosula* Nannf. var. *modesta*（Nannf.）L. T. Shen 或川党参 *Codonopsis tangshen* Oliv. 的干燥根。

【功效成分】　党参的主要功效成分为多种糖类成分。

【药理作用】　党参具有抗溃疡、抗癌、抗胃黏膜损伤等作用。

（1）抗肿瘤：党参总多糖能够显著抑制胃癌 BGC-823 细胞，表现出较强的抑制作用，作用机制可能与诱导细胞凋亡有关。

（2）促进黏膜损伤修复：党参具有抗胃黏膜损伤作用，可能与其参与胃黏膜内 PG 合成，增强胃黏膜对盐酸的抵抗力相关。

（3）抗溃疡：实验动物研究发现，党参对急性应激性胃溃疡具有预防和促进愈合的作用，可能与抑制胃液和胃分泌，抑制蛋白酶活性，抑制胃蠕动及影响应急状态下小鼠胃组织内组织胺含量有关。

（4）调节免疫功能：党参多糖可通过增加小鼠巨噬细胞系 RAW264.7 细胞中 TNF-α 和IL-6 的分泌，参与机体的免疫调节，该作用是通过激活信号通路 NF-κB 实现的，实验还发现党参多糖可促进 RAW264.7 细胞的增殖。

（三）黄芪

【来源】　黄芪为豆科植物蒙古黄芪 *Astragalus membranaceus*（Fisch.）Bge. var. *mongholicus*（Bge.）Hsiao 或膜荚黄芪 *Astragalus membranaceus*（Fisch.）Bge. 的干燥根。

【功效成分】　黄芪的主要功效成分为皂苷类。

【药理作用】　黄芪具有抗肿瘤活性，通过抑制糖酵解、调节细胞因子、调控信号通路参与胃癌前病变，也可增强体液免疫及细胞免疫。

（1）抗肿瘤作用：黄芪总皂苷在体外和体内均能抑制人胃癌细胞生长，抑制胃癌细胞的侵袭能力，并能诱导胃癌 BGC-823 细胞凋亡。

（2）抑制糖酵解代谢：黄芪甲苷Ⅳ显著降低 *LDHA*、*MCT1*、*MCT4*、*HIF-1α*、*CD147* 及 *TIGAR* 基因表达，提高 miRNA-34a 水平，从而逆转 MNNG 处理的大鼠胃癌前病变模型，具体机制可能是黄芪甲苷通过双介导 p53/miRNA34a/LDHA 和 p53/TIGAR 通路抑制糖酵解过程。

（3）调控相关信号通路：黄芪可通过激活细胞内外凋亡通路，调节细胞内信号通路，抑制侵袭和血管生成，直接参与抑制肿瘤生长。有研究发现，黄芪甲苷显著降低胃黏膜

Kras、Beclin1、ATG5 和 LC3 表达，提高 Caspase-3 蛋白表达，通过 Kras/p53 信号通路调控 GPL 大鼠胃黏膜上皮细胞凋亡，延缓胃癌前病变向肿瘤的进展。黄芪多糖通过解除 EGFR 下游效应因子 COX-2 和 MMP-2 的调节，对 CAG 大鼠有一定的疗效。

（4）其他：黄芪可增强体液免疫及细胞免疫，尚有抗溃疡作用。

（四）白术

【来源】　白术为菊科植物白术 *Atractylodes macrocephala* Koidz. 的干燥根茎。

【功效成分】　白术的主要功效成分为白术内酯等。

【药理作用】　白术具有抗肿瘤、抗溃疡、增强细胞免疫及体液免疫等作用。

（1）抗肿瘤：白术内酯Ⅰ能通过抑制 Notch 信号通路从而抑制人胃癌 MGC-803 细胞增殖；白术内酯Ⅱ可上调 Bax 表达水平，下调 Bcl-2、p-AKT、p-ERK 表达水平，通过调节 AKT/ERK 信号通路对胃癌细胞具有显著的抗肿瘤作用；白术内酯Ⅲ的胃保护机制是通过抑制 MMP-2 和 MMP-9 通路实现的。

（2）调节胃液 pH：白术丙酮提取物可明显减少胃液量，提高胃液 pH，降低胃蛋白酶活性。

（3）其他：白术尚可增强细胞免疫及体液免疫等。

（五）甘草

【来源】　甘草为豆科植物甘草 *Glycyrrhiza uralensis* Fisch.、光果甘草 *Glycyrrhiza glabra* L. 或胀果甘草 *Glycyrrhiza inflata* Bat. 的干燥根和根茎。

【功效成分】　甘草的主要功效成分为甘草多糖、甘草总黄酮、甘草酸、甘草三萜等。

【药理作用】　甘草具有抗溃疡、抗氧化、抗肿瘤、增强免疫功能、减少胃腺体萎缩等作用。

（1）抑制 *Hp*：甘草根水提物和多糖具有较强的抗黏附性，能明显抑制 *Hp* 对人体胃组织的黏附。

（2）促进胃黏膜损伤修复：甘草总黄酮能促进胃液分泌、增强胃蛋白酶活性及提高血清 GAS 的含量，降低血清 IL-1β、IL-6 分泌水平，从而减少腺体萎缩，修复 CAG 大鼠损伤胃黏膜。

（3）抗炎：甘草黄酮类化合物是抗炎的主要成分。甘草查尔酮 A、甘草查尔酮 B 和甘草查尔酮 D 显著降低了 LPS 诱导的 NO、TNF-α 和 MCP-1 的产生，抗炎作用可归因于对 NF-κB 的强抑制作用。

（4）抗溃疡：甘草三萜对色氨酸、花生四烯酸、神经鞘氨醇等内源性代谢产物具有一定的调节作用，其抗溃疡机制可能与其抑制胃酸分泌、减少炎症介质的释放和保护胃黏膜的作用相关。

（5）抗肿瘤：有研究表明，β-甘草次酸（18β-GA）可抑制 K19-Wnt/C2mE 转基因小鼠胃癌的发生，其作用机制可能是 18β-GA 减轻胃黏膜炎症反应，有效改善胃黏膜上皮细胞分化，从而抑制胃癌的发生、发展。

（6）调节免疫机制：甘草多糖在体内外可以提高 NK 细胞的活性和抗体依赖细胞介导

的细胞毒效应，具有激活小鼠淋巴细胞增殖的作用，选择性增强辅助性 T 淋巴细胞的增殖与活性，调节多种细胞因子的生成与分泌。甘草酸依赖 T 细胞功能增加 IFN-γ 来实现增强免疫作用。

（六）山药

【来源】　山药为薯蓣科植物薯蓣 *Dioscorea opposita* Thunb. 的干燥根茎。

【功效成分】　山药的主要功效成分为山药多糖、薯蓣皂苷元等。

【药理作用】　山药具有抗肿瘤、抗氧化、增强机体免疫力等作用。

（1）抗肿瘤：纳米山药多糖能够抑制胃癌 SGC-7901 细胞的生长，其机制可能为促进 Caspase-3 和 Caspase-8 活化，加速细胞凋亡小体形成，从而使肿瘤细胞裂解死亡。

（2）抗氧化：山药提取物可抗乙醇诱导的胃黏膜损伤，降低血浆炎症介质 NO 和 IL-6 水平，减少 COX-2 表达，增加 PGE，显著降低了氧化应激生物标志物，包括血浆中 8-羟基-2-鸟苷和 MDA 的表达水平，并恢复了胃内 HO-1 的表达和 SOD 活性，可能通过激活抗氧化系统，抑制炎症反应，对乙醇诱导的胃黏膜损伤具有保护作用。

（3）增强机体免疫力：山药多糖能显著降低 MDA 含量，增加小鼠巨噬细胞上清液中 T-SOD 活力，提高机体产生 NO 及 IL-1β 的能力，从而更好地保护机体细胞免受损伤，增强机体的免疫功能。

（七）大枣

【来源】　大枣为鼠李科植物枣 *Ziziphus jujuba* Mill. 的干燥成熟果实。

【功效成分】　大枣的主要功效成分为大枣皂苷等。

【药理作用】　大枣具有抗炎、抗氧化、抗肿瘤、抗 *Hp*、增强机体免疫力等作用。

（1）抑制 *Hp*：大枣具有抗 *Hp* 菌株活性的作用。

（2）保护胃黏膜：大枣提取物能明显降低乙醇盐酸诱导的大鼠溃疡指数，增强胃蠕动，增加胃壁黏液，增强对黏膜屏障的抵抗力，增强抗氧化应激防御能力和抗氧化酶能力，还具有创伤愈合特性，体现了对胃的保护作用。大枣多糖能显著提高 SOD 和 GSH-Px 活性，降低丙二醛（MDA）水平，改善免疫系统及抗氧化活性，并通过不同的生长因子促进组织修复，抑制胃肠道中中性粒细胞/细胞因子级联而产生抗炎作用，从而改善了大鼠的胃黏膜损伤。

（3）其他：大枣多肽裂解液提取物可有效增加荷瘤小鼠的免疫吞噬功能，保护白细胞，促进 T 淋巴细胞转化增殖，从而起到抑制肿瘤的作用。

十一、补 血 药

（一）当归

【来源】　当归为伞形科植物当归 *Angelica sinensis*（Oliv.）Diels 的干燥根。

【功效成分】　当归的主要功效成分为当归多糖等。

【药理作用】　当归有增强机体免疫功能、抗溃疡、抗肿瘤、促进胃肠动力等作用。

（1）抗溃疡：当归多糖能显著促进正常胃上皮细胞的迁移和增殖，促进胃黏膜溃疡愈合。

（2）抗肿瘤：当归活性物正丁基苯酞可抑制胃癌细胞增殖，并通过激活线粒体凋亡通路触发细胞凋亡，并诱导胃癌细胞中 REDD1 表达导致 mTOR 信号通路抑制，从而抑制胃癌的发展。

（二）白芍

【来源】　白芍为毛茛科植物芍药 *Paeonia lactiflora* Pall. 的干燥根。

【功效成分】　白芍的主要功效成分为芍药苷、白芍苷等。

【药理作用】　白芍具有保护胃黏膜损伤及抗肿瘤等作用。

（1）保护胃黏膜：芍药苷可明显诱导小鼠胃 Hsp70，且对盐酸和乙醇引起的胃黏膜损伤具有保护作用。

（2）抗肿瘤：白芍总苷脂质体可明显诱导胃癌 BGC-823 细胞凋亡，抑制其增殖。其机制可能与下调 Bcl-2 蛋白、上调 Bax 蛋白及降低 Bcl-2/Bax 比值有关。

十二、补　阴　药

（一）北沙参

【来源】　北沙参为伞形科植物珊瑚菜 *Glehnia littoralis* Fr. Schmidt ex Miq. 的干燥根。

【功效成分】　北沙参的主要功效成分为香豆精类化合物。

【药理作用】　北沙参具有抗肿瘤、提高免疫力等功效。北沙参提取物可增加小鼠巨噬细胞的吞噬功能，对胃癌 SGC-7901 细胞有明显抑制作用。

（二）麦冬

【来源】　麦冬为百合科植物麦冬 *Ophiopogon japonicas*（L.f.）Ker-Gawl.的干燥块根。

【功效成分】　麦冬的主要功效成分为麦冬多糖、皂苷等。

【药理作用】　麦冬具有抗肿瘤、抗炎、增强机体免疫力等作用。

（1）抗肿瘤：麦冬发挥抗肿瘤作用的有效成分主要是麦冬皂苷，其主要是通过诱导肿瘤细胞产生自噬、影响 NF-κB 信号通路表达等发挥作用。

（2）增强免疫：研究发现麦冬多糖可提高长期负荷训练大鼠的免疫功能，抑制过氧化损伤。另外，麦冬多糖能通过调节单胺氧化酶 B（MAO-B）、IL-2、TNF-α、IL-6、IFN-γ 及 IL-10mRNA 的表达而增强免疫功能。

（三）枸杞子

【来源】　枸杞子为茄科植物宁夏枸杞 *Lycium barbarum* L. 的干燥成熟果实。

【功效成分】　枸杞子的主要功效成分为枸杞黄酮、枸杞多糖等。

【药理作用】　枸杞子具有抗氧化、抗肿瘤活性，以及调节机体免疫功能的作用。

（1）抗肿瘤：枸杞黄酮抗肿瘤活性的作用机制为抑制肿瘤细胞增殖或是诱导癌细胞凋亡，在有效上调促凋亡蛋白表达的同时，还可以破坏癌细胞的内稳态环境，继而再激活主导癌细胞凋亡的蛋白表达，最终引发肿瘤细胞凋亡。

（2）调节免疫：枸杞多糖可以调节机体免疫力，以抑制肿瘤生长。

（四）铁皮石斛

【来源】　铁皮石斛为兰科植物铁皮石斛 *Dendrobium officinale* Kimura et Migo 的干燥茎。

【功效成分】　铁皮石斛的主要功效成分为铁皮石斛多糖等。

【药理作用】　铁皮石斛具有抗溃疡、调节尿液代谢、抗氧化、抗肿瘤、调节机体免疫等作用，并可通过调节尿液代谢阻断胃癌前病变。

（1）抗溃疡：铁皮石斛鲜榨汁液能显著降低应激性胃溃疡模型及吲哚美辛诱导的化学性胃溃疡模型的溃疡指数。铁皮石斛多糖可预防 H_2O_2 诱导的人胃黏膜上皮细胞 HFE-145 氧化应激损伤，其机制与抑制 NF-κB 的激活有关。在体内实验水平上，DOP 可改善口服乙醇诱导大鼠的胃黏膜损伤，抑制乙醇诱导的黏蛋白丢失。

（2）调节尿液代谢：铁皮石斛能够调节胃癌前病变大鼠动物模型尿液内源性代谢物。

（3）其他：铁皮石斛含有的水溶性多糖具有增强免疫力的作用。

十三、补　阳　药

（一）鹿茸

【来源】　鹿茸为鹿科动物梅花鹿 *Cervus nippon* Temminck 或马鹿 *Cervus elaphus* Linnaeus 的雄鹿未骨化密生茸毛的幼角。

【功效成分】　鹿茸的主要功效成分为鹿茸多糖等。

【药理作用】　鹿茸具有抗炎、抗溃疡、抗氧化、抗肿瘤、调节免疫等作用。

（1）抗溃疡：鹿茸多糖对大鼠应激性溃疡和结扎胃幽门引起的胃溃疡有明显的抑制作用，但对吲哚美辛所致的胃溃疡无效。鹿茸多糖的抗溃疡作用主要是其促进 PGE_2 合成的作用所致。

（2）抗氧化：鹿茸提取物对用环磷酰胺处理后的小鼠具有清除自由基、抑制脂质过氧化、减轻生物膜损伤，达到抗氧化的作用。

（3）调节免疫：鹿茸能显著提高碳粒清除率及抗红细胞凝集反应，增强环磷酰胺所致的免疫功能缺陷小鼠的巨噬细胞的吞噬作用，增加红细胞和白细胞数量。

（二）淫羊藿

【来源】　淫羊藿为小檗科植物淫羊藿 *Ep Epimedium brevicornum* Maxim.、箭叶淫羊藿 *Epimedium* sagittatum（Sieb. et Zucc.）Maxim、朝鲜淫羊藿 *Epimedium koreanum* Nakai、柔毛淫羊藿 *Epimedium pubesens* Maxim. 的干燥叶。

【功效成分】　淫羊藿的主要功效成分为淫羊藿总黄酮、淫羊藿苷等。

【药理作用】　淫羊藿具有抗肿瘤、抗炎等作用。

（1）抗肿瘤：淫羊藿苷和淫羊藿苷Ⅱ是淫羊藿的主要生物活性成分。通过对细胞周期调控、细胞凋亡、血管生成、转移等多种生物学途径的影响，以及对 JAK2-STAT3、MAPK-ERK、PI3K-AKT-mTOR 等多种信号通路的影响，其具有抗肿瘤活性。此外，淫羊藿苷还可通过 rac1 依赖的血管扩张刺激磷蛋白通路抑制肿瘤细胞的侵袭和迁移。

（2）抗炎：淫羊藿总黄酮对羟基脲抑制小鼠的 NK 细胞和 IL-2 活性具有拮抗作用。

（三）冬虫夏草

【来源】　冬虫夏草为麦角菌科真菌冬虫夏草菌 *Cordyceps sinensis*（Berk.）Sacc. 寄生在蝙蝠蛾科昆虫幼虫上的子座和幼虫尸体的干燥复合体。

【功效成分】　冬虫夏草的主要功效成分虫草多糖、虫草素等。

【药理作用】　冬虫夏草一方面可增强机体免疫力，另一方面因其含有丰富的多糖和多种甾体化合物，具有抗肿瘤的作用。

（1）抗肿瘤：冬虫夏草在生长过程中，菌体可能会分泌一些抑制虫体生长的蛋白质或肽类，而这些成分可能具有杀伤肿瘤细胞的作用。虫草素可通过抑制癌细胞诱导的血小板聚集和抑制 MMP-2 和 MMP-9 的活性，来抑制癌细胞组织抑制剂 TIMP-1 和 TIMP-2 的分泌，具有抗肿瘤转移的作用。

（2）增强免疫力：虫草多糖通过对氧化应激的保护有效提高了机体的免疫力。

十四、收　涩　药

（一）五味子

【来源】　五味子为木兰科植物五味子 *Schisandra chinensis*（Turcz.）Baill. 的干燥成熟果实。

【功效成分】　五味子的主要功效成分五味子多糖、去氧五味子素等。

【药理作用】　五味子能提高机体免疫力，还具有抗氧化、抗肿瘤、抗溃疡等作用。

（1）抗肿瘤：五味子多糖具有抗肿瘤和免疫调节活性，对细胞分裂周期相关蛋白水平具有调节作用，可阻滞细胞周期、抑制恶性肿瘤细胞增殖，而其这些抗肿瘤特性可能是通过提高免疫应答来实现的。

（2）抗溃疡：去氧五味子素可显著抑制胃酸分泌，为五味子治疗胃溃疡的机制。

（二）乌梅

【来源】　乌梅为蔷薇科植物梅 *Prunus mume*（Sieb.）Sieb. et Zucc. 的干燥近成熟果实。

【功效成分】　乌梅的主要功效成分为 β-谷甾醇等。

【药理作用】　乌梅在治疗胃癌前病变方面与其保护胃黏膜、抗 *Hp*、抗氧化、抗肿瘤、调节免疫等作用有关。

（1）保护胃黏膜：乌梅有效成分 β-谷甾醇对多种胃溃疡模型的胃黏膜有保护作用，可能通过促使胃上皮细胞相邻不饱和酸的聚集，进而形成粘膜屏障来抵抗大鼠胃溃疡的形成，发挥胃黏膜的保护作用。

（2）其他：乌梅丸（胃萎灵）可逆转胃黏膜癌前病变，其作用机制可能与其抗诱变、抑癌及抗氧化作用有关。

（三）肉豆蔻

【来源】　肉豆蔻为肉豆蔻科植物肉豆蔻 *Myristica fragrans* Houtt. 的干燥种仁。

【功效成分】　肉豆蔻的主要功效成分为挥发油等。

【药理作用】　肉豆蔻具有抗炎、抗氧化、抗肿瘤等作用。少量肉豆蔻挥发油能促进胃液的分泌和刺激胃肠蠕动。肉豆蔻甲醇提取物可能调节 PG 合成和血管生成，从而有愈合溃疡的作用。

（四）海螵蛸

【来源】　海螵蛸为乌贼科动物无针乌贼 *Sepiella maindroni* de Rochebrune 或金乌贼 *Sepia esculenta* Hoyle 的干燥内壳。

【功效成分】　海螵蛸的主要功效成分为海螵蛸多糖等。

【药理作用】　海螵蛸具有中和胃酸、保护黏膜、抗溃疡、抗炎等作用。

（1）抗溃疡：海螵蛸可有效降低吲哚美辛诱导的胃溃疡病变，增加了胃黏膜 PGE_2 水平，保护胃黏膜。

（2）抗炎：海螵蛸多糖具有提高胃酸 pH 的作用，海螵蛸多糖 CPS-1 能够明显提高 UC 小鼠血液中表皮细胞生长因子和血小板衍生生长因子的含量，加速溃疡组织的愈合，同时可降低肿瘤坏死因子的表达，从而缓解炎症。

第六节　针灸治疗研究

中医药治疗胃癌前病变的实验研究，除了中药治疗研究，还有针灸治疗，包括针刺、电针、火针、艾灸、穴位注射等疗法。针灸对胃癌前病变的治疗主要体现在针灸可以通过提高机体免疫功能、调节中枢神经系统、调节胃肠激素水平、增加胃黏膜局部血流量、提高胃动力、调节胃酸分泌、调控相关细胞因子、改善炎性反应、调节机体代谢水平、调控细胞增殖及凋亡等途径，从分子、细胞到机体整体的调控对胃癌前病变产生治疗作用。

一、提高免疫功能

"正气存内，邪不可干"。针灸作为一种应用了数千年的传统疗法，近年来在世界范围内引起了越来越多的研究者的关注。在中医理论中，针灸可以通过调节人体阴阳平衡，增强体质，提高机体免疫力，以达扶正祛邪之效。

针灸可以通过增强 NK 细胞的细胞毒性来提高机体免疫功能。NK 细胞是第三种主要的淋巴细胞群，能够识别和杀死肿瘤细胞和感染病毒的细胞，在先天免疫反应中发挥至关重要的作用。有研究指出，一方面电针（EA）治疗可以通过诱导 CD94/NKG2C 复合物，增加蛋白酪氨酸激酶（PTK）的表达，从而增加 NK 细胞活性；另一方面电针治疗可以降低蛋白酪氨酸磷酸酶-1（SHP-1）的 mRNA 表达，从而抑制 NK 细胞活性。同时 EA 治疗增加血管细胞黏附分子-1（*VCAM-1*）基因的表达，*VCAM-1* 可能通过增加 IFN-γ 的水平，在将 NK 细胞锚定到目标细胞中发挥重要作用。

针灸纠正 Th1/Th2 细胞反应的不平衡实现免疫调节。Th17 细胞被认为是过敏性和自身免疫性疾病进展过程中的关键角色，而调节性 T 细胞在抑制 Th1 和 Th2 细胞过度活化以减轻过敏或自身免疫反应方面起最为关键的作用。足三里乃足阳明胃经合穴，具有提高机体免疫力、健脾和胃之效，是治疗各种胃肠道疾病最常用的穴位，也是从调节免疫角度治疗胃癌前病变最常用的穴位。有研究表明，连续电针刺足三里可以通过抑制 Th2 细胞因子的增加，尤其是 IL-4，而显著降低 DNP-KLH 免疫小鼠中特异抗原 IgE 血清水平的升高。此外，电针刺激足三里穴位还可增强脾 NK 细胞毒性，升高 IL-2 和 IFN-γ，一定程度上调控 NK 细胞活性，提高机体免疫功能。此外，艾灸则可以使 T 淋巴细胞增殖率和血清 IL-2 明显升高，明显降低血清 IL-10 水平，从而实现调节机体免疫功能。

针灸通过神经免疫通讯机制实现免疫调节。针灸或电针能促进中枢神经系统中某些神经递质，特别是阿片类物质的释放，激活交感神经系统或副交感神经系统，引起免疫调节。

艾灸亦可通过调节免疫实现对胃癌前病变的治疗。李梦迪等通过对艾灸化学特性与作用机制进行综述，总结出艾灸可影响白细胞数量，提高免疫球蛋白水平，增强机体免疫功能，达到抗肿瘤的作用，可见艾灸足三里可增强机体的免疫功能。

穴位注射也可修复胃黏膜损伤，从免疫调节方面促进胃黏膜正常转归。研究表明，在足三里、肝俞、胃俞穴位注射黄芪、当归注射液，可部分逆转 CAG 患者的胃黏膜萎缩、肠上皮化生及异型增生，双向调节 CAG 患者的免疫功能，有效提高机体超氧化物歧化酶（SOD）的活性，从而有效消除氧自由基，保护和减少胃黏膜的损伤，同时也可以抑制 *Hp*，控制胃黏膜的炎症，抑制萎缩黏膜的细胞凋亡/细胞增殖比率，减少细胞丢失，提高肠上皮化生部位细胞凋亡/细胞增殖比率，促进肠上皮化生黏膜细胞向正常方向转化，是治疗 CAG 的安全有效方法。

因此，通过针刺、艾灸、穴位注射等传统中医方法调节机体免疫功能，对胃癌前病变的治疗具有重要的研究意义。

二、调控神经系统

　　针灸刺激皮肤和肌肉的躯体传入神经，来自身体的躯体感觉信息被传送到大脑皮质，躯体感觉纤维也投射到脑干和下丘脑的不同核，通过激活机体中枢神经系统来有效调控神经、内分泌及体液等相关网络，以调节靶器官，从而实现强化胃黏膜屏障功能，实现对胃癌前病变的治疗。

　　电针是对传统手工针灸的一种改进，用电流刺激穴位，针上通以（感应）人体生物电的微量电流波，以达到治疗目的。有研究指出内脏-脑轴在许多生理和病理条件下发挥着潜在的作用，特别是，一个密集的神经网络连接胃和中枢神经系统，主要的信号机制涉及脊髓和迷走神经系统。HPA轴、TRH神经纤维和辣椒素敏感神经是中枢神经维持胃黏膜完整性能力的主要介质。因此，一氧化氮（NO）、前列腺素（PG）和降钙素基因相关肽（CGPR）作为神经元活化后一系列事件的最终效应器发挥重要作用，最终实现对胃黏膜的保护。

　　通过动物实验证实，在大鼠应激前电针穴位"足三里"具有保护应激性胃黏膜损伤的作用，其作用机制可能是通过下调室束核、孤束核内一氧化氮合酶（NOS）表达，从而减少过量的NO，预防胃黏膜损伤。曾洪武等则从电针受试者中研究发现，电针刺激后，胃黏膜保护相关的脑功能激活区：下丘脑、丘脑、豆状核、杏仁核、海马、海马旁回和扣带回后部、岛叶等自主神经中枢均被激活，提示电针针刺足三里对胃黏膜保护可能是通过中枢神经系统调控体液因子实现的。因此，通过电针针刺调控中枢神经系统与胃之间的神经网络，可以调节许多相关的神经递质和多肽，保护胃黏膜的完整性。

　　艾灸调节中枢神经促进胃黏膜保护。在胃黏膜中，足三里穴预灸时表皮生长因子（EGF）升高，而生长抑素（SS）水平降低，HSP-70表达上调，体现了艾灸预处理对胃黏膜损伤具有保护作用，其作用机制可能与HSP-70的诱导有关，而孤束核不但可参与艾灸对胃黏膜组织HSP-70表达的促进作用，还可能参与艾灸对胃黏膜保护作用的信号通路，在信号的收集和整合中发挥重要作用。因此，孤束核作为艾灸前保护作用的信号转导机制，是调节中枢神经信息的重要区域，对胃癌前病变的治疗起着重要的作用。

　　迷走神经背核（DVC）由孤束核（NTS）和迷走神经运动背核（DMN）组成。下丘脑室旁核（PVN）位于下丘脑顶部，第三脑室一侧，是下丘脑前部最主要的核之一。DVC和PVN被认为是高级中枢神经系统（CNS）中最重要的调节胃肠功能的核，通过神经内分泌和自主功能来实现调节作用。电针刺激下，中枢神经系统和胃肠激素在调节胃运动中发挥重要作用。

　　功能性消化不良与脑肠肽（BGP）密切相关，BGP能有效调节肠神经系统和中枢神经系统在胃肠道内的各种生理功能；P物质是BGP的成员之一，与胃肠道内脏超敏反应的产生和信号传递有关。胃饥饿素也是与食欲密切相关的重要的BGP之一，可控制胃蠕动。研究发现，电针和艾灸治疗均将这两个因素逆转为正常，提示电针和艾灸治疗均通过调节肠神经系统和中枢神经系统在CAG中发挥重要作用。

三、促进损伤修复

（一）增加胃黏膜血流量

胃黏膜具有极其丰富的毛细血管网，充足的血流量可迅速清除某些对胃黏膜上皮有损伤的代谢物质，如反流入黏膜的 H^+，并为胃黏膜提供丰富的氧气与营养物质，提高其新陈代谢。除此之外，充足的血流量可以保证碳酸氢盐持续分泌及保持活跃的细胞代谢状态。因此，胃黏膜对缺血耐受性较差，胃癌前病变的发生与胃黏膜血流功能障碍密切相关，而大量研究表明针灸可明显改善胃黏膜的血流量，促进胃黏膜修复。

胃黏膜损伤可导致胃黏膜血流减少，针刺可通过增加胃黏膜血流量来修复胃黏膜损伤。研究发现，针刺四白、足三里穴后，胃黏膜血流增加，胃黏膜损伤明显减轻，此外，针刺四白、天枢、足三里尚能调节胃气，促进胃蠕动。王茵萍等通过研究发现 CAG 大鼠经黄芪、当归注射液混合注射"足三里"穴治疗后，胃黏膜损伤指数显著降低，胃黏膜各部血流量明显改善，组织营养状况有所改善，组织修复、再生能力得以加强。因此，针灸可以增加胃底部血流量，减少渗出，从而保持胃黏膜的完整性，抑制 H^+ 的逆向弥散，减少 Na^+ 的净流量，从而对胃黏膜具有细胞保护作用。

（二）调节胃肠激素水平，强化胃黏膜屏障功能

近年来，越来越多研究结果证实，CAG 的发生、发展其与胃肠激素水平的调节失常关系密切，针灸可通过调节相关胃肠激素水平来强化胃黏膜屏障功能。

高希言等通过动物实验证明 CAG 大鼠经"足三里"、"中脘"穴位敷贴治疗后，血浆胃动素（MTL）下降，血清胃泌素（GAS）明显升高，从而营养胃黏膜、促进胃肠蠕动；胃黏膜血流量、PGE_2、$PGF2\alpha$、cAMP 含量及血清生长抑素（SS）含量皆明显升高，环磷酸鸟苷（cGMP）含量降低，从而加快清除对胃黏膜屏障有损伤作用的物质，促进胃黏膜上皮细胞再生，并保持胃黏膜微血管的完整性，加速上皮细胞修复、胃黏膜屏障功能恢复，治疗后的 CAG 大鼠体质量增加，生存状态得到改善。

埋线及针刺可通过神经-内分泌-免疫调节轴调节胃肠激素水平，实现对胃肠运动调节和胃黏膜保护。埋线及针刺两种治疗方法对血浆 GAS 水平有显著提高，提示埋线及针刺能激活人体血浆 GAS 的释放，进而激活外周肠神经系统肽能神经元，启动胃肠收缩活动。P 物质广泛分布于神经系统和胃肠系统，由 APDU 系统的 ECI 肠嗜铬细胞分泌，能够刺激和促进胃肠蠕动，刺激胰腺和唾液腺分泌，减少胆汁分泌，刺激生长抑素、胰高血糖素和胰岛素释放，并具有神经递质和调节因子的作用。埋线及针刺两种治疗方法对血浆 P 物质水平有显著提高，表明埋线及针刺能使肠嗜铬细胞分泌 P 物质增多，从而刺激和加速胃肠蠕动，刺激唾液腺和胰腺分泌。此外，埋线及针刺两种治疗方法对血浆 cAMP、cGMP 水平也有显著提高，证实穴位埋线及针刺可通过增加 cAMP、cGMP 含量，从而改善神经-内分泌-免疫调节功能。

黏液-重碳酸盐共同形成胃黏膜的第一道防线，当这道防线受到破坏时，胃黏膜容易受损形成溃疡，而这道防线若被加强则有利于保护胃黏膜、促进溃疡的愈合。艾灸可以有效

减轻胃黏膜损伤，加强溃疡修复能力，促使溃疡面积缩小；也能使胃黏膜分泌的黏液显著增加，而黏液对于胃黏膜具有重要的防御保护作用。实验表明，通过艾灸"神阙"发现艾灸对实验性胃溃疡模型大鼠胃黏膜具有保护作用，其保护胃黏膜的机制与黏液介导有关。

（三）提高胃动力，调节胃酸分泌

化学损伤是引起胃癌前病变的另一因素。提高胃动力，可抑制胆汁反流，从而减轻胆汁反流所致的胃黏膜损伤。针灸可促进胃蠕动，提高胃动力，调节胃酸分泌，预防胃黏膜损伤。

电针能提高胃近端、远端慢波的规律性，增加了胃窦收缩的次数，使内关和足三里有明显的促进胃排空液体的作用，改善胃慢波节律性和肌电峰活动，增加周围迷走神经活性。有研究表明，针灸以 2-TAδ[（3.62±0.44）mA]强度刺激穴位曲池、气户和足三里，能够轻中度地促进胃蠕动，而以同样的刺激强度针灸梁门和气海时，则中度抑制胃蠕动。当以1.5-TC[（7.68±0.53）mA]的针刺强度刺激曲池、气户和足三里，可导致胃强兴奋性运动。针刺梁门和气海，对胃运动有较强的抑制作用。电针刺激可调节胃运动，针刺刺激对胃动力的促进/抑制作用具有强度依赖性。

四、改善炎性反应

炎性反应传导通路及相关炎性因子如 TNF-α、IL-6、CRP 等失调是影响胃癌前病变发生、发展的关键因素。

炎性反应的启动是机体清除异物的过程，而持续性的慢性炎症损伤的结果随着肿瘤的发生，机体存在着一个炎性反应逐步增强、免疫功能下降的动态过程，而这一动态变化受IL-12、IFN-γ、趋化因子配体 9（CXCL9）、CXCL10 等促炎因子和抑炎因子 IL-10、IL-17、IL-23、TGF-β、CCL17、CCL18 的双重调节。另外，在持续慢性炎性反应损伤的机体组织修复过程中，与基质细胞分泌有关的生长修复因子，如血小源性生长因子（PDGF）、成纤维细胞生长因子（FGF）、表皮生长因子（EGF）及血管内皮生长因子（VEGF）等，对于维持突变细胞活性及癌变起着重要的作用。

针刺或针刺结合艾灸可逆转慢性萎缩性胃炎患者腺体萎缩和肠上皮化生的病理变化，可双向调节炎性反应转导通路并对其炎性因子起到良性调节作用。高希言等对 CAG 大鼠"足三里"、"中脘"穴进行穴位敷贴治疗，结果显示经穴位敷贴治疗后 CAG 大鼠胃黏膜的纤维组织增生和肠上皮化生基本消失，胃黏膜增厚，明显改善胃黏膜固有腺的萎缩，促进炎性反应消退，逆转肠上皮化生，从而减轻甚至消除胃黏膜病变，其机制与提高胃黏膜组织中 PGE_2-α、PGF2-α 和 cAMP 的含量，降低胃黏膜组织中 cGMP 的含量相关。艾灸胃经穴位能明显降低 CAG 癌前病变大鼠胃黏膜细胞增殖因子 EGF、TGF-α、VEGF 的表达，抑制胃黏膜细胞异型增生，促进胃黏膜损伤恢复。

穴位埋线治疗对胃黏膜损伤修复、防止胃癌前病变也具有重要的意义。李素荷等对CAG 模型大鼠进行穴位埋线治疗，穴取"足三里""中脘""脾俞"，结果发现穴位埋线治疗可下调 TLR-4 及 NF-κB，减轻炎性损伤，保护胃黏膜，CRP、IL-6、TNF-α 含量均下降，炎性反应得到抑制，胃黏膜组织 IκKβ、IκB、NF-κB 表达显著降低，表明穴位埋线疗法可以抑制 IκKβ、活化，进而抑制 IKB 降解，从而降低 NF-κB 活化水平，减轻炎性反应。此外，胃黏膜慢性炎性反应的改善在组织病理学及超微结构上都得以体现，穴位埋线能够明显改善线粒体、溶酶体的损伤，从而促进胃黏膜血液循环，促使胃黏膜各种异常超微结构恢复，修复胃黏膜。

可见，无论中医针刺、艾灸还是穴位埋线等传统疗法对于治疗胃黏膜损伤、促进胃黏膜修复的作用都是显而易见的，其基本作用机制是通过调节机体相关因子及其信号蛋白的表达来间接促进胃黏膜的修复，从而影响胃黏膜的恶化过程，对治疗胃癌前病变具有重要研究价值。

五、调节机体代谢

代谢组学是从整体上了解疾病或干预引起的生物体代谢变化的一种系统生物学的方法，它可以同时监测和评估整体变化中由疾病和其他刺激引起的生化过程中涉及代谢组分的变化，这一特征与针灸治疗胃癌前病变的整体思维一致。从代谢组学角度出发，分析针灸对胃癌前病变的干预机制研究，对胃癌前病变的防治具有重要的研究价值。

有研究表明，电针和艾灸干预均能恢复 CAG 介导的膜代谢、能量代谢和神经递质功能等多种代谢变化，均显示出有益作用。

在膜代谢方面，乙醇胺是卵磷脂的组成部分，而卵磷脂是细胞膜的重要组成部分。谷胱甘肽由半胱氨酸、谷氨酸和甘氨酸合成，是各种酶反应中的辅酶。细胞膜半胱氨酸部分的巯基能防止过氧化作用，这些反应中最重要的是氧化还原反应，其中细胞膜半胱氨酸部分的巯基基团可以抵抗过氧化物。另外，谷胱甘肽可以转化为谷氨酸，谷氨酸不仅是细胞代谢的关键分子，也是神经系统中最丰富的兴奋性神经递质。通常情况下，谷氨酸和谷氨酰胺在神经元和星形胶质细胞之间相互转换。研究表明，电针和艾灸皆可逆转谷胱甘肽平均水平，对 CAG 大鼠的膜代谢均有良好的作用，而乙醇胺和谷氨酰胺的水平只能通过电针治疗来调节，因此，电针治疗 CAG 大鼠在膜代谢方面可能比艾灸治疗更重要。

在能量代谢方面，电针和艾灸对干预治疗胃癌前病变都具有重要调控作用。糖原是动物和人类细胞中葡萄糖的主要储存形式。葡萄糖是由丙酮酸和甘油等中间产物经糖异生作用合成的，通常通过糖酵解降解。在糖酵解过程中，代谢能被捕获。乳酸是葡萄糖在厌氧条件下降解的最终产物，可用来评估供需不平衡的严重程度。此外，乙酸乙酯是酮体合成和降解的重要中间体之一，可为糖酵解或糖异生提供乙酰辅酶 A。甜菜碱作为甲基供体，携带和提供有效甲基，以促进甲基化过程，特别是将同型半胱氨酸甲基化为蛋氨酸，被认为是半胱氨酸的代谢前体。此外，半胱氨酸在能量代谢中也很重要。研究表明，电针和艾灸都能恢复 CAG 大鼠体内的葡萄糖、糖原、甜菜碱、蛋氨酸的正常水平，说明调节能量代谢对 CAG 大鼠电针和艾灸治疗均有重要作用。只有艾灸才能调节

CAG大鼠的乳酸和乙酸乙酯水平,则说明艾灸对CAG的能量代谢调节作用可能比电针治疗更重要。

在神经递质功能代谢方面,苯丙氨酸,是神经递质儿茶酚胺的前体。腺苷是在信号传导中起着重要作用的一种神经递质。肌苷是嘌呤和嘌呤核苷(如次黄嘌呤)降解的中间体,也存在于某些转移RNA分子的反密码子中。肌醇作为细胞内的第二信使,以肌醇磷酸盐的形式发挥作用,在信号传导中起重要作用。在目前的研究中,4种代谢物苯丙氨酸、腺苷、肌苷和肌醇经电针治疗后均恢复正常,而艾灸只能调节其中两种代谢物,说明电针治疗在神经系统调节方面的作用比艾灸更重要。

总之,电针和艾灸通过调节膜代谢、能量代谢和神经递质功能等多种代谢变化来促进胃癌前病变的逆转。艾灸治疗CAG大鼠的主要作用部位是通过调节能量代谢的血液,电针治疗则主要通过修复胃和脑的神经系统来改善胃癌前病变。

六、调控增殖与凋亡

慢性萎缩性胃炎到肠上皮化生、异型增生,逐渐发展至胃癌的过程涉及胃黏膜细胞信号传导紊乱导致相关基因表达失调,从而引起细胞增殖与细胞凋亡的失衡,进而出现胃黏膜细胞的异常增殖。相关研究发现,针灸可调控胃癌前病变细胞的增殖与凋亡,改善相关基因的表达失调,促进胃癌前病变的逆转与恢复。

TGF-α可以促使细胞增殖和转化,正常情况下可促进胃黏膜上皮的代谢和维持胃黏膜结构的完整性,与EGF的受体具有相似的效果,可诱导c-Myc、c-fos等癌基因的表达。PNCA仅在增殖细胞的S期中广泛合成表达,其阳性表达表明细胞处于增殖的状态。Ag-NORS是核仁内的酸性非组蛋白,其含量取决于转录活动的水平和染色体组中携带NORS染色体的数量。细胞内导致Ag-NORS增加的原因主要为细胞增殖活跃,大量细胞核内核仁分解,使Ag-NORS散落于细胞核内,核仁融合缺陷、细胞倍体数增加、转录活动增加,使原本不明显的Ag-NORS显现。Ag-NORS在细胞中的含量对研究胃黏膜异变程度有着重要的意义。艾灸胃经穴位能明显降低CAG癌前病变大鼠胃黏膜细胞PCNA、VEGF、Ag-NORS蛋白的表达,促进细胞凋亡,减少胃黏膜损伤,促进胃癌前病变恢复。

线粒体凋亡途径作为调控细胞凋亡的重要途径之一,不同的促凋亡信号传导通路和损伤通路汇集于线粒体,使其结构和功能发生显著的改变,特别是线粒体膜通透性改变,从而加速核凋亡特征的出现。因此,线粒体在细胞凋亡中起着重要的调控作用。相关研究表明,艾灸中脘、足三里穴可诱导急性胃黏膜损伤大鼠胃黏膜中HSP60、HSP70的高表达,抑制线粒体促凋亡蛋白(Smac)表达,从而起到保护胃黏膜损伤的作用。针灸还可以通过下调CAG大鼠组织中NF-κB、p65、miR-15、miR-21表达和上调miR-146的表达,减轻胃黏膜炎症反应,促进大鼠慢性萎缩性胃炎的逆转。

研究发现,针灸梁门和足三里可明显改善损伤胃黏膜,显著降低胃黏膜中TNF-α、凋亡蛋白酶活化因子-1(Apaf-1)、Caspase-3的表达,通过抑制应激性胃溃疡细胞凋亡和促进细胞增殖来促进胃黏膜损伤的恢复。

七、调控信号通路

EGFR 信号通路是关键的细胞增殖和凋亡相关信号通路之一，该信号通路的调控紊乱直接影响胃癌等许多恶性肿瘤的发生、发展，而 EGF 是一种多肽类生长因子，可刺激多种细胞的增殖，当与其受体 EGFR 结合时，产生的生理或病理效应，影响创伤愈合和肿瘤的发生发展。在胃黏膜癌变的过程中，EGF 的阳性率随着黏膜细胞的异性程度加重而增高，说明 EGF 促进了胃黏膜细胞癌变的过程，因此干预 EGFR 信号通路是治疗胃癌前病变的重要方向之一。VEGF 是一种血管生成因子，不仅在胃癌前病变中高表达，而且含量与胃癌的恶性程度呈正相关，对胃癌新生血管形成及肿瘤生长和转移起重要作用。

艾灸梁门和足三里可减少胃黏膜细胞增殖和病理性核分裂象，下调 bcl-2、P53 及 c-Myc mRNA 的表达，显著降低 PCNA、VEGF、Ag-NORS 蛋白的表达，以及降低 NF-κB 及 EGFR/ERK 信号蛋白活性，促进细胞凋亡，减少胃黏膜异生。艾灸足三里、中脘、脾俞、胃俞则能上调胃黏膜损伤大鼠胃黏膜 EGF、TGF-α 含量及 EGFR 蛋白表达，可能有助于缓解应激性胃黏膜损伤，对胃癌前病变具有重要干预作用。

ERK 信号转导通络启动细胞增殖，主要是依靠特异性的细胞因子或生长因子与相应的特异性受体结合启动，ERK 依次激活一系列靶蛋白，再通过激活一系列的核转录因子如 NF-κB 等，调节细胞增殖相关基因的转录。有研究发现，艾灸足三里、梁门对应激性溃疡胃黏膜具有保护作用，其机制可能是艾灸诱导 HSP70 表达，调节血浆多巴胺含量对抗应激性溃疡，促进胃黏膜 TGF-α 和 PGE$_2$ 的合成，加速胃黏膜修复，刺激胃黏膜细胞增殖、抑制细胞凋亡有关。另有研究指出，艾灸治疗脾虚胃溃疡的治疗机制可能是通过提高胃黏膜 EGF、TGF-α 的表达，两者均结合并激活 EGFR，激活后的 EGFR 介导 ERK 磷酸化，从而激活 EGFR/ERK 信号传导通路，因而起到保护胃黏膜、促进胃黏膜增殖修复的作用。

MAPKS 信号转导通路与电针足阳明经穴促胃黏膜损伤修复密切相关。研究通过无水乙醇灌胃方法制备胃黏膜损伤大鼠模型，给予大鼠针刺足阳明经穴后，发现可明显激活 RAF-1、ERK1/2 蛋白磷酸化水平，也可上调 cyclin D1 蛋白水平，电针足阳明经穴与对照点比较，能特异性激活 MAPKS 信号转导通路，促进大鼠胃黏膜损伤修复。

NF-κB 信号传导系统在 CAG 模型大鼠中被激活，主要表现为 TNF-α、IL-6、IL-8 及其致炎通路上的特异性受体 TNFRI、TAK1、IL-1R1、TLR4 均高表达；同时，NF-κB 信号传导通路的核心因子 IκKβ、IκBα、NF-κB（p65）表达水平亦较空白对照大鼠明显升高。此外，受 NF-κB 信号传导通路调节的产物 TNF-α、IL-6、IL-8 表达明显升高；胃黏膜细胞凋亡指数升高。针刺对慢性萎缩性胃炎模型大鼠 NF-κB 信号传导系统具有调节作用，其作用主要表现为单向抑制 NF-κB 信号传导系统的活化，并能够影响 NF-κB 进入细胞核内进行基因调节转录的过程，通过影响 NF-κB 诱导编码抗凋亡蛋白的基因促进细胞存活，以及诱导编码抗氧化蛋白基因表达抑制细胞凋亡等传导系统过程来达到对胃黏膜细胞的保护作用。针刺对慢性萎缩性胃炎模型大鼠具有的明确治疗效应，可能是通过调节慢性萎缩性胃炎模型大鼠 NF-κB 信号传导系统实现的。

Toll 样受体（TLR）识别独特的病原体相关的分子特征，在固有性免疫应答中起关键的作用。它们参与组成抗击入侵病原体的第一道防线，在炎症、免疫细胞调节、存活和增殖中发挥显著作用。艾灸可增加血清 HSP72 含量，减少胃组织中 TNF-α 和 IL-1β，TLR2、TLR4、CD14 和 MyD88 mRNA 的表达，表明穴位灸预处理可诱导血清 HSP72 过表达，结合 TLR2 和 TLR4 受体触发受体信号转导通路，调控下游信号物质的释放，从而调节相关免疫物质的释放，减轻 *Hp* 胃炎大鼠胃黏膜损伤，阐明了艾灸保护胃黏膜损伤的免疫机制。

越来越多的研究证实，针灸治疗胃癌前病变疗效确切，随着电针、穴位埋线、穴位注射等方法广泛应用，使得针灸手段更加丰富，为临床开展针灸治疗胃癌前病变提供了有力的依据，利于针灸循证医学的发展。

参 考 文 献

白建乐，刘建平，张书金.2011. 活血化瘀中药对乙酸致胃溃疡大鼠胃黏膜血流量的影响[J]. 河北中医，33（7）：1058-1060.

蔡甜甜，潘华峰，张成哲，等.2017. 基于 TGF-β/Smads 信号通路探讨胃痞消逆转 GPL 大鼠胃黏膜 EMT 效应机制[J]. 中药新药与临床药理，28（4）：424-429.

陈更新，李合国.2007. 养正散结汤对慢性萎缩性胃炎癌前病变胃黏膜 EGF、EGFR 的影响[J]. 中医药导报，13（12）：20-22.

陈吉，崔琴.2015. Livin 及 PTEN 基因在慢性萎缩性胃炎伴肠化黏膜中的表达[J]. 胃肠病学和肝病学杂志[J]. 24（9）：1111-1115.

戴关海，童晔玲，张春丽，等.2013. 胃乐煎对慢性萎缩性胃炎模型大鼠作用的实验研究[J]. 中国现代应用药学，30（1）：15-20.

董西林，董蕾，龚均，等.2004. 十二指肠胃反流对大鼠胃黏膜细胞增殖与凋亡及相关基因表达的影响[J]. 西安交通大学学报：医学版，25（3）：261-265.

范钰，林庚金，钱立平，等.2001.β-榄香烯对大鼠胃癌及癌前病变 DNA 含量、增殖细胞核抗原表达及端粒酶活性的影响[J]. 复旦大学学报（医学版），28（5）：378-381.

冯水土，陈玉强，陈毅德，等.2012.NF-κB 在幽门螺杆菌阳性和阴性胃癌中的差异表达及临床意义[J]. 中国肿瘤临床，39（21）：1626-1629.

付航，刘喜平，张炜，等.2015. 敦煌平胃丸对胃癌前病变大鼠 Notch 信号通路中 Notch2 和 Jagged1 表达的影响[J]. 中国民族民间医药，24（1）：18-20.

高希言，任珊，赵欣纪.2006. 穴位贴敷对慢性萎缩性胃炎大鼠胃肠激素影响的实验研究[J]. 针刺研究，31（2）：107-109.

郭亚云，魏睦新.2015. 化痰消瘀方对胃癌前病变模型大鼠 Notch1、β-catenin 及 PTEN 表达的影响[J]. 世界华人消化杂志，23（2）：249-255.

郭振华，金建军.2012. 胃黏膜不典型增生患者血清胃泌素及生长激素的检测及意义[J]. 河南科技大学学报（医学版），30（2）：93-95.

何斌.2004. 穴位注射治疗慢性萎缩性胃炎临床技术规范化研究[D]. 南京：南京中医药大学.

何钦，陶飞宝，叶旭星，等.2015. 益气、化瘀、清热中药对胃癌前病变患者 Th1/Th2 免疫漂移的影响[J]. 中国药房，26（17）：2367-2369.

贺海波，张永峰，李小妹，等.2017. 木瓜三萜对吲哚美辛致胃黏膜损伤小鼠胃酸分泌及胃黏膜屏障的影响[J]. 生物资源，39（3）：211-216.

金海峰，赵敏，吕宾，等.2012. 胃复春对肿瘤坏死因子诱导人胃上皮 GES-1 胞炎症和肠化的影响[J]. 中国中西医结合消化杂志，20（9）：394-397

李春英，梁爱华，高双荣，等.2012. 大鼠胃癌前病变模型的建立[J]. 中国中药杂志，37（1）：89-93.

李海文，潘华峰，曾进浩，等.2015. 胃炎I号对胃癌前病变大鼠胃黏膜 NF-κBp65、IKKβ mRNA、VEGF 表达的影响[J]. 中华中医药杂志，30（8）：2945-2948.

李红. 2014. miR-92a 在胃黏膜肠上皮化生中调控 CDX2 的作用与机制研究[D]. 重庆：重庆第四军医大学.

李康. 2015. 加味香砂六君子汤对胃癌前病变大鼠胃黏膜细胞凋亡及 EGFR、VEGF、C-erb-2 蛋白表达的影响[J]. 中华中医药学刊，33（3）：718-720.

李梦迪，王颖. 2017. 艾灸化学特性与作用机理研究简况[J]. 实用中医内科杂志，31（9）：87-90.

李宁宁，郭海，雷延飞. 2016. 半夏厚朴汤加味对慢性萎缩性胃炎大鼠胃黏膜血流量及脂质过氧化损伤的影响研究[J]. 现代中西医结合杂志，25（20）：2170-2172.

李琦，刘宁宁，赵成根，等. 2010. 幽门螺杆菌长期感染诱发 C57BL/6 小鼠胃癌模型的建立及对血管新生的影响[J]. 世界华人消化杂志，18（16）：1637-1642.

李晓玲，张声生，杨成，等. 2014. 仁术健脾理气方对功能性消化不良大鼠胃排空功能及 Ghrelin、5-HT、CGRP 的影响[J]. 中国中西医结合消化杂志，22（7）：355-359.

梁健，邓鑫，吴发胜，等. 2010. 胃宁方对胃癌前病变大鼠转化生长因子 β/Smads 信号通路的影响[J]. 中国中西医结合消化杂志，18（2）：78-81.

蔺焕萍，王小平，付倩，等. 2012. 参佛胃康对大鼠慢性萎缩性胃炎及胃癌前病变逆转作用的研究[J]. 现代肿瘤医学，20（2）：266-269.

刘建伟. 2008. 胃炎饮对胆汁反流性胃炎模型大鼠胃黏膜—黏液屏障保护作用机制研究[D]. 石家庄：河北医科大学.

刘清君，刘彩梅，袁红霞，等. 2009. 善胃I号方对胃癌前病变大鼠胃粘膜 NHE1 蛋白及胃内 pH 值的影响[J]. 中国现代中药，11（8）：34-36.

刘婷，苏泽琦，刘福生，等. 2016. 调气活血法治疗大鼠慢性萎缩性胃炎的疗效观察及其影响胃酸分泌的机制[J]. 中华中医药杂志，31（10）：4176-4179.

刘希，王晶，王堃. 2011. 氨水复合多因素建立萎缩慢性胃炎大鼠模型[C]. 扬州：第九次全国中药实验药理学术会议论文摘要汇编：37-38.

刘雪，孙向红，戚欣. 2013. MNNG 诱导 GES-1 细胞恶性转化细胞模型的建立[J]. 齐鲁医学杂志，28（2）：115-120.

刘月涛，崔佳佳，仝家羽，等. 2015. 黄芪建中汤干预慢性萎缩性胃炎模型大鼠的尿液代谢组学研究[C]. 天津：第一届药学学报药学前沿论坛暨 2015 年中国药学会中药与天然药物专业委员会会议：87.

马锦霞. 2018. 健脾益气方对 CAG 大鼠成模的抑制作用及 Wnt/β-catenin 通路相关蛋白表达的影响[D]. 南京：南京中医药大学.

彭继升，杨晋翔，安静，等. 2015. 建立萎缩性胃炎伴异型增生大鼠脾胃气虚、毒损胃络病证结合模型的探索[J]. 世界中西医结合杂志，10（10）：1357-1360.

彭力，马探，陈静. 2017. Wnt 通路相关蛋白在胃癌前病变组织中的表达和临床意义[J]. 解放军医药杂志，29（3）：23-26.

饶建跃. 2017. 当归芍药汤对改善慢性萎缩性胃炎胃黏膜血流的效果分析[J]. 现代诊断与治疗，28（14）：2565-2566.

闻媛，庄坤，张欣，等. 2017. Wnt 信号通路组件在胃癌及慢性萎缩性胃炎中的表达分析[J]. 陕西医学杂志，46（2）：158-159，177.

石森，孙妮娜，刘彩芳，等. 2019. 胆汁酸参与胃癌发生发展的研究进展[J]. 世界最新医学信息文摘，19（16）：117-118.

石雪迎，赵凤志，戴欣，等. 1998. 复方健脾益胃胶囊对大鼠慢性萎缩性胃炎胃液分泌及胃粘膜氨基己糖、丙二醛含量的影响[J]. 世界华人消化杂志，6（12）：1065-1067.

司海鹏，张心海，朱长乐，等. 2010. 仁术健胃颗粒抗胃癌癌前病变的免疫研究[J]. 陕西中医，31（9）：1112-1114.

苏剑东，吴灵飞，蒲泽锦. 2007. 慢性萎缩性胃炎动物模型的实验研究[J]. 汕头大学医学院学报，20（2）：88-90.

隋国平，潘凯枫，周彤，等. 2003. 白细胞介素-1β 及 RN 基因多态性与胃癌发病风险的病例对照研究[J]. 中华医学杂志，83（17）：1479-1483.

覃山羽，姜海行，李信，等. 2007. 胃癌及癌前病变中 bFGF、FGFR-2 及 Hpa 的表达及其意义，中国实用内科杂志，27（17）：1379-1383.

唐旭东，张翠萍，张琪，等. 2012. 改良式 Hp 感染萎缩性胃炎大鼠模型的建立[J]. 青岛大学医学院学报，48（3）：247-249.

汪波. 2016. 安胃汤对慢性萎缩性胃炎大鼠 JAK1/STAT3 信号通路的影响[D]. 南宁：广西中医药大学.

王莉，张旭，刘丽秋，等. 2014. RhoA 和 C-myc 在胃癌发生发展中的表达及意义[J]. 实用医学杂志，30（19）：3087-3088.

王松坡，孔令春，陈志霞，等. 2010. 调气活血中药治疗萎缩性胃炎的疗效评价及其对胃黏膜血流的影响[J]. 上海中医药大学学报，24（4）：42-44.

王鲜婵. 2008. 消痰散结方对胃癌 PI3K/Akt/mTOR 信号通路相关蛋白表达的影响[D]. 上海：第二军医大学.

王茵萍，孙茂峰，范刚启，等.2003. 穴注黄芪、当归注射液对实验性慢性萎缩性胃炎胃粘膜血流的影响[J]. 针刺研究，28（1）：33-37.

魏玥，杨晋翔，安静，等.2018. 益气化瘀解毒法对慢性萎缩性胃炎伴异型增生大鼠 PI3K 的影响[J]. 现代中医临床，25（2）：31-34.

吴继雄，邓亚芳，方亮.2013. 慢性萎缩性胃炎患者体内 NF-κB 和 Bcl-2 的表达及意义[J]. 海南医学院学报，19（7）：895-897，900.

吴娟，王婷，魏睦新.2017. MNNG 在大鼠胃癌前期病变造模中的量效关系[J]. 世界华人消化杂志，25（17）：1543-1552.

向连斌，陈振勇.2011. 免疫营养剂对胃癌癌前病变的调理作用[J]. 武汉大学学报（医学版），32（1）：97-100.

肖兴国.2015. 胃腺癌组织中 RhoC、CD105 蛋白的表达变化及意义[J]. 山东医药，55（11）：21-22.

谢晶日，王业莉，张扬，等.2013. 复合造模法建立大鼠胃癌前病变模型的实验研究[J]. 新中医，45（2）：139-141.

徐珊，周嘉鹤，王常松，等.2008. 慢性萎缩性胃炎证病结合模型的复制[J]. 中国中医药科技，15（1）：6-8.

徐雪.2014. 胃早期癌和癌前病变的基因表达谱和组织蛋白表达研究[D]. 北京：北京协和医学院.

严海，胡清林，青廉，等.2017. 参芪扶正注射液联合胃复春对慢性萎缩性胃炎患者血清胃泌素、可溶性白介素-2 受体及免疫功能影响[J]. 实用临床医药杂志，21（13）：174-175.

杨鸿，侯家玉.2001. 胆汁反流致慢性萎缩性胃炎的实验研究[J]. 北京中医药大学学报，25（5）：26-29.

杨华伟.2002. 电针“足三里”对应激性胃溃疡大鼠中枢神经核团内 NOS 的影响[D]. 广州：广州中医药大学.

杨仕明，房殿春，罗元辉，等，1998. 胃癌及癌前组织中端粒酶活性的检测及其临床意义[J]. 中华医学杂志，78（3）：47-49.

杨宗保，王晨光，陈娇龙，等.2015. 艾灸对慢性萎缩性胃炎癌前病变大鼠胃粘膜细胞增殖因子的影响[J]. 中国针灸，35（12）：1269-1273.

曾红梅，潘凯枫，张阳，等.2011. Toll 样受体 2 及 Toll 样受 9 基因多态性与胃癌易感性的关系[J]. 中华预防医学杂志，45（7）：588-592.

曾进浩，潘华峰，胡霞，等.2014. 胃痞消对胃癌前病变大鼠胃黏膜上皮细胞 NF-κB p65 表达的影响[J]. 中国实验方剂学杂志，20（9）：174-178.

张厚，宋延秋，陈广军，2017. 黄芪总皂苷对脾虚大鼠胃黏膜损伤的抑制作用和血流量的改善作用研究[J]. 陕西中医，38（10）：1484-1486.

张琪，周兵.2010. Toll 样受体研究进展[J]. 国际耳鼻咽喉头颈外科杂志，34（3）：174-176.

张荣光，段广才，范清堂，等.2006. 幽门螺杆菌感染的昆明小鼠模型的建立[J]. 中华医学杂志，86（12）：857-859.

张顺荣，李东芳.2016. PTEN 在胃癌中作用的研究进展[J]. 中国中西医结合消化杂志，24（8）：644-647.

张雁，张姝，罗昭进，等.2015. 中药头花蓼对幽门螺杆菌 CagA 及 VacA 表达的影响[J]. 贵阳医学院学报，40（5）：455-458.

张玉禄，李军祥，鲁香凤，等.2008. 幽门弹簧插入配合高盐热糊灌胃复制大鼠慢性萎缩性胃炎癌前病变模型形态学观察及早期细胞凋亡分析[J]. 中华中医药杂志，10（8）：693-696.

张正利，龚晓娟，杨以阜，等.2012. 5 种制酸类中药对胃溃疡大鼠氨基己糖及前列腺素的影响[J]. 上海中医药杂志，46（12）：73-76.

赵凤志，鲁香凤，张旭晨，等.1994. 三种方剂水煎液对实验性慢性胃炎大鼠胃粘膜病理形态学变化的影响[J]. 电子显微学报，（5）：418.

郑小华，何守搞.2016. 肝再生磷酸酶-3 与 RhoC 在胃黏膜癌变过程的表达及其临床意义[J]. 右江医学，44（6）：605-609.

钟国新，李素荷，陈璐，等.2013. 穴位埋线对慢性萎缩性胃炎模型大鼠 IKKβ、IκB、NF-κB 表达的影响[J]. 中华中医药杂志，28（5）：1291-1294.

钟国新.2014. 针刺对慢性萎缩性胃炎模型大鼠 NF-κB 转导系统影响的研究[D]. 广州：广州中医药大学.

朱萱萱，史淋峰，吴旭彤，等.2012. 实验性慢性萎缩性胃炎脾气虚证模型的建立及不同时期病理形态学的改变[J]. 中华中医药学刊，30（2）：231-233.

祝凯华，李玉民，刘玲玲，等.2009. 白细胞介素 10 基因多态性及幽门螺杆菌感染与胃癌的相关性研究[J]. 中华普通外科杂志，24（7）：577-581.

Abbas AK，Murphy KM，Sher A. 1996. Functional diversity of helper T lymphocytes[J]. Nature，383（6603）：787-793.

Aebischer T，Meyer TF，Andersen LP. 2010. Inflammation，immunity，and vaccines for Helicobacter[J]. Helicobacter，15（S1）：21-28.

Ajani JA，Hecht JR，Ho L，et al. 2006. An open-label，multinational，multicenter study of G17DT vaccination combined with cisplatin and 5-fluorouracil in patients with untreated，advanced gastric or gastroesophageal cancer：the GC4 study[J]. Cancer，106（9）：1908-1916.

Akira S，Takeda K. 2004. Toll-like receptor signaling[J]. Nat Rev Immunol，4（7）：499-511.

Alvarez MC，Santos JC，Maniezzo N，et al. 2013. MGMT and MLH1 methylation in Helicobacter pylori-infected children and adults[J]. World J Gastroenterol，19（20）：3043-3051.

Al-Wajeeh NS，Hajerezaie M，Noor SM，et al. 2017. The gastro protective effects of Cibotium barometz hair on ethanol-induced gastric ulcer in Sprague-Dawley rats[J]. BMC Vet Res，13（1）：27.

An X，Li M，Li N，et al. 2014. Effect of heavy-ion beam irradiation on the level of serum soluble interleukin-2 receptors in hamster cheek pouch carcinoma model[J]. Biomed Rep，2（3）：408-411.

Asadullah K，Sterry W，Volk HD. 2003. Interleukin-10 therapy-review of a new approach[J]. Pharmacol Rev，55（2）：241-269.

Aubrey BJ，Kelly GL，Janic A，et al. 2017. How does p53 induce apoptosis and how does this relate to p53-mediated tumour suppression[J]. Cell Death Differ，25（1）：104-113.

Barros R，Freund JN，David L，et al. 2012. Gastric intestinal metaplasia revisited：function and regulation of CDX2[J]. Trends Mol Med，18（9）：555-563.

Bettelli E，Oukka M，Kuchroo VK. 2007. T（H）-17 cells in the circle ofimmunity and autoimmunity[J]. Nat Immunol，8（4）：345-350.

Boidot R，Végran F，Lizard-Nacol S. 2014. Transcriptional regulation of the survivin gene[J]. Mol Biol Rep，41（1）：233-240.

Browne G，Nesbitt H，Ming L，et al. 2012. Bicalutamide-induced hypoxia potentiates RUNX2-mediated Bcl-2expression resulting in apoptosis resistance[J]. Br J Cancer，107（10）：1714-1721.

Cai D，Yu J，Qiu J，et al. 2019. Dynamic changes of Sonic Hedgehog signaling pathway in gastric mucosa of rats with MNNG-induced gastric precancerous lesions[J]. J Cell Physiol，234（7）：10827-10834.

Cai TT，Zhang CZ，Zhao ZM，et al. 2018. The gastric mucosal protective effects of astragaloside IV in mnng-induced GPL rats[J]. Biomedicine & Pharmacotherapy，104：291-299.

Camargo MC，Mera R，Correa P，et al. 2006. Interleukin-1beta andinterleukin-1 receptor antagonist gene polymorphisms and gastric cancer：a meta-analysis[J]. Cancer Epidemiol Biomarkers Prev，15（9）：1674-1687.

Camilo V，Garrido M，Valente P，et al. 2015. Differentiation reprogramming in gastric intestinal metaplasia and dysplasia：role of SOX2 and CDX2[J]. Histopathology，66（3）：343-350.

Carino A，Graziosi L，D'Amore C，et al. 2016. The bile acid receptor GPBAR1（TGR5）is expressed in human gastric cancers and promotes epithelial-mesenchymal transition in gastric cancer cell lines[J]. Oncotarget，7（38）：61021-61035.

Castillo SD，Sanchez-Cespedes M. 2012. The Sox family of genes in cancer development：biological relevance and opportunities for therapy[J]. Expert opinion on therapeutic targets，16（9）：903-919.

Cha B，Lim JW，Kim H. et al. 2015. Jak1/Stat3 is an upstream signaling of NF-κB activation in Helicobacter pylori-induced IL-8 production in gastric epithelial AGS cells[J]. Yonsei Med J，56（3）：862-866.

Chang X，Luo F，Jiang W，et al. 2015. Protective activity of salidroside against ethanol-induced gastric ulcer via the MAPK/NF-κB pathway in vivo and in vitro[J]. Int Immunopharmacol，28（1）：604-615.

Chen HS，Xu AH，Jia LC，et al. 2006. Study of Shuangling Fuzheng anti-tumor preparation on proliferation and c-Myc gene expression of SGC-7901 cells[J]. Zhongguo Zhong Yao Za Zhi，31（21）：1822-1824.

Chen WM，Chen WD，Jiang XM，et al. 2017. HOX transcript antisense intergenic RNA represses E-cadherin expression by binding to EZH2 in gastric cancer[J]. World J Gastroenterol，23（33）：6100-6110.

Chen Y，Cao Y，Xiao D，et al. 1993. The relation between protective effect of moxibustion on gastric mucosa and mucus[J]. Zhen Ci Yan Jiu，18（4）：300-304.

Chen Y，Huang Y，Zhu L，et al. 2016. Sox2 inhibits metastasis in gastric cancer[J]. J Cancer Res Clin Oncol，142（6）：1221-1230.

Cheng C，Qin Y，Zhi Q，et al. 2018. Knockdown of long non-coding RNA HOTAIR inhibits cisplatin resistance of gastric cancer cells through inhibiting the PI3K/Akt and Wnt/beta-catenin signaling pathways by up-regulating miR-34a[J]. Int J Biol Macromol，107（Pt B）：2620-2629.

Chung WC，Zhou Y，Atfi A，et al. 2019. Downregulation of Notch signaling in Kras-induced gastric metaplasia[J]. Neoplasia，21（8）：

810-821.

Cui J，Xi H，Cai A，et al. 2014. Decreased expression of Sox7 correlates with the upregulation of the Wnt/beta-catenin signaling pathway and the poor survival of gastric cancer patients[J]. Int J Mol Med，34（1）：197-204.

Dai GZ，Fan XJ，Tian QS，et al. 2015. Effect of Yiqi Huoxue Qingre Huashi Recipe on the Eradication Rate of *Hp* in Peptic Ulcer Patients[J]. Zhongguo Zhong Xi Yi Jie He Za Zhi，35（12）：1437-1441.

Dai H，Deng HB，Wang YH，et al. 2018. Resveratrol inhibits the growth of gastric cancer via the Wnt/β-catenin pathway[J]. Oncol Lett，16（2）：1579-1583.

de Oliveira JG，Silva AE. 2012. Polymorphisms of the TLR2 andTLR4 genes are associated with risk of gastric cancer in a Brazilian population[J]. World J Gastroenterol，18（11）：1235-1242.

Deng HX，Yu YY，Zhou AQ，et al. 2017. Yangzheng Sanjie decoction regulates proliferation and apoptosis of gastric cancer cells by enhancing let-7a expression[J]. World J Gastroenterol，23（30）：5538-5548.

Dockray GJ，Varro A，Dimaline R，et al. 2001. The gastrins：their production and biological activities[J]. Annu Rev Physiol，63：119-139.

Doyle SL，O'Neill LA. 2006. Toll-like receptors：from the discovery of NFkappaB to new insights into transcriptional regulations in innate immunity[J]. Biochem Pharmacol，72（9）：1102-1113.

Du M，WangW，Jin H，et al. 2015. The association analysis of lncRNA HOTAIR genetic variants and gastric cancer risk in a Chinese population[J]. Oncotarget，6（31）：31255-31262.

El-Omar EM，Ng MT，Hold GL. 2008. Polymorphisms in Toll-like receptor genes and risk of cancer[J]. Oncogene，27（2）：244-252.

Fan XY，Hu XL，Han TM，et al. 2011. Association between RUNX3 promoter methylation and gastric cancer：a meta-analysis[J]. BMC Gastroenterol，11（1）：92.

Fassan M，Simbolo M，Bria E，et al. 2014. High-throughput mutation profiling identifies novel molecular dysregulation in high-grade intraepithelial neoplasia and early gastric cancers[J]. Gastric Cancer，17（3）：442-449.

Fehri LF，Rechner C，Janssen S，et al. 2009. Helicobacter pylori-induced modification of the histone H3 phosphorylation status in gastric epithelial cells reflects its impact on cell cycle regulation[J]. Epigenetics，4（8）：577-586.

Fukamachi H，Mimata A，Tanaka I，et al. 2008. In vitro differentiation of Runx3 -/- p53 -/- gastric epithelial cells into intestinal type cells[J]. CancerSci，99（4）：671-676.

Gao X，Rao H，Wang Y，et al. 2005. Protective action of acupuncture and moxibustion on gastric mucosa in model rats with chronic atrophic gastritis[J]. J Tradit Chin Med，25（1）：66-69.

Ghoreschi K，Laurence A，Yang XP，et al. 2010. Generation of pathogenic T（H）17 cells in the absence of TGF-β signalling[J]. Nature，467（7318）：967-971.

Gilliam AD，Watson SA，Henwood M，et al. 2004. A phase II study of G17DT in gastric carcinoma[J]. Eur J Surg Oncol，30（5）：536-543.

Gu HO，Hou JY. 1993. Effect of xiao chaihu decoction on experimental alkaline reflux gastritis in rats[J]. Zhongguo Zhong Xi Yi Jie He Za Zhi，13（7）：420-422，389.

Guo Y，Guo W，Chen Z，et al. 2011. Hypermethylation and aberrant expression of Wnt-antagonistfamily genes in gastric cardia adenocarcinoma[J]. Neoplasma，58（2）：110-117.

Hajjari M，Salavaty A. 2015. HOTAIR：an oncogenic long non-coding RNA in different cancers[J]. Cancer Biol Med，12（1）：1-9.

Hao YP，Qiu JH，Zhang DB，et al. 2017. Long non-coding RNA DANCR，a prognostic indicator，promotes cell growth and tumorigenicity in gastric cancer[J]. Tumour Biol，39（6）：1010428317699798.

He QD，Huang YP，Zhu LB，et al. 2018. Difference of Liver and Kidney Metabolic Profiling in Chronic Atrophic Gastritis Rats between Acupuncture and Moxibustion Treatment[J]. Evid Based Complement Alternat Med，2018：6030929.

Hossen MJ，Chou JY，Li SM，et al. 2019. An ethanol extract of the rhizome of Atractylodes chinensis exerts anti-gastritis activities and inhibits Akt/NF-κB signaling[J]. J Ethnopharmacol，228：18-25.

Hu L，Li HL，Li WF，et al. 2017. Clinical significance of expression of proliferating cell nuclear antigen and E-cadherin in gastric carcinoma[J]. World J Gastroenterol，23（20）：3721-3729.

Huang WJ，Wan Q，Xu TS. 2014. Effect of moxa-grain-moxibustion on serum Th 1/Th 2 type cytokines in Lewis tumor-bearing mice[J]. Zhen Ci Yan Jiu，39（6）：477-481.

Huter EN，Stummvoll GH，Dipaolo RJ，et al. 2009. Pre-differentiated Th1 and Th17 effector T cells in autoimmune gastritis：Ag-specific regulatory T cells are more potent suppressors than polyclonal regulatory T cells[J]. Int Immunopharmacol，9（5）：540-545.

Ito K，Chuang LS，Ito T，et al. 2011. Loss of Runx3 is a key event in inducing precancerous state of the stomach[J]. Gastroenterology，140（5）：1536-1546. e8.

Javaheri A，Kruse T，Moonens K，et al. 2016. Erratum：Helicobacter pylori adhesin HopQ engages in a virulence-enhancing interaction with human CEACAMs[J]. Nat Microbiol，2：16243.

Jeong CW，Lee JH，Sohn SS，et al. 2010. Mitochondrial microsatellite instability in gastric cancer and gastric epithelial dysplasia as a precancerous lesion[J]. Cancer Epidemiol，34（3）：323-327.

Jetten AM. 2011. Immunology：A helping hand against autoimmunity[J]. Nature，472（7344）：421-422.

Jiang YN，Yu YY. 2017. Transgenic and gene knockout mice in gastric cancer research[J]. Oncotarget，8（2）：3696-3710.

Jiang Z，Cao LX，Liu B，et al. 2017. Effects of Chinese herbal medicine Xiangbin prescription on gastrointestinal motility[J]. World J Gastroenterol，23（16）：2987-2994.

Jin C，Shi W，Wang F，et al. 2016. Long non-coding RNA HULC as a novel serum biomarker for diagnosis and prognosis prediction of gastric cancer[J]. Oncotarget，7（32）：51763-51772.

Jin HF，Dai JF，Meng LN，et al. 2020. Curcuma wenyujin Y. H. Chen et C. Ling n-Butyl alcohol extract inhibits AGS cell Helicobacter pylori CagA+VacA+ promoted invasiveness by down-regulating caudal type homeobox transcription factor and claudin-2 expression[J]. Chin J Integr Med，26（2）：122-129.

Kamangar F，Cheng C，Abnet CC，et al. 2006. Interleukin-1B polymorphisms and gastric cancer risk-a meta-analysis[J]. Cancer Epidemiol Biomarkers Prev，15（10）：1920-1928.

Kim CK，Choi GS，Oh SD，et al. 2005. Electroacupuncture up-regulates natural killer cell activity Identification of genes altering their expressions in electroacupuncture induced up-regulation of natural killer cell activity[J]. J Neuroimmunol，168（1-2）：144-153.

Kim DH，Kim SW，Song YJ，et al. 2003. Long-term evaluation of mice model infected with Helicobacter pylori：focus on gastric pathology including gastric cancer[J]. Aliment PharmacolTher，18（Suppl. 1）：14-23.

Kim H，Jeong H，Cho Y，et al. 2018. Disruption of the Tff1 gene in mice using CRISPR/Cas9 promotes body weight reduction and gastric tumorigenesis[J]. Lab Anim Res，34（4）：257-263.

Kupcinskas J，Wex T，Bornschein J，et al. 2011. Lack of association between gene polymorphisms of Angiotensin converting enzyme，Nod-like receptor 1，Toll-like receptor 4，FAS/FASL and the presence of Helicobacter pylori-induced premalignant gastric lesions and gastric cancer in Caucasians[J]. BMC Med Genet，12：112.

Kuroda K，Hequing H，Mondal A，et al. 2015. 1Ghrelin is an Essential Factor for Motilin-Induced Gastric Contraction in Suncus murinus. Endocrinology，56（12）：4437-4447.

Kuzushita N，Rogers AB，Monti NA，et al. 2005. p27kip1 deficiency confers susceptibility to gastric carcinogenesis in Helicobacter pylori-infected mice[J]. Gastroenterology，129（5）：1544-1556.

Laine L，Takeuchi K，Tarnawski A. 2008. Gastric mucosal defense and cytoprotection：bench to bedside[J]. Gastroenterology，135（1）：41-60.

Lario S，Brunet-Vega A，Quílez ME，et al. 2018. Expression profile of circulating microRNAs in the Correa pathway of progression to gastric cancer[J]. United European Gastroenterol J，6（5）：691-701.

Lee HJ，Venkatarame GSV，Kim SM，et al. 2018. Pectolinarigenin Induced Cell Cycle Arrest，Autophagy，and Apoptosis in Gastric Cancer Cell via PI3K/AKT/mTOR Signaling Pathway[J]. Nutrients，10（8）：1043.

Lefebvre V，Dumitriu B，Penzomendez A，et al. 2007. Control of cell fate and differentiation by Sry-related high-mobility-group box（Sox）transcription factors[J]. The international journal of biochemistry&cell biology，39（12）：2195-2214.

Li B，Liu HY，Guo SH，et al. 2015. Detection of microsatellite instability in gastric cancer and dysplasia tissues[J]. Int J Clin Exp Med，8（11）：21442-21447.

Li CJ，Wei PK，Yue BL. 2010. Study on the mechanism of xiaotan sanjie recipe for inhibiting proliferation of gastric cancer cells[J]. J Tradit Chin Med，30（4）：249-253.

Li D，Ni T，Tao L，et al. 2018. Jinlong Capsule（JLC）inhibits proliferation and induces apoptosis in human gastric cancer cells in vivo and in vitro[J]. Biomed Pharmacother，107：738-745.

Li H，Peyrollier K，Kilic G，et al. 2014. Rho GTPases and cancer[J]. Biofactors，40（2）：226-235.

Li L，Kong L，Song H. 2017. The therapeutic effect of zerumbone on chronic gastritis via antioxidant mechanisms[J]. Exp Ther Med14，（3）：2505-2510.

Li R，Wang X，Zhang XH，et al. 2014. Ursolic acid promotes apoptosis of SGC-7901 gastric cancer cells thro9gh ROCK/PTEN mediated mitochondrial translocation of cofilin-1[J]. Asian Pac J Cancer Prev，15（22）：9593-9597.

Li S，Chen X，Zhou L，et al. 2015. Farnesoid X receptor signal is involved in deoxycholic acid-induced intestinal metaplasia of normal human gastric epithelial cells[J]. Oncol Rep，34（5）：2674-2682.

Li T，Guo H，Li H，et al. 2019. MicroRNA-92a-1-5p increases CDX2 by targeting FOXD1 in bile acids-induced gastric intestinal metaplasia[J]. Gut，68（10）：1751-1763.

Li YQ，Zhu B，Rong PJ，et al. 2007. Neural mechanism of acupuncture-modulated gastric motility[J]. World J Gastroenterol，13（5）：709-716.

Lin LL，Hsia CR，Hsu CL，et al. 2015. Integrating transcriptomics and proteomics to show that tanshinone IIA suppresses cell growth by blocking glucose metabolism in gastric cancer cells[J]. BMC Genomics，16（1）：41.

Lin XC，Chen YY，Bai ST，et al. 2013. Protective effect of licoflavone on gastric mucosa in rats with chronic superficial gastritis[J]. Nan Fang Yi Ke Da Xue Xue Bao，33（2）：299-304.

Lin YP，Yi SX，Yan J，et al. 2007. Effect of acupuncture at Foot-Yangming Meridian on gastric mucosal blood flow，gastric motility and brain-gut peptide[J]. World J Gastroenterol，13（15）：2229-2233.

Lin ZQ，Wang DX，Hong SS，et al. 2016. Effects of Xiangsha Liujunzi decoction on TLR signal pathway in gastric mucosa tissues of rats with Helicobacter pylori-induced chronic atrophic gastritis[J]. Zhongguo Zhong Yao Za Zhi，41（16）：3078-3083.

Ling JH，Chen YQ，Li JB，et al. 2006. Effects of jianwei yuyang granule on inflammatory reaction and NF-kappaB expression in rat gastric mucosa of ulcer healing and recurrence[J]. Zhongguo Zhong Yao Za Zhi，31（17）：1454-1457.

Ling ZQ，Tanaka A，Li P，et al. 2010. Microsatellite instability with promoter methylation and silencing of hMLH1 can regionally occur during progression of gastric carcinoma[J]. Cancer Lett，297（2）：244-251.

Liu C，Chen J，Chang X，et al. 2017. Comparative metabolomics study on therapeutic mechanism of electro-acupuncture and moxibustion on rats with chronic atrophic gastritis（CAG）[J]. Sci Rep，7（1）：14362.

Liu H，Wu Y. 2018. Long non-coding RNA gastric carcinoma highly expressed transcript 1 promotes cell proliferation and invasion in human head and neck cancer[J]. Oncol Lett，15：6941-6946.

Liu M，Chang XR，Yan J，et al. 2011. Effects of moxibustion on gastric mucosal EGF and TGF-alpha contents and epidermal growth factor receptor expression in rats with gastric mucosal lesion[J]. Acupuncture Research，36（6）：403-408.

Liu NN，Zhou N，Wang Y，et al. 2010. Chinese herbal medicine Jianpi Jiedu Formula down-regulates the expression of vascular endothelial growth factor in human gastric cell line MKN45 induced by Helicobacter pylori by inhibiting cyclooxygenase-2[J]. Zhong Xi Yi Jie He Xue Bao，8（10）：968-973.

Liu P，Zhang XY，Shao Y，et al. 2005. Microsatellite instability in gastric cancer and pre-cancerous lesions[J]. World J Gastroenterol，11（31）：4904-4907.

Liu T，He W，Li Y. 2016. Helicobacter pylori Infection of Gastric Epithelial Cells Affects NOTCH Pathway in Vitro[J]. Dig Dis Sci，61（9）：2516-2521.

Liu XH，Sun M，Nie FQ，et al. 2014. Lnc RNA HOTAIR functions as a competing endogenous RNA to regulate HER2 expression by sponging miR-331-3p in gastric cancer[J]. Mol Cancer，13：92.

Liu YH，Zhang ZB，Zheng YF，et al. 2015. Gastroprotective effect of andrographolide sodium bisulfite against indomethacin-induced gastric ulceration in rats[J]. Int Immunopharmacol，26（2）：384-391.

Lou C，Yang G，Cai H，et al. 2010. 2'，4'-Dihydroxychalcone-induced apoptosis of human gastric cancer MGC-803 cells via down-regulation of survivin mRNA[J]. Toxicol In Vitro，24（5）：1333-1337.

Lu X，Zhao F，Dai X，et al. 1995. Effects of 3 kinds of decoction on serum gastrin，gastrin cell density and the content of PGE_2 of gastric antral mucosa in experimental chronic gastritis in rats[J]. Zhongguo Zhong Yao Za Zhi，20（6）：361-364，384.

Lu XX，Yu JL，Ying LS，et al. 2012. Stepwise cumulation of RUNX3 methylation mediated by Helicobacter pylori infection contributes to gastric carcinoma progression[J]. Cancer，118（22）：5507-5517.

Lu Y，Hu Z，Mangala LS，et al. 2018. MYC targeted long non-coding RNA DANCR promotes cancer in part by reducing p21 levels[J]. Cancer Res，78（1）：64-74.

Ma J，Peng W，Liang D. 2000. Apoptosis of human gastric cancer cell line MGC-803 induced by glycyrrhiza uralensis extract[J]. Zhongguo Zhong Xi Yi Jie He Za Zhi，20（12）：928-930.

Mao J，FanS，MaW，et al. 2014. Roles of Wnt/β-catenin signaling in the gastric cancer stem cells proliferation and salinomycin treatment[J]. Cell Death Dis，5：e1039.

Mao Z，Li H，Du B，et al. 2017. LncRNA DANCR promotes migration and invasion through suppression of lncRNA-LET in gastric cancer cells[J]. Biosci Rep，37（6）：20171070.

Matkar SS，Durham A，Brice A，et al. 2011. Systemic activation of K-ras rapidly induces gastric hyperplasia and metaplasia in mice[J]. Am J Cancer Res，1（4）：432-445.

Matsubara Y，Ichinose M，Yahagi N，et al. 1998. Hepatocyte growth factor activator：a possible regulator of morphogenesis during fetal development of the rat gastrointestinal tract[J]. Biochem Biophys Res Commun，253（2）：477-484

Modlin IM，Kidd M，Lye KD，et al. 2003. Gastric stem cells：an update[J]. Keio J Med，52（2）：134-137.

Modlin IM，Lye KD，Kidd M. 2004. A 50-year analysis of 562 gastric carcinoids：small tumor or larger problem?[J]. Am J Gastroenterol，99（1）：23-32.

Moraes TM，Rozza AL，Kushima H，et al. 2013. Healing actions of essential oils from Citrus aurantium and d-limonene in the gastric mucosa：the roles of VEGF，PCNA，and COX-2 in cell proliferation[J]. J Med Food，16（12）：1162-1167.

Moretta A，Marcenaro E，Parolini S，et al. 2008. NK cells at the interface between innate and adaptive immunity[J]. Cell Death Differ，15（2）：226-233.

Mutoh H，Hayakawa H，Sashikawa M，et al. 2010. Direct repression of Sonic Hedgehog expression in the stomach by Cdx2 leads to intestinal transformation[J]. Biochem J，427（3）：423-434.

Mutoh H，Sakurai S，Satoh K，et al. 2004. Development of gastric carcinoma from intestinal metaplasia in Cdx2-transgenic mice[J]. Cancer research，64（21）：7740-7747.

Necchi V，Sommi P，Vanoli A，et al. 2017. Natural history of Helicobacter pylori VacA toxin in human gastric epithelium in vivo：vacuoles and beyond[J]. Sci Rep，7（1）：14526.

Nishida T，Tsuji S，Kimura A，et al. 2006. Endothelin-1，an ulcer inducer，promotes gastric ulcer healing via mobilizing gastric myofibroblasts and stimulates production of stroma-derived factors[J]. Am J Physiol Gastrointest Liver Physiol，290（5）：G1041-G1050.

Niv Y，Banic M. 2014. Gastric barrier function and toxic damage[J]. Dig Dis，32（3）：235-242.

Ohnishi N，Yuasa H，Tanaka S，et al. 2008. Transgenic expression of Helicobacter pylori CagA induces gastrointestinal and hematopoietic neoplasms in mouse[J]. Proc Natl Acad Sci USA，105（3）：1003-1008.

Pan L，Liang W，Gu J，et al. 2018. Long noncoding RNA DANCR is activated by SALL4 and promotes the proliferation and invasion of gastric cancer cells[J]. Oncotarget，9（2）：1915-1930.

Park DY，Srivastava A，Kim GH，et al. 2010. CDX2 expression in the intestinal-type gastric epithelial neoplasia：frequency and significance[J]. Mod Pathol，23（1）：54-61.

Park MB，Ko E，Ahn C，et al. 2004. Suppression of IgE production and modulation of Th1/Th2 cell response by electroacupuncture in DNP-KLH immunized mice[J]. J Neuroimmunol，151（1-2）：40-44.

Peng L，Liu M，Chang X，et al. 2014. Role of the nucleus tractus solitarii in the protection of pre-moxibustion on gastric mucosal lesions[J]. Neural Regen Res，9（2）：198-204.

Peng L，Wang YD，Chang XR，et al. 2016. Effect of moxa-burning heat stimulating Liangmen（ST 21）and Zusanli（ST 36）on proliferation and apoptosis signaling proteins in rats with stress-induced gastric ulcer[J]. J Tradit Chin Med，36（3）：340-346.

Peng L，Xie Y，Wang C，et al. 2017. Moxibustion alleviates gastric precancerous lesions in rats by promoting cell apoptosis and inhibiting proliferation-related oncogenes[J]. Afr J Tradit Complement Altern Med，14（2）：148-160.

Peng Y，Yi SX，Feng YS，et al. 2014. Serum immunological study of moxibustion on helicobacter pylori gastritis in rats[J]. Zhongguo Zhen Jiu，34（8）：783-790.

Qin R，Shen H，Cao Y，et al. 2013. Tetrandrine induces mitochondria-mediated apoptosis in human gastric cancer BGC-823 cells[J]. PLoS One，8（10）：e76486.

Qin R, Wang NN, Chu J, et al. 2012. Expression and significance of homeodomain protein Cdx2 in gastric carcinoma and precancerous lesions[J]. World J Gastroenterol, 18（25）: 3296-3302.

Roblescampos R, Lujanmompean JA, Parrillaparicio P, et al. 1993. Role of Helicobacter pylori infection and duodenogastric reflux in the pathogenesis of alkaline reflux gastritis after gastric operations[J]. Surg GynecolObstetr, 176（6）: 594-598.

Röcken C, Behrens HM, Böger C, et al. 2016. Clinicopathological characteristics of RHOA mutations in a Central European gastric cancer cohort[J]. Journal of Clinical Pathology, 69（1）: 70-75.

Sakaguchi S, Ono M, Setoguchi R, et al. 2006. Foxp3$^+$ CD25$^+$ CD4$^+$ natural regulatory T cells in dominant self-tolerance and autoimmune disease[J]. Immunol Rev, 212: 8-27.

Santos JC, Carrasco-Garcia E, Garcia-Puga M, et al. 2016. Sox9 elevation acts with canonical WNT signaling to drive gastric cancer progression[J]. Cancer research, 76（22）: 6735-6746.

Schaefer A, Reinhard NR, Hordijk PL. 2014. Toward understanding RhoGTPase specificity: Structure, function and local activation[J]. Small GTPases, 5（2）: 6.

Serizawa T, Hirata Y, Hayakawa Y, et al. 2015. Gastric Metaplasia Induced by Helicobacter pylori Is Associated with Enhanced Sox9 Expression via Interleukin-1 Signaling[J]. Infection and immunity, 84（2）: 562-572.

She ZY, Yang WX. 2015. Sox family transcription factors involved in diverse cellular events during development[J]. European journal of cell biology, 94（12）: 547-563.

Shen SW, Yuwen Y, Zhang ZL, et al. 2008. Effect of Jinguo Weikang Capsule on proto-oncogene expression of gastric mucosa in rats with gastric precancerous lesions[J]. Chin J Integr Med, 14（3）: 212-216.

Shi J, Qu YP, Hou P. 2014. Pathogenetic mechanisms in gastric cancer[J]. World J Gastroenterol, 20（38）: 13804-13819.

Shu X, Yang Z, Li ZH, et al. 2015. Helicobacter pylori, infection activates the Akt-Mdm2-p53 signaling pathway in gastric epithelial cells[J]. Dig Dis Sci, 60（4）: 876-886.

Sierra J, Asim M, Verriere TG, et al. 2018. Epidermal growth factor receptor inhibition downregulates Helicobacter pylori-induced epithelial inflammatory responses, DNA damage and gastric carcinogenesis[J]. Gut, 67（7）: 1247-1260.

Sinclair AH, Berta P, Palmer MS, et al. 1990. A gene from the human sex-determining region encodes a protein with homology to a conserved DNA-binding motif[J]. Nature, 346（6281）: 240-244.

Sokolova O, Vieth M, Gnad T, et al. 2014. Helicobacter pylori promotes eukaryotic protein translation by activating phosphatidylinositol 3 kinase/mTOR[J]. Int J Biochem Cell Biol, 55: 157-163.

Stockinger B, Veldhoen M, Martin B. 2007. Th17 T cells: linking innate and adaptive immunity[J]. Semin Immunol, 19（6）: 353-361.

Su W, Zhou B, Qin G, et al. 2018. Low PG I/II ratio as a marker of atrophic gastritis: Association with nutritional and metabolic status in healthy people[J]. Medicine（Abingdon）, 97（20）: e10820.

Sugimoto M, Yamaoka Y, Furuta T. 2010. Influence of interleukin polymorphisms on development of gastric cancer and peptic ulcer[J]. World J Gastroenterol, 16（10）: 1188-1200.

Sui H, Duan P, Guo P, et al. 2017. Zhi Zhen Fang formula reverses Hedgehog pathway mediated multidrug resistance in colorectal cancer[J]. Oncol Rep, 38（4）: 2087-2095.

Sun M, Uozaki H, Hino R, et al. 2012. Sox9 expression and its methylation status in gastric cancer[J]. VirchowsArchiv: an international journal of pathology, 460（3）: 271-279.

Sun W, Yang Y, Xu C, et al. 2016. Roles of long noncoding RNAs in gastric cancer and their clinical applications[J]. J Cancer Res Clin Oncol, 142（11）: 2231-2237.

Sun Y, Tian MM, Zhou LX, et al. 2012. Value of c-Met for Predicting Progression of Precancerous Gastric Lesions in Rural Chinese Population[J]. Chin J Cancer Res, 24（1）: 18-22.

Teng F, Xu ZY, Lyu H, et al. 2018. Triptolide reverses apatinib resistance in gastric cancer cell line MKN45 via inhibition of heat shock protein 70[J]. Zhonghua Zhong Liu Za Zhi, 40（2）: 92-98.

Thou JH, Fu ZQ, Deng JP, et al. 2015. Effect of Chinese drugs for strengthening Pi, harmonizing Wei, and dispersing blood stasis on the expression of gastric mucosal heat shock protein 70 in chronic atrophic gastritis patients[J]. Zhongguo Zhong Xi Yi Jie He Za Zhi, 35（4）: 406-410.

Tsukada T, Tomooka Y, Takai S, et al. 1993. Enhanced proliferative potential in culture of cells from p53-deficient mice[J]. Oncogene,

8（12）：3313-3322.

Tu S，Bhagat G，Cui G，et al. 2008. Overexpression of interleukin-1 beta induces gastric inflammation and cancer and mobilizes myeloid-derived suppressor cells in mice[J]. Cancer Cell，14（5）：408-419.

Ushiku T，Ishikawa S，Kakiuchi M，et al. 2016. RHOA mutation in diffuse-type gastric cancer：a comparative clinicopathology analysis of 87 cases[J]. Gastric Cancer，19（2）：403-411.

Vidal AF，Cruz AM，Magalhães L，et al. 2016. Hsa-miR-29c and hsa-miR-135b differential expression as potential biomarker of gastric carcinogenesis[J]. World J Gastroenterol，22（6）：2060-2070.

Waghray M，Zavros Y，Saqui-Salces M，et al. 2010. Interleukin-1beta promotes gastric atrophy through suppression of Sonic Hedgehog[J]. Gastroenterology，138（2）：562-572. 572. e1-e2.

Wang M，Zhang Y，Xiao X，et al. 2017. A Polysaccharide Isolated from Mycelia of the Lion's Mane Medicinal Mushroom Hericium erinaceus（Agaricomycetes）Induced Apoptosis in Precancerous Human Gastric Cells[J]. Int J Med Mushrooms，19（12）：1053-1060.

Wang P，Xia HH，Zhang JY，et al. 2007. Association of interleukin-1 gene polymorphisms with gastric cancer：a meta-analysis[J]. Int J Cancer，120（3）：552-562.

Wang TC，Bonner-Weir S，Oates PS，et al. 1993. Pancreatic gastrin stimulates islet differentiation of transforming growth factor alpha-induced ductular precursor cells[J]. J Clin Invest，92（3）：1349-1356.

Wang X，Liu H，Wang X，et al. 2014. Preventive effect of Actinidia valvata Dunn extract on N-methyl-N'-nitro-N-nitrosoguanidine-induced gastrointestinal cancer in rats[J]. Asian Pac J Cancer Prev，15（15）：6363-6367.

Wang XW，Wu Y，Wang D，et al. 2014. MicroRNA network analysis identifies key microRNAs and genes associated with precancerous lesions of gastric cancer[J]. Genet Mol Res，13（4）：8695-8703.

Wang XY，Wang LL，Zheng X，et al. 2016. Expression of p-STAT3 and vascular endothelial growth factor in MNNG-induced precancerous lesions and gastric tumors in rats[J]. World J Gastrointest Oncol，8（3）：305-313.

Wang YC. 2014. Medicinal plant activity on Helicobacter pylori related diseases[J]. World J Gastroenterol，20（30）：10368-10382.

Wang ZK，LiuJ，LiuC，et al. 2012. Hypermethylation of adenomatous polyposis coli gene promoter is associated with novel Wnt signaling pathway in gastric adenomas[J]. J Gastroenterol Hepatol，27（10）：1629-1634.

Wen GR，Xu JY，Liu XM，et al. 2013. Effects of weile powder on bicarbonate transporters CFTR SLC26A3 and SLC26A6 in gastric ulcers of rats[J]. Zhongguo Zhong Xi Yi Jie He Za Zhi，33（1）：81-84.

Wu MS，Wu CY，Chen CJ，et al. 2003. Interleukin-10 genotypes associate with the risk of gastric carcinoma in Taiwanese Chinese[J]. Int J Cancer，104（5）：617-623.

Wu XX，Li X，Dang ZQ，et al. 2017. Clinical therapy of Zisheng decoction recipe for chronic atrophic gastritis with intestinal metaplasia[J]. Zhongguo Zhong Yao Za Zhi，42（24）：4882-4887.

Xia JT，Chen LZ，Jian WH，et al. 2014. MicroRNA-362 induces cell proliferation and apoptosis resistance in gastric cancer by activation of NF-κBsignaling[J]. Jour Tra Med，12：33.

Xie J R，Sun F，Liang G Y. 2013. Effects of xinwei granule on STAT3 and p-STAT3 signal pathway in rats with precancerous lesion of gastric cancer[J]. Zhongguo Zhong Xi Yi Jie He Za Zhi，33（1）：65-70.

Xu J，Zheng X，Cheng KK，et al. 2017. NMR-based metabolomics Reveals Alterations of Electro-acupuncture Stimulations on Chronic Atrophic Gastritis Rats[J]. Sci Rep，7：45580.

Xu S，Wang CS，Zhou JH. 2007. Experimental study on relationship between TCM syndrome type and gastric mucosa cell proliferation in rat model of chronic atrophic gastritis[J]. Zhongguo Zhong Xi Yi Jie He Za Zhi，27（11）：1004-1006.

Xu Y，Toshio W，Tetsuya T，et al. 2010. Bile acids induce Cdx2 expression through the farnesoid X receptor in gastric epithelialcells[J]. J Clin BiochemNutr，46（1）：81-86.

Xu YJ，Shen W，Pei B，et al. 2018. Xiao Tan He Wei Decoction reverses MNNG-induced precancerous lesions of gastric carcinoma in vivo and vitro：Regulation of apoptosis through NF-κB pathway[J]. Biomedicine & Pharmacotherapy，108：95-102.

Xue H，Lin B，Ni P，et al. 2010. Interleukin-1B and interleukin-1 R Npolymorphisms and gastric carcinoma risk：a meta-analysis[J]. J Gastroenterol Hepatol，25（10）：1604-1617.

Yamamotoa M，Akiraa S. 2005. Mechanisms of innate immuneresponses mediated by Toll-like receptors[J]. Clinical and Applied Immunology Reviews，5（3）：167-183.

Yan B，Liu L，Zhao Y，et al. 2014. Xiaotan Sanjie decoction attenuates tumor angiogenesis by manipulating Notch-1-regulated proliferation of gastric cancer stem-like cells[J]. World J Gastroenterol，20（36）：13105-13118.

Yan J，Dang Y，Liu S，et al. 2016. LncRNA HOTAIR promotes cisplatin resistance in gastric cancer by targeting miR-126 to activate the PI3K/AKT/MRP1 genes[J]. Tumour Biol，37：1-11.

Yang CA，Scheibenbogen C，Bauer S，et al. 2013. A frequent Toll-like receptor 1 gene polymorphism affects NK-and T-cell IFN-γ production and is associated with Helicobacter pylori-induced gastric disease[J]. Helicobacter，18（1）：13-21.

Yang F，Xue X，Zheng L，et al. 2014. Long non-coding RNA GHET1 promotes gastric carcinoma cell proliferation by increasing c-Myc mRNA stability[J]. FEBS J，281（3）：802-813.

Yang L，Wu DY，Xin Y. 2006. Down-regulation of Caspase-3 expression in precancerous lesions and its relation to gastric carcinogenesis[J]. Zhonghua Zhong Liu Za Zhi，28（5）：357-360.

Yang M，Sun H，Yu DW，et al. 2005. Effects of the polysaccharides isolated from ganoderma applanatum（PGA）on the level of PGE_2 and gastric mucosal blood flow（GMBF）and gastric mucus secretion of rats with gastric mucosa injury[J]. Zhongguo Zhong Yao Za Zhi，30（15）：1176-1178.

Yang Z，Wang C，Chen J，et al. 2015. Effects of moxibustion on cell proliferative factors in gastric mucosa in rats with precancerous lesions of chronic atrophic gastritis[J]. Zhong guo Zhen Jiu，35（12）：1269-1273.

Yi SX，Peng Y，Chang XR，et al. 2007. Effect of pre-moxibustion on apoptosis and proliferation of gastric mucosa cells[J]. World J Gastroenterol，13（15）：2174-2178.

Yu J，Peng H，Lin YP，et al. 2013. Effect of moxibustion treatment on cell apoptosis and expressions of heat shock protein and second mitochondrial activator of caspase in acute gastric mucosal lesion of rats[J]. J Tradit Chin Med，33（2）：258-261.

Yu X，Zheng H，Chan MT，et al. 2017. HULC：an oncogenic long non-coding RNA in human cancer[J]. J Cell Mol Med，21（2）：410-417.

Yu Y，Kasahara T，Sato T，et al. 1997. Enhancement of splenic interferon-gamma, interleukin-2, and NK cytotoxicity by S36 acupoint acupuncture in F344 rats[J]. Jpn J Physiol，47（2）：173-178.

Yuzhalin A. 2011. The role of interleukin DNA polymorphisms in gastric cancer[J]. Hum Immunol，72（11）：1128-1136.

Zeng HM，Pan KF，Zhang Y，et al. 2011. Genetic variants of toll-like receptor 2 and 5, helicobacter pylori infection, and risk of gastric cancer and its precursors in a chinese population[J]. Cancer Epidemiol Biomarkers Prev，20（12）：2594-2602.

Zeng JH，Pan HF，Liu YZ，et al. 2015. Effects of Weipixiao（胃痞消）on Wnt pathway-associated proteins in gastric mucosal epithelial cells from rats with gastric precancerous lesions[J]. Chin J Integr Med，22（4）：267-275.

Zeng JH，Yan R，Pan HF，et al. 2018. Weipixiao attenuate early angiogenesis in rats with gastric precancerous lesions[J]. BMC Complementary and Alternative Medicine，18（1）：250.

Zhang C，Tian W，Meng L，et al. 2016. PRL-3 promotes gastric cancer migration and invasion through a NF-κB-HIF-1α-miR-210 axis[J]. JourMolec Med，94（4）：401-415.

Zhang H，Guo H，Zhang YC，et al. 2014. Effect of moxibustion intervention on expression of gastric epidermal growth factor receptor and extracellular signal regulated kinase 1/2 expression in rats with gastric ulcer[J]. Zhen Ci Yan Jiu，39（5）：351-357.

Zhang J，Huang K，Zhong G，et al. 2016. Acupuncture Decreases NF-κB p65，miR-155，and miR-21 and Increases miR-146a Expression in Chronic Atrophic Gastritis Rats[J]. Evid Based Complement Alternat Med，2016：9404629.

Zhang J，Song Y，Zhang C，et al. 2015. Circulating MiR-16-5p and MiR-19b-3p as two novel potential biomarkers to indicate progression of gastric cancer[J]. Theranostics，5（7）：733-745.

Zhang X，Bo P，Liu L，et al. 2017. Overexpression of long non coding RNA GHET1 promotes the development of multidrug resistance in gastric cancer cells[J]. Biomed Pharmacother，92：580-585.

Zhang XR，Wang SY，Sun W，et al. 2018. Isoliquiritigenin inhibits proliferation and metastasis of MKN28 gastric cancer cells by suppressing the PI3K/AKT/mTOR signaling pathway[J]. Mol Med Rep，18（3）：3429-3436.

Zhang Y，Song X，Wang X，et al. 2016. Silencing of lncRNA HULC enhances chemotherapy induced apoptosis in human gastric cancer[J]. J Med Biochem，35（2）：137-143.

Zhang Y，Zhang Y，Gu W，et al. 2014. Th1/Th2 cell's function in immune system[J]. Advances in Experimental Medicine and Biology，841：45-65.

Zhao AG，Zhao HL，Jin XJ，et al. 2002. Effects of Chinese Jianpi herbs on cell apoptosis and related gene expression in human gastric cancer grafted onto nude mice[J]. World J Gastroenterol，8（5）：792-796.

Zhao Y，Guo Q，Chen J，et al. 2014. Role of long non-coding RNA HULC in cell proliferation，apoptosis and tumor metastasis of gastric cancer：a clinical and in vitro investigation[J]. Oncol Rep，31（1）：358-364.

Zhao Z，Gong S，Wang S，et al. 2015. Effect and mechanism of evodiamine against ethanol-induced gastric ulcer in mice by suppressing Rho/NF-κB pathway[J]. Int Immunopharmacol，28（1）：588-595.

Zhu FS，Si JM，Wang LJ，et al. 2008. Effect of mica monomer powder on chief and parietal cells as well as G and D cells in gastric mucosa of chronic atrophic gastritis in rats[J]. Chin J Integr Med，14（2）：111-116.

Zhu X，Liu S，Zhou J，et al. 2013. Effect of Astragalus polysaccharides on chronic atrophic gastritis induced by N-methyl-N'-nitro-N-nitrosoguanidine in rats[J]. Drug Res（Stuttg），63（11）：597-602.

第七章 胃癌前病变的研究热点及展望

第一节 热点研究领域

目前胃癌前病变研究的热点是正常胃黏膜上皮细胞如何转化为癌细胞,针对这一问题不同的学者开展了多方面的研究。

一、基因组和基因突变检测分析

现今 DNA 测序技术发展迅速,借用更新、更快的测序技术检测分析癌症基因组和基因突变将会取得更大的突破,鉴定不同癌症基因突变特征或特定信号通路,有望为临床肿瘤规范化、个体化诊治提供新一代基因标准。

过去几十年,虽然人们对癌症的科学认识不断深入,但真正有了质的飞跃还是近几年的事情。2003 年人类基因组项目得以完成。在此后的十几年,基因组测序技术得以蓬勃发展,测序效率飞速提升,同时测序成本则呈指数型下降:人类基因组计划前后花费约 30 亿美金,时至今日,完成一个人的基因组测序,成本已经降到 1000 美金左右。随着测序技术的成熟,基因测序成本会进一步下降,这意味着基因组技术进入临床医学的时机已经成熟。

测序技术的飞速发展给系统性研究癌细胞的基因组及基因组变异带来了可能。其中一个典型的项目就是癌症基因组图谱(the cancer genome atlas, TCGA)。该项目始于 2006 年,由美国牵头,前后花费了 2 亿多美金,共收集了 10000 多名患者的临床资料和基因组数据,除测序外,还收集了基因拷贝数变化、基因表达、基因甲基化、基因调控及蛋白表达水平等分子生物学数据,使用了 10 多个不同的技术平台,更难能可贵的是该项目把癌症研究领域顶尖的科学家集合在一起进行数据分析,从而得到准确的研究结果。项目收集的数据现在高达几个 PB,覆盖了 30 多种癌症。

TCGA 项目已经接近尾声,从现有的研究结果来看,喜忧参半。作为一个大型癌症基因组研究项目,TCGA 使得我们对癌症的研究和理解深入了很多,这是令人高兴的方面,但同时 TCGA 的数据也证明癌症的复杂性远比我们以前想象的还要高很多。例如,将 TCGA 中 130 位膀胱癌患者的突变频谱进行比较后发现,几乎没有患者有完全相同的变异基因及变异数量。

癌症的异质性及复杂性已经受到越来越多的科学家的重视,这也是癌症临床治疗所面临的最棘手的问题。以前我们认为相同器官起源的肿瘤都是单一的、类似的,现在看来这种观点有很大的误导性,更多的肿瘤是由很多不同类型的亚肿瘤克隆组成的,并且肿瘤本身在发育及迁移的过程中仍然在不断进化,这也是肿瘤容易产生抗药性,并且极容易复发的根本原因。临床已经有很多例证，如癌症复发时，通常存在新的突变频谱，带来耐药性，导致最终不治。

北京基因组研究所和美国芝加哥大学合作，在 *Proceedings of the National Academy of Sciences* 发表了一篇论文，在一块 3.5cm 的肝癌组织中的不同位点取样，然后进行深度基因测序，竟然发现了总数高达 1 亿的突变位点。这一突变的复杂性相较于 TCGA 数据，又上了一个量级。随着单细胞测序技术的成熟，我们对肿瘤细胞变异的复杂性有更好的理解。

正是由于肿瘤细胞变异的复杂性及肿瘤的异质性，每个患者的肿瘤都不尽一样，肿瘤治疗需要更准确的诊断和可定制的治疗手段。2015 年，美国提出了"精准医疗"计划，虽然该计划涵盖的外延更广泛，但计划的实施无疑是从癌症治疗开始的。著名的基因组研究所 Broad Institute 的所长 Eric Lander 博士认为，TCGA 只是个开始，要战胜癌症，每一种疾病都需要至少 10000 名患者的样本、临床资料及基因组数据，这是个巨大的工程。要征服癌症，需要更好地理解癌症，包括癌细胞变异的机制，有哪些变异是驱动变异，癌症是如何进化的，癌细胞转移的机制是什么，癌细胞与微环境及免疫细胞的关系，以及环境因素（如吸烟、水污染）与癌症发生发展的关系等。为此我们需要收集以下数据。①基因组数据：这是研究癌症基因变异，做出精确诊断的首要依据。越来越多的证据表明，非基因表达区的变异也和肿瘤密切相关，所以收集全基因组测序越来越重要。②表观基因组数据：包括基因表达、基因修饰（甲基化）、基因调控等数据，对研究肿瘤发生、发展及肿瘤与环境的关系至关重要。③临床数据及电子病历：更多的临床病历的收集可以让医生借鉴"他山之石"，做出更好的诊断。但由于历史问题，病历的电子化及标准化还刚刚起步。随着精准医疗计划的实施，相信有关部门会在这方面大有作为。标准化及隐私是需要解决的主要问题。④可穿戴数据：随着可穿戴的普及，收集人体可穿戴数据，对于癌症流行病学及预防医学的发展会带来质的飞跃。笔者个人认为，癌症的征服，最终会转到预防及早期诊断的轨道上来。

在胃癌前病变的研究方面也面临着同样的难题，胃癌在我国也是日益严重的大问题，环境污染、饮食、*Hp* 感染、遗传因素等都使得胃癌的发病率居高不下，并且日趋严重。我国幅员辽阔，人口众多，地理环境及饮食文化等的差异都很大。从胃癌流行病学的角度考虑，再加上胃癌本身的复杂性及种族差异性，想要在胃癌前病变方面取得突破性研究进展，需要收集适合国情的胃癌大数据。当然数据获取的标准和质量自然是不容忽视的，高质量的数据才会带来高质量的研究分析结果。

二、细 胞 代 谢

在研究肿瘤的过程中，学者们针对肿瘤疾病的本质进行过不同的研究，以探讨肿瘤疾病究竟是代谢性疾病还是遗传性疾病？这在历史上有过反复争论。德国生理学家 Otto Warburg 在 1927 年发现肿瘤细胞消耗的葡萄糖是正常细胞的 200 倍，并表现出各种代谢表型，这一发现获得 1931 年诺贝尔生理学或医学奖，称为"瓦尔堡（Warburg）效应"。故而，最初将肿瘤定义为一种代谢性疾病。

基于此项研究，这之后的几十年发明的抗肿瘤药物都被称为"抗代谢剂"，直到 20 世纪 70 年代科学家们仍将肿瘤看作一种代谢性疾病。1971 年，科学家们发现了癌基因的存在，由此绝大多数科研人员转变了肿瘤是一种代谢性疾病的观念，开始将其作为一种遗传性疾病。

癌症是一种非常复杂的疾病。遗传分析显示，人类有近 1000 个已知的癌症相关基因（250 多个癌基因，700 多个抑癌基因）。正常细胞需要 2 种或 2 个以上癌症相关基因的突变就能致癌，这表明可能有超过 100 万种不同的癌症基因型。最近的基因研究数据显示，对近 100 万份肿瘤标本进行综合序列分析，发现编码点突变>200 万，非编码突变>600 万，基因融合>10000，基因组重排>61000，拷贝数异常片段>70 万，异常表达变体>6000 万。一项对肿瘤样本全基因组测序的研究显示，与相邻正常组织相比，肿瘤细胞中有 10000~50000 个不同的单核苷酸变异体。由此可见，使用肿瘤的基因指纹来设计定制的肿瘤特异性药物似乎是一项艰巨的挑战。

然而，对大多数致癌基因和肿瘤抑制剂功能的详细分析表明，许多癌基因及抑癌基因在细胞代谢中起关键作用，癌基因的激活和抑癌基因的失活促进代谢重编程。看似无穷多的癌症突变和癌症基因似乎影响以下 5 条主要的代谢途径：有氧糖酵解、谷氨酰胺分解、一碳代谢、磷酸戊糖通路及脂肪酸从头合成。这 5 条代谢通路使肿瘤细胞由单纯的产生能量转变为产生大量氨基酸、核苷酸、脂肪酸及细胞快速生长与增殖需要的其他中间产物。

重新开展肿瘤的代谢研究是在过去的几年中发生的。这种思维的转变主要是由于代谢组学的可及性增加，以及通过代谢组学发现"肿瘤代谢物"。肿瘤代谢产物是内源性的代谢物，它的积累可以启动或维持肿瘤的生长和转移。2-羟基戊二酸酯是被发现的第一个肿瘤代谢物，这是一种相对稀有的代谢物，在胶质瘤中具有很高浓度。这种化合物可以间接改变组蛋白甲基化模式，最终导致癌变。自从发现 2-羟基戊酸酯，许多其他的代谢产物已经被鉴定或随后被"重新分类"。这些代谢产物与疾病包括富马酸盐（肾细胞癌）、琥珀酸酯（副神经节瘤）、肌氨酸（前列腺癌）、甘氨酸（乳腺癌）、葡萄糖（大多数癌症）、谷氨酰胺（myc 依赖性癌症）、丝氨酸（大多数癌症）、天冬酰胺（白血病）、胆碱（前列腺癌、脑癌、乳腺癌）、乳酸（大多数癌症）、多胺（大多数癌症）。几乎所有这些代谢产物都来源于或需用需氧糖酵解、谷氨酰胺分解、一碳代谢、磷酸戊糖通路及脂肪酸从头合成代谢。

全景式地检测分析各种细胞（包括肿瘤细胞）的代谢，不仅可以勾勒出肿瘤细胞生命活动的精细过程，诠释癌变进程，更为临床肿瘤治疗提供了新的策略和新的靶点。癌症的这些代谢途径为癌症的诊断治疗提供了新的思路。可以通过寻找简单的代谢变化来检测早期癌症，如血液、唾液、呼吸或尿液中乙酸盐、乳酸盐、丝氨酸、肌氨酸、天冬酰胺、二甲基精胺、甜菜碱或胆碱水平的增加。

最近已经有研究显示，利用代谢组学分别对尿液、血液中相关生物标志物进行检测可以极大提高结肠腺瘤性息肉、胰腺癌的检测率。超过 95%的癌症是体细胞起源的，并且不能通过基因筛查来检测，代谢物筛查可以是识别早期癌症或癌症前期的一种快速、低成本的方法。早期癌症检测仍然是确保治疗结果的最佳途径，早期胃癌症状并不明显，因而诊断率较低，大多数在明确诊断时已经处于晚期，如果通过对上述代谢物与胃癌发生、发展的关系进行深入研究，或许能增加早期胃癌的诊断率，对胃癌的预防与治疗都有明显益处。

此外，还可以利用代谢组学进行血液测试，以及运用 PET 成像或磁共振波谱检测癌症代谢表型。例如，癌基因 *myc* 表达的上调，可以调节谷氨酰胺的摄取及其代谢，通过谷氨酰胺分解为癌细胞提供替代能量，基于此 Qu 等制作了一种谷氨酰胺示踪剂，即 l-[5-（11）C]-glutamine，采用解剖法和 PET 法研究了谷氨酰胺示踪剂在啮齿动物肿瘤模型中的分布，以此可判定癌基因 *myc* 的表达水平。

不同癌症其代谢途径也不同，一些癌症的代谢主要以有氧糖酵解为主，而另一些则更多地依赖于谷氨酰胺酵解，还有一些则使用上述两种或多种途径的组合。使用非侵入性的方法来识别给定的肿瘤可能属于哪一种"代谢型"，或是正在积累哪些代谢物，可以更好地定制或调整癌症治疗策略。

另外，研究显示抗癌效果良好的代谢酶相对容易开发新药或重新利用药物。一些现有的代谢性药物已经显示出较好的抗癌效果，包括二甲双胍（抑制己糖激酶 Ⅱ 的糖尿病双胍类药物）、二氯乙酸盐（抑制丙酮酸脱氢酶激酶的乳酸酸中毒药物）、利托那韦（一种抑制葡萄糖转运体的抗病毒药物）及奥利司他（一种阻断脂肪酸合酶的抗肥胖药物）。同样的，适当节食或医疗食品等可以显著降低葡萄糖（生酮饮食）或非必需氨基酸含量，并且已经在抑制动物模型和人类肿瘤的生长方面显示出较好的疗效。

糖尿病患者中，多种肿瘤发病率明显升高，如肝癌、胰腺癌、结肠癌等，利用治疗糖尿病的常规药物（如二甲双胍）进行多种肿瘤、不同治疗方案的临床试验已经超过 100 个，预示前景良好。

正常细胞与肿瘤细胞的营养需求和代谢耐受存在明显差异，因而采用节食联合化疗，既能减轻损伤正常细胞的不良反应，又能提高杀伤肿瘤细胞的疗效，在临床试验中已现曙光。

中科大张华凤课题组、高平课题组联合中科院合肥物质科学研究院强磁场科学中心王俊峰课题组首次在肿瘤细胞中发现代谢酶的活性，葡萄糖-6-磷酸脱氢酶（G6PD）是周期进程中的关键代谢酶，在周期调控蛋白 Plk1 调节磷酸戊糖途径中发挥重要作用，进而促进生物大分子合成及肿瘤细胞在体内外的增殖。这一研究成果公布在 *Nature Communications* 杂志。肿瘤代谢重编程和细胞周期调控异常是肿瘤的两个重要特征，然而人们尚不清楚这两者之间如何相互协调以促进肿瘤细胞的增殖和肿瘤的发生、发展。

机体的代谢与消化系统关系密切，因而胃癌与机体代谢之间必然存在某种联系，胃癌前病变是胃癌发生发展过程中一个十分重要的阶段，在进行胃癌前病变的研究时针对胃癌发生、发展过程中有哪些代谢途径参与其中，又会产生哪些代谢产物进行进一步探究，有利于胃癌早期诊断，并能提供新的治疗思路。

三、免 疫 治 疗

传统的抗肿瘤的方法基本无法治愈肿瘤，还带有患者无法承受的副作用，所以长期以来人们一直在积极寻找新的肿瘤治疗方法。肿瘤的免疫疗法便是目前治疗肿瘤的新方法。

正常情况下，免疫系统可以识别并清除肿瘤微环境中的肿瘤细胞，但为了生存和生长，肿瘤细胞能够采用不同策略，使人体的免疫系统受到抑制，不能正常的杀伤肿瘤细胞，从而在抗肿瘤免疫应答的各阶段得以幸存，肿瘤细胞的上述特征被称为免疫逃逸。

肿瘤的免疫疗法是通过增强免疫系统的能力，加强和指导人体免疫系统识别肿瘤特异性抗原，恢复机体正常的抗肿瘤免疫反应，从而根除肿瘤细胞的一种治疗方法。18 世纪末期，研究人员就一直在试图研究免疫疗法在肿瘤方面的应用，而该研究正式开始于 1891 年。

1909 年，Paul Ehrlich 提出了"免疫监视"假说，即宿主免疫系统具有阻止肿瘤细胞发生的潜力。他认为在胚胎发育过程中，细胞异常的情况十分普遍，有机体的积极防御机制会抑制它们的恶化。有学者认为肿瘤细胞具备启动免疫反应的免疫原性，并可以通过建立针对肿瘤的特异免疫效应尝试达到治疗肿瘤的目的。

后来，一些生物学家陆续提出抑制肿瘤细胞的"免疫监视机制"。1959 年，美国医生 Lewis Thomas 提出免疫系统通过在肿瘤细胞上表达的肿瘤特异性新抗原来识别新出现的肿瘤并消除它们，类似于同种异体移植排斥。1953 年研究者们对小鼠皮内肉瘤免疫的相关研究结果印证了上述试验结论。随后，Frank MacFarlane Burnet 提出了肿瘤细胞新抗原诱导针对癌症的免疫反应的观点，促进了免疫监视理论的成熟，但主动诱导产生抗肿瘤免疫反应的研究收效甚微。

20 世纪 90 年代，研究发现肿瘤相关免疫反应是由 T 细胞介导的细胞免疫反应，抗原提呈、抗原识别、免疫激活等具体机制逐渐被阐明，肿瘤抗原被抗原提呈细胞识别、加工成的多肽分子与主要组织相容性复合体分子结合后提呈至细胞表面，与 T 细胞表面的 T 细胞受体结合形成抗原识别的第一信号，在共刺激分子形成的第二活化信号作用下，T 细胞被激活并增殖分化，发挥针对肿瘤的免疫效应。这一过程及相关信号通路的研究为肿瘤免疫治疗的繁荣发展奠定了理论基础。

20 世纪 80 年代 Rosenberg 利用淋巴因子活化的杀伤细胞/IL-2（LAK/IL-2）治疗晚期肿瘤获得成功，开创了细胞因子和细胞过继免疫治疗的先河，他的研究使第一款免疫治疗药物细胞因子 IL-2 在 1992 年获得美国 FDA 批准用于治疗转移性肾癌，免疫疗法治疗主流癌症的研究达到了高潮，被 *Science* 杂志提名为"突破"。直到过去 10 年，免疫疗法在癌症治疗中才真正进入主流临床实践。

2013 年 Couzin 的免疫疗法在癌症历史上是抗肿瘤免疫疗法的里程碑。肿瘤的免疫疗法是通过抗原来刺激先天免疫和适应性免疫系统，从而提高免疫系统的激活状态，来达到抗肿瘤的目的。

根据作用机制不同，肿瘤免疫治疗方法主要包括非特异性免疫调节剂治疗、肿瘤疫苗相关免疫治疗、过继免疫治疗及免疫检查点抑制剂相关免疫治疗。下文将介绍免疫检查点抑制剂的作用机制及相关免疫治疗。

（一）免疫检查点抑制剂作用机制

免疫检查点指免疫细胞拥有的一组具有调节和控制免疫应答持久性同时保持自我耐

受性的信号通路分子，是免疫系统的负调节者。免疫检查点在正常情况下可以保护机体，避免过度免疫反应和自身免疫反应的伤害，但在恶性肿瘤组织中可能会被肿瘤细胞利用，来保护自己免受免疫系统的攻击，成为免疫逃逸的机制之一。因此，癌症免疫治疗的最终目标是使免疫系统能够检测到癌细胞，破坏它们并防止肿瘤进一步发展。

免疫检查点可以分为刺激性检查点分子和抑制性检查点分子，刺激性检查点分子主要包括 CD27、CD28、CD40、CD122、CD137、OX40、GITR、ICOS；抑制性检查点分子包括 A2AR、B7-H3、B7-H4、BTLA、CTLA-4、IDO、KIR、LAG3、PD-1、TIM-3、VISTA。

抑制性检查点分子激活后对活化的 T 细胞有负性调节作用，降低 T 细胞活性甚至使其凋亡，抑制 T 细胞抗肿瘤免疫效应。抑制性检查点分子逐渐被认为是癌症免疫治疗的新靶标，免疫检查点阻断是有希望激活抗肿瘤免疫的方法。目前研究较多的抑制性检查点分子是程序性死亡受体 1（programmed cell death 1 receptor，PD-1）、细胞毒性 T 淋巴细胞相关抗原 4（cytotoxic T lymphocyte-associated antigen-4，CTLA-4）等。

PD-1 最初发现于 1992 年，是由 2 号染色体 Pd-cd1 基因编码的 I 型跨膜糖蛋白，具有抑制性免疫调节作用。PD-1 主要高表达于活化的 T 淋巴细胞、B 淋巴细胞、NK 细胞及活化的树突状细胞表面，在未活化的初始 T 细胞表面几乎不表达。PD-1 包含酪氨酸抑制基序（ITIM）和免疫受体酪氨酸转换基序（ITSM），主要有 PD-L1（programmed cell death ligand 1）与 PD-L2（programmed cell death ligand 2）两种配体，PD-L1 是由 9 号染色体 CD274 基因编码的 I 型跨膜糖蛋白，主要由 290 个氨基酸构成，在多种肿瘤细胞表面均表达上调。

另一种配体 PD-L2 在骨髓来源的树突状细胞、巨噬细胞等表面表达上调，但目前其与肿瘤免疫治疗相关的研究有限。ITSM 在与 B7 家族配体 PD-L1（B7-H1 或 CD274）或 PD-L2（B7-DC 或 CD273）结合时被磷酸化。触发含有酪氨酸磷酸酶 2（SHP-2）的 SH2 结构域的募集，导致 T 细胞增殖和应答的抑制。用抗体阻断 PD-1 受体或其配体 PD-L1 可以增强原有的抗肿瘤免疫活性，为患者提供了针对肿瘤的主要的和持久的免疫应答。

CTLA-4 主要表达于活化的 T 淋巴细胞表面，也是一种具有抑制性免疫调节作用的受体，可以在淋巴结中控制 T 淋巴细胞活化。CTLA-4 与共刺激受体 CD28 竞争性结合 CD80 和 CD86 配体。在主要组织相容性复合物（MHC）与 T 细胞受体（TCR）结合后，CD28 与 CD80/86 结合以扩大 TCR 信号转导和 T 细胞活化。这个过程也触发了 CTLA-4 的表面表达，CTLA-4 开始位于初始 T 细胞的胞内囊泡中。CTLA-4 比 CD28 更容易亲和 CD80/86 配体。因此，CTLA-4 竞争性地抑制 CD28 与 CD80/86 配体的结合，抑制 T 细胞活化，防止最初 T 细胞应答的进一步扩大，其通路的作用机制与 PD-1/PD-L1 通路类似。

PD-1 与 PD-L1 相结合，可缩短 T 细胞与 APC 的接触时间，从而减少 T 细胞的活化，降低 IFN-γ、TNF-α、IL-2 等细胞因子的分泌，进而抑制 T 细胞的增殖分化，下调相关转录因子的表达，抑制细胞毒性 T 细胞杀伤肿瘤细胞的能力，并缩短 T 细胞的存活时间，最终抑制 T 细胞介导的细胞免疫反应。这一过程需要通过复杂的信号通路来实现，PD-1 胞质区域内免疫受体酪氨酸转换基序（immunoreceptor tyrosine-based switch motif，ITSM）的酪氨酸残基磷酸化起关键作用，参与细胞增殖、分化、凋亡和细胞功能调节的 PI3K-AKT-mTOR 信号通路被抑制，也是 PD-1 发挥抑制性免疫调节作用的机制之一。

传统意义上的免疫治疗主要通过诱导产生或强化抗肿瘤免疫反应进行治疗，但由于免疫检查点等抑制性免疫调节作用的存在，通常不能产生持久有效的抗肿瘤免疫效应。如能有效阻断 PD-1/PD-L1、CTLA-4 等免疫检查点的抑制性免疫调节作用，就可以间接强化抗肿瘤免疫反应，提高免疫治疗效果。因此免疫检查点抑制剂的免疫治疗作用机制也被俗称为"刹车理论"。

（二）免疫检查点抑制剂相关免疫治疗

目前临床上已经批准部分针对抑制性免疫检查点的药物。例如，针对 PD-1/PD-L1 已批准了三种药物：①纳武单克隆抗体（nivolumab，商品名 opdivo），用于治疗非小细胞肺癌、黑色素瘤、肾癌、头颈部鳞状细胞癌、霍奇金淋巴瘤、尿路上皮癌等，胃癌、结直肠癌、恶性胶质瘤的Ⅲ期临床试验也在进行中；②帕母单克隆抗体（pembrolizumab，商品名 keytruda），用于治疗非小细胞肺癌、黑色素瘤、头颈部鳞状细胞癌、霍奇金淋巴瘤；③阿特朱单克隆抗体（atezolizumab，商品名 tecentriq），用于治疗膀胱癌和非小细胞肺癌。此外，还有针对 CTLA-4 的单克隆抗体，如伊匹单抗（ipilimumab，商品名 yervoy），用于治疗黑色素瘤等。

目前胃癌的免疫检查点研究并不多见，在胃癌发生、发展过程中相关免疫检查点的表达如何变化，尤其是在胃癌前病变阶段免疫检查点充当的角色等还不是很清楚。深入研究胃癌发生、发展过程中免疫系统的变化，有助于开发针对胃癌的免疫治疗药物。

四、免疫反应和胃癌前病变

自身免疫因素同样与胃癌前病变发生、发展有关，自身免疫攻击自身胃黏膜，导致胃黏膜上皮的减少和胃酸分泌能力下降，胃酸的减少可以反射性地引起胃泌素分泌的增加，在胃泌素作用下，胃黏膜嗜铬细胞增殖增加。有研究发现，胃癌前病变在男性和女性中的发病率比值为 2∶1，其中有 70%以上的患者存在自身抗体攻击正常胃黏膜表皮的现象。

胃癌前病变的病理状态伴随着不同程度的免疫系统对胃黏膜的损伤，胃癌前病变的炎症状态在 Hp 和自身免疫应答的共同作用下会不断加重，在 Hp 所致的胃炎中有大量中性粒细胞浸润。Hp 感染主要是通过 CD4$^+$介导，其中最主要的是 Th1 细胞，Th17 细胞和调节因子也发挥一定的作用。伴有 Hp 感染的胃癌前病变，即使在杀灭 Hp 之后，Hp 感染产生的抗体也依然存在，并持续对胃黏膜上皮进行攻击，促进胃黏膜上皮的凋亡，这个过程被认为是刺激了 T 细胞的活化。

目前学者们对 Hp 感染引起的免疫反应逐渐引起了关注。有研究发现采用 IFN-γ 可以明显降低大鼠 Th1 反应，缓解胃癌前病变病理表现，表明其具有逆转胃癌前病变的功效，现已开始在临床试用。

在上皮细胞和嗜铬细胞中，胆囊收缩素-2（CCK-2）受体表达增多可引起表皮细胞损伤，促进其凋亡。胃泌素在胃癌前病变中呈现高表达，可以和 CCK-2 受体结合，加重胃癌前病变病理状态。因此有学者提出采用 CCK-2 拮抗剂治疗胃癌前病变，抑制胃泌素与 CCK-2 结合，降低自身免疫对胃黏膜的攻击。

G-17 白喉疫苗（G17DT）是目前发现的抑制胃癌前病变免疫反应的药物。G17DT 是将胃泌素 17 末端的氨基酸与白喉类毒素结合在一起的融合蛋白，它能够刺激机体产生特异性、高亲和性抗胃泌素抗体，从而抑制肿瘤增殖和转移。研究发现 G17DT 可以抑制胃泌素对胃黏膜上皮的侵蚀，以及胃癌前病变向胃癌发展。

研究发现免疫营养制剂可以使胃癌前病变大鼠胃黏膜内的 AgNOR 颗粒数减少，形状和分布趋于正常。同时还发现 β-榄香烯可增加胃癌前病变大鼠细胞核抗原表达，降低其端粒酶活性。中药复方仁术健胃颗粒可有效降低胃癌前病变患者病理组织中 COX-2 和 P53 的表达。

五、幽门螺杆菌与胃癌前病变

（一）幽门螺杆菌感染

胃癌发病机制复杂多样，是各种因素综合作用的结果。1983 年澳大利亚学者 Warren 和 Marshall 首次从慢性活动性胃炎患者的胃黏膜中分离出 *Hp*，并提出消化性溃疡及慢性胃炎中存在 *Hp*，以此荣获了 2005 年诺贝尔生理学或医学奖。现代研究认为，持续的 *Hp* 感染是胃癌发生的关键过程之一，*Hp* 长期感染，导致胃黏膜处于慢性炎症状态，从而导致胃癌的发生、发展。

Hp 具有很强的定植能力，这可归因于一些特定细菌产物的产生，这些特定的细菌产物统称为定植因子。*Hp* 有多种膜蛋白，如 AlpA、BabA、SabA 和 HopZ，它们能够介导细菌与胃上皮细胞的黏附，导致许多信号通路失活，并允许毒素和其他效应分子进入宿主细胞。此外，毒力因子的存在使细菌能够在宿主的胃黏膜中定植和滞留，从而引发炎症反应，进一步可能导致胃癌的发生。

最具特征性的毒力因子是 cag 致病岛，它是长度为 40kb 的染色体 DNA，包含约 31 个编码Ⅳ型分泌系统的基因。该系统允许将 CagA 蛋白注射到上皮细胞细胞质中，然后与几个细胞内信号分子相互作用，最终导致形态学改变并诱导更高的炎症水平。另一个与胃癌相关的毒力因子是 *VacA* 基因，该基因诱导宿主细胞空泡形成，通过从线粒体释放细胞色素 c 刺激细胞凋亡，并诱导炎症。有研究表明，*Hp* CagA 阳性的患者胃癌发病风险明显高于 *Hp* CagA 阴性患者。

此外，脂多糖（LPS）被认为是一种能增加促炎性细胞因子产生的有效内毒素。*Hp* 感染在肿瘤发生中起着关键作用，其中细菌炎症因子与宿主上皮祖细胞和干细胞之间的长期相互作用最终导致突变的积累和可能导致肿瘤的表观遗传修饰。*Hp* 感染通常在儿童时期获得，持续几十年，随后由于 *Hp* 与黏膜的持续相互作用，以及由此导致的慢性炎症环境，胃黏膜可进一步出现萎缩、肠上皮化生，导致渐进性黏膜损伤。总体上产生了一种增加发育异常和癌症风险的环境。此外，这种微环境可能产生低氯氢化物，并允许其他细菌过度生长，增加胃黏膜的致癌潜力。

一旦感染了 *Hp*，胃黏膜上皮细胞就经历了由免疫应答引起的免疫和炎症级联反应的激活。细胞信号转导改变的特征是细胞因子释放到黏膜固有层以激活巨噬细胞、树突状细胞和其他炎症细胞，释放炎症介质，如 IL-1、IL-6、IL-8、TNF-α。IL-1β 和 TNF-α 可诱导 NF-κB 的激活，NF-κB 是炎症和其他细胞级联反应的关键调节因子，是上皮细胞癌变的基础，可促进细胞增殖和抑制细胞凋亡。NF-κB 的激活还能够调节促炎性 COX-2 的表达，该酶诱导 TNF-α、IFN-γ 和 IL-1，并有助于维持细胞增殖、抑制细胞凋亡、促进血管生成，有利于肿瘤的发生。体外实验证明，携带 cagA 的菌株诱导细胞外信号调节激酶（ERK），如 p38、MAP 激酶、c-Jun、N-末端激酶（JNK）。此外，有研究已经表明胃上皮细胞暴露于 *Hp* 之后会诱导转录因子激活蛋白 1（AP1）和原癌基因 *c-fos*、*c-jun* 的激活。这些效应可能通过 ERK/MAP 激酶途径的激活而发生，导致 Elk-1 磷酸化和 c-fos 转录增加。由于 MAP 激酶调节细胞增殖、分化、凋亡、氧化应激和炎症反应，提示 cagA 阳性、*Hp* 激活该通路可能是诱发胃炎和胃癌的重要途径。

这种炎症相关应激还导致中性粒细胞产生的 ROS 和 RNS 增加，形成氧化性 DNA 损伤产物，包括 8-氧代-7、8-二氢-2′-脱氧鸟苷，引起细胞损伤，促进基因突变，因而导致胃癌发展的因素之一是氧化应激的产生。*Hp* 感染对 DNA 的氧化损伤在胃组织活检中已有明确体现，它似乎与毒力因子 cagA 和 vacA 的存在有关。体外实验表明胃上皮细胞暴露于不同的 *Hp* 菌株可诱导促炎细胞因子和 ROS 产生。此外，有研究表明患有 *Hp* 所致胃炎的患者其一氧化氮合酶（iNOS）和 COX-2 表达水平升高。这两种产物都具有潜在诱导突变的作用，可能与慢性胃炎胃黏膜的癌变有关，从而增加胃癌的发病风险。

其他途径包括激活 Toll-like 感受器（TLR）、NF-κB 和 COX-2/PGE$_2$ 通路，DNA 损伤在含有蛋白酶和 RONS 的炎性环境中变得更加明显，除了对 DNA 直接破坏以外，表观遗传改变如 DNA 甲基化谷的高甲基化已在文献中有报道。

（二）幽门螺杆菌感染与 DNA 甲基化

DNA 甲基化是人类基因组中最常见的表观遗传事件之一。这种修饰是可遗传的和可逆的，因此它是一个重要的治疗靶点。DNA 甲基化是核苷酸的共价修饰，在人类基因组中最常见的甲基化核苷酸是胞嘧啶，其次是鸟嘌呤，两者构成了 CpG 二核苷酸。胞嘧啶在 C-5 位置被 DNA 甲基转移酶（DNMT）甲基化，使用通用的甲基供体 S-腺苷-L-蛋氨酸（SAM）。据报道，5-甲基胞嘧啶在人类基因组中约占 DNA 碱基的 1%，但是却能够影响人体体细胞中 70%～80% 的 CpG 位点。

与正常组织相比，癌细胞基因组是低甲基化的，这与癌细胞染色体不稳定性和原癌基因的激活有关。虽然这种癌症特异性 DNA 低甲基化的生物学意义尚未完全阐明，但动物研究已证实低甲基化与肿瘤形成之间存在因果关系。一方面，DNA 低甲基化可以重新激活被 DNA 甲基化沉默的基因；另一方面，基因启动子中 CpG 岛的从头甲基化与多种癌症相关途径的表达缺失有关，包括 BRCA1（乳腺癌 1，早发性）、CDKN2A（细胞周期素依赖性激酶抑制剂 2A）和 MLH1。

目前，基因启动子甲基化在癌症的发展中的重要性是众所周知的。因此，如其他肿瘤组织中所观察到的，DNA 甲基化对胃癌发生的影响已被广泛研究。迄今为止，已经在超过 100 个基因中描述了异常 DNA 甲基化。癌基因和癌相关基因的低甲基化及随后的基因激活与胃癌的发生、发展和转移有关。相反，CpG 岛的高甲基化导致抑癌基因、促凋亡基因和 DNA 修复基因沉默，这与胃癌的发生有关。

异常甲基化模式也与 Hp 感染的存在有关。MaKiTa 等探究了 Hp 感染对非癌性胃黏膜中甲基化 DNA 数量的影响，并探讨其与胃癌风险的关系。有研究表明 Hp 感染明显地诱导了非癌性胃黏膜中的多个 CpG 岛的甲基化，Hp 感染与胃癌的风险明显相关。Kang 等分析了胃癌和慢性胃炎患者中 27 个癌相关基因的甲基化谱，并观察到胃癌患者基因甲基化的数量显著高于慢性胃炎患者。已经有研究表明，RUNX3 表达缺失也与启动子甲基化相关，该基因甲基化是慢性萎缩性胃炎伴 Hp 感染致癌的危险因素。

除了这些例子以外，已经有 100 多篇论文将 Hp 感染、DNA 甲基化模式的改变与胃癌发生的风险相关联。因此，Hp 诱导的炎症过程在异常甲基化过程中所起的作用十分重要。研究表明，IL-1β 直接诱导 E-钙黏蛋白的启动子甲基化，是 TGF-β1 启动子甲基化的重要介质。此外，已有研究表明，根除 Hp 可以降低与癌症发生相关的几个基因（CDH1、p16、APC、MLH1 和 COX2）的甲基化水平。Niwa 等使用蒙古沙鼠模型来阐明抑制异常 DNA 甲基化对 Hp 诱导的胃癌的作用，结果表明，5-氮-2′-脱氧胞苷可使 Hp 感染和 N-甲基-N-亚硝基脲诱导的胃癌发生率由 55.2% 降至 23.3%。

在胃上皮细胞中，6 个 CpG 岛（HE6、HG2、SB1、SB5、SF12 和 SH6）的 DNA 甲基化水平在 5-氮-2′-脱氧胞苷处理的沙土鼠中降至 46%~68%。5-氮-2′-脱氧胞苷处理使 DNA 甲基水平从 83.0%±4.5% 下降到 80.3%±4.4%。Ⅱ 1b 和 Nos2 被下调（分别为 42% 和 58%），而 TNF 被上调（187%），表明 5-氮-2′-脱氧胞苷治疗可以引起炎症反应失调。这些结果表明，5-氮-2′-脱氧胞苷可以预防 Hp 感染诱导的胃癌，去除诱导的 DNA 甲基化或抑制 DNA 甲基化诱导，可以成为预防慢性炎症相关癌症的目标。

（三）幽门螺杆菌感染与组蛋白

组蛋白有助于维持和调节动态染色质结构，影响基因的激活或抑制，对 DNA 修复机制和细胞核中的许多其他过程都具有可及性。组蛋白是亲水性的碱性核蛋白，是构成染色质结构核心单元之一的核小体的亚基。核小体是组蛋白八聚体，由四个典型的组蛋白同工酶（H2A、H2B、H3 和 H4）中的两个组成。DNA 围绕这些八聚体，这些八聚体沿着 DNA 以珍珠串的方式间隔 177-207 碱基对排列。组蛋白的 N-末端尾部从核小体向外延伸，是调节共价修饰的位点，包括乙酰化、甲基化、磷酸化、泛素化、ADP-核糖化、巴豆碱化和谷氨酰化。染色质的包装决定了基因状态：常染色质代表开放和转录活性区域，而异染色质代表具有高重复序列的聚合区域。组蛋白修饰直接影响染色质的结构和驱动，具有明显的功能活性。染色质的结构可以为染色质修饰蛋白的募集建立结合位点，并改变 DNA 和组蛋白相互作用的稳定性。然而，这些修饰模式不是静态的实体，而是以细胞依赖的方式进化的动态地变化，在癌症中经常失调，因此这代表了治疗学的一个有趣的目标。

共价组蛋白修饰由酶控制，这些酶能够在其他酶识别以便激活或抑制基因表达的专门领域中添加或去除不同的修饰，这也被称为"组蛋白密码"，是建立和维持表观遗传细胞记忆的关键因素。最具特色的共价组蛋白修饰是由组蛋白乙酰转移酶（HAT）调节的赖氨酸残基的乙酰化。这种修饰导致赖氨酸电荷的中和，进而减弱组蛋白和 DNA 在转录激活中的相互作用。相比之下，组蛋白脱乙酰酶（HDAC）是负责消除这一标记和去乙酰化赖氨酸残基的酶，它导致染色质的抑制状态，因此可能通过沉默肿瘤抑制基因而直接影响癌症的发展。

此外，组蛋白的赖氨酸残基可以被甲基化，基因表达水平是被提高或是被抑制取决于甲基化水平。这种表观遗传标记是由不同的蛋白质复合物甲基转移酶依赖于特定的结构域催化的。H3K27me3 是一种在许多类型的癌症中发现的修饰，由 Polycomb 蛋白调节，它通过含色素蛋白 CBX1（Chromobox Homolog 1）识别这种修饰并诱导染色质致密，导致转录抑制。为了在组蛋白甲基化模式之间保持平衡，存在从赖氨酸残基中去除甲基的其他酶（称为 KDM），如 H3K27，在 KDM6A（UTX）和 KDM6B（JMJD3）去甲基化时，允许活性转录。

组蛋白修饰在胃癌的发生、发展过程中起着关键作用。因此，这些染色质翻译后的改变都被认为是胃癌复发和存活的预测因子。有证据表明，磷酸化组蛋白 H3S10 的过表达是胃癌预后不良的指标，并且 p21（WAF1/CIP1）启动子中该组蛋白的低乙酰化降低了该基因在胃癌标本中的表达。最近的报道表明，组蛋白 H3K4 去甲基化酶 KDM1A（LSD1）在胃癌细胞中的诱导作用与胃癌细胞的侵袭行为有关，而胃癌中下调的 HDAC SIRT1（Sirtuin 1）通过抑制 NF-κB 信号转导对胃癌的发生、发展具有抑制作用。此外，H3K9/K36 脱甲基酶 KDM4B、JMJD1C，H3K27 甲基转移酶 EZH2 和组蛋白赖氨酸乙酰转移酶 KAT5（TIP60）与胃癌细胞增殖和淋巴结转移有关，因此可作为胃癌的潜在标志物。

迄今为止，很少有研究涉及 *Hp* 感染对组蛋白修饰的影响。体外实验证明，*Hp* 可上调 p21 WAF1 在胃上皮细胞和原代胃细胞中的表达。p21 WAF1 表达的增加与 p21 WAF1 启动子的 HDAC1 募集增加和组蛋白 H4 的高乙酰化相关。此外，研究表明，*Hp* 还以 cagPAI 依赖的方式诱导胃上皮细胞组蛋白 H3 的去磷酸化和去乙酰化。这些修饰与宿主基因表达改变有关，包括 c-Jun 表达的上调和 HSP70 表达的下调。

Hp 感染与胃癌发生、发展密切相关，它可以通过多种途径诱导胃癌的发生，如组蛋白修饰、DNA 甲基化。关于胃癌前病变过程中 *Hp* 感染发生作用的机制尚不十分明确。*Hp* 感染只是胃癌发生、发展进程中的一个诱因，炎症所导致的分子改变、遗传（不可逆变化的 DNA 序列）或表观遗传（DNA 甲基化）改变起到真正的主导作用，因此在炎症形成的早期根除 *Hp* 是预防胃癌及癌前病变形成的有效措施。

六、DNA 修复机制

DNA 修复机制在防止基因突变，维持基因组的稳定性中起关键作用。DNA 修复酶持续监测染色体，以纠正外源性和内源性诱变剂引起的任何损伤。下列 DNA 修复机制可对这种 DNA 损伤做出反应。

（一）碱基切除修复

据估计，每个人类细胞每天修复 20 000～100 000 个 DNA 损伤。为了实现这种修复，碱基切除修复（base-excision repair，BER）系统中涉及的酶识别 DNA 碱基的损伤，并催化受损核苷酸的切除和更换。这种修复是通过特定的 DNA 糖基酶的作用开始的，该酶识别受损的 DNA 碱基并切割连接 DNA 糖-磷酸骨架的 N-糖苷键，形成的脱嘌呤或脱嘧啶部位通常称为"abasic"部位或 AP 位点。然后，AP 内切酶将 5′磷酸二酯键断裂至 AP 位点，从而产生 DNA 单链断裂，该 DNA 单链断裂包含 3′端上的羟基残基和脱氧核糖 5′末端上的磷酸基团。DNA 聚合酶结合新的核苷酸，然后 DNA 连接酶（XRCC1-DNA 复合连接酶Ⅲα）连接 DNA 的末端部分。

BER 参与 DNA 碱基微小变化的修复，这种修复可能是由短路径及长路径引起的，短路径是去除 1 个核苷酸，长路径去除 2～13 个核苷酸。由该系统去除的最常见的损伤是氧化碱，即 8-氧基，可与胞嘧啶或腺嘌呤配对，导致从 G：C 到 T：A 的颠换。此外，BER 还参与脱除自发胞嘧啶脱氨形成的 DNA 中的尿嘧啶，这导致错误匹配 U：G。许多人类病理学，包括癌症，是由内源性和外源性药物引起的 DNA 氧化损伤引起的。从这个意义上说，许多流行病学研究已经研究了 BER 基因共同变异与人类癌症之间的关系。

此外，BER 蛋白也可能在基因表达的表观遗传调控中起重要作用。近年来的研究表明，BER 蛋白是 DNA 甲基化和组蛋白修饰介导的表观遗传调控所必需的，它与维持基因组稳定性的主要功能是不同的。关于启动子甲基化控制基因表达的作用，已有研究显示一些 BER 基因，如 *MBD4*、*TGD* 和 *OGG1* 在体外和体内都显著甲基化。

（二）核苷酸切除修复

在 DNA 修复机制中，核苷酸切除修复（nucleotide excision repair，NER）是最通用的，可以修复大量化学和结构上不同的损伤。有超过 30 种蛋白质以顺序和一致的方式消除 DNA 损伤。在这个过程中，DNA 损伤产生的磷酸二酯键 3′和 5′被称为"外切酶"的酶水解。然后，去除包含病变的短寡核苷酸，并用聚合酶填充所得间隙。总之，该途径包括 5 个步骤：损伤识别、切口、切除、修复合成和结扎。此外，NER 可以与转录一起进行。转录偶联修复确保含有活性基因的链比其他基因优先修复，这可能是因为 RNA 聚合酶Ⅱ（RNAPⅡ）具有伤害传感器的作用。NER 可以防止 DNA 损伤的积累并维持基因组的完整性，降低 NER 活性可以保证 DNA 损伤诱导药物的有效作用，这可能有利于正在接受化疗的癌症患者。此外，众所周知，在 NER 中的遗传缺陷可导致着色性干皮病，这是一种以光敏性和易感性皮肤癌为特征的常染色体隐性遗传疾病。

已经有研究证实 NER 的基因 *XPC* 在不同的细胞系（CALU-1、H1355 和 H44 1）中高度甲基化。在膀胱癌患者中，*XPC* 的高甲基化与较低的 mRNA 水平有关。此外，体外实验表明基因 *RAD23 A* 和 *ERCC1* 也通过启动子甲基化失活。

（三）DNA 错配修复

DNA 错配修复（mis-match repair，MMR）的主要功能是消除在 DNA 复制过程中由于 DNA 聚合酶滑脱而引起的碱基错配和插入-缺失循环。MMR 系统由两个蛋白复合物组成：MutS、MutL。MutS 包括蛋白 MSH2（mutS 同源物 2）、MSH3（mutS 同源物 3）和 MSH6（mutS 同源物 6）；MutL 包括 MLH1（mutL 同源物 1）、PMS1（减数分裂后分离增强蛋白 1）、PMS2（减数分裂后分离增强蛋白 2）和 MLH3（mutL 同源物 3）。MMR 系统需要蛋白复合物 MutL 与 MutSα（MSH2 和 MSH6）或 MutS-β（MSH2 和 MSH3）结合。而 MMR 修复系统的缺陷可能会导致突变的积累。此外，DNA 修复酶 MGMT（O-6-甲基鸟嘌呤 DNA 甲基转移酶）可以保护 DNA 免受烷化剂引起的突变，并且 MGMT 表达的缺失可导致癌症的发展。

MSI 是参与癌变的 DNA MMR 缺陷的一个特征。微卫星是短的 DNA 序列重复，散布在整个人类基因组中。肿瘤细胞 DNA MMR 机制发生错误，无法修复这些重复序列，甚至可能导致这些重复序列的扩展或收缩，从而导致 MSI。MSI 在 1993 年首次发现于遗传性非息肉病性结直肠癌（HNPCC）患者，并且从它被发现至今，已经在各种类型的癌症中得到证实。

最近报道组蛋白修饰 H3K36 三甲基化（H3K36me3）在 MMR 体内启动过程中起关键作用，H3K36me3 通过 MSH6 PWWP 结构域与 MutSα 相互作用并募集到染色质中。H3K36me3 的丰度在 G_1 期晚期/S 期早期达到高峰，这与染色质上 MutSα 的最关键需求有关。相反，H3K36ME3 的丰度在 S 期和 G_2 期后期迅速降低，这时 MMR 不再与 H3K36ME3 相关。

此外，已经证明，MLH1 启动子区甲基化与几种类型的癌症中的基因活性降低有关，如 HNPCC、弥漫性子宫内膜癌、胃癌、弥漫性结直肠癌、卵巢肿瘤、非小细胞肺癌、口腔鳞状细胞癌、头颈癌和急性髓系白血病。总之，一些研究已经表明，MLH1 启动子甲基化在癌症发展和预后中可能具有相当重要的意义。另有研究表明，MSH2、MSH3 和 MSH6 也受启动子甲基化的调控。

（四）DNA 双链断裂修复

DNA 双链断裂（double-strand breaks，DSB）是对 DNA 分子的严重损伤，可导致细胞死亡或各种遗传改变，如缺失、LOH、易位和染色体丢失，这些被认为是癌症发展的标志。有研究显示，这些损伤可能归因于外源性因素（如电离辐射、化疗药物和可能诱发肿瘤的病毒感染）、内源性因素（活性氧）和染色体的机械应激作用。

DSB 修复采用两种主要策略：同源重组（homologous recombination，HR）和非同源末端连接（nonhomologous end joining，NHEJ）。已经证明，上述任何修复机制紊乱都是癌症发生的重要危险因素。此外，这种改变可能导致细胞周期中断或细胞凋亡。

HR 在断裂处采用 5′-3′末端加工。XRCC3 和 RAD51 是 HR 修复途径的两个重要成员。BRCA2-RAD51 复合物是 HR 的中心参与者，并且催化同源检索和链交换反应，以便进行损伤区域的修复。NHEJ 以逐步的方式开始，开始于 MRE11/RAD50/NBS1（MRN）复合物和 Ku70、Ku80 亚基的末端处理，并导致共济失调毛细血管扩张突变激酶（ATM）的激活，ATM 是磷脂酰肌醇 3 激酶相关激酶家族的成员。ATM 与 MRN 复合物的结合导致丝氨酸残基 1981 被磷酸化激活和 DNA 修复和细胞周期检查点涉及的下游靶标磷酸化，包括检查点激酶 2（CHK2）和 p53。激活的 CHK2 可抑制下游靶细胞，导致细胞周期阻滞。ATM 通路也有助于肿瘤抑制蛋白 p53 的稳定和导致细胞周期阻滞在 G_1 期。

在与 DNA 双链断裂（double-strand breaks repair，DSBR）相关的表观遗传变化中，已经证明 DNA 损伤修复发生在染色质的上下游中。在与 DSB 反应相关的染色质修饰中，是可以明显见到 H2AX 磷酸化发生在断裂后。这种磷酸化发生在丝氨酸 139（S139）的 C-末端尾部的一个独特的保守的 SQE 基序中，即所谓的 γ-H2AX。磷酸化后，DNA 修复和检查点蛋白同染色质重塑复合物一样将形成与 γ-H2AX 共存的病灶。已经证明，γ-H2AX 的存在不需要 DNA 修复因子的初始信号和募集。然而，它们在断裂位点的积累和保留，以及随后的信号放大是必不可少的。此外，也有研究表明组蛋白 H3K79 和 H4K20 的甲基化在 DSBR 途径中是十分重要的。

关于 DNA 甲基化对 DSBR 的影响，已经有研究表明 HR 基因 *BRCA1* 在多种癌症中频繁甲基化，如乳腺癌、卵巢癌、胃癌、非小细胞肺癌、子宫癌和膀胱癌。此外，据报道，在非小细胞肺癌和鳞癌患者中发现了 NHEJ 基因 *XRCC5* 的 DNA 甲基化。脑肿瘤患者也有较高的 ATM 甲基化率。

七、炎症反应与炎症细胞

（一）炎症反应与胃癌前病变

已知肠型胃癌发生发展的模式，即慢性非萎缩性胃炎→慢性萎缩性胃炎→胃黏膜肠上皮化生→异型增生→胃癌（肠型），由此可知胃癌前病变与胃炎关系密切。早期我们普遍将炎症作为抵御外来病原体入侵有机体的一种重要保护机制，并没有将其与肿瘤联系到一起。

炎症与肿瘤的关系最早引起研究者的关注是在 19 世纪 60 年代初期，德国的病理学家 Rudolf Virchow 教授在肿瘤的标本中发现了免疫细胞浸润。当时大多数学者将这个现象解释为机体免疫系统对肿瘤细胞的应答，但 Virchow 教授却提出了不同意见，认为肿瘤起源于慢性炎症。此外，在肿瘤中发现的免疫细胞类型与非肿瘤性炎症部位的细胞一致，因此当时病理学家将肿瘤称为"永不愈合的创伤"。

炎症是指生物组织受到外伤（包括物理、化学、辐射等）或病原感染等刺激而激发的生理反应，是生物在漫长的进化过程中逐渐形成的，是抵御外来病原体入侵的重要保护机制。

炎性反应可分为急性炎症和慢性炎症。急性炎症是生物体受到有害刺激做出应答的初步反应，持续时间很短，内外源性致炎刺激物清除后，机体可通过多层次的负调控机制及时终止炎症反应。

如果致炎物质长期存在可导致炎症反应的持续进行，发展为慢性炎症。目前认为在慢性炎症环境中，组织损伤与修复会同时发生，造成局部微环境中大量的炎症细胞浸润和募集，这些炎症细胞会持续产生和释放大量的炎性因子及活性介质，如活性氧簇及活性氮中间体等，这类介质长期、大量存在，除了发挥清道夫作用，还能引起组织细胞DNA损伤、细胞异常增殖及凋亡障碍，导致基因组不稳定，诱发基因突变，甚至导致抑癌基因失活和癌基因过表达，最终引起细胞恶性转化，导致癌症发生。据推测，多达20%的癌症是通过慢性发作或持续感染引发的，所以炎症被认为是癌症的十大生物学特征之一。

炎症反应与肿瘤之间存在相互作用机制。首先，通过产生活性氧物质和促炎细胞因子，炎症可能缓慢地引起肿瘤发生，产生的癌细胞可以通过分泌细胞激素招募中性粒细胞和巨噬细胞。然后，这些被招募的细胞释放出其他分子，扩大反应。增长的肿瘤可能对正常组织造成物理损伤，释放与损伤相关的分子模式，形成一个有利于肿瘤生长的炎性微环境，肿瘤诱导的炎症反应产生"雪球"效应，使肿瘤持续进展，然后炎症可以通过遗传进化促进肿瘤由低级别转变为恶化程度更高的状态。有研究表明，非甾体抗炎药在一定程度上可以降低患者肿瘤的发生率。因此，重视感染因素在恶性肿瘤发病中的作用，对恶性肿瘤的预防、诊断及治疗等均有重要意义。

（二）炎症细胞与胃癌前病变

临床上用于反映机体炎症状态的指标主要包括各种炎症细胞及其分泌的炎症介质、C反应蛋白、降钙素原、红细胞沉降率等。近几年的研究表明，中性粒细胞与淋巴细胞比值（NLR）、血小板与淋巴细胞比值（PLR）、巨噬细胞等检查指标能够反映机体肿瘤与免疫反应的相对状态，与肿瘤的发生、发展密切相关。NLR在临床上可以作为反映全身炎症状态的指标之一，现已被用于评估多种肿瘤（肺癌、结直肠癌、肝癌、乳腺癌、肾癌等）的预后，这表明NLR可作为不同肿瘤中一种易获取的、廉价的生物学标志物，存在一定的学术价值。此外，大量研究表明，PLR在多种恶性肿瘤（胃癌、大肠癌、肝癌、卵巢癌和非小细胞肺癌等）预后中具有重要价值，PLR升高是患者预后不良的一个标志，高NLR的肿瘤患者五年生存率显著低于低NLR的肿瘤患者，这表明PLR、NLR可作为各种肿瘤预后的重要生物标志物。下文分别就中性粒细胞、巨噬细胞、血小板及淋巴细胞参与肿瘤发生、发展过程的机制进行阐述。

1. 中性粒细胞

中性粒细胞是血液中最丰富的白细胞类型，当机体受到炎症感染时，可首先发生反应，杀灭病原微生物。中性粒细胞杀灭病原微生物的方式有三种。①吞噬作用：吞噬和消化细菌或真菌的过程；②脱粒作用：将细胞毒素脱颗粒到细胞外基质中；③以中性粒细胞外陷阱（neutrophil extracellular trap，NET）的形式杀灭微生物。NET是Brinkmann等在2004年首次提出的一种杀灭病原微生物的方式，当机体遭到病原体入侵时，中性粒细胞激活后释放到细胞外一种网状结构，这种网状结构以DNA和组蛋白为骨架，由中性粒细胞弹力蛋白酶、α防御素、髓过氧化物酶（myeloperoxidase，MPO）、抑菌肽LL-37、组织蛋白酶等组成，其带有强大的负电荷，可以捕获微生物，限制其扩散及转移，使蛋白酶充分发挥降解微生物的作用，且其在中性粒细胞死亡后依然发挥抗菌作用。

形成 NET 的过程称为 NETosis，该过程是通过 NADPH 氧化酶及 Raf-MEK-ERK 途径使中性粒细胞发生染色质伸展，解凝聚，核膜崩解释放 DNA、杀菌颗粒等并黏附于解凝聚的染色质上，进而核膜破裂，中性粒细胞死亡，释放 NET。这一过程能够限制感染部位病原体的播散，并在很多方面起到均衡器的作用，能够允许免疫细胞缓慢流动去"抓捕"高度能动或循环中的细菌，使中性粒细胞像蜘蛛捕食者一样等待及诱捕靠近的猎物。

NET 生成过程中可释放多种杀菌物质来清除病原微生物，其中一级颗粒包括中性粒细胞弹性蛋白酶等，二级颗粒包括抑菌肽 LL-37 等，三级颗粒包括 MMP-9 等。NET 形成过程中主要通过弹性蛋白酶移位，降解特异性组蛋白，并与 MPO、超氧化物等一起促染色质的解凝和 DNA、杀菌肽等的释放进行。NET 在感染部位是以创造高浓度杀菌环境来捕获并杀灭病原微生物的。

有研究表明，在小鼠肺腺癌模型中，这种"网状陷阱"里面的中性粒细胞弹性蛋白酶（NE 或 Elane）阴性表达的小鼠肿瘤生长明显受限，NE 或 Elane 阳性表达的小鼠肿瘤生长明显加快；生存分析显示，NE 表达阳性的肺腺癌小鼠模型死亡率达 100%，NE 表达阴性的小鼠模型没有死亡；在作用机制方面，NE 通过进入肿瘤细胞内，直接诱导肺腺癌肿瘤细胞增殖、远处转移及血管生成，其中 NE 可以降解胰岛素受体底物-1（IRS-1），PI3K 与有效丝裂原血小板衍生生长因子受体（PDGFR）之间的相互作用增强，从而使 PI3K 轴向肿瘤细胞增殖方向倾斜。

有学者认为，感染过程中产生的 NET 可以促进肿瘤细胞的转移；在转移性乳腺癌细胞中，可以促进中性粒细胞在没有感染的情况下产生促进转移的 NET；NET 的形成刺激了乳腺癌细胞在体外的侵袭和迁移，抑制 NET 形成或以脱氧核糖核酸酶Ⅰ（DNA 酶Ⅰ）消化 NET 可以阻断其对乳腺癌细胞的侵袭及转移。以上结果表明由癌细胞诱导 NET 是先前未知的促进肿瘤-宿主相互作用的转移和潜在的治疗目标。

肿瘤细胞与 NET 相互作用，转移性癌细胞通过"挟持"中性粒细胞激活包括 NADDP 氧化酶和 PAD4 的信号转导途径，促进 NET 的形成，而形成的 NET 可以将循环肿瘤细胞捕获并转移到其他位置。在小鼠感染模型中 Cools 等发现微血管 NET 沉积及 DNA 网可以捕获循环肺癌细胞，NET 捕获与注射肿瘤细胞后 48 小时肝微转移的形成和注射肿瘤细胞后 2 周的总转移疾病负担增加有关。这些作用被 DNA 酶或中性粒细胞弹性蛋白酶抑制剂所抑制。这些发现提示 NET 参与全身感染情况下的癌症转移过程，并且 NET 可以作为肿瘤潜在的治疗靶点。

血管内的 NET 还可以增加局部血管通透性，这将使癌细胞更容易外渗。研究显示当血液感染耐甲氧苯青霉素金黄色葡萄球菌时，大部分细菌立即被肝 Kupffer 细胞隔离，导致肝酶、局灶性脑缺血区域瞬时增加，以及嗜中性粒细胞浸润到肝。中性粒细胞释放 NET 进入肝血管，NET 通过血管性血友病因子（von Willebrand factor，vWF）锚定在血管壁上，由此可表明 NE 蛋白水解活性。

此外，中性粒细胞重塑肿瘤微环境，导致促癌症因子释放，如血管内皮生长因子、IL-18 和 MMP，进而促进肿瘤血管的生成及肿瘤的发生、发展。

MMP-21 在某些实体肿瘤中具有增强肿瘤侵袭和转移的作用。Wu 等研究了 MMP-21 的表达及其与胃癌患者的总体生存率的关系，应用免疫组织化学方法检测 296 例胃癌组织中 MMP-21 的表达情况，并统计分析 MMP-21 表达与胃癌患者总体生存率的相关性，结果显示胃癌组织中 MMP-21 的表达明显高于正常组织（$P<0.05$），MMP-21 表达增高的胃癌患者总体生存率较低（$P<0.001$），MMP-21 的表达与胃癌浸润、转移和 TNM 分期有关（$P<0.001$）。这些结果提示 MMP-21 具有促进胃癌发生、发展的作用，也可能是一个预测胃癌患者总体生存率的新的分子标志物。

有研究显示 MMP-9 作为一种蛋白酶诱导血管生成开关促进肿瘤进展。在表达 MMP-9 的细胞中（包括癌细胞和肿瘤相关的白细胞），炎性中性粒细胞为肿瘤血管生成提供了重要的 MMP-9 来源。利用改进的血管生成模型，证明了完整的人类中性粒细胞及其所含颗粒具有高度的血管生成性。此外，纯化的中性粒细胞 MMP-9，作为酶原（proMMP-9）从释放的颗粒中分离，构成了一个非常明显的促血管生成部分，在亚毫微克水平诱导血管生成。中性粒细胞 proMMP-9 诱导的血管生成反应需要激活金属蛋白酶组织抑制剂（TIMP）游离酶原与活化酶的催化活性。当生成和纯化的中性粒细胞 proMMP-9 与 TIMP-1 化学计量复合物未能诱导血管生成时，证实了中性粒细胞 proMMP-9 高血管生成潜能与其独特的无 TIMP 状态有关，不含 TIMP-1 的重组人 proMMP-9 也能诱导亚纳米级的血管生成，但与 TIMP-1 复合时便失去了其促血管生成的潜能，由人单核细胞和 HT-1080 纤维肉瘤细胞自然产生的类似 proMMP-9/TIMP-1 的复合物没有刺激血管生成的能力。这些发现表明，与其他类型的细胞相比，浸润的中性粒细胞提供一个强有力的促血管生成的部分，即无 TIMP 的 MMP-9。

血管生成因子产生于肿瘤细胞或肿瘤浸润的炎症细胞，如巨噬细胞和多形核白细胞（PMN）。Jablonska 等比较了口腔癌患者 VEGF 分泌与释放的 PMNIL-18 和 NO。VEGF 高表达与治疗前患者 PMN 低表达的 IL-18 相关，治疗后较治疗前 VEGF 的表达更低，而 IL-18 的浓度更高，而在疾病过程中，血清中 VEGF 和 IL-18 水平有明显的升高。与 VEGF 和 IL-18 相比，癌症患者 PMN 的 NO 生成量在治疗前后不变。以上结果表明，PMN 释放的 VEGF 和 IL-18 在口腔癌早期可能会促进肿瘤新生血管形成，对良性肿瘤细胞获得转移表型具有重要意义，血清中 VEGF 和 IL-18 的浓度是敏感的肿瘤标志物。

中性粒细胞衍生的活性氧进一步降低细胞外基质的黏附促进性质，并通过 NF-κB 和 STAT3 的活化抑制肿瘤细胞凋亡，这些事件导致肿瘤进展加快，增加肿瘤细胞对周围组织的侵袭。基于上述表现，笔者认为，中性粒细胞可以诱导肿瘤细胞生长和转移，并且肿瘤相关中性粒细胞的增加与癌症患者较差的预后相关。

有研究者使用芯片结合技术（ChIP-on-chip）探究人胃癌细胞系 AGS 细胞的整个基因组范围内 STAT3 和 STAT5 的靶基因。结果表明 STAT3 有 2514 个靶基因，STAT5 有 1314 个靶基因，它们主要与细胞生长、代谢、分化、黏附、免疫应答和应激反应有关。通过小干扰 RNA 可以沉默 STAT3 和 STAT5。最终得出结论，STAT3 可以通过基因表达调控，如 Bcl-2、p16（ink4a）和 p21（waf1/cip1），参与胃癌细胞生长和细胞周期进程，而 STAT5 不具有此功能。此外，pSTAT3（Tyr705）的表达与胃癌 TNM 分期、分化程度和存活率有关，是胃癌预后的重要因素。此项研究结果为 STAT3 可能是 GC 治疗的潜在治疗靶点提供了新的证据，pSTAT3（Tyr705）的表达可以预测胃癌的预后。

2. 巨噬细胞

巨噬细胞是机体固有免疫反应的重要组分，是一类具有可塑性、异质性的细胞群体。巨噬细胞在吞噬微生物、组织碎片等抗原性物质后会被激活。大量的证据表明，根据功能表型不同，巨噬细胞大致可以分为两类，即 M1 型（经典活化巨噬细胞）和 M2 型（替代活化巨噬细胞）。巨噬细胞所表现出的独特的极化功能特征是在不同细胞因子和细菌产物的作用下表现出来的。

IFN-γ 单独诱导或是与细菌刺激物（LPS 或 TNF-α、GM-CSF）协同作用诱导产生经典的巨噬细胞激活，即 M1 型巨噬细胞。IL-4 和 IL-13 则会诱导 M2 型巨噬细胞激活。此外，有研究证实 TGF-β 家族的一些成员，如苯丙酸诺龙 A、IL-21 也可以诱导 M2 型巨噬细胞激活。趋化因子受体 CCR4 也在巨噬细胞向 M2 型巨噬细胞极化中起重要作用，提示趋化因子 CCR4 在促进巨噬细胞迁移的同时诱导其发生 M2 型巨噬细胞极化。除了以上两种巨噬细胞激活，巨噬细胞也可以在吞噬凋亡的细胞和组织碎片后不引起任何免疫应答，这对于维持组织稳态十分重要。

Mosser 等提出按功能将活化的巨噬细胞划分为 3 个基本亚群，一是经典活化的巨噬细胞，与 M1 型巨噬细胞相对应；二是创伤愈合巨噬细胞，与 M2a 型巨噬细胞相对应，可以产生胶原，促进创伤愈合和组织修复；三是调节性巨噬细胞，不能产生胶原，但能发挥免疫抑制性调节作用的巨噬细胞。

M1 型巨噬细胞参与炎症反应，清除体内病原体，参与抗肿瘤免疫。Ding 等探讨人脑胶质瘤组织中肿瘤相关巨噬细胞 M1、M2 表型的表达，用免疫组化法检测 50 例胶质瘤标本石蜡切片中 CD16 和 CD206 的表达水平。M1 型巨噬细胞在所有级别的胶质瘤标本中均有滤过，且低表达与高级别胶质瘤相关，WHO 病理分级和 M1 型巨噬细胞表达之间呈负相关。M2 型巨噬细胞浸润的胶质瘤标本，高表达与高级别胶质瘤相关，WHO 病理分级与 M2 型巨噬细胞表达之间呈正相关。高表达的 M1 型巨噬细胞（CD16+++）患者的无进展生存率（PFS）和总生存期（OS）明显高于低表达者。高表达的 M2 型巨噬细胞（CD206+++）患者的 PFS 和 OS 显著低于低表达者。这表明 M1 型巨噬细胞可抑制胶质瘤的生长，提高治疗效果。M2 型巨噬细胞与肿瘤增殖和预后不良有关。

M2 型巨噬细胞具有抗炎反应，还具有修复损伤的功能，可促进肿瘤形成。为鉴定肿瘤浸润巨噬细胞的表型，研究 PPAR-γ 在葡萄膜黑色素瘤中的表达，以分子基因表达谱作为患者预后的预测因子。有研究者对 20 例葡萄膜黑色素瘤患者的临床和组织学肿瘤特征进行分析，结果显示 M2/M1 巨噬细胞的比例和分子分布之间存在相关性，对于分子 1 类，其比例约为 1，而对于分子 2 类其比例约为 2。M2/M1 巨噬细胞在眼外延伸肿瘤中的比例较高。PPAR-γ 主要表达于肿瘤细胞的细胞质中，其表达与分子 RNA 谱无相关性。研究证实 M2/M1 巨噬细胞比例是葡萄膜黑色素瘤的另一个预后因素。因此，巨噬细胞的极化对患者的预后起着重要作用。

当机体受到炎症损伤，单核细胞就会从骨髓中被召唤出来，转变为巨噬细胞。巨噬细胞通过吞噬致病物（如病毒、疟原虫和细菌）产生抗体。此外，巨噬细胞还具有识别和杀伤肿瘤细胞的作用，而当慢性炎症持续刺激，巨噬细胞释放的某些促炎因子则会促进肿瘤形成。有研究认为，其主要机制是巨噬细胞导致的连续组织损伤产生慢性炎症微环境，在炎症的急性期，内源性活性氧（ROS）和氮物质（NOS）（包括 O_2^-、H_2O_2、NO、OH、$ONOO^-$、HOCl）从巨噬细胞等天然免疫细胞及其他白细胞中释放，促成对感染和病原体的反击，而 ROS 和 NOS 的持续产生可以通过几种途径形成致瘤性微环境来改变增殖细胞。

在流感病毒感染小鼠中，感染部位黄嘌呤氧化酶（XO）水平显著升高，同时产生 NO 与 O_2^- 生成 $ONOO^-$（过氧亚硝酸盐）的反应。过氧亚硝酸盐具有独特的化学活性，如蛋白质硝化、DNA 链断裂、鸟嘌呤硝化等，不仅可能产生细胞毒性作用，而且可能产生诱变。大多数实验性实体肿瘤组织中 iNOS 水平升高，由此产生的 NO 促进血管通透性，加速对肿瘤组织的营养供应，从而维持肿瘤的快速生长。由各种病原体引起的炎症反应可以加速突变及组织损伤，然而当正常细胞被宿主来源的自由基物种转化成肿瘤或癌细胞时，NO 也能更有效地维持实体肿瘤的生长。

连续有害的 ROS 和 NOS 暴露引发炎症细胞因子产生扩增，其刺激信号转导酶、血管生成因子和肿瘤抑制基因的癌基因过度表达和翻译后修饰，还通过抑制增殖细胞中 DNA 修复引起直接 DNA 损伤。有 DNA 损伤或发生了基因突变的增殖细胞在富含炎症细胞和多种生物因子的微环境中细胞凋亡减少，修复程序混乱，发生失控性增殖，最终导致癌变。癌变的组织形成肿瘤微环境，其内的巨噬细胞接近 M2 型巨噬细胞，被称为肿瘤相关巨噬细胞（TAM），其在肿瘤微环境中扮演重要角色，为肿瘤的进展提供有利的微环境，可以通过免疫抑制促进血管形成、肿瘤生长和转移。巨噬细胞在肿瘤微环境中产生致瘤因子 COX-2，生成 PGE_2，促进肿瘤发生。

3. 血小板

血小板是从骨髓成熟的巨核细胞裂解脱落下来的形状不规则的、有膜无核的、具有生物活性的、可以在血管损伤后的止血过程中起重要作用的最小血细胞。血小板增多也是炎症反应的一个重要组成部分，增多的血小板通过分泌炎症蛋白，如 IL-6、TNF-α 等，与肿瘤细胞转移相关。

Heikkil 等研究了循环 CRP 和 IL-6 与癌症发病的关系，结果显示 CRP 升高与癌症的总体风险增加及肺癌有关。IL-6 与肺癌和乳腺癌风险增加、前列腺癌风险降低有关，与大肠癌风险无关。这表明 CRP 和 IL-6 在某些癌症中具有病因学作用。

大量实验证据表明，血小板通过直接相互作用和分泌的生物活性蛋白促进肿瘤细胞的增殖和转移。活化血小板释放分泌因子，促进微环境中的生长因子、趋化因子、促血管生成调节蛋白、蛋白水解酶和微粒，以促进肿瘤细胞生长和侵袭。此外，整合素 αⅡbβ3（糖蛋白Ⅱb/Ⅲa）桥联形成血小板-肿瘤细胞杂聚体，在肿瘤细胞周围形成物理屏障，保护循环肿瘤细胞免受天然 NK 细胞免疫介导的裂解，从而在肿瘤存活中发挥重要作用。肿瘤细胞通过增强表面整合素、选择素的表达和颗粒分泌直接激活血小板，从而增强血小板聚集。除了对肿瘤细胞的物理包被，血小板还释放 TGF-β1，诱导肿瘤细胞从上皮向间质样转化的表型改变，以促进肿瘤细胞在转移过程中向远处外渗和扩散。因此，血小板诱导的肿瘤生长和肿瘤细胞诱导的血小板活化之间存在复杂的相互作用，肿瘤微环境中多种成分参与其中，从而增强转移。

在癌症和营养的前瞻性研究中，探究了炎症和代谢生物标志物与肝细胞癌（HCC）、肝内胆管癌（IBDC）、肝外胆囊癌和胆道癌（GBTC）风险的相关性。研究过程中共计 296 例受试者发生不同程度的癌症，其中 HCC 125 例、GBTC 137 例、IBDC 34 例。测定血清 CRP、IL-6、C 肽、总高分子量（HMW）脂联素、瘦素、胎蛋白-a 和谷氨酸脱氢酶（GLDH）的基线浓度，使用 Logistic 回归分析评估发病率（IRR）和 95% 置信区间（CI）。在调整生活方式、糖尿病、肝炎感染和肥胖等因素后，较高浓度的 CRP、IL-6、C 肽和非 HMW 脂联素与肝癌的高风险相关；CRP 也与 GBTC 风险相关；GLDH 与 HCC 和 IBD 风险相关。从而得出结论：炎症和高胰岛素血症的生物标志物水平的升高与肝癌的高风险相关，独立于肥胖和已确定的肝癌危险因素。Bambace 等研究表明，血小板可能通过产生血管生成因子，如血小板衍生生长因子（PDGF）和血管内皮生长因子（VEGF）刺激肿瘤产生和促进肿瘤转移。

肿瘤细胞与循环血小板的复杂相互作用在肿瘤的生长和传播中起着重要作用，越来越多的证据支持生理性血小板受体和血小板激动剂在肿瘤转移和血管生成中的作用。血小板提供促进癌相关凝血的扩增的促凝表面，并且可以被募集到肿瘤细胞周围，从而保护肿瘤细胞免受免疫应答，并促进肿瘤的生长和传播。实验表明阻断关键血小板受体，如 GP I b/IX/V、GP II bIIIa 和 GP VI 可以减弱肿瘤转移。血小板也被认为是促血管生成蛋白和抗血管生成蛋白的动态储存库，并可以从药理学方面操纵这些蛋白。血小板和肿瘤之间的双向关系也已经从"肿瘤调节"血小板等方面的证据中得到证实。同时也提出血小板可以作为恶性肿瘤的报道者和一种用于抗癌治疗的靶向递送系统。影响恶性肿瘤进展的血小板抑制剂的发展和当前可用的抗血小板药物的临床试验代表了靶向癌症治疗的一个有前景的领域。血小板在体外及体内能够直接保护肿瘤细胞免于 NK 细胞裂解，并且保护肿瘤细胞使其逃避宿主免疫系统，且不易被识别，从而促使肿瘤细胞的增殖和扩散。

Nieswandt 等使用三种不同的肿瘤细胞系建立小鼠肿瘤转移模型，经过检测发现当宿主血小板耗尽时，肿瘤在靶器官中的播散减少，但这种情况仅在肿瘤细胞对 NK 敏感时才会出现，血小板在肿瘤细胞周围的聚集也抑制了 NK 细胞的体外抗肿瘤活性。血小板对肿瘤细胞的这种保护作用在 β_2 微球蛋白缺陷小鼠的血小板中同样能够观察到，排除了 MHC I 类对血小板的 NK 抑制作用。因此，即使肿瘤细胞对 NK 细胞敏感，并且细胞毒性 NK 细胞威胁肿瘤细胞在血液中的存活，血小板也能够保护肿瘤细胞免受细胞溶解，从而促进转移。血小板聚集体通过整合素 αII bβ3（糖蛋白 II b/III a）桥连片段的表面屏蔽作为这种保护的主要机制。

近年来有多项研究报道，胃癌患者术前血小板计数增多和胃癌有关血管生成因子表达增加、胃癌淋巴结转移率升高和预后不良有关。Shoda 等研究分析胃癌患者血小板计数的临床病理意义及预后价值，对 2001～2010 年 306 例胃癌手术患者进行术前血小板计数测定，并分析血小板计数与临床病理因素的相关性。结果显示胃癌淋巴结转移和 III 期病变患者血小板计数显著升高，进而得出结论高血小板计数与胃癌患者的肿瘤进展和生存不良有关。Li 等探讨胃癌不同 TNM 分期患者血小板计数与胃癌进展的关系。根据血小板计数正常范围，将 1596 例患者分为两组：血小板增多组（120 例）和对照组（1476 例）。血小板增多症发生率为 7.5%。结果表明高龄、肿瘤体积大、浸润深、淋巴结转移、远处转移等患者血小板计数较高。多因素 Logistic 回归分析显示,肿瘤大小、浸润深度、淋巴结转移和 TNM 分期是胃癌患者血小板增多的独立危险因素。根据预后分析,年龄、肿瘤大小、肿瘤部位、组织学类型、肿瘤浸润深度、淋巴结转移、远处转移、TNM 分期和血小板计数是影响预后的重要因素。血小板增多症与胃癌患者的临床特征有关,且与预后不良有关。

综上,肿瘤细胞所产生的炎症因子,如 IL-1、IL-3 和 IL-6 等可以促进巨核细胞增殖分化的作用。作为巨核细胞增殖产物,血小板也相应升高。血小板与肿瘤细胞为相互促进的关系。此外,高血小板计数将导致相对淋巴细胞减少,癌症患者将具有与淋巴细胞介导的细胞水平的抗肿瘤活性相关的低免疫应答。

4. 淋巴细胞

有研究表明,淋巴细胞可以反映机体抗肿瘤的能力,也可以在肿瘤早期减少转移和复发,在肿瘤发生开始时攻击和清除肿瘤细胞。为研究肿瘤浸润性 T 细胞与卵巢癌临床结局的相关性,有研究对 186 例晚期卵巢癌组织标本进行免疫组织化学分析,以评估肿瘤浸润 T 细胞的分布,并进行结果分析。采用实时聚合酶链反应对部分肿瘤进行分子分析。结果显示在 186 例肿瘤中,102 例(54.8%)在肿瘤细胞胰岛(肿瘤内 T 细胞)内检测到 $CD3^+$ 肿瘤浸润性 T 细胞,72 例(38.7%)肿瘤未检测到 $CD3^+$ 肿瘤浸润性 T 细胞,其余 12 例(6.5%)未能评价。肿瘤内 T 细胞的存在与否对无进展生存率和总生存率的分布有显著性差异($P<0.001$)。肿瘤中含有 T 细胞的患者五年总生存率为 38.0%,肿瘤中没有胰岛 T 细胞的患者五年总生存率为 5.5%。74 例化疗后临床完全缓解的患者,无进展生存率和总生存率的分布与肿瘤内 T 细胞的存在与否存在显著差异($P<0.001$),其中含有 T 细胞的患者五年总生存率为 73.9%,肿瘤中没有胰岛 T 细胞的患者五年总生存率为 11.9%。肿瘤内 T 细胞的存在与延迟复发或延迟死亡独立相关,并且与肿瘤内 IFN-γ、IL-2 和淋巴细胞吸引性趋化因子的表达增加相关。肿瘤内 T 细胞的缺失与血管内皮生长因子水平的升高有关,肿瘤内 T 细胞的存在与临床预后的改善有关。

与前面所提及的炎症细胞不同的是,淋巴细胞是主要的抗癌因子,在肿瘤防御中起重要作用,作为肿瘤特异性免疫反应的重要组成部分,通过诱导细胞毒性细胞死亡和细胞因子的产生介导宿主免疫应答,对肿瘤细胞起到特异性杀伤的作用,抑制肿瘤细胞增殖。

当上皮性肿瘤从单个细胞成长为侵袭性组织的恶性肿块时,它们必须利用固有的炎症反应,同时躲避适应性免疫系统。实体瘤的预后与其宏观特征有关,如实体瘤大小、分级和有丝分裂指数,除此之外,还必须考虑肿瘤浸润、浸润的基质细胞和免疫细胞。肿瘤通过破坏巨噬细胞及栖息于肿瘤微环境的天然免疫系统的其他细胞的正常功能来促进生长、血管生成和组织重塑。同时,肿瘤细胞通过利用防止细胞毒性 T 细胞损害自身免疫应答的机制逃离和灭活适应性免疫系统。上皮性肿瘤中 $CD8^+$T 细胞的存在是目前许多肿瘤类型中预后较好的良好支持标志物,但这种益处却被促进肿瘤逃避免疫监视和转移的免疫调节细胞群抵消。通过重新激活免疫检查点选择性地杀死肿瘤细胞的治疗方法逐渐成为公认的治疗选择。越来越多的证据表明肿瘤中突变蛋白产生的 T 细胞活化新抗原在免疫检查点抑制剂治疗的预后中起重要作用。

　　除了 NK 细胞外，表达 NK 细胞标志物的 T 细胞，CD56 或 CD57（NK 型 T 细胞），也被认为在抗肿瘤免疫中发挥重要作用。Chochi 等收集 56 例胃癌患者和 21 例健康志愿者的外周血标本，检测了胃癌患者外周血 NK 细胞和 NK 细胞亚群的比例，评价外周血单个核细胞（PBMC）IFN-γ 产生能力和细胞质穿孔素阳性细胞数量。结果显示晚期胃癌患者 $CD56^-CD57^+T$ 细胞比例明显高于健康志愿者和早期胃癌患者，而 $CD56^+T$ 细胞和 NK 细胞比例与肿瘤进展无明显相关性。晚期胃癌患者 $CD8^+$、$CD57^+T$ 细胞明显减少。$CD57^+T$ 细胞比例与胃癌患者外周血单个核细胞中 IFN-γ 的产生无相关性，但在健康志愿者中存在显著的相关性。胃癌患者穿孔素阳性 $CD57^+T$ 细胞比例，尤其是 $CD8^+CD57^+T$ 细胞比例明显低于健康志愿者。总的来说，虽然发现 $CD57^+T$ 细胞在 PBMC 中的比例随着肿瘤进展而增加，但它们在胃癌患者抗肿瘤免疫中的功能受损。

　　在肿瘤组织周围，有淋巴细胞浸润的患者可能比具有较少或无淋巴细胞浸润的患者预后更好。血管生成、新生血管的形成及白细胞大量浸润的炎症是各种实体肿瘤的标志。各种流行病学、临床和实验研究不仅证明了慢性炎症与癌症发病之间的联系，而且表明来自骨髓的免疫细胞，如肿瘤浸润的巨噬细胞，显著影响肿瘤的进展。肿瘤血管生成是肿瘤发展的关键，因为肿瘤必须建立血液供应才能进展。虽然肿瘤细胞最初被认为是促进肿瘤血管生成的燃料，但许多研究表明肿瘤微环境和浸润免疫细胞亚群对于调节肿瘤血管生成过程是十分重要的。这些浸润涉及适应性免疫系统，包括不同类型的淋巴细胞及先天免疫细胞，如巨噬细胞、中性粒细胞、嗜酸性粒细胞、肥大细胞、树突状细胞和 NK 细胞。除了已知免疫功能外，这些细胞在调节肿瘤中血管的形成和重建方面起着关键作用。研究表明，当淋巴细胞与中性粒细胞两者共培养时，淋巴细胞可能被大量中性粒细胞抑制。在此之前，已有研究表明，淋巴细胞减少在各种类型的癌症预后中均有价值。

　　尽管淋巴细胞对患者预后和治疗反应有重大影响，但控制淋巴细胞向肿瘤浸润的机制仍缺乏特征。高内皮微静脉（HEV）是在淋巴组织中发现的血管，专门用于淋巴细胞募集，但它们在人类癌症中的意义尚不清楚。研究表明，在 319 例原发性实体瘤中，包括黑色素瘤、乳腺癌、卵巢癌、结肠癌和肺癌，MECA 79（+）血管显示 HEV 的所有表型特征。肿瘤 HEV 位于淋巴细胞富集区，其密度是 $CD3^+$、$CD8^+T$ 细胞及 B 细胞浸润的强烈预测因子。新手术乳腺肿瘤的大规模流式细胞术和反转录酶定量 PCR 分析表明，肿瘤 HEV 的高密度与增加幼稚、中枢记忆和激活效应记忆 T 细胞浸润及上调 T 辅助相关基因有关。最后，在 146 例侵袭性乳腺癌患者的回顾性队列中，发现高密度的肿瘤 HEV 降低了乳腺癌复发的风险，并且与更长的无转移、无疾病和总生存率显著相关。总之，研究结果提示，肿瘤 HEV 是淋巴细胞浸润人肿瘤的主要通道，并可能是癌症诊断和治疗的有吸引力的靶点。

　　在 8 小时 ^{51}Cr 释放试验中，正常健康献血者外周血粒细胞与特异性致敏细胞毒性 T 淋巴细胞共孵育时，可在体外抑制特异性致敏细胞毒性 T 淋巴细胞的溶细胞效应。这种抑制需要完整的粒细胞，与粒细胞的数量成正比，并且不依赖于粒细胞黏附、吞噬功能和生存能力。当富集的正常或白血病外周 T 淋巴细胞没有引起 ^{51}Cr 释放的抑制，粒细胞与效应物的预孵育没有显著改变存活力或细胞毒性功能。由于粒细胞可以在体外抑制 NK 细胞功能，这些数据表明粒细胞可以在体外调节不同的抗原特异性和自发的细胞毒性功能，提示循环粒细胞可能具有在体内调节这些细胞毒性效应器的潜力。

在确定胰腺癌（PC）患者的不良预后时，宿主免疫功能受损可能同时发生。Fogar 等探究 PC 中血淋巴细胞的免疫表型是否与肿瘤分期、分级或存活相关，收集 PC 患者 115 例，慢性胰腺炎（CP）44 例，健康对照者（CS）34 例。收集了 77 例 PC 患者的生存资料，采用荧光活化细胞分选仪（FACS）分析淋巴细胞亚群。结果：PC 患者淋巴细胞总数低于 CP 或 CS，CD8 亚群水平高于 CS。晚期 PC 患者（ⅡB～Ⅳ）与 0～ⅡA 期相比，循环淋巴细胞减少。以总淋巴细胞计数和肿瘤分期为协变量进行 Cox 回归分析，发现肿瘤分期和总淋巴细胞计数均有显著差异（$P<0.001$），从而推断血液中淋巴细胞总数减少是晚期 PC 患者的主要免疫学改变，这些患者的存活主要取决于肿瘤分期，但也受循环淋巴细胞数量的影响，提示免疫系统在胰腺腺瘤的发生发展中起着重要作用。

虽然已有很多文献研究早期乳腺癌的预后因素，但很少有研究检测转移进展率的预测因子。对细胞毒性 T 淋巴细胞（CTL）计数作为妇女转移性乳腺癌疾病状况的标志物进行检测。有研究收集 113 例转移性或复发性乳腺癌患者的 CTL 亚群计数作为预后因子，用细胞表面抗原单克隆抗体流式细胞术测定标本中 CTL（CD3/CD8）、总淋巴细胞、T 细胞（CD3）、辅助性 T 细胞（CD3/CD4）和总白细胞（TWC）的百分数和绝对数。较高的 CTL 是生存期大于 7 年的重要预测因子（$Wald=7.40$，$P=0.007$）。高 CTL 计数与高生存率的关系与药物治疗效果无关。CTL 与 TWC 计数显著相关。然而，TWC 计数与随后的存活时间无关。较高的 CTL 计数与 Karnofsky 性能状态相关（$r=0.27$，$P=0.004$）。然而，调整 Karnofsky 评分后，CTL 计数/存活关系仍然显著相关（$Wald=4.33$，$P=0.038$）。综上所述，CTL 计数与生存率之间具有密切的关系，这与医疗效果、TWC 计数和 Karnofsky 表现状态无关。此外，降低的 CTL 计数可能是转移性乳腺癌疾病进展较快的介质或标志物。

八、胃癌干细胞研究进展

近年来，肿瘤干细胞（cancer stem cell，CSC）假说越来越受到人们的关注，研究表明 CSC 对肿瘤的侵袭性、转移性、化疗耐药性和复发都有重要作用。CSC 具有自我更新和分化为多谱系的能力。自从首次在急性髓细胞白血病中鉴定出肿瘤干细胞以来，许多研究已经鉴定出 CSC 存在于乳腺、脑和包括胃癌在内的几种其他类型的实体瘤中。在胃癌中，肿瘤的耐药性、转移和复发可能主要归因于胃癌干细胞（gastric cancer stem cell，GCSC）。

循环肿瘤细胞（circulating tumor cell，CTC）可被认为是肿瘤转移和复发的祖细胞，尤其是具有干细胞样特性的 CTC。在胃癌中，CD44$^+$的 CTC 与肿瘤转移和复发显著相关，表明 CD44$^+$的胃癌 CTC 可以作为胃癌预后的预测因子。除此之外，干细胞相关基因似乎也是胃癌的预后标志。例如，CD44 与胃癌的恶性转化、TNM 分级、远处转移和复发呈正相关，并可作为胃癌的独立预后因子。MiR-501-5p 在维持 GCSC 的干细胞特性方面至关重要，与胃癌患者的总体存活率呈负相关，证明了 MiR-501-5p 作为胃癌预后预测因子的潜力。

一些临床前研究已经提出通过抑制干细胞相关基因进而实现 GCSC 靶向治疗的可行性，这可能为其临床应用铺平道路。这些研究为 GCSC 新的预后标志物和治疗策略提供了依据。

GCSC 的鉴定与分离对于探索其潜在的机制和功能至关重要。实验技术的发展带来了从肿瘤细胞中分离 GCSC 的几种方法。一些研究显示，在无血清悬浮培养基中添加生长因子时，CSC 可以形成球形细胞并保持自我更新特性，而非 CSC 则不能生存。由于球形细胞具有干细胞特性，如广泛的增殖、持续的自我更新和增加 CSC 相关基因的表达（如 CD44、OCT4、Sox2、ABCG2 和 Nanog）。然而，由于缺乏来自微环境的刺激，干细胞的性质可能在形成球形的过程中改变。CSC 可以释放核酸染料 Hoechst 33342，该染料可以在紫外光刺激下发出特定波长荧光。基于以上特性，可以采用流式细胞术分离侧群细胞对 GCSC 进行富集。胃癌中的侧群细胞对 5-FU 和阿霉素有耐受性，移植到免疫缺陷的 NOG 小鼠后显示出更强的肿瘤生长能力。然而，值得注意的是，Hoechst 33342 对细胞有毒，这可能会影响实验的准确性。有报道称长春新碱预处理的 GC 细胞显示出显著增加的肿瘤球形成能力（体内肿瘤形成能力和体外分化能力），以及增加干细胞相关基因的表达，如 *CD44*、*Sox2*、*Oct4* 和 *Musashi-1*，这表明长春新碱治疗可用于富集 GCSC。

一些 GCSC 特异性细胞表面标志物已被应用于通过荧光激活细胞分选（FACS）或磁激活细胞分选分离 GCSC。尽管在 GCSC 中分离标志物特异性方面存在争议，但越来越多的证据证实了通过表面标志物富集 GCSC 的可行性。CD44 是第一个在 GC 细胞中鉴定 GCSC 的表面标志物，在肿瘤细胞对其微环境的应答中起着关键作用。

根据研究，$(2\sim3)\times10^4$ CD44$^+$的 GC 细胞在 8～12 周后在 SCID 小鼠皮肤和胃中均产生肿瘤，而$(3\sim10)\times10^4$ CD44$^-$GC 细胞不能产生肿瘤，表明 CD44$^+$GC 细胞具有更强的致瘤性。此外，CD44$^+$GC 细胞还显示出更强的肿瘤球形成能力、化疗耐受性和放疗抗性。Zhang 等报道，与 CD44$^-$/CD24$^-$相比，CD44$^+$/CD24$^+$细胞具有自我更新、产生分化后代及更高的致瘤性。可以同时表达 CD44/CD24 来富集 GC 中的 CSC。此外，来自人 GC 组织的 CD44$^+$/CD54$^+$GC 细胞已被证明在免疫缺陷小鼠中能够自我更新并具有更强的肿瘤形成能力。从外周血来源的 CD44$^+$/CD54$^+$细胞、球形胃癌细胞中分离出的 CD44$^+$/CD54$^+$细胞也显示出较强的自我更新能力，表明 CD44$^+$/CD54$^+$可用于肿瘤组织和外周血 GCSC 的鉴定。RNA 结合蛋白 Musashi-1 在维持干细胞未分化状态中起着关键作用，同时 Musashi-1/CD44 的表达也可用于富集 GCSC。Xu 等报道了 CD44/Musashi-1 作为富集 GCSC 的表面标志物，并证明 CD44$^+$/Musashi-1$^+$胃癌细胞的增殖水平、自我更新能力和耐药性均有显著增加。EpCAM 与 CD44 结合也可用于富集 GCSC。其他一些分子，如 CD90、CD71、CD133 和 lgr5，也被报道具有成为 GCSC 的表面标志物的潜力。

九、细胞衰老

（一）概述

细胞衰老是指细胞在执行生命活动过程中，随着时间的推移，细胞增殖与分化能力和生理功能逐渐发生衰退的变化过程。细胞的生命历程都要经过未分化、分化、生长、成熟、衰老和死亡几个阶段。衰老死亡的细胞被机体的免疫系统清除，同时新生的细胞也不断从相应的组织器官生成，以弥补衰老死亡的细胞。细胞衰老死亡与新生细胞生长的动态平衡是维持机体正常生命活动的基础。

细胞衰老是指一种稳定的细胞生长阻滞状态，并伴有形态、生化及表观遗传的改变。这一现象早在 1956 年由美国科学家 Haff 和 Swim 首先报道，他们将 23 株正常家兔和鸡胚组织成纤维细胞 2 用多种培养基连续培养。除 3 个菌株外，其余成纤维细胞在经过体外传代 20～60 次之后细胞主动丧失分裂能力进入一种特殊的不可逆的细胞周期阻滞的生命活动状态，并将之命名为细胞老化。对于细胞衰老是由培养条件引起的，还是由细胞固有特性引起的，他们未进行深入研究，自从发现细胞衰老开始，这种争论一直存在。到 19 世纪 60 年代，Hayflick 等对其进行了系统探讨，发现正常体细胞在体外培养一定代数后，细胞进入了生长阻滞状态，而肿瘤细胞却无此现象，这一现象与培养状态无关。染色体端粒结构和端粒酶的重大发现不仅圆满解开了为何体外培养的正常细胞仅能维持一定次数的分裂能力即进入细胞老化状态的谜团，即该现象是由于端粒在细胞复制过程中不断缩短，端粒酶活性降低，达到某一极限，即"复制性衰老"引起的。

衰老与肿瘤的发生有许多共同基础，如 DNA 损伤、基因突变等。此外，而肿瘤细胞能够持续增殖，进入"永生化"是因为正常细胞必须突破细胞老化、终止分裂保护程序的监控和限制，伴随端粒酶活性升高方可保持细胞不断分裂增殖，而后恶变成肿瘤细胞。肿瘤组织恶变前常可检测到衰老细胞的存在。另一组研究结果显示细胞老化状态仅在癌前期细胞可见，进展至晚期的癌细胞难以发现老化细胞的踪迹。长期以来，许多科学家认为细胞老化是机体防止细胞癌变的早期重要屏障，衰老对肿瘤具有抑制作用，并据此提出了促进肿瘤衰老来治疗肿瘤的理念。然而，最近研究发现，老化的成纤维细胞可以分泌一些因子促进周边上皮细胞恶变，老化的上皮细胞如果不及时有效地清除，则可能促进癌细胞加速生长、癌组织体积增大。因此在一定遗传背景下，衰老也可能对肿瘤产生促进作用。

细胞老化的发现和验证将衰老和肿瘤发生紧密联系在一起。细胞老化的研究不仅能揭示衰老与肿瘤发生内在联系的分子机制，还能为临床肿瘤治疗提供新思路和开辟新途径。随着相关研究的不断展开，人们认为除了复制造成端粒缩短之外，细胞衰老还可在多种因素作用下发生，原癌基因的激活、抑癌基因的失活均可诱发细胞衰老。

（二）细胞衰老与肿瘤的关系

1. 抑癌基因/癌基因与细胞衰老的关系

大量研究证明，细胞衰老在很大程度上抑制了肿瘤的发生、发展。在细胞衰老过程，肿瘤抑制基因发挥着关键作用。NORE1A 是一种在人类肿瘤中经常下调的直接 RAS 效应器。RAS 可以通过 NORE1A 支架分子控制 p53 和 Rb 翻译后修饰。NORE1A 构成 RAS 衰老机制的主要成分，并作为 Ras 和 p53/Rb 之间缺失的连接。

周期蛋白依赖性激酶（CDK）使 RB 及其家族成员 p107、p130 发生磷酸化等蛋白质修饰来调控其活性。当 RB 在 CDK 等作用下发生磷酸化时，失去抑制 E2F1 转录活性的功能，从而转录激活 DNA 复制及细胞周期进程。

敲除 ATM 对 E2F1 诱导的衰老也有效，与 Rb 失活结合，抑制 RasV12 诱导的衰老。应答 ca-STAT5A 或 RasV12 而衰老的细胞积累 DNA 损伤灶并激活 ATM、ATR、Chk1 和 Chk2，表明异常的癌基因激活可以诱导 DNA 损伤信号反应。通过 p53 和 Rb 的失活绕过癌基因诱导的衰老并没有消除癌基因诱导的 DNA 损伤灶（ODDI）的积累，这提示其可能是一种限制永生化细胞转化的机制。

此外，INK4 家族蛋白可以特异性地与 CDK4、CDK6 结合，调控其活性。在正常增殖细胞中，CDKI 表达较低，而在一些原癌基因刺激下，p21、p16 表达可通过 p53 依赖和 p53 非依赖途径迅速增强，进而调控下游 CDK 及 RB 家族蛋白质活性，引起衰老相关周期阻滞。

抑癌基因 *p16*（INK4A）可以抑制 CDK4 和 CDK6，可以激活视网膜母细胞瘤蛋白（pRB），阻滞细胞分裂周期。诱导 *p16* 转录之后，*p16* 与 CDK4 和 CDK6 的结合抑制了细胞周期蛋白 D1、p27（KIP1）和 p21（WAF1/CIP1）的结合，p21 的总细胞水平通过转录后机制增加了几倍，大多数与 p21 相关的细胞周期蛋白 E-CDK2 复合物失活，细胞周期蛋白 A 表达减少，DNA 合成受到强烈抑制。将 p21 单独诱导到在 p16 诱导期间观察到的水平，出现同样的结果。过度表达细胞周期蛋白 E 或细胞周期蛋白 A 可以阻止 p16 介导的阻滞。这些发现表明 p21 介导的 cdk2 抑制有助于 p16 诱导的细胞周期阻滞，并且是 p16/pRB 和 p14（ARF）/p53 肿瘤抑制途径之间的潜在合作点。

在体内实验中 p16ink4a 和 p21cip1 双基因敲除（DKO）小鼠成瘤能力高于对照组，在 DKO 小鼠胚胎成纤维细胞（mouse embryo fibroblast，MEF）体外连续培养中并无细胞衰老现象，DKO 小鼠 MEF 易于逃避 Ras 诱导的细胞衰老，并克服了培养中的接触抑制。DKO 小鼠 MEF 中如果存在 *p16ink4a*、*p21cip1* 基因中的任何一个，则不会产生上述结果，表明 *p16ink4a*、*p21cip1* 基因在体外细胞衰老及接触抑制中起协同作用。通过机制研究表明，DKO 小鼠的肿瘤高发病率可能反映了 *p21Waf1/Cip1* 基因缺失所致的肿瘤形成增加和 *p16INK4a* 基因缺失所致的肿瘤恶性转化增加的协同作用。由此可见，*p16INK4a* 和 *p21Waf1/Cip1* 在体内细胞衰老和肿瘤抑制发病中的内在合作，多种癌基因及抑癌基因参与了衰老的发生过程。

2. 衰老对肿瘤的影响

衰老细胞与年轻细胞相比，特征之一是衰老细胞能够分泌十分广泛的细胞因子、趋化因子及其他蛋白因子，此种现象被称为衰老相关的分泌表型（senescence-associated secretory phenotype，SASP）。SASP 在肿瘤抑制中亦发挥着重要作用，其激活的免疫清除作用可清除恶变前肿瘤细胞，从而抑制肿瘤的恶化。

　　有研究者使用 RNA 干扰的方式有条件地调节肝癌小鼠模型中内源性 p53 的表达。结果显示，在缺乏 p53 的肿瘤中短暂地重新激活内源性 p53 能够产生完全的肿瘤消退。p53 引起的主要反应不是凋亡，而是诱导与分化和炎症细胞因子上调相关的细胞衰老过程。这个程序虽然在体外只产生细胞周期阻滞，但是也触发了针对体内肿瘤细胞的先天免疫应答，从而有助于肿瘤清除。这表明 p53 的缺失可能是侵袭性癌所必需的，并说明了细胞衰老程序可以与天然免疫系统共同作用有效限制肿瘤生长。

　　癌基因诱导的衰老（OIS）是肿瘤发展的最初障碍。ROS 是致癌 Ras OIS 的关键物质，衰老细胞形成 SASP。然而，调控 SASP 的机制仍不是十分明确。研究者鉴定了蛋白激酶 D1（protein kinase D1，PKD1）作为 ROS 信号传导的下游效应体，以介导 Ras OIS 和 SASP。有研究表明 PKD1 通过致癌 Ras 表达激活，通过调节 NF-κB 的活性介导炎性细胞因子 IL-6 和 IL-8 而促进 Ras OIS。ROS 蛋白激酶 Cδ（PKCδ）-PKD1 轴对于建立和维持 IL-6/IL-8 诱导是必不可少的。此外，敲除 PKD1 导致人类成纤维细胞绕过 Ras OIS，并促进肿瘤发生和恶性转化。

　　SIRT1 是一种烟酰胺腺苷二核苷酸依赖的脱乙酰酶，在代谢、炎症反应、寿命等方面具有多种作用。Wang 等鉴定了 RNA 结合蛋白 hnRNP A1 作为 SIRT1 的转录后调节剂，以及细胞衰老和 SASP 调节剂。hnRNP A1 与 SIRT1 mRNA 的 3′非翻译区直接相互作用，促进其稳定性，增加 SIRT1 表达。hnRNP A1 通过上调 SIRT1 表达，使 NF-κB 脱乙酰，从而延缓复制性细胞衰老，并阻止 Ras OIS，减弱其转录活性和之后的 IL-6/IL-8 诱导。HNRNP A1 过表达促进 SIRT1 依赖性的细胞恶性转化和肿瘤发生、发展。有不少学者认为 SASP 具有明显的双重作用；一方面促进细胞衰老进程，抑制肿瘤的发生；另一方面 SASP 也可通过刺激炎症相关反应，促进肿瘤发生、发展。

　　总之，细胞衰老在肿瘤发生早期有抑制作用，随着肿瘤细胞不断增殖，它们可逃离细胞衰老的抑制作用，发展为恶性肿瘤。然而，肿瘤细胞如何逃离衰老反应的封锁，逐步恶化的机制仍未完全清楚。虽然相关研究认为衰老相关的关键基因如 *Ink4a/Arf* 的缺失或突变可能是导致癌前病变逃离衰老的原因，但这些恶性化的肿瘤细胞是由衰老细胞发生基因突变、表观遗传学改变而来的，还是源于逃脱衰老和凋亡命运的非衰老细胞尚待进一步研究。

（三）细胞衰老与肿瘤治疗

　　大量研究证据显示细胞衰老对肿瘤具有一定的抑制作用，在肿瘤组织中存在衰老细胞并且一些肿瘤细胞保留了衰老能力的事实，可以通过诱导细胞衰老达到抑制肿瘤的目的。

1. 经典肿瘤治疗诱导细胞衰老

　　目前肿瘤的治疗方法仍以手术及放疗和化疗为主，肿瘤的靶向治疗也有较大突破，临床效果比较明显。放疗主要是通过射线损伤快速分裂肿瘤细胞的 DNA 从而诱导肿瘤细胞凋亡。化疗主要是通过抑制并杀死快速增殖的肿瘤细胞来达到抗肿瘤目的。研究发现使用传统肿瘤治疗方法后，肿瘤病变部位有细胞衰老现象的发生，即治疗诱导性细胞衰老。这提示传统的肿瘤放化疗诱发的细胞衰老对肿瘤可能具有一定的抑制作用。然而，有研究的结论却与此相反，Sidi 等评估了恶性胸膜间皮瘤化疗前后肿瘤组织中衰老标志物与凋亡途径的诱导，并探讨其与临床预后的关系。研究中发现在恶性胸膜间皮瘤的化疗中，肿瘤患者生存期和进展时间方面，检测到 PAI-1 等衰老标志物明显升高的患者预后通常较差，这表明化疗引起的细胞衰老也可能是肿瘤化疗抵抗的因素之一。因此，化疗引起的细胞衰老是否真正抑制肿瘤仍需要进一步研究。

2. 抑制端粒酶活性诱导细胞衰老

在细胞增殖过程中，端粒长度对其增殖代数起到关键的限制作用，新细胞中，细胞每分裂一次，染色体顶端的端粒就缩短一次，当端粒不能再缩短时，细胞无法继续分裂，染色体就会相互末端融合，导致细胞死亡或触发染色体组产生与癌症早期症状相关重排。端粒的缩短是诱发复制性衰老的原因。

随着个体的衰老，体细胞的端粒也随之缩短，通过检测体外培养不同代龄的人胚肺二倍体成纤维细胞端粒也发现随着细胞复制代数的增加，端粒不断缩短，而 HeLa 肿瘤细胞却无此现象，证明了端区长度可作为衰老指标。约 90% 的肿瘤细胞中端粒酶具有活性，逃脱了端粒诱导的细胞衰老。抑制人乳腺癌细胞 MCF-7 端粒酶，可使癌细胞出现端粒缩短、生长缓慢、易凋亡、裸鼠移植瘤缩小等肿瘤恶性度下降倾向。

3. 调控衰老与肿瘤相关基因的表达诱导细胞衰老

通过调控肿瘤与衰老发生相关分子启动衰老以抑制肿瘤，亦被认为是可行途径之一，如使用 CDKI 可通过激活 Ras 信号通路调控细胞周期阻滞进而诱发衰老。Puyol 等在人非小细胞肺癌（NSCLC）小鼠模型中揭示了 *K-Ras* 癌基因与 Cdk4 之间的合成致死相互作用。Cdk4 的消融可以诱导细胞的立即衰老反应，但这种效应仅体现在表达内源性 *K-Ras* 癌基因的肺细胞之中，在表达单个 *Cdk4* 等位基因的肺或其他表达 K-Ras 的组织中没有这种反应。更重要的是，在 CT 扫描检测到的晚期肿瘤中靶向 *Cdk4* 等位基因也诱导衰老并防止肿瘤进展。这些观察提示，药物抑制 Cdk4 对治疗携带 *K-Ras* 癌基因的 NSCLC 患者有明显益处。

使用 PTEN 抑制剂在某些条件下可产生肿瘤抑制作用，然而 PTEN 过表达或 PI3K 受到抑制也可引起细胞衰老。因此 PTEN/PI3K 通路在肿瘤细胞衰老诱导中的作用依赖于一定的遗传背景。在急性髓性淋巴瘤（AML）治疗中，抑制 c-Myc 活性可引起细胞周期阻滞及衰老反应的发生。

Delmore 等有针对性地对 Myc 转录进行靶向干预，主要是通过干扰染色质依赖性的 RNA 聚合酶信号转导，特别是抑制与转录起始和伸长相关的共激活蛋白的乙酰赖氨酸识别结构域。利用选择性小分子溴代酶抑制剂 JQ1，鉴定了 BET 溴代酶蛋白作为 c-Myc 的调节因子。JQ1 对 BET 的抑制可以下调 Myc 的转录，随后 Myc 依赖性靶基因全基因组下调。在多发性骨髓瘤（一种 Myc 依赖性恶性血液病）的实验模型中，JQ1 产生与细胞周期阻滞和细胞衰老相关的强效抗增殖作用。JQ1 在三种小鼠多发性骨髓瘤模型中的有效性为 BET 溴代酶抑制该疾病和其他以 c-Myc 病理激活为特征的恶性肿瘤奠定了治疗基础。

近期的研究发现，细胞衰老抑制基因（CSIG）蛋白显著延长复制性衰老的进程，其在年老细胞中高表达，敲低 CSIG 能够诱导细胞衰老表征的出现。Cheng 等测定了 CSIG 蛋白在肝癌组织和周围组织中的表达及其在体内外肿瘤细胞增殖中的作用。与肝癌周围组织进行比较，CSIG 蛋白在 86.4% 的人肝癌组织中高表达，并且其在肝癌细胞中的表达高于未转化肝细胞系 L02。此外，CSIG 的上调显著促进 SMMC7721 和 HepG2 细胞的集落形成，而沉默 CSIG 可诱导细胞周期阻滞和细胞凋亡。在小鼠异种移植模型中 CSIG 可以促进肿瘤生成。CSIG 蛋白与 c-Myc 蛋白直接相互作用，使 c-Myc 蛋白水平升高；CSIG 能增加 SMMC7721 细胞中 c-Myc 蛋白的表达，在大多数 CSIG 高水平的癌组织中，c-Myc 蛋白水平也升高。这表明在肝癌中，CSIG 可通过影响 c-Myc 进而促进肝癌进程。

在另一项研究中发现，CSIG 可通过影响 NOLC1 mRNA 半衰期进而干扰 rRNA 的合成，核仁是负责 rRNA 合成和核糖体亚基组装的关键细胞器，也是代谢控制的中心，rRNA 与细胞衰老和肿瘤进展密切相关。*CSIG* 通过稳定 NOLC1 mRNA 的 5′UTR 来抑制上调的 NOLC1，NOLC1 的升高会诱导 NOG1 在核仁中的滞留，进而有利于 rRNA 的合成。NOLC1 在衰老小鼠组织和复制性衰老 2BS 细胞中的表达与 CSIG 呈负相关，NOLC1 下调可以挽救敲除 CSIG 后诱导的 2BS 细胞衰老。此外，在肝癌异种移植模型中，NOLC1 在人肝细胞癌（HCC）组织中的表达降低，并且 NOLC1 的异位表达抑制了 HCC 细胞的增殖和肿瘤的生长。

另外，核干细胞因子（nucleostemin，NS）与肿瘤发生发展也有紧密联系，其发现于中枢神经系统干细胞、胚胎干细胞和几种癌细胞系的核仁中，并且优先通过其他富含干细胞的群体表达，它包含 1 个 N 端基本域和 2 个 GTP 结构域。当干细胞分化时，在体内外细胞周期退出之前，核干细胞因子的表达迅速下降。核干细胞因子的沉默或过表达可以减少中枢神经系统干细胞和转化细胞的增殖。突变分析表明，过量的核干细胞因子，特别是缺乏 GTP 调节结构域的突变体，可以阻止细胞进入有丝分裂，并以 p53 依赖的方式引起细胞凋亡。N-末端基本结构域指定核仁定位和与 p53 的相互作用，并且是过度表达导致细胞死亡所必需的，在中枢神经系统干细胞和癌细胞中控制细胞周期进展。核干细胞因子除通过上述方式参与核糖体合成之外，还与细胞衰老有关。一方面核干细胞因子可通过与 TRF1 相互作用影响端粒稳定性进而参与细胞衰老，TRF1 是端粒覆盖复合物的关键成分，与双链端粒 DNA 作为同源物结合。核干细胞因子的脊椎动物类似物 GNL3L 可以促进 TRF1 的二聚化及其端粒结合。核干细胞因子和 GNL3L 通过 TRF1 的两个独立的结构域直接结合 TRF1，但这种结合具有竞争性。与 GNL3L 相比，核干细胞因子通过某种机制阻止 TRF1 二聚化，但这种机制不是由其与 GNL3L 竞争性结合 TRF1 的能力所决定的。此外，核干细胞因子能够缩短正常细胞和 TRF2（BM）诱导的端粒损伤细胞中的 TRF1 与端粒的动态结合而不影响体内端粒结合的 TRF1 蛋白的量，还对端粒功能障碍诱导的病灶的形成具有保护作用。研究表明 TRF1 二聚反应受 NS 和 GNL3L 的染色体外调控。而改变核质中 TRF1 单体与二聚体的相对量可能影响 TRF1 与端粒的动态结合及受损端粒的修复。另一方面研究者还发现 NS 在肝癌等肿瘤细胞中高表达，参与肿瘤的发生、发展过程。

近年来，有研究发现核干细胞因子在干细胞和癌细胞中大量表达。肝癌组织中核干细胞因子表达上调，并且该表达与 p53 表达呈负相关。核干细胞因子的过度表达可预测肝癌患者的预后显著恶化，提示其可能作为肝癌的预后标志物。此外，核干细胞因子的表达下降使肝癌细胞对索拉非尼诱导的凋亡更为敏感，核干细胞因子介导的肝癌细胞对索拉非尼的耐药机制涉及 p53 和下游 Bax 和 Bcl-2 蛋白的表达失调。核干细胞因子可以与肝癌细胞的 p53 相互作用，其表达的下降使 p53 和 Bax 的表达增加，而细胞 Bcl-2 表达水平下降，而核干细胞因子的异位表达可损伤索拉非尼诱导的肝癌细胞凋亡。因此，核干细胞因子可能通过调节 p53 途径和 Bcl-2 蛋白参与肝癌细胞对索拉非尼的耐药，沉默核干细胞因子的表达是治疗肝癌的一种很有前途的治疗策略。

有研究人员制备了 shRNA 来抑制卵巢癌 SKOV-3 细胞核干细胞因子基因的表达。敲除核干细胞因子基因导致细胞周期阻滞，以及细胞凋亡的增加。此外，癌细胞中如果缺乏核干细胞因子就会显示出显著的抑制癌细胞迁移和侵袭的作用。敲除核干细胞因子还可以显著抑制 BALB/c 裸鼠的异种移植进展。

有学者探究核干细胞因子在肝细胞癌中的作用，发现核干细胞因子在大多数肝癌细胞系和肝癌组织中高表达。MTT 和细胞增殖试验显示，敲除核干细胞因子基因导致肝癌细胞 MHCC97H 活力严重下降。在紫外线（UV）和血清饥饿诱导的细胞凋亡模型中，转染核干细胞因子 siRNA 的 MHCC97H 和 Bel7402 细胞的凋亡明显增强，而过表达核干细胞因子则抑制了 UV 和血清饥饿诱导的肝癌细胞凋亡。紫外线照射后，核干细胞因子的抑制使凋亡前蛋白 caspase 3 的表达增加，抗凋亡蛋白 Bcl-2 的表达降低。caspase 3 抑制剂能明显抑制敲除核干细胞因子诱导的细胞凋亡。因此，核干细胞因子基因可能是肝癌的潜在治疗靶点。

有研究者通过瞬时转染 siRNA 降低核干细胞因子的表达，以探究核干细胞因子对 HepG2 细胞增殖和凋亡的影响。结果显示，下调核干细胞因子的表达使 HepG2 细胞增殖加快，G_1 期细胞减少，S 期及 G_2/M 期细胞增加，凋亡减少。激光共聚焦实验表明，核干细胞因子与 S 期激酶相关蛋白 2（S-phase kinase-associated protein 2，Skp2）在 HepG2 细胞中存在共定位现象；Co-IP 实验证明，核干细胞因子与 Skp2 能相互作用；核干细胞因子表达下调后，Skp2 出核仁的数量增加，p27 和 p53 表达降低。总之，下调 NS 可促进 HepG2 细胞中 Skp2 从核仁逸出，增强 p27 降解，同时 p53 表达下降，或由此促进 HepG2 细胞增殖，抑制其凋亡。

大量研究证明，通过促进细胞衰老来抑制肿瘤的发生、发展具有一定作用。由于衰老和肿瘤之间的复杂关系，以及分子网络的相互作用，通过促进细胞衰老对肿瘤的抑制作用仅在一定条件下产生效果。此外一些研究发现衰老对肿瘤还存在促进作用，而且由于衰老诱导过程中也发生了细胞凋亡等现象，因此以促衰老作为肿瘤治疗的手段，还需要进一步研究。

十、活性氧自由基与肿瘤

自由基是指在 1 个轨道上具有 1 个不成对电子的原子或原子团；活性氧（ROS）是一类由氧形成，并在分子组成上含有氧，且化学性质比氧自身活泼的氧原子或原子团，主要的含氧自由基和易于形成自由基的过氧化物，如超氧化物阴离子（O_2^-）、过氧化氢、氢过氧基、羟基自由基（–OH）及一氧化氮自由基等。ROS 化学性质比 O_2 活泼，是从氧衍生出来的自由基及其产物，以及其他的生物体内反应活性较强的含氧物质。

（一）ROS 的来源与清除

细胞中的 ROS 由内源性和外源性两种方式产生。内源性 ROS 主要储存在线粒体和 NADPH 氧化酶类中，其中线粒体是产生内源性 ROS 最主要的场所。约有 90%的 ROS 在线粒体发生氧化磷酸化产生 ATP 的过程中，由分子氧经线粒体内膜呼吸链复合体 I 及复合体 III 传递产生。当机体出现异常时，电子会从线粒体呼吸链漏出直接与氧反应生成 O^{2-}。大部分的 O^{2-} 在线粒体基质中被锰超氧化物歧化酶氧化为 H_2O_2。NADPH 氧化酶又称 Nox，主要作用是催化 O_2 与 NADPH 反应生成 O^{2-}。外源性的 ROS 产生途径主要包括电离辐射、细菌感染、金属离子、紫外线照射及化学试剂等，均可诱发其生成。其他包括细胞色素 P450 途径及氧化磷酸化途径（在一些吞噬细胞和内皮细胞中）也能产生 ROS。

在正常生理情况下，需氧细胞内存在多种 ROS 清除的非酶体系和酶体系。酶体系包括超氧化物歧化酶（superoxide dismutase，SOD）、过氧化氢酶（catalase，CAT）、谷胱甘肽过氧化物酶（glutathione peroxidase，GSH-Px）等，使 ROS 生成及清除处于动态平衡中，从而保证细胞的各项功能正常运转。机体存在天然的促氧化和抗氧化系统，以维持细胞内正常的氧化还原反应及 ROS 的代谢平衡，细胞主要通过控制 ROS 生成和降解来维持 ROS 稳态，促氧化水平的升高或抗氧化能力的减弱都会导致细胞内 ROS 含量升高。其中，清除 ROS 的抗氧化系统主要有两类：一类是内源性抗氧化酶系统如 SOD、CAT、GSH-Px、谷胱甘肽还原酶、硫氧还蛋白还原酶等；另一类是小分子抗氧化剂，如还原型谷胱甘肽（GSH）、维生素 A、维生素 C 和维生素 E 等，它们使 ROS 不断的生成和清除，从而保持动态平衡，维持细胞的各项功能正常进行。

（二）ROS 的致癌作用

1. ROS 导致 DNA 损伤

研究表明，ROS 肿瘤形成的全过程均有参与，其发挥的作用贯穿肿瘤致病的起始、进展及终末阶段。ROS 诱导的核 DNA（nuclear DNA，nDNA）氧化性损伤是肿瘤发病不可或缺的条件。ROS 主要通过改变 nDNA 单链或双链的结构，引起碱基对及脱氧核糖发生 nDNA 突变。OH 的氧化性极强，可以使 DNA 碱基损伤形成类 8-羟基鸟嘌呤糖苷酶（8-OH-G），并且导致碱基突变与错配，使 G 突变为 T，通过激活原癌基因或使抑癌基因失活进一步导致肿瘤发生。ROS 持续的氧化性损伤可以使突变的细胞进一步扩大克隆性选择，使基因组不稳定性及异型性增加，进展为突变细胞，导致肿瘤发生。大多数癌细胞甚至在癌前状态显示出多种遗传改变，遗传不稳定细胞克隆的一个特征是许多细胞表现出持续增高的 ROS 水平。一方面，ROS 水平的增加与肿瘤及癌前病变的发生、发展密切相关；另一方面，ROS 也会影响线粒体 DNA（mitochondria DNA，mtDNA），使氧化磷酸化过程发生障碍。目前研究表明，大多数常见肿瘤如肺癌、胃癌、乳腺癌、结肠癌、淋巴瘤等都会出现 mtDNA 突变。

2. ROS 促进细胞增殖

细胞增殖是生物体赖以存在的根本条件，是大多数肿瘤细胞在发展阶段陆续会出现的现象，是肿瘤等增殖相关疾病的发病基础。细胞增殖与细胞周期密切相关，细胞周期发生改变主要通过调控细胞周期检测点、细胞周期蛋白、CDK 及其抑制剂（cyclin-dependent kinase inhibitor，CKI），以及相应的泛素蛋白降解系统而发挥作用。ROS 正是通过调节这些关键分子而发挥作用。小剂量的 ROS 可以作为信号分子并促进细胞增殖。

Reuter 等认为氧化应激可激活多种转录因子，包括 NF-κB、AP-1、p53、HIF-1α、PPAR-γ、β-catenin/Wnt 和 Nrf2。这些转录因子的激活可导致超过 500 个不同基因的表达，包括生长因子、炎性细胞因子、趋化因子、细胞周期调节分子和抗炎分子的基因。氧化应激可以通过以上途径导致正常细胞向肿瘤细胞转化，以及维持肿瘤细胞存活、增殖、化疗耐药、放疗抗性、侵袭、血管生成和干细胞存活。

有研究认为肿瘤细胞具有线粒体氧化磷酸化的缺陷，因此依赖于高水平的有氧糖酵解作为 ATP 促进细胞增殖的主要来源（沃伯格效应）。这与正常细胞明显不同，正常细胞的生长和存活主要是利用氧化磷酸化进行。

Weinberg 等的实验表明葡萄糖代谢对 K-ras 诱导的锚定非依赖性生长（转化细胞的标志）的主要功能是支持戊糖磷酸途径。糖酵解 ATP 的主要功能是支持缺氧条件下的生长。谷氨酰胺通过谷氨酰胺酶和丙氨酸氨基转移酶转化为三羧酸循环中间体 α-酮戊二酸酯，这对于 K-ras 诱导的锚定非依赖性生长是必不可少的。线粒体代谢可以产生 ROS，ROS 能够作为信号分子抑制 ERK1/2 及 MAPK 信号通路，这在调节肿瘤细胞增殖和 K-ras 诱导的锚定非依赖性生长中是非常必要的。锚定非依赖性生长所需的 ROS 产生的主要来源是线粒体复合物Ⅲ的 Q（o）位点。此外，线粒体转录因子 A（TFAM）基因缺失导致的线粒体功能破坏减少了 Kras 诱导的肺癌小鼠模型中的肿瘤发生。这些结果表明线粒体代谢和线粒体 ROS 生成是 Kras 诱导细胞增殖和肿瘤发生的基础。

Yuan 等证实 Toll 样受体 4（toll-like receptor 4，TLR4）在 GC 细胞中高度表达，并与 GC 的侵袭性相关。脂多糖（LPS）结合 TLR4 对 GC 细胞增殖无明显影响。TLR4 信号转导激活后，GC 中 ROS 水平升高。TLR4 活化后通过诱导产生大量的线粒体源 ROS（mitochondrial ROS，Mros）促进胃癌细胞的增殖。二亚苯基碘可以抑制 Mros 的产生，造成胃癌细胞明显的细胞周期停滞和线粒体膜电位下降，这是细胞活力降低的可能原因。此外，TLR4 信号转导导致 mROS 增加，导致 AKT 磷酸化和 NF-κB p65 核转运，提示 mROS 是细胞存活信号的重要组成部分，是胃癌细胞持续存活的重要指标。

ROS 调控决定细胞命运的细胞周期检测点主要与细胞内多种蛋白质、酶及细胞周期蛋白-CDK 复合物组成的生化途径有关。细胞周期蛋白-CDK 复合物是细胞周期调控的核心，其活性的调节主要依靠细胞内外的多种信号分子，如 CDK 的磷酸化和 CKI 水平的变化。

有学者发现，ROS 在发挥促增殖作用时，p53 和 p21 表达下降，DNA 合成前期（G₁期）相关的细胞周期蛋白-CDK 复合物活性升高，从而细胞周期进程变快。小剂量的 ROS 可以使 p21、p27 表达下调，降低相应的细胞周期蛋白-CDK 复合物活性，从而发挥其促增殖效应。ROS 还可以通过抑制 CKI 活性和泛素蛋白酶体作用，使 Rb 磷酸化，加速细胞由 G_0/G_1 期向 S 期过渡，最终促进细胞增殖。

ROS 也是决定正常干细胞命运的重要因素。干细胞需要低水平的 ROS 来维持静止和自我更新。ROS 产生的增加以剂量依赖的方式引起干细胞的增殖/分化、衰老和凋亡，进而导致衰竭。因此，对干细胞中活性氧的产生进行严格调控，以确保它们具有维持组织内稳态和修复受损组织的能力，从而延长有机体的寿命。

3. ROS 促进血管生成

血管生成不仅是机体生长和发育过程中一个重要的生物学过程，更是决定癌症转移的关键性因素。血管生成的过程主要有内皮细胞活化、细胞外基质降解、内皮细胞迁移等主要特征，在此过程中 ROS 发挥着重要作用。H_2O_2 参与了内皮细胞的运动和增殖。研究表明，H_2O_2 诱导细胞中 NF-κB 表达升高，IL-8 的释放增加，进而促血管生成；H_2O_2 还能通过活化转录因子 ets-1 的表达，从而促进血管生成。Nox 是 ROS 产生的重要来源，能够直接影响 ROS 水平变化。ROS 可以通过 Nox 上调肿瘤中 VEGF 受体的酪氨酸磷酸化而促进新生血管生成。

Garrido-Urbani 等构建多种 Nox 亚型（1、2、3 和 4）缺陷小鼠后，发现小鼠的血管生成功能受到明显抑制，接种 Lewis 肺癌细胞后，缺陷小鼠 Nox1 的表达含量明显上升。而分别加入 Nox 特异性抑制剂 GKT136901 和 ROS 抑制剂 DPI 后，小鼠的肿瘤体积缩小，血管明显收缩，提示 Nox1 在肿瘤的血管生成和发展中起着重要作用。

肿瘤组织具有缺氧的特征，肿瘤在缺氧环境下诱导 ROS 生成，ROS 通过调控细胞中 ERK1/2、PI3K/AKT、STAT3，抑制 PHD 信号途径，促进 HIF-α 的稳定和表达上调，进而激活下游基因 *VEGF* 的表达，促进肿瘤血管生成。

（三）ROS 的抑癌作用

1. ROS 导致细胞凋亡

ROS 在肿瘤的发生、发展中的作用是双向的，随着 ROS 作用浓度、持续时间及作用细胞的变化，其生理作用也会发生变化。低浓度 ROS 可以促进细胞分裂及增殖，中等浓度 ROS 会使细胞出现生长停滞，高浓度 ROS 则导致细胞凋亡或坏死。

细胞凋亡是一种自体消化过程，而无论是内源性还是外源性凋亡信号通路，都有 ROS 的参与。ROS 的大幅度增加可以使线粒体膜通透性转运孔开放，引发 caspases 级联反应，使 DNA 断裂，诱导肿瘤细胞凋亡，还可以通过激活 p38 丝裂原活化蛋白激酶信号转导通路，进而参与 Fas-FasL 介导的细胞凋亡。

Zhao 等研究发现，噻唑烷类药物 MMPT 能够抑制 A549 肺癌细胞生长和诱导其凋亡，并呈现剂量依赖性和时间依赖性，在作用过程中伴随着 ROS 的生成增加、谷胱甘肽（glutathione，GSH）含量的下降及还原型谷胱甘肽/氧化型谷胱甘肽（GSH/GSSG）比值减少。在加入活性氧清除剂 NAC（N-acetylcysteine）之后，MMPT 诱导 A549 细胞凋亡的过程会受到明显抑制。

2. ROS 可导致坏死

细胞坏死通常是由于各种致病因子扰乱或中止了细胞的正常代谢活动，造成细胞的意外死亡，通常都会伴随着细胞线粒体膜电位（ΔΨm）和 ATP 水平的下降现象。Ni 等发现，大黄酚（chrysophanol）能够促进 A549 细胞内 ROS 的产生，ΔΨM 和 ATP 水平明显下降，且 Bcl-2 水平和自噬标志物轻链 3（autophagymarker light chain 3）都没有受到影响，证明大黄酚诱导肺癌细胞死亡的过程中以坏死反应为主。

3. ROS 促进细胞自噬

自噬是细胞内蛋白质和细胞器依赖溶酶体降解的过程，有细胞"清道夫"之称，在维持机体内环境的稳态方面起着重要作用，在细胞应对氧化应激的反应方面也发挥着重要作用。由 ROS 诱导所产生的细胞自噬对于细胞本身有着两方面的作用：一方面，可以减轻氧化应激程度进而对细胞起到保护作用；另一方面，通过刺激自噬性细胞死亡对细胞的免疫系统起到毁灭性作用。Essick 等研究发现，ROS 通过自噬相关蛋白 Beclin-1 依赖性方式诱导自噬性细胞死亡，可能的机制是增加的 ROS 激活泛素化蛋白酶系统，进而降解抗凋亡蛋白 Bcl-2，导致 Beclin-1 的激活，引发细胞发生自噬现象。Ma 等实验结果表明，压力诱导的自噬反应与细胞内 ROS 的生成密切相关，并且小鼠受到强烈刺激引发凋亡后也会引起自噬反应，在此过程中自噬和凋亡反应一直是相互协调、相互作用。

第二节 研究现状及展望

一、研究现状

胃癌前病变是目前胃癌防治研究最为活跃的领域，现代医学有关的研究仍没有突破性进展。由于针对肿瘤细胞的基因治疗因基因转染及外源性目的基因在细胞内表达的随机性所造成的安全性等问题一直未得到很好的解决，故对胃癌前病变的防治显得尤其重要。尽管维 A 酸类诱导分化剂对胃癌前病变演变至胃癌有一定抑制甚至逆转治疗的作用，但仍停留在动物实验阶段，而未用之于临床，且此类药物副作用较大；天然 β-胡萝卜素、硒酵母和叶酸对人胃黏膜肠上皮化生、异型增生的逆转治疗作用虽仍在研究中，但不失为一条有效的研究途径，值得进一步深入研究。

在中医药治疗方面，尽管胃癌前病变临床症状十分复杂，兼证较多，但若辨之过细，也会不利于药物的筛选和推广。实际上，无论胃癌前病变有多少中医证型，从病理角度而言，除肠上皮化生类型和异型增生程度的差异之外，其基本病理改变一致。近年来已经较一致地认为，胃癌前病变病机属本虚标实，本虚为脾胃气虚或阴虚、标实则有气滞、血瘀及热毒蕴胃等。对此已有研究者采取前瞻性、随机、双盲对照的方法进行固定专方研究的治疗，使得对胃癌前病变的研究日渐规范和深化。纵观整个胃癌前病变研究状况，严格对比的临床研究、远期疗效的追踪观察仍然不够，治疗机制的探讨也有待加强。

肿瘤分子生物学研究表明，药物可以通过对肿瘤细胞基因表达的特异性调控来达到治疗的目的。尽管已知药物对肿瘤已突变的 DNA 修复的可能性很小，但对其相关基因的复制、转录、翻译进行干涉、调控，以提高机体抑癌基因或自身细胞因子基因的表达却是完全可能的，中药治疗肿瘤的研究应该也可以借鉴这一途径。因为从真核基因多因素调控和调控级联作用看，任何单一成分的药物都难以实现特异调控，而中药成分的复杂性是一种优势，在同时有多个基因需要调节的肿瘤相关基因表达的调控方面比单一成分的药物更具有优势。这与中医治疗注重整体，大多数中药也是从整体上调节人体功能紊乱以达到治疗目的的观点不谋而合。已有研究表明中药复方中的单体成分对肿瘤细胞的抑制作用效果较差，甚至没有，但全成分则作用显著，提示中药复方可能具有特异调节某些癌细胞凋亡的作用，且各药之间可能存在协同效应。

由于胃癌发生过程中基因结构及表达的改变是十分复杂的，在其多阶段发生的每一步都能涉及一种或多种原癌基因和抑癌基因的变化，如果能对其相关基因结构及功能的改变进行监测，将可能在细胞学发生变化之前提示其分子水平的改变，从而为早期诊断和治疗提供依据。已有研究显示，ras 原癌基因的活化，bcl-2/c-erbB-2/和 c-Myc 原癌基因的超常表达，p53 抑癌基因结构及表达的异常，p16 抑癌基因的缺失均可出现于胃癌前病变阶段。临床实践已经表明，中药治疗胃癌前病变有效，但机制尚未明确，因此深入研究此类有效方药对胃黏膜相关基因表达的调节作用及调控机制，可能对临床上合理组方，提高疗效有重要意义。

二、展　　望

随着对胃癌前病变的认识，尤其是对其发病机制的认识不断深入，对其早期诊断的研究仍具有非常重要的意义。胃癌前病变没有典型的临床特征，主要依靠胃黏膜活体组织的病理结果予以明确诊断，但在实际操作过程中，受到活检部位的局限，条件的偏差，不能全面反映所有胃黏膜的病理状况及其动态发展的趋向。因此，希望能从多个层次、多个指标对其病理变化做出早期诊断，并能反映其动态演变过程，为预防和治疗提供较客观的评价指标和依据。

中医对胃癌前病变确实有一定的疗效，但由于诊断、辨证的标准不一，不同研究方法，如随机、对照、盲法、样本数、疗程、可变因素的控制、统计分析等都存在方方面面的问题，较难对每种治疗方药做出确切评价。目前各种剂型的方药疗效报道，多局限在一方一药，贯穿整个治疗过程，不同程度地偏离了中医辨证论治的精神，应从整体宏观辨证出发，根据不同的症候，结合不同的病理状态，找出较为合理的治疗规律，通过系列中成药或中西医结合的综合治疗方法，将中医药治疗胃癌前病变提高到一个新的水平。

目前的临床研究多局限在慢性萎缩性胃炎伴胃癌前病变，对其他胃癌前疾病的研究相对较少，慢性萎缩性胃炎出现的胃癌前病变规律、治疗方法与其他胃癌前疾病是否一致，值得进一步探讨。通过对各种胃癌癌前疾病的癌变过程的动态研究，也许更能全面了解胃癌前病变及胃癌发生、发展的规律及其机制。

基因组图谱及初步分析结果的公布，无疑将推动基因组测序工作，以及基因功能的研究和基因技术的应用，进而推动整个生物技术的发展。人类基因组蕴含着人类生老病死的绝大多数遗传信息，破译它将为疾病的诊断、新药的研制和新疗法的探索带来一场革命。胃癌前病变及胃癌的研究也将进入一个新的境界。

胃癌前病变的深入研究对胃癌的防治具有重要的意义。虽然目前胃癌前病变已被医学界所重视，但需要多学科协作，从生命科学的不同领域进一步探索，更需全社会的支持。笔者相信将"胃癌前病变的研究"作为一项攻关课题坚持下去，一定会取得突破性的进展。

参 考 文 献

杨继乐，张莉，王莉. 2014. 单核-巨噬细胞的分化和功能研究进展[J]. 细胞与分子免疫学杂志，30（11）：1213-1216.

袁富文，程倩，童坦君. 2013. Nucleostemin siRNA 对肝癌细胞 HepG2 增殖的影响[J]. 中国生物化学与分子生物学报，29（11）：1041-1047.

张宗玉，范新青，童坦君. 1997. 人胚肺二倍体成纤维细胞端区长度的代龄变化[J]. 生物化学杂志，13（1）：43-45.

张宗玉，范新青，童坦君. 1997. 中国人外周血白细胞端区 DNA 长度随增龄缩短[J]. 生物化学杂志，13（5）：114-116.

Abbas AK，Murphy KM，Sher A. 1996. Functional diversity of helper T lymphocytes[J]. Nature，383（6603）：787-793.

Abu-Remaileh M，Bender S，Raddatz G，et al. 2015. Chronic inflammation induces a novel epigenetic program that is conserved in intestinal adenomas and in colorectal cancer[J]. Cancer Res，75（10）：2120-2130.

Aleksandrova K，Boeing H，Nothlings U，et al. 2014. Inflammatory and metabolic biomarkers and risk of liver and biliary tract cancer[J]. Hepatology，60（3）：858-871.

Alves S，Castro L，Fernandes MS，et al. 2015. Colorectal cancer-related mutant KRAS alleles function as positive regulators of autophagy[J]. Oncotarget，6（31）：30787-30802.

Baines AT，Xu D，Der CJ. 2011. Inhibition of Ras for cancer treatment：the search continues[J]. Future Med Chem，3（14）：1787-1808.

Bambace NM，Holmes CE. 2011. The platelet contribution to cancer progression[J]. J Thromb Haemost，9（2）：237-249.

Bonafe M，Storci G，Franceschi C. 2012. Inflamm-aging of the stem cell niche：breast cancer as a paradigmatic example：breakdown of the multi-shell cytokine network fuels cancer in aged people[J]. Bioessays，34（1）：40-49.

Bonavita E，Galdiero MR，Jaillon S，et al. 2015. Phagocytes as Corrupted Policemen in Cancer-Related Inflammation[J]. Adv Cancer Res，128：141-171.

Boroughs LK，Deberardinis RJ. 2015. Metabolic pathways promoting cancer cell survival and growth[J]. Nat Cell Biol，17（4）：351-359.

Branzk N，Papayannopoulos V. 2013. Molecular mechanisms regulating NETosis in infection and disease[J]. Semin Immunopathol，35（4）：513-530.

Buchbinder EI，Desai A. 2016. CTLA-4 and PD-1 Pathways：Similarities，Differences，and Implications of Their Inhibition[J]. Am J Clin Oncol，39（1）：98-106

Cadamuro AC，Rossi AF，Maniezzo NM，et al. 2014. Helicobacter pylori infection：host immune response，implications on gene expression and microRNAs[J]. World J Gastroenterol，20（6）：1424-1437.

Celeste A，Fernandez-Capetillo O，Kruhlak MJ，et al. 2003. Histone H2AX phosphorylation is dispensable for the initial recognition of DNA breaks[J]. Nat Cell Biol，5（7）：675-679.

Chen HY，Shao CJ，Chen FR，et al. 2010. Role of ERCC1 promoter hypermethylation in drug resistance to cisplatin in human gliomas[J]. Int J Cancer，126（8）：1944-1954.

Cheng Q，Yuan F，Lu F，et al. 2015. CSIG promotes hepatocellular carcinoma proliferation by activating c-Myc expression[J]. Oncotarget，6（7）：4733-4744.

Chiba T，Marusawa H，Ushijima T. 2012. Inflammation-associated cancer development in digestive organs：mechanisms and roles for genetic and epigenetic modulation[J]. Gastroenterology，143（3）：550-563.

Climent MA，Torregrosa MD，Vazquez S，et al. 2017. Aged patients with metastatic castration resistant prostate cancer：Should we treat with chemotherapy?[J]. Cancer Treat Rev，55：173-180.

Cools-Lartigue J，Spicer J，Mcdonald B，et al. 2013. Neutrophil extracellular traps sequester circulating tumor cells and promote metastasis[J]. J Clin Invest，123（8）：3446-3458

Correa P，Haenszel W，Cuello C，et al. 1975. A model for gastric cancer epidemiology[J]. Lancet，2（7924）：58-60.

Correa P，Piazuelo MB，Wilson KT. 2010. Pathology of gastric intestinal metaplasia：clinical implications[J]. Am J Gastroenterol，105（3）：493-498.

Cover TL. 2016. Helicobacter pylori Diversity and Gastric Cancer Risk[J]. MBio，7（1）：e1815-e1869.

D'Adda DFF. 2008. Living on a break：cellular senescence as a DNA-damage response[J]. Nat Rev Cancer，8（7）：512-522.

De Vries AC，van Grieken NC，Looman CW，et al. 2008. Gastric cancer risk in patients with premalignant gastric lesions：a nationwide cohort study in the Netherlands[J]. Gastroenterology，134（4）：945-952.

Deaconescu AM，Artsimovitch I，Grigorieff N. 2012. Interplay of DNA repair with transcription：from structures to mechanisms[J]. Trends Biochem Sci，37（12）：543-552.

Delmore JE，Issa GC，Lemieux ME，et al. 2011. BET bromodomain inhibition as a therapeutic strategy to target c-Myc[J]. Cell，146（6）：904-917.

Dianov GL，Hubscher U. 2013. Mammalian base excision repair：the forgotten archangel[J]. Nucleic Acids Res，41（6）：3483-3490.

Dianov GL，Thybo T，Dianova II，et al. 2000. Single nucleotide patch base excision repair is the major pathway for removal of thymine glycol from DNA in human cell extracts[J]. J Biol Chem，275（16）：11809-11813.

Ding P，Wang W，Wang J，et al. 2014. Expression of tumor-associated macrophage in progression of human glioma[J]. Cell Biochem Biophys，70（3）：1625-1631.

Ding SZ，Goldberg JB，Hatakeyama M. 2010. Helicobacter pylori infection，oncogenic pathways and epigenetic mechanisms in gastric carcinogenesis[J]. Future Oncol，6（5）：851-862.

Dong H，Zhu G，Tamada K，et al. 1999. B7-H1，a third member of the B7 family，co-stimulates T-cell proliferation and interleukin-10 secretion[J]. Nat Med，5（12）：1365-1369.

Donninger H，Barnoud T，Clark GJ. 2016. NORE1A is a double barreled Ras senescence effector that activates p53 and Rb[J]. Cell Cycle，15（17）：2263-2264.

Dumitru CA，Lang S，Brandau S. 2013. Modulation of neutrophil granulocytes in the tumor microenvironment：mechanisms and consequences for tumor progression[J]. Semin Cancer Biol，23（3）：141-148.

Echizen K，Hirose O，Maeda Y，et al. 2016. Inflammation in gastric cancer：Interplay of the COX-2/prostaglandin E2 and Toll-like receptor/MyD88 pathways[J]. Cancer Sci，107（4）：391-397.

Farinati F，Cardin R，Cassaro M，et al. 2008. Helicobacter pylori，inflammation，oxidative damage and gastric cancer：a morphological，biological and molecular pathway[J]. Eur J Cancer Prev，17（3）：195-200.

Federico A，Morgillo F，Tuccillo C，et al. 2007. Chronic inflammation and oxidative stress in human carcinogenesis[J]. Int J Cancer，121（11）：2381-2386.

Fife BT，Pauken KE，Eagar TN，et al. 2009. Interactions between PD-1 and PD-L1 promote tolerance by blocking the TCR-induced stop signal[J]. Nat Immunol，10（11）：1185-1192.

Fleury C，Mignotte B，Vayssiere JL. 2002. Mitochondrial reactive oxygen species in cell death signaling[J]. Biochimie，84（2-3）：131-141.

Fogar P，Sperti C，Basso D，et al. 2006. Decreased total lymphocyte counts in pancreatic cancer：an index of adverse outcome[J]. Pancreas，32（1）：22-28.

Forbes SA，Beare D，Gunasekaran P，et al. 2015. COSMIC：exploring the world's knowledge of somatic mutations in human cancer[J]. Nucleic Acids Res，43（Database issue）：D805-D811.

Ghoreschi K，Laurence A，Yang XP，et al. 2010. Generation of pathogenic T（H）17 cells in the absence of TGF-beta signalling[J]. Nature，467（7318）：967-971.

Gonzalez CA，Sanz-Anquela JM，Companioni O，et al. 2016. Incomplete type of intestinal metaplasia has the highest risk to progress to gastric cancer：results of the Spanish follow-up multicenter study[J]. J Gastroenterol Hepatol，31（5）：953-958.

Gordeev SA，Bykova TV，Zubova SG，et al. 2015. mTOR kinase inhibitor pp242 causes mitophagy terminated by apoptotic cell death in E1A-Ras transformed cells[J]. Oncotarget，6（42）：44905-44926.

Goulielmaki M，Koustas E，Moysidou E，et al. 2016. BRAF associated autophagy exploitation：BRAF and autophagy inhibitors synergies to efficiently overcome resistance of BRAF mutant colorectal cancer cells[J]. Oncotarget，7（8）：9188-9221.

Greenhough A，Smartt HJ，Moore AE，et al. 2009. The COX-2/PGE$_2$ pathway：key roles in the hallmarks of cancer and adaptation to the tumour microenvironment[J]. Carcinogenesis，30（3）：377-386.

Guo S，Zhang Z，Tong T. 2004. Cloning and characterization of cellular senescence-associated genes in human fibroblasts by suppression subtractive hybridization[J]. Exp Cell Res，298（2）：465-472.

Guo W，Dong Z，Guo Y，et al. 2013. Methylation-mediated repression of GADD45A and GADD45G expression in gastric cardia adenocarcinoma[J]. Int J Cancer，133（9）：2043-2053.

Halling KC，Harper J，Moskaluk CA，et al. 1999. Origin of microsatellite instability in gastric cancer[J]. Am J Pathol，155（1）：205-211.

Hanahan D，Weinberg RA. 2011. Hallmarks of cancer：the next generation[J]. Cell，144（5）：646-674.

Healey MA，Hu R，Beck AH，et al. 2014. Association of H3K9me3 and H3K27me3 repressive histone marks with breast cancer subtypes in the Nurses' Health Study[J]. Breast Cancer Res Treat，147（3）：639-651.

Heikkila K，Harris R，Lowe G，et al. 2009. Associations of circulating C-reactive protein and interleukin-6 with cancer risk：findings from two prospective cohorts and a meta-analysis[J]. Cancer Causes Control，20（1）：15-26.

Herwig MC，Bergstrom C，Wells JR，et al. 2013. M2/M1 ratio of tumor associated macrophages and PPAR-gamma expression in uveal melanomas with class 1 and class 2 molecular profiles[J]. Exp Eye Res，107：52-58.

Hibi K，Sakata M，Sakuraba K，et al. 2010. Methylation of the DCC gene is lost in advanced gastric cancer[J]. Anticancer Res，30（1）：107-109.

Homet MB，Ribas A. 2015. Anti-programmed cell death protein-1/ligand-1 therapy in different cancers[J]. Br J Cancer，112（9）：1421-1427.

Houghton AM，Rzymkiewicz DM，Ji H，et al. 2010. Neutrophil elastase-mediated degradation of IRS-1 accelerates lung tumor growth[J]. Nat Med，16（2）：219-223.

Howard JH，Frolov A，Tzeng CW，et al. 2009. Epigenetic downregulation of the DNA repair gene MED1/MBD4 in colorectal and ovarian cancer[J]. Cancer Biol Ther，8（1）：94-100.

Hua L，Hu B，Yan D，et al. 2017. Upregulated expression of Nucleostemin/GNL3 is associated with poor prognosis and Sorafenib Resistance in Hepatocellular Carcinoma[J]. Pathol Res Pract，213（6）：688-697.

Hur K，Niwa T，Toyoda T，et al. 2011. Insufficient role of cell proliferation in aberrant DNA methylation induction and involvement of specific types of inflammation[J]. Carcinogenesis，32（1）：35-41.

Iskandar K，Rezlan M，Yadav SK，et al. 2016. Synthetic Lethality of a Novel Small Molecule Against Mutant KRAS-Expressing Cancer Cells Involves AKT-Dependent ROS Production[J]. Antioxid Redox Signal，24（14）：781-794.

Jagannathan I，Cole HA，Hayes JJ. 2006. Base excision repair in nucleosome substrates[J]. Chromosome Res，14（1）：27-37.

Jayavelu AK，Muller JP，Bauer R，et al. 2016. NOX4-driven ROS formation mediates PTP inactivation and cell transformation in FLT3ITD-positive AML cells[J]. Leukemia，30（2）：473-483.

Jenne CN，Kubes P. 2015. Virus-induced NETs-critical component of host defense or pathogenic mediator?[J]. PLoS Pathog，11（1）：e1004546.

Jensen PE. 2007. Recent advances in antigen processing and presentation[J]. Nat Immunol，8（10）：1041-1048.

Kang TW，Yevsa T，Woller N，et al. 2011. Senescence surveillance of pre-malignant hepatocytes limits liver cancer development[J]. Nature，479（7374）：547-551.

Karahalil B，Bohr VA，Wilson DR. 2012. Impact of DNA polymorphisms in key DNA base excision repair proteins on cancer risk[J]. Hum Exp Toxicol，31（10）：981-1005.

Karnoub AE，Weinberg RA. 2008. Ras oncogenes：split personalities[J]. Nat Rev Mol Cell Biol，9（7）：517-531.

Keir ME，Butte MJ，Freeman GJ，et al. 2008. PD-1 and its ligands in tolerance and immunity[J]. Annu Rev Immunol，26：677-704.

Kinzler KW，Vogelstein B. 1996. Lessons from hereditary colorectal cancer[J]. Cell，87（2）：159-170.

Koch M，Meyer TF，Moss SF. 2013. Inflammation，immunity，vaccines for Helicobacter pylori infection[J]. Helicobacter，18 Suppl 1：18-23.

Kohli L，Kaza N，Carroll SL，et al. 2013. Protector turns predator：Autophagic death via selective degradation of KRAS[J]. Autophagy，9（9）：1438-1439.

Kohli L， Kaza N， Coric T， et al. 2013. 4-Hydroxytamoxifen induces autophagic death through K-Ras degradation[J]. Cancer Res，73（14）：4395-4405.

Kolaczkowska E， Jenne CN， Surewaard BG， et al. 2015. Molecular mechanisms of NET formation and degradation revealed by intravital imaging in the liver vasculature[J]. Nat Commun，6：6673.

Lahtz C， Pfeifer GP. 2011. Epigenetic changes of DNA repair genes in cancer[J]. J Mol Cell Biol，3（1）：51-58.

Latchman Y， Wood CR， Chernova T， et al. 2001. PD-L2 is a second ligand for PD-1 and inhibits T cell activation[J]. Nat Immunol，2（3）：261-268.

Lauren P. 1965. The two histological main types of gastric carcinoma：diffuse and so-called intestinal-type carcinoma. An attempt at a histo-clinical classification[J]. Acta Pathol Microbiol Scand，64：31-49.

Lavin Y， Winter D， Blecher-Gonen R， et al. 2014. Tissue-resident macrophage enhancer landscapes are shaped by the local microenvironment[J]. Cell，159（6）：1312-1326.

Lee W， Jiang Z， Liu J， et al. 2010. The mutation spectrum revealed by paired genome sequences from a lung cancer patient[J]. Nature，465（7297）：473-477.

Lehmann AR， Mcgibbon D， Stefanini M. 2011. Xeroderma pigmentosum[J]. Orphanet J Rare Dis，6：70.

Li F， Mao G， Tong D， et al. 2013. The histone mark H3K36me3 regulates human DNA mismatch repair through its interaction with MutSalpha[J]. Cell，153（3）：590-600.

Li FX， Wei LJ， Zhang H， et al. 2014. Significance of thrombocytosis in clinicopathologic characteristics and prognosis of gastric cancer[J]. Asian Pac J Cancer Prev，15（16）：6511-6517.

Li J， Braganza A， Sobol RW. 2013. Base excision repair facilitates a functional relationship between Guanine oxidation and histone demethylation[J]. Antioxid Redox Signal，18（18）：2429-2443.

Li MX， Liu XM， Zhang XF， et al. 2014. Prognostic role of neutrophil-to-lymphocyte ratio in colorectal cancer：a systematic review and meta-analysis[J]. Int J Cancer，134（10）：2403-2413.

Lipkin SM， Wang V， Jacoby R， et al. 2000. MLH3：a DNA mismatch repair gene associated with mammalian microsatellite instability[J]. Nat Genet，24（1）：27-35.

Longo VD， Mattson MP. 2014. Fasting：molecular mechanisms and clinical applications[J]. Cell Metab，19（2）：181-192.

Ma XY，Wang L，De Huang，et al. 2017. Polo-like kinase 1 coordinates biosynthesis during cell cycle progression by directly activating pentose phosphate pathway[J]. Nat Commun，8（1）：1506.

Macarthur M， Hold GL， El-Omar EM. 2004. Inflammation and Cancer II. Role of chronic inflammation and cytokine gene polymorphisms in the pathogenesis of gastrointestinal malignancy[J]. Am J Physiol Gastrointest Liver Physiol，286（4）：G515-G520.

Mallette FA， Gaumont-Leclerc MF， Ferbeyre G. 2007. The DNA damage signaling pathway is a critical mediator of oncogene-induced senescence[J]. Genes Dev，21（1）：43-48.

Mantovani A， Allavena P， Sica A， et al. 2008. Cancer-related inflammation[J]. Nature，454（7203）：436-444.

Marks P， Rifkind RA， Richon VM， et al. 2001. Histone deacetylases and cancer：causes and therapies[J]. Nat Rev Cancer，1（3）：194-202.

Martinet L， Garrido I， Filleron T， et al. 2011. Human solid tumors contain high endothelial venules：association with T- and B-lymphocyte infiltration and favorable prognosis in breast cancer[J]. Cancer Res，71（17）：5678-5687.

Masson JY， Tarsounas MC， Stasiak AZ， et al. 2001. Identification and purification of two distinct complexes containing the five RAD51 paralogs[J]. Genes Dev，15（24）：3296-3307.

Mehdipour P， Karami F， Javan F， et al. 2015. Linking ATM Promoter Methylation to Cell Cycle Protein Expression in Brain Tumor Patients：Cellular Molecular Triangle Correlation in ATM Territory[J]. Mol Neurobiol，52（1）：293-302.

Meng L， Hsu JK， Zhu Q， et al. 2011. Nucleostemin inhibits TRF1 dimerization and shortens its dynamic association with the telomere[J]. J Cell Sci，124（Pt 21）：3706-3714.

Michaloglou C， Vredeveld LC， Soengas MS， et al. 2005. BRAFE600-associated senescence-like cell cycle arrest of human naevi[J]. Nature，436（7051）：720-724.

Mitra J， Dai CY， Somasundaram K， et al. 1999. Induction of p21（WAF1/CIP1）and inhibition of Cdk2 mediated by the tumor suppressor p16（INK4a）[J]. Mol Cell Biol，19（5）：3916-3928.

Mittal M，Siddiqui MR，Tran K，et al. 2014. Reactive oxygen species in inflammation and tissue injury[J]. Antioxid Redox Signal，20（7）：1126-1167.

Narasaraju T，Yang E，Samy RP，et al. 2011. Excessive neutrophils and neutrophil extracellular traps contribute to acute lung injury of influenza pneumonitis[J]. Am J Pathol，179（1）：199-210.

Nieswandt B，Hafner M，Echtenacher B，et al. 1999. Lysis of tumor cells by natural killer cells in mice is impeded by platelets[J]. Cancer Res，59（6）：1295-1300.

Nijnik A，Woodbine L，Marchetti C，et al. 2007. DNA repair is limiting for haematopoietic stem cells during ageing[J]. Nature，447（7145）：686-690.

Niwa T，Toyoda T，Tsukamoto T，et al. 2013. Prevention of Helicobacter pylori-induced gastric cancers in gerbils by a DNA demethylating agent[J]. Cancer Prev Res（Phila），6（4）：263-270.

Nordberg J，Arner ES. 2001. Reactive oxygen species，antioxidants，and the mammalian thioredoxin system[J]. Free Radic Biol Med，31（11）：1287-1312.

Nouspikel T. 2009. DNA repair in mammalian cells：Nucleotide excision repair：variations on versatility[J]. Cell Mol Life Sci, 66（6）：994-1009.

Ohnishi N，Yuasa H，Tanaka S，et al. 2008. Transgenic expression of Helicobacter pylori CagA induces gastrointestinal and hematopoietic neoplasms in mouse[J]. Proc Natl Acad Sci U S A，105（3）：1003-1008.

Park J，Wysocki RW，Amoozgar Z，et al. 2016. Cancer cells induce metastasis-supporting neutrophil extracellular DNA traps[J]. Sci Transl Med，8（361）：361ra138.

Parry RV，Chemnitz JM，Frauwirth KA，et al. 2005. CTLA-4 and PD-1 receptors inhibit T-cell activation by distinct mechanisms[J]. Mol Cell Biol，25（21）：9543-9553.

Pollak M. 2013. Potential applications for biguanides in oncology[J]. J Clin Invest，123（9）：3693-3700.

Puyol M，Martin A，Dubus P，et al. 2010. A synthetic lethal interaction between K-Ras oncogenes and Cdk4 unveils a therapeutic strategy for non-small cell lung carcinoma[J]. Cancer Cell，18（1）：63-73.

Qadri Q，Rasool R，Gulzar GM，et al. 2014. H. pylori infection，inflammation and gastric cancer[J]. J Gastrointest Cancer，45（2）：126-132.

Qu W，Oya S，Lieberman BP，et al. 2012. Preparation and characterization of L-[5-11C]-glutamine for metabolic imaging of tumors[J]. J Nucl Med，53（1）：98-105.

Quigley DA，Kristensen V. 2015. Predicting prognosis and therapeutic response from interactions between lymphocytes and tumor cells[J]. Mol Oncol，9（10）：2054-2062.

Rao SG，Jackson JG. 2016. SASP：Tumor Suppressor or Promoter? Yes![J]. Trends Cancer，2（11）：676-687.

Redon CE，Nakamura AJ，Zhang YW，et al. 2010. Histone gammaH2AX and poly（ADP-ribose）as clinical pharmacodynamic biomarkers[J]. Clin Cancer Res，16（18）：4532-4542.

Remijsen Q，Vanden BT，Wirawan E，et al. 2011. Neutrophil extracellular trap cell death requires both autophagy and superoxide generation[J]. Cell Res，21（2）：290-304.

Roesler BM，Rabelo-Goncalves EM，Zeitune JM. 2014. Virulence Factors of Helicobacter pylori：A Review[J]. Clin Med Insights Gastroenterol，7：9-17.

Rossetto D，Truman AW，Kron SJ，et al. 2010. Epigenetic modifications in double-strand break DNA damage signaling and repair[J]. Clin Cancer Res，16（18）：4543-4552.

Rugge M，Correa P，Dixon MF，et al. 2002. Gastric mucosal atrophy：interobserver consistency using new criteria for classification and grading[J]. Aliment Pharmacol Ther，16（7）：1249-1259.

Sakuraba K，Yokomizo K，Shirahata A，et al. 2011. TIP60 as a potential marker for the malignancy of gastric cancer[J]. Anticancer Res，31（1）：77-79.

Sharpless NE，Depinho RA. 2005. Cancer：crime and punishment[J]. Nature，436（7051）：636-637.

Sharpless NE，Sherr CJ. 2015. Forging a signature of in vivo senescence[J]. Nat Rev Cancer，15（7）：397-408.

Shin A，Lee KM，Ahn B，et al. 2008. Genotype-phenotype relationship between DNA repair gene genetic polymorphisms and DNA repair capacity[J]. Asian Pac J Cancer Prev，9（3）：501-505.

Shoda K，Komatsu S，Ichikawa D，et al. 2015. Thrombocytosis Associated with Poor Prognosis in Patients with Gastric Cancer[J]. Gan To Kagaku Ryoho，42（12）：1980-1982.

Shrivastav M，De Haro LP，Nickoloff JA. 2008. Regulation of DNA double-strand break repair pathway choice[J]. Cell Res，18（1）：134-147.

Sidi R，Pasello G，Opitz I，et al. 2011. Induction of senescence markers after neo-adjuvant chemotherapy of malignant pleural mesothelioma and association with clinical outcome：an exploratory analysis[J]. Eur J Cancer，47（2）：326-332.

Slomiany BL，Slomiany A. 2013. Involvement of p38 MAPK-dependent activator protein（AP-1）activation in modulation of gastric mucosal inflammatory responses to Helicobacter pylori by ghrelin[J]. Inflammopharmacology，21（1）：67-78.

Stockmann C，Schadendorf D，Klose R，et al. 2014. The impact of the immune system on tumor：angiogenesis and vascular remodeling[J]. Front Oncol，4：69.

Stratton MR. 2011. Exploring the genomes of cancer cells：progress and promise[J]. Science，331（6024）：1553-1558.

Takahashi A，Kimura F，Yamanaka A，et al. 2014. Metformin impairs growth of endometrial cancer cells via cell cycle arrest and concomitant autophagy and apoptosis[J]. Cancer Cell Int，14：53.

Takeuchi S，Takahashi A，Motoi N，et al. 2010. Intrinsic cooperation between p16INK4a and p21Waf1/Cip1 in the onset of cellular senescence and tumor suppression in vivo[J]. Cancer Res，70（22）：9381-9390.

Tesfamariam B. 2016. Involvement of platelets in tumor cell metastasis[J]. Pharmacol Ther，157：112-119.

Topalian SL，Drake CG，Pardoll DM. 2012. Targeting the PD-1/B7-H1（PD-L1）pathway to activate anti-tumor immunity[J]. Curr Opin Immunol，24（2）：207-212.

Torre LA，Bray F，Siegel RL，et al. 2015. Global cancer statistics，2012[J]. CA Cancer J Clin，65（2）：87-108.

Tsai RY，Mckay RD. 2002. A nucleolar mechanism controlling cell proliferation in stem cells and cancer cells[J]. Genes Dev，16（23）：2991-3003.

van Deursen JM. 2014. The role of senescent cells in ageing[J]. Nature，509（7501）：439-446.

Virani S，Colacino JA，Kim JH，et al. 2012. Cancer epigenetics：a brief review[J]. ILAR J，53（3-4）：359-369.

Wang D，Dubois RN. 2015. Immunosuppression associated with chronic inflammation in the tumor microenvironment[J]. Carcinogenesis，36（10）：1085-1093.

Wang H，Han L，Zhao G，et al. 2016. hnRNP A1 antagonizes cellular senescence and senescence-associated secretory phenotype via regulation of SIRT1 mRNA stability[J]. Aging Cell，15（6）：1063-1073.

Wang J，Wang L，Ji Q，et al. 2017. Knockdown of Nucleostemin in an ovarian cancer SKOV-3 cell line and its effects on cell malignancy[J]. Biochem Biophys Res Commun，487（2）：262-267.

Wang P，Han L，Shen H，et al. 2014. Protein kinase D1 is essential for Ras-induced senescence and tumor suppression by regulating senescence-associated inflammation[J]. Proc Natl Acad Sci U S A，111（21）：7683-7688.

Wang YQ，Li YM，Li X，et al. 2013. Hypermethylation of TGF-beta1 gene promoter in gastric cancer[J]. World J Gastroenterol，19（33）：5557-5564.

Ward PS，Patel J，Wise DR，et al. 2010. The common feature of leukemia-associated IDH1 and IDH2 mutations is a neomorphic enzyme activity converting alpha-ketoglutarate to 2-hydroxyglutarate[J]. Cancer Cell，17（3）：225-234.

Wouters MD，van Gent DC，Hoeijmakers JH，et al. 2011. MicroRNAs，the DNA damage response and cancer[J]. Mutat Res，717（1-2）：54-66.

Wu T，Li Y，Lu J，et al. 2013. Increased MMP-21 expression is associated with poor overall survival of patients with gastric cancer[J]. Med Oncol，30（1）：323.

Xie G，Lu L，Qiu Y，et al. 2015. Plasma metabolite biomarkers for the detection of pancreatic cancer[J]. J Proteome Res，14（2）：1195-1202.

Xiong H，Du W，Wang JL，et al. 2012. Constitutive activation of STAT3 is predictive of poor prognosis in human gastric cancer[J]. J Mol Med（Berl），90（9）：1037-1046.

Yang J，Xu Z，Li J，et al. 2010. XPC epigenetic silence coupled with p53 alteration has a significant impact on bladder cancer outcome[J]. J Urol，184（1）：336-343.

Yang Q，Wang B，Gao W，et al. 2013. SIRT1 is downregulated in gastric cancer and leads to G_1-phase arrest via NF-kappaB/Cyclin D1 signaling[J]. Mol Cancer Res，11（12）：1497-1507.

Yao W，Yue P，Zhang G，et al. 2015. Enhancing therapeutic efficacy of the MEK inhibitor，MEK162，by blocking autophagy or inhibiting PI3K/Akt signaling in human lung cancer cells[J]. Cancer Lett，364（1）：70-78.

Yuan F，Cheng Q，Li G，et al. 2015. Nucleostemin knockdown sensitizes hepatocellular carcinoma cells to ultraviolet and serum starvation-induced apoptosis[J]. PLoS One，10（10）：e141678.

Yuan F，Zhang Y，Ma L，et al. 2017. Enhanced NOLC1 promotes cell senescence and represses hepatocellular carcinoma cell proliferation by disturbing the organization of nucleolus[J]. Aging Cell，16（4）：726-737.

Zhang L，Conejo-Garcia JR，Katsaros D，et al. 2003. Intratumoral T cells，recurrence，and survival in epithelial ovarian cancer[J]. N Engl J Med，348（3）：203-213.

Zou ZY，Liu HL，Ning N，et al. 2016. Clinical significance of pre-operative neutrophil lymphocyte ratio and platelet lymphocyte ratio as prognostic factors for patients with colorectal cancer[J]. Oncol Lett，11（3）：2241-2248.